中醫典籍叢刊

神農本草經箋注

王家葵 撰

上

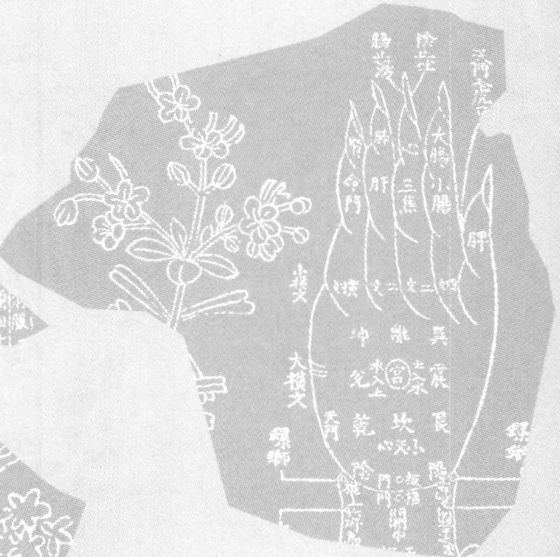

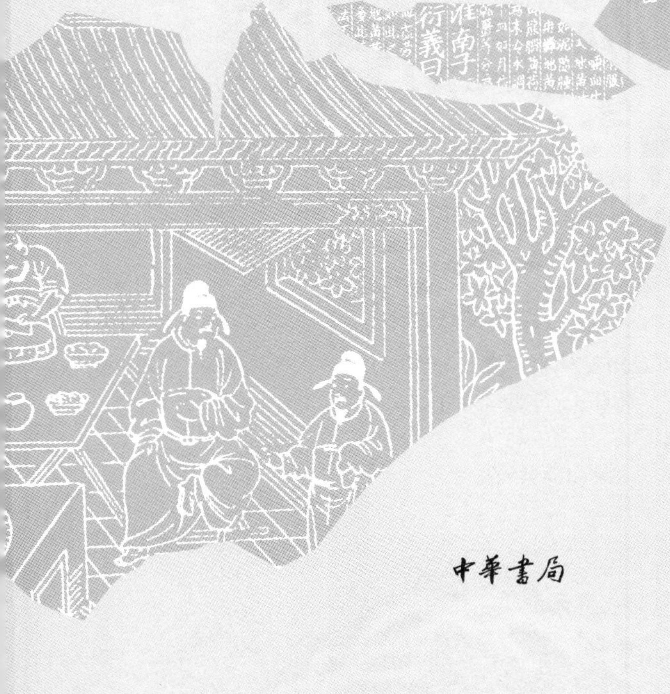

中華書局

圖書在版編目(CIP)數據

神農本草經箋注/王家葵撰. —北京:中華書局,2024.5
(中醫典籍叢刊)
ISBN 978-7-101-16491-6

Ⅰ.神… Ⅱ.王… Ⅲ.《神農本草經》-研究 Ⅳ.R281.2

中國國家版本館 CIP 數據核字(2023)第 243978 號

書　名	神農本草經箋注(全二册)
撰　者	王家葵
叢 書 名	中醫典籍叢刊
責任編輯	魏禾書
責任印製	陳麗娜
出版發行	中華書局 (北京市豐臺區太平橋西里 38 號　100073) http://www.zhbc.com.cn E-mail:zhbc@zhbc.com.cn
印　刷	北京新華印刷有限公司
版　次	2024 年 5 月第 1 版 2024 年 5 月第 1 次印刷
規　格	開本/880×1230 毫米　1/32 印張 29¼　插頁 5　字數 458 千字
印　數	1-3000 册
國際書號	ISBN 978-7-101-16491-6
定　價	120.00 元

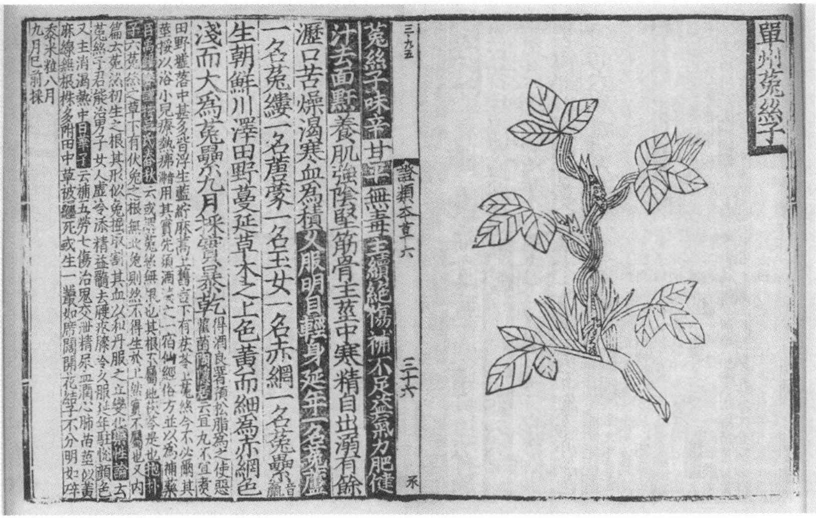

單州菟絲子

三十九五

證類本草六

二十六

禾

菟絲子味辛甘平無毒主續絕傷補不足益氣力肥健
汁去面䵟養肌強陰堅筋骨主莖中寒精自出溺有餘
瀝口苦燥渴寒血為積久服明目輕身延年一名菟蘆
一名菟縷一名蓎蒙一名玉女一名赤網一名菟纍音纍
生朝鮮川澤田野蔓延草木之上色黃而細為赤網色
淺而大為菟纍九月採實暴乾得酒良署預松脂為之使惡雚菌陶隱居云宜丸不宜煮
田野墟落中甚多皆浮生藍紵麻蒿上舊言下有茯苓上有菟絲今不必爾其
莖挼以浴小兒療熱痱用其實先須酒漬之一宿仙經俗方並以為補藥
臣禹錫等謹按呂氏春秋云或謂菟絲無根也其根不屬地茯苓是也抱朴
子云菟絲之草下有伏兔之根無此兔則絲不得生於上然實不屬也又內
篇云菟絲初生之根其形似兔掘取割其血以和丹服之立變化藥性論云
菟絲子君能治男子女人虛冷添精益髓去腰疼膝冷久服延年駐悅顏色
又主消渴熱中日華子云補五勞七傷治鬼交泄精尿血潤心肺苗莖似黃
麻線無根株多附田中草被纏死或生一叢如席闊開花結子不分明如碎
黍米粒八月
九月已前採

南宋嘉定四年劉甲刻本《大觀證類本草》書影

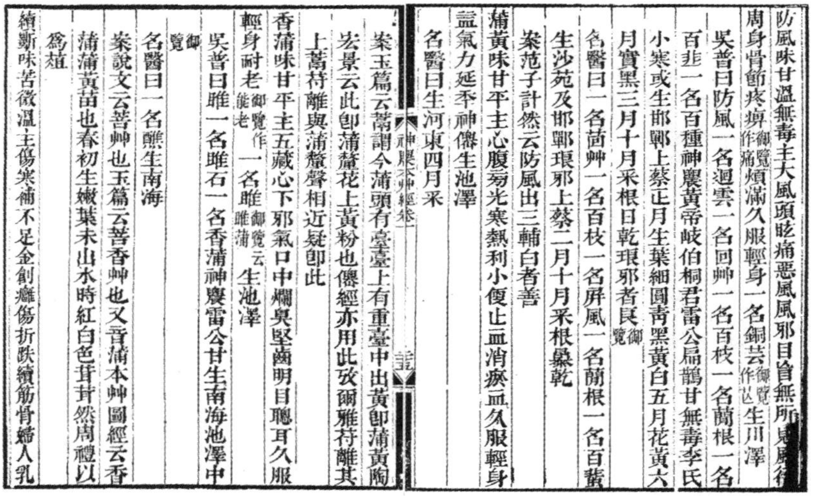
防風味甘溫無毒主大風頭眩痛惡風風邪目盲無所見風行周身骨節疼痺御覽作痛煩滿久服輕身一名銅芸御覽作苎生川澤

吳普曰防風一名迴雲一名回艸一名百枝一名蕳根一名百韭一名百種神農黃帝岐伯桐君雷公扁鵲甘無毒李氏小寒或生邯鄲上蔡正月生葉細圓靑黑黃白五月花黃六月實黑三月十月采根日乾琅邪者良御覽

名醫曰一名茴艸一名百枝一名屏風一名蕳根一名百蜚生沙苑及邯鄲琅邪上蔡二月十月采根暴乾

案范子計然云防風出三輔白者善

蒲黃味甘平主心腹膀光寒熱利小便止血消瘀血久服輕身益氣力延年神僊生池澤

名醫曰生河東四月采

案玉篇云蒚謂今蒲頭有臺臺上有重臺中出黃卽蒲黃陶宏景云此卽蒲蒻花上黃粉也僊經亦用此攷爾雅苻離其上蒚苻離與蒲蒻聲相近疑卽此

香蒲味甘平主五藏心下邪氣口中爛臭堅齒明目聰耳久服輕身耐老御覽作能老一名睢御覽云睢蒲生池澤

吳普曰睢一名睢石一名香蒲神農雷公甘生南海池澤中御覽

名醫曰一名醮生南海

案說文云菩艸也玉篇云菩香艸也又音蒲本艸圖經云香蒲蒲黃苗也春初生嫩葉未出水時紅白色茸茸然周禮以爲菹

續斷味苦微溫主傷寒補不足金創癰傷折跌續筋骨婦人乳

清嘉慶承德孫氏校刻本《神農本草經》書影

目　録

本草經小史(代前言)

藥物療法是先民應對疾病的手段之一,但並非主要手段。甲骨文中所反映的殷商人的疾病觀念,治療則以祭祀祈禱最爲大宗,極少涉及藥物的卜辭[①]。這一情況與《史記·扁鵲倉公列傳》中扁鵲言“上古之時,醫有俞跗,治病不以湯液醴灑”的説法相吻合。

追溯歷史,搜集食物更早於尋覓藥物,《淮南子·修務訓》説:“(神農)嘗百草之滋味,水泉之甘苦,令民知所避就,當此之時,一日而遇七十毒。”這是先民覓食的真實寫照。所以本來是農業神祇的神農氏,漸漸也被賦予醫藥職能。

藥物起源於人類有意識的覓藥行爲。不妨設想一

① 胡厚宣1943年撰《殷人疾病考》,載入《甲骨學商史論叢》,首次根據甲骨卜辭考訂殷商晚期疾病發生情況。後來又作《論殷人治療疾病的方法》,載《中原文物》1984年第4期,論證灸刺按摩療法已見於殷商,其中提到:“在豐富的甲骨卜辭中,用藥物治療的記載不甚明晰。”嚴一萍在《殷契徵醫》中也有類似看法,他説:“藥物療疾之辭,絶不見於貞卜,所見者有祈錫於上帝,有禱祝於祖妣。”按,一些醫學史家則不以此論爲然,乃拈《殷虚書契續編》中卜辭“□□卜,賓貞:……疒,王秉棗”,作爲殷人以棗爲藥的例證;又舉河北藁城臺西村商代遺址出土薔薇科植物的果實種子,認爲即殷商時期藥物之遺存。這些都符合事實,但相較於祈禱法術,此類客觀療法畢竟不佔主流。

個場景："神農"在辨識草木滋味水泉甘苦過程中，遇到一種葉大型、根黄色的植物，嘗試以後，不僅滋味不佳，而且出現嚴重腹瀉，這種被命名爲"大黄"的植物當然就被作爲"毒"口耳相傳了。直到有一次，部落成員抱怨幾天不能大便，神農回想起"大黄"的"毒"，於是建議病人少量地嘗試，結果可想而知，各種不舒適爽然頓釋，於是獲得一項經驗，大黄能夠"蕩滌腸胃，推陳致新"，藥物治療學由此發端。所以晚出的藥物著作託名神農，固然出於"尊古賤今"的原因，但特别選中神農也非偶然。

《史記·扁鵲倉公列傳》提出病有"六不治"，"信巫不信醫"爲其中之一，這可以視爲醫學擺脱巫術干擾的標誌。巫色彩濃厚的藥物慢慢淡出，客觀藥物成爲治療的主流，藥物療法也逐漸流行。出土文獻中《五十二病方》與《天回醫簡》時間稍有先後①，從用藥情况分析，正是藥物學脱離巫文化的轉捩點。

《急就篇》是西漢中期黄門令史游編寫的蒙學課本，其廿四章"灸刺和藥逐去邪"篇，從"黄芩伏苓礜茈胡"開始，羅列三十餘種藥物名稱②，應該是當時醫家常

---

① 通常認爲《五十二病方》成於戰國後期到西漢初年，《天回醫簡》的年代約在西漢早期。前者巫醫色彩濃厚，後者則與漢晉以來的醫藥體系完全融洽。

② 《急就篇》廿四章云："灸刺和藥逐去邪，黄芩伏苓礜茈胡，牡蒙甘草菀藜蘆，烏喙附子椒芫華，半夏皂莢艾橐吾，芎藭厚朴桂栝樓，款東貝母薑狼牙，遠志續斷參土瓜，亭歷桔梗龜骨枯。"

用之品，絶大多數沿用至今。而作於秦代的《倉頡篇》，從現在殘存的篇章來看，則完全不涉及藥物，由此也在一定程度上暗示，客觀藥物療法應開始於西漢，藥學著作也應運而生。

一、本草之興起及早期著作

1.《藥論》與《萬物》

在《史記・扁鵲倉公列傳》中，扁鵲與倉公分别代表戰國和漢初的醫療情況。扁鵲視趙簡子五日不知人，療虢太子尸厥，藥物皆非主要；診齊桓侯之疾，酒醪乃與湯熨、針石並列，也非十分突出。倉公活動在西漢早期，對文帝自述醫案十餘則，多數用到藥物，如治小兒氣鬲病用下氣湯；治湧疝用火齊湯；治熱病氣用"液湯火齊"；治風癉客脬亦用火齊湯；治風蹶胸滿用藥酒；治氣疝以灸爲主，仍用火齊湯調理；治齲齒用苦參湯漱口；治婦女懷子而不乳用莨礍藥，復診用消石一齊；治腎痹用柔湯；治蟯瘕用芫華一撮；治迵風用火齊米汁等。

藥物學專著一定是藥物療法廣泛實施，並有充分經驗可供總結以後，才有可能産生。在《史記・倉公列傳》中，公乘陽慶傳授倉公的醫學著作中有《藥論》，這是目前已知最早的藥學文獻。遺憾《藥論》只存書名，具體内容則不得而知。1977 年安徽阜陽雙古堆出土西漢早期《萬物》竹簡①,年代與倉公接近,記載藥名及簡單功效,可算是《藥論》的實物標本。

《萬物》簡中的藥物可以分爲礦物、動物、植物三類約 110 種,其中名稱完整可識 90 種,能夠明確歸類 76 種。這 76 種藥物包括動物藥 28 種,植物藥 41 種,礦物藥 6 種,水類藥 1 種。這些藥物多數是我們今天仍然很熟悉和經常使用的,有一些則屬古今異名而實爲一物,還有一些現在已不再作藥用②。

《萬物》記録藥物功效文字簡潔③,如云"貝母已寒熱也""薑葉使人忍寒也""服烏喙百日令人善趨也""牛膽晢目可以登高也""燔牡厲止氣臾也""石鼠矢已心痛也"等。也有一些簡單配伍關係,如云"使人倍力者羊與龜""理石朱臾可以損勞也""蜱蛸杏覈之已癰耳也""已瘁以石韋與燕矢也""魚與黄土之已痔也""商陸羊頭之已鼓張也"等。亦有毒性作用的記載,並對毒性加以利用,如"殺魚者以芒草也""殺鼠以蜀椒顛首也"。與《山海經》的記載相比,《萬物》所記藥效基本上

① 1977 年阜陽雙古堆第二代汝陰侯夏侯竈墓出土一批漢簡,因其中有"萬物之本不可不察也"之句,故定名爲《萬物》。此批簡共計 133 支,約 1100 字,内容涉及醫藥、物性等。墓主夏侯竈卒於文帝前元十五年(公元前 165 年),故抄寫年代當在西漢初。

② 《萬物》簡中藥物數各家説法不一,此據陳力等:《對阜陽漢簡〈萬物〉所載藥物與疾病的整理》,《湖南中醫學院學報》,1991 年第 2 期,第 53 頁。

③ 下引《萬物》简釋文見文化部古文獻研究室、安徽阜陽地區博物館阜陽漢简整理组:《阜陽漢简〈萬物〉》,《文物》, 1988 年第 4 期。

没有巫術色彩,但質樸簡略,與《神農本草經》難以相提並論,或許是本草書之早期狀態。

2. 本草名稱之出現

"本草"一詞首見於《漢書》,《郊祀志》云:"(成帝初)候神方士使者副佐、本草待詔七十餘人皆歸家。"顔師古注:"本草待詔,謂以方藥本草而待詔者。"《平帝紀》元始五年又復"徵天下通知逸經、古記、天文、曆算、鍾律、小學、史篇、方術、本草及以《五經》《論語》《孝經》《爾雅》教授者,在所爲駕一封軺傳,遣詣京師,至者數千人"。兩處"本草"皆指本草學術,挾本草學問以備徵召者。至《游俠傳》謂樓護"誦醫經、本草、方術數十萬言",此則專指本草之書,故言"誦讀"。

但檢《漢書·藝文志》方技略凡四門,醫經、經方、房中、神仙,並没有本草書之痕跡,只是經方類解題提到:"本草石之寒温,量疾病之淺深,假藥味之滋,因氣感之宜,辯五苦六辛,致水火之齊,以通閉解結,反之於平。"言用草石藥物組成方劑治療疾病,此類凡十一家,如《五藏六府痹十二病方》《泰始黄帝扁鵲俞拊方》《湯液經法》等,書雖不傳,從書名可知,皆屬於處方集,而非藥物專書。最末一種爲《神農黄帝食禁》七卷,據《周禮·天官·醫師》賈公彦疏引作《神農黄帝食藥》七卷,應該是談論食物禁忌者,亦非專門記載藥物功效配伍之作[①]。

《漢書·藝文志》没有著録本草之書,但經方類解題提到的寒温、藥味、五苦六辛等,已經隱含藥學理論,且與後世本草所奉行者基本一致,較《萬物》則有質的飛躍。如此而言,樓護所習誦之"本草",雖未必是《神農本草經》,但其書之性質與學術水平應該大致相當,或者目爲《神農本草經》早期傳本也無不可。至於《藝文志》不載本草之書,正可能此類著作興起未久,内府尚無典藏,故目録付闕,不必責備侍醫李柱國工作疏漏,乃至"書有缺遺,類例不盡"[②]也。

3. 形形色色的本草

漢代已有本草之書,並爲諸家引録。如《爾雅·釋草》"莞,苻蘺,其上蒚",邢昺疏云:"某氏曰:本草云白蒲一名苻蘺,楚謂之莞蒲。"馬國翰作爲《爾雅》樊光注佚文收入《爾雅樊氏注》中。《太平御覽》卷八六五引《吕氏春秋》曰:"本草云戎鹽一名胡鹽。"此當是高誘注引本草者。《本草綱目》蘘荷條釋名項引《離騷》"苴蓴"王逸注云:"苴蓴,音博,蘘荷也。見本草。"李時珍

① 或根據賈公彦疏,乃謂"食禁乃食藥之訛",遂認爲此書是《本草經》的早期傳本。其説不妥,《神農黄帝食禁》當是飲食宜忌一類文獻,參李科:《〈漢書·藝文志〉著録〈神農黄帝食禁〉考》,《北京大學中國古文獻研究中心集刊》,2015 年第 1 期,第 136 頁。

② 章學誠《校讎通義》云:"李柱國專官典校,而書有缺遺,類例不盡,著録家法,豈易言哉。"

説:"而今之本草無之,則脱漏亦多矣。"

上述引文皆籠統呼爲"本草",具體書名往往托名古聖前賢,此即《淮南子·修務訓》所言:"世俗之人,多尊古而賤今,故爲道者必託之於神農、黄帝而後能入説。"如《周禮·疾醫》"以五味五穀五藥養其病"鄭玄注:"其治合之齊,則存乎神農、子儀之術云。"賈公彦疏云:"案劉向云:扁鵲治趙太子暴疾尸蹶之病,使子明炊湯,子儀脉神,子術按摩。又《中經簿》云:《子義本草經》一卷。儀與義一人也。若然,子義亦周末時人也。"此則託名扁鵲弟子子義的《本草經》。

三國吴普爲華佗弟子,著有《吴普本草》,"其説藥性寒温、五味,最爲詳悉"[①],書中引録前代本草所記藥性,書名皆以人名簡稱,比如丹砂條云:"神農:甘;黄帝、岐伯:苦,有毒;扁鵲:苦;李氏:大寒。"即意味著吴普見過《神農本草》《黄帝本草》《岐伯本草》《扁鵲本草》《李氏本草》,通檢佚文,至少還有《桐君本草》《雷公本草》《醫和本草》等。其中除《李氏本草》可能是同出華佗門下的李當之所著外,其他應該都是漢代本草而託名遠古。不僅如此,如空青條説"神農:甘,一經:酸",蜀漆葉説"黄帝:苦,一經:酸",山茱萸條説"岐伯:辛,一經:酸",石長生條説"雷公:苦,一經:甘",貫衆條

① 見《證類本草》卷一《嘉祐本草》之"補注所引書傳"。

説"扁鵲:苦,一經:甘",這些"一經",乃是别傳本的意思,甚至可以認爲,吴普至少見過兩部内容不完全一樣的《神農本草》《黄帝本草》《岐伯本草》《雷公本草》《扁鵲本草》。

漢末魏晉的本草著作更加多樣,見於梁《七録》的本草著作,除後文要專門討論的幾種《神農本草經》外,還有以作者題名的本草如《蔡邕本草》《吴普本草》《隨費本草》《秦承祖本草》《王季璞本草經》,臨床專科本草如《徐叔嚮等四家體療雜病本草要鈔》《王末鈔小兒用藥本草》《甘濬之癰疽耳眼本草要鈔》,專説花葉形色的《桐君藥録》《徐滔新集藥録》《李譡之藥録》,論其佐使相須的《藥法》《藥律》《藥性》《藥對》《藥忌》,與採收有關的《神農採藥經》,簿録藥名的《藥目》等[①]。

二、《神農本草經》之成書

1.《神農本草經》的體例特點

如前所論,今天所見的這本《神農本草經》[②]其實只是漢代衆多本草著作之一,此書之所以能夠從中脱穎而出,乃三方面的機緣合和:直接原因當然是陶弘景的選

---

① 以上書目根據《隋書·經籍志》本草類文獻後小字所注"梁有",結合書名信息稍加歸納,亦參考《本草經集注·序録》所言:"《桐君采藥録》説其花葉形色;《藥對》四卷論其佐使相須。"

② 本篇此後所稱"本草經",若無特殊説明,皆指今天流傳的《神農本草經》。

擇，另一重大原因則是書名被冠以“神農”二字[①]，而《本草經》自身之結構嚴密、體例完整同樣也是重要原因。

首先是開創性地採用“總論—各論”的著作結構。《本草經》在藥物條目之前有數條通論性文字，相當於後世藥物學總論，涉及藥材學、調劑學、藥物治療學等多個方面的基本原則。遵用至今的重要藥性理論，如四氣、五味、毒性，以及方劑的君臣佐使、七情配伍等，皆由《本草經》奠定。陶弘景循此，正式將《本草經集注》分爲總論、各論兩部分，由此確立本草著作的基本格局。

其次，《本草經》將三百六十五種藥物安置在上中下三品框架中，每一品内再按玉石、草、木、獸、禽、蟲魚、果、米穀、菜的順序依此排列，有條不紊。這種框架模式的優點是類例分明，即所謂“欲輕身益氣不老延年者本上經”，“欲遏病補虚羸者本中經”，“欲除寒熱邪氣、破積聚、愈疾者本下經”，便於使用者按需檢索。

從《本草經》以來，本草書的各論幾乎都以藥物爲標題，構成以藥爲單位相對獨立的小條目。《本草經》開創一種模板化的條目撰寫模式，藥名以下，一般包括性味毒性、主治功用、别名、産地、採收等項。如玉泉條云：“玉

① 畢竟在上古神祇中，神農由農神的原始設定，通過嘗味草木的傳説，最容易完成向“藥神”的身份轉化。所以雖然有“黄帝使岐伯嘗味草木，典醫療疾”（《帝王世紀》）的説法，乃至有託名黄帝的本草，都不及“神農本草”影響力大。至於岐伯、雷公、桐君、扁鵲、子義、醫和等，神格相對較低，自然需要讓位給神農。

泉，味甘，平，無毒。主五臟百病，柔筋强骨，安魂魄，長肌肉，益氣。久服耐寒暑，不饑渴，不老神仙。人臨死服五斤，死三年色不變。一名玉札。生藍田山谷。"

事實上，現代藥物著作幾乎都採用這種"總論—各論"結構，總論提綱挈領地概述學科核心問題，各論根據學科性質分配章節，其下則以藥物爲條目展開叙述，具體條文也基本程式化甚至欄目化。此並不意味著現代藥物學的撰寫方式模擬《本草經》而來，真實原因是《本草經》從一開始就找到了符合本學科的最佳著作方式，此即《荀子·解蔽》所言："好書者衆矣，而倉頡獨傳者，壹也。"

2.《神農本草經》的學術思想

本草誕生於漢代，必然打上漢文化的烙印，就《本草經》而言，可有以下數端：尚存巫術孑遺，但絶非主要；技術層面以神仙家爲主導，故書中煉丹服食與治病療疾居於同等地位；陰陽五行是説理工具；儒家思想貫穿始終。

（1）巫術孑遺

《本草經》有十餘種藥物具"殺鬼"的功效，如赤箭"殺鬼精物"，升麻"殺百精老物殃鬼"，石下長卿"主鬼疰精物，殺百精老魅注易"等，這些記載或許與"菲衣食而致孝乎鬼神"的上古時代，巫醫們將病因歸咎於鬼魅作祟有一定關係。再如《本草經》謂莨菪子"使人健行見鬼，多食令人狂走，久服通神"。這是阿托品類生物鹼中毒的最早文獻記載。莨菪子是茄科莨菪的種子，主要含有莨菪鹼，"見鬼狂走"，即是阿托品過量後，興奮中樞神經系統，産生幻視、幻聽所致。這一記載恐與巫師在行祝由術時使用迷幻藥物有關。

這些有關巫術的記載，固然可視爲上古巫術在本書中的孑遺，同時也可以看做漢代方士對遠古巫鬼文化的繼承。比如《本草經》所載巫術多與漢代民俗信仰有關。如言："桃花殺疰惡鬼；桃梟殺百鬼精物；桃蠹殺鬼，辟不祥。"《淮南子·詮言》許慎注云："鬼畏桃也。"《太平御覽》卷九六七引《典術》亦云："桃者，五木之精也，故厭伏邪氣者也。桃之精生在鬼門，制百鬼，故今作桃人梗著門以厭邪，此仙木也。"再如，《本草經》云："丹雄雞，通神、殺毒，辟不祥。（雞）頭，主殺鬼，東門上者尤良。"檢《風俗通義》雄雞條謂"魯郊祀常以丹雞"，又言"東門雞頭可以治蠱"，並總結説："由此言之，雞主以禦死辟惡也。"

（2）神仙方術

相較於零星巫術，神仙家服食、煉丹方術在《本草經》中頗爲大宗，這也符合漢文化的特點①。

① 漢代神仙方士頗爲盛行，從武帝時李少君的"祠竈卻老方"，欒大的"不死之藥"，到劉安的《淮南萬畢術》、魏伯陽的《周易參同契》，都主張通過服食與黄冶而致神仙。《古詩十九首》云："服食求神仙，多爲藥所誤，不如飲美酒，被服紈與素。"雖然描述的是求仙無望的悵惘心情，但的確也反映出當時人們對服食長生的熱衷嚮往之情。

漢代崇尚服食,如王充雖然認識到,憑藉藥物"延年度世,世無其效",但在《論衡·道虚》中也承認"夫服食藥物,輕身益氣,頗有其驗"。《本草經》除記載藥物的治療作用以外,極重視其在服食養生方面的價值,按照上品藥的定義:"上藥無毒,多服久服不傷人,欲輕身益氣,不老延年者本上經。"經統計,《本草經》三百六十五種藥物中,有一百五十餘種提到"令人輕身不老",其中十餘種還特别指出,"久服耐寒暑,不饑,輕身,飛行千里,神仙""久服增壽神仙"等。

漢代方士最重視的仙藥是玉泉,如銅鏡銘云:"尚方作鏡真大巧,上有仙人不知老,渴食玉泉飢食棗,浮雲天下敖四海,壽如金石佳且好。"[①]玉泉傳爲西王母玉池中液,《本草經》將虚無縹渺的玉泉冠諸全書之首,並云:"久服耐寒暑,不饑渴,不老神仙。人臨死服五斤,死三年色不變。"其神效如此,幾不能以凡俗藥物目之。

由此看來,《本草經》提到的服食,並不單純是一般士大夫概念中輕身益氣的補益功效,而是神仙方士們辟穀致仙的重要手段。書中許多藥物"久服神仙"之類的神奇功效,往往可與漢代神仙家著作中的論述互參。如《淮南萬畢術》謂"曾青爲藥,令人不老",《本草經》亦云:"久服輕身不老。"《周易參同契》謂"巨勝尚延年",

---

① 見《侯鯖録》卷一古鏡條。

《本草經》云:“胡麻一名巨勝,久服輕身不老。”再如《列仙傳》提到方回煉食雲母,赤斧上華山取禹餘糧,赤須子好食松實、天門冬、石脂,吕尚服澤芝、地髓,商丘子胥食菖蒲根,任光善餌丹砂,仇光常食松脂等。《列仙傳》提到的這些藥物,在《本草經》中皆可找到服食依據。

煉丹是漢代神仙方士的重要活動之一。漢武帝時有李少君祠竈致物,化丹砂爲黄金,事見《史記·封禪書》;同時代的淮南王劉安亦以“言神仙黄白之術”爲能事。據《漢書·劉向傳》記載,劉安著有《枕中鴻寶苑秘書》,“書言神仙使鬼物爲金之術,及鄒衍重道延命之方”。這恐怕是見於記載最早的外丹術專著。至東漢中後期,有魏伯陽撰《周易參同契》,更是煉丹術集大成之作。《本草經》中亦保存有許多與煉丹有關的内容,其中最爲典型的是丹砂與水銀之間的轉化。

《本草經》丹砂條言“能化爲汞”,水銀條云“鎔化還復爲丹”。葛洪承接其説,在《抱朴子内篇·金丹》中解釋説:“凡草木燒之即燼,而丹砂燒之成水銀,積變又還成丹砂,其去凡草木亦遠矣,故能令人長生。”由此提出“假求於外物以自堅固”的成仙理論。

丹砂化汞,加熱即能獲得;還復爲丹,則需要繁瑣的步驟。陶弘景説:“還復爲丹,事出仙經。”按今天多數化學史研究者的意見,早期煉丹術文獻所説的“還復爲丹”,其實是水銀氧化生成紅色的氧化汞 HgO,而非真正的丹砂(硫化汞),古人不識,遂認爲成功地“還復爲丹”了。

或許在煉丹家眼中,硫化汞與氧化汞的區别並不重要,他們感興趣的是銀白色流動的水銀經過爐燧變化,重新變成了紅色固態的物質。他們把這種物質稱爲“還丹”——即是“還復爲丹”的簡寫——並認爲生命將因還丹而得到延續。葛洪是煉丹術的積極宣導者,他針對王充《論衡·道虚》説:“髮白,雖吞藥養性,終不能黑。黑青不可復還,老衰安可復卻?”即“萬物變化,無復還者”的命題,利用丹砂水銀互變爲例進行駁斥。《抱朴子内篇·金丹》説:“世人少所識,多所怪。或不知水銀出於丹砂,告之終不肯信。云丹砂本赤物,從何得成此白物。又云丹砂是石耳,今燒諸石皆成灰,而丹砂何獨得爾。此近易之事,猶不可喻,其聞仙道,大而笑之,不亦宜乎。”

(3)陰陽五行

陰陽五行學説是戰國時期以術數爲基礎發展起來的哲學流派,也是中國特有的認識模式。它用陰陽五行的概念,歸納紛繁的自然現象,企圖以此説明宇宙秩序及其内部聯繫。戰國以後,特别是漢代讖緯學説流行以來,陰陽五行思想流布甚廣,舉凡文史哲醫各個領域,無不受其浸染，在《本草經》中亦有陰陽五行思想的滲透。

《本草經》用陰陽五行學説指導藥物配伍，闡明藥性理論，如云："藥有陰陽配合，子母兄弟。"又云："藥有酸鹹甘苦辛五味，又有寒熱温涼四氣。"在五色石脂條《本草經》云："五石脂，各隨五色補五臟。"這説明，《本草經》是陰陽五行學説廣泛流行以後的産物。

《本草經》有六芝，除紫芝外，青赤黄白黑芝顔色、滋味、五臟、産地皆與五行相配合，故云："青芝味酸，補肝氣；赤芝味苦，益心氣；黄芝味甘，益脾氣；白芝味辛，益肺氣；黑芝味鹹，益腎氣。"不僅如此，經文還特别提到："青芝，主仁恕；赤芝，增智慧；黄芝，主忠信和樂；白芝，主勇悍，强志意；黑芝，主聰察。"按，仁、智、信、義、禮是漢儒常説的"五性"，從《本草經》青芝主仁、赤芝主智、黄芝主信推斷，白芝應主義，黑芝應主禮，故疑白芝、黑芝條有奪字或訛誤。

以五性與五行、五臟、五方相配，多見於緯書，如《易乾鑿度》云："東方爲仁，南方爲禮，西方爲義，北方爲信，中央爲智。"《詩緯》則以肝應仁，以肺應義，以心應禮，以脾應智，以腎應信。《本草經》五臟與五性的對應關係雖與緯書小有不同，但將與治療功效毫不相關的五性，穿鑿比附於藥物，顯然是受了讖緯思想的影響。

(4)儒家文化

漢代哲學,從立國至文景之世崇尚無爲,以黄老爲指歸,到漢武帝時,董仲舒上"天人對策",主張"罷黜百家,獨尊儒術",從此,儒家哲學成爲漢代的官方哲學。本草爲方技之一端,其實無關政治,但《本草經》則隱約存在一條儒家思想主線貫穿全篇。

君臣佐使的配伍原則見於《黄帝内經·素問》,《至真要大論》云:"主病之謂君,佐君之謂臣,應臣之謂使。"所謂主病爲君,即根據病情病性,靈活確定方劑中的主藥。這種配伍原則符合用藥規律,在戰國時期即爲醫生所接受,並用於指導醫療實踐。如《莊子·徐無鬼》云:"藥也,其實堇也,桔梗也,雞薙也,豕零也,是時爲帝者也。"駱耕道注:"藥無貴賤,愈病爲良。且如治風,則以堇爲君,堇,烏頭也。去水則以豕苓爲君,豕苓,木豬苓也。他皆類此。"

與《素問》不同,《本草經》則强調"上藥爲君",乃云:"上藥一百二十種爲君,主養命以應天;中藥一百二十種爲臣,主養性以應人;下藥一百二十五種爲佐使,主治病以應地。"《本草經》這種機械劃分藥物君臣地位的方法,有悖臨床用藥規律,早爲臨床醫家所詬病。如皇甫嵩《本草發明》云:"苟善用之,雖烏、附下品可收回天之功;用之弗當,則上品如參、芪亦能傷人。丹砂、玉屑品極貴也,服之者多遇毒,又何必拘此三品爲君、爲臣、爲佐使之别哉。"這種"上藥爲君"的觀點,已完全脱離先秦"主病爲君"的樸素唯物思想,是一種認識論上的倒退,是君權被神格化以後的産物。

《本草經》上藥爲君的主張,是漢代儒家尊君思想的折射,是《本草經》作者將儒家君臣體系在方藥配伍中的理想化。上藥應天,只有上藥才具有爲君的資格,此即《春秋繁露·郊義》所言:"天者,百神之君也,王者之所最尊也。"按儒家確立的君臣倫常關係:"天子受命于天,諸侯受命于天子,子受命于父,臣妾受命於君,妻受命于夫。"只有上藥爲君,方符合儒家對君王的定義與要求,即《白虎通·號》所謂之"德合天地者稱帝"。上藥順受天命,即如"受命之君,天意之所予",在方劑中的地位只能居於最貴,故爲君。同樣的道理,中藥應人爲賤,下藥應地更賤,故只能居於臣屬佐使的地位。

《本草經》還規定了方劑中的君臣比例,强調方劑中君藥的唯一性,臣多於君,佐多於臣,使多於佐:"藥有君臣佐使,以相宣攝,合和宜用一君二臣三佐五使,又可一君三臣九佐使也。"恰如賈誼所説:"等級分明,而天子加焉,故其尊不可及也。"[①]這正是儒家政典模式的縮影。可以想像,若方劑中多君少臣,多臣少佐,必背儒家社會君臣上下之禮。但事實上,這種理想化的君臣格

① 見《漢書·賈誼傳》。

局，對臨床用藥指導意義不大。如陶弘景在《本草經集注》中説："檢仙俗道諸方，亦不必皆爾。大抵養命之藥則多君，養性之藥則多臣，療病之藥則多佐。"

《本草經》以"三品合三百六十五種，法三百六十五度，一度應一日，以成一歲"，分上中下三品，以與天人地相成。《本草經》三百六十五種藥數的得出，實本於儒家天人感應學説。據陶弘景解釋："天道仁育，故云應天，獨用百廿種者，當謂寅卯辰巳之月，法萬物生榮時也；人懷性情，故云應人，一百二十種者，當謂午未申酉之月，法萬物熟成時也；地體收殺，故云應地，獨用一百廿五種者，當謂戌亥子丑之月，兼以閏之，盈數加之，法萬物枯藏時也。"這正是董仲舒"人副天數"學説在藥物學上的翻版。

3.《神農本草經》的作者身份

綜上四點可以看出，《本草經》的學術思想與漢代主流文化同調，這也是本書能夠順利流傳，乃至在唐代進入官方視野，由政府組織編修本草的重要原因[①]，由此也可以進一步推論《本草經》的作者身份。

《本草經》不會成於儒生之手。雖然此書上藥爲君、藥數、三品等内容，深受以董仲舒爲代表的漢代正統

① 宋代以前，由政府出面組織修訂傳世文獻，幾乎都與政教相關，官修本草可算是唯一的例外。

儒家思想影響，但《本草經》中有關神仙服食方術的大量文字，卻是儒家所不能容忍的。如陸賈《新語·懷慮》認爲神仙方士的修煉行爲是"論不驗之語，學不然之事"，桓譚《新論·辨惑》認爲"無仙道，好奇者爲之"。《論衡·道虚》云："世無得道之效，而有有壽之人。"《漢書·藝文志》更譏神仙家著作爲"誕欺怪迂之文""非聖王之所以教也"。而且，服藥長生的觀點也與董仲舒的思想相矛盾，《春秋繁露·循天之道》説："循天之道，以養其身，謂之道也。"又云："自行可久之道者，其壽讎於久。自行不可久之道者，其壽亦讎於不久。久與不久之情，各讎其生平之所行。"可見，壽命之修短，並非服食藥物所能改變的。再者，本草方技原屬末流，妄稱爲"經"，亦非儒家所爲。

同樣的，《本草經》亦不會出於普通方士之手。普通煉氣服食的方士若著作本草，必然更多神仙色彩，而不會計較其藥學理論與儒家思想相符合。如《太平御覽》卷七八引《本草經》佚文："神農稽首再拜問於太一小子曰：曾聞古之時壽過百歲而徂落之咎，獨何氣使然耶？太一小子曰：天有九門，中道最良。神農乃從其嘗藥，以拯救人命。"這段文字才是神仙方士所撰本草的殘篇，與今傳本《本草經》無涉。

《本草經》也不出自普通醫生之手。漢代方士與醫生都使用藥物，但目的卻大有不同，如同樣是五石，醫生多用於療瘍，如《周禮・瘍醫》"凡療瘍以五毒攻之"句，鄭玄注五毒云："五毒，五藥之有毒者。今醫方有五毒之藥，作之，合黄堥，置石膽、丹砂、雄黄、礜石、慈石其中。燒之三日三夜，其煙上著，以雞羽掃取之。以注創，惡肉破，骨則盡出。"五石間亦用於内科疾患，如《史記・扁鵲倉公列傳》："齊王侍醫遂病，自煉五石服之。"均絲毫不涉及方士們的"服藥求神仙"。此外，巫祝禁咒之事，在漢代多爲方士所繼承，而爲醫家詬病，如《史記・扁鵲倉公列傳》中，司馬遷有一段"六不治"的論述，其中"信巫不信醫"是十分重要的一條。因此，《本草經》若出自當時醫家之手，亦不會有"飛行千里""能行水上""殺百精老物殃鬼"之類涉及方術、巫鬼的文字。

本草待詔誠如顔師古所説"以方藥本草而待詔者"，他們並不是純粹意義的醫生，而是兼司醫藥職事的方士。因其本質爲方士，故《漢書・郊祀志》中"本草待詔"與"候神方士使者副佐"同進退。這些方士因其待詔朝廷，故必須瞭解或適應"獨尊儒術"的大環境，因此，本草待詔具備撰述《本草經》的基本條件，這本《神農本草經》應該就出自他們的手筆。

4.《神農本草經》的成書年代

今天所見的《本草經》其實只是漢代流傳的若干種

本草著作之一,因爲冠以"神農",所以前代學者大多相信其爲先秦古書。《太平御覽》卷七二一引《帝王世紀》云:"炎帝神農氏長於江水,始教天下耕種五穀而食之,以省殺生。嘗味草木,宣藥療疾,以救夭傷之命,百姓日用而不知。著本草四卷。"所指的恐怕就是本書。

陶弘景編撰《本草經集注》,對此更是信之不疑,他説:"舊説皆稱神農本經,余以爲信然。"但陶弘景也注意到,《本草經》所記藥物産地多爲漢代建置,他辯解説:"所出郡縣,乃後漢時制,疑仲景、元化等所記。"意思是説,這些郡縣地名乃漢末張仲景、華佗等添附,並非原有。晚近研究者對陶弘景的意見半信半疑,於是將《本草經》的成書年代徑直確定爲東漢晚期。

其實,《本草經》中的藥名、地名,乃至藥物功效之細節,都流露出鮮明的時代特徵。《本草經》赤箭、徐長卿都有别名"鬼督郵",獨活則别名"護羌使者"。考"督郵"爲漢代新設職官,時間約在文帝以後,説見《通典·職官十五》。另據《漢書》,武帝平定西羌以後,始置護羌校尉,專司西羌事務。"護羌使者"當即護羌校尉之使者,如《漢書·趙充國傳》云:"初,置金城屬國以處降羌,詔舉可護羌校尉者。"《水經注》云:"(湟水)東入,逕戎峽口,右合羌水。水出西南山下,逕護羌城東,故護羌校尉治。"這些地方確實也是植物獨活的出産地。

《本草經》有六種芝草，如前所説，青芝、赤芝、黄芝、白芝、黑芝對應五行，所以産地也分别是太山、霍山、嵩山、華山、常山。其中赤芝"生霍山"，據陶弘景注："南嶽本是衡山，漢武帝始以小霍山代之，非正也。"《史記·孝武本紀》説："（元封五年）上巡南郡，至江陵而東。登禮灊之天柱山，號曰南嶽。"因爲在陶弘景的觀念中，《本草經》是"神農之所作，不刊之書"，故對此處赤芝的産地提出疑問，其實正是《本草經》成書於漢代的證據。

更有意思的是五色芝以外還有紫芝，因爲别出於五行之外，《本草經》記其産地"生高夏山谷"。五色芝對應五行分生五嶽，顯然出於附會，而紫芝的産地，博雅如陶弘景也覺得費解，他在《本草經集注》中推測説："按郡縣無高夏名，恐是山名爾。"今考"高夏"既不是郡縣名，也不是山名，很可能是《本草經》作者臆造的地名。《淮南子·俶真訓》云："巫山之上，順風縱火，膏夏、紫芝與蕭艾俱死。"高誘注："巫山在南郡。膏夏，大木也，其理密白如膏，故曰膏夏。紫芝，皆喻賢智也。蕭艾賤草，皆喻不肖。"由此知"膏夏"本爲美木之名，與紫芝並喻君子；蕭與艾爲雜草，比喻小人。膏夏、紫芝與蕭、艾同生於巫山之上，當大火燒來，君子小人俱死，含有玉石俱焚之意。因爲這句話已有地點狀語"巫山"，故"膏夏"絶無可能是地名，高誘訓作"大木"爲正確。由此推測,《本草經》作者按照五行爲五色芝"分配"了五嶽産地以後,紫芝找不到更合適的産地,乃根據《淮南子》"膏夏紫芝"之説,向壁虚構了一個"高夏山谷"。由此看來,《本草經》一定成於《淮南子》成書之後。

仔細研究《本草經》中涉及地名[①],建置年代最晚者是木香、犀角、彼子條提到的"生永昌山谷"。據《後漢書·明帝紀》云:"永平十二年春正月,益州徼外夷哀牢王相率内屬,於是置永昌郡,罷益州西部都尉。"其中犀角生永昌山谷,還可以舉《後漢書·和帝紀》"永元六年,永昌徼外夷遣使獻犀牛"爲佐證。永平十二年即公元六十九年,這應該是《本草經》成書時間的上限。再取《本草經》所載藥物功效與《武威醫簡》進行比較,可以看出二者間高度統一。由此看來,《本草經》與《武威醫簡》一樣,都是東漢早期的作品。

三、《本草經》之流傳與亡佚

1. 魏晉名醫附經爲説

《本草經》傳到魏晉,當時名醫採用"附經爲説"的方式加以注釋和增補。《新唐書·于志寧傳》云:"志寧與司空李勣修定《本草》并圖,合五十四篇。帝曰:'《本

① 如後文所論,《本草經》記載的藥物産地在傳寫過程中被混入《名醫别録》中,但仍可以通過《太平御覽》等文獻爲佐證,鉤沉輯録出來。

草》尚矣，今復修之，何所異邪？'對曰：'昔陶弘景以《神農經》合雜家《别録》注詺之，江南偏方，不周曉藥石，往往紕繆，四百餘物，今考正之，又增後世所用百餘物，此以爲異。'帝曰：'《本草》《别録》何爲而二？'對曰：'班固唯記《黄帝》内、外經，不載本草，至齊《七録》乃稱之。世謂神農氏嘗藥以拯含氣，而黄帝以前文字不傳，以識相付，至桐、雷乃載篇册，然所載郡縣，多在漢時，疑張仲景、華佗竄記其語。《别録》者，魏晉以來吴普、李當之所記，其言華葉形色，佐使相須，附經爲説，故弘景合而録之。'帝曰：'善。'其書遂大行。"

"附經爲説"是一種很特殊的著述體例，以經書爲藍本，直接添附意見。"附經爲説"的具體形式可以通過《本草經集注》加以説明，兹以天門冬條爲例，黑體爲《本草經》原文，楷體爲名醫添附：

> **天門冬　味苦**、甘，**平**、大寒，**無毒。主諸暴風溼偏痺，强骨髓，殺三蟲，去伏尸**，保定肺氣，去寒熱，養肌膚，益氣力，利小便，冷而能補。**久服輕身、益氣、延年**，不飢。**一名顛勒。生奉高山谷。**二月、三月、七月、八月採根，暴乾。

《本草經》記載天門冬味苦，名醫認爲味甘，於是在"苦"字後添一"甘"字；又認爲性大寒者，於是在《本草經》"平"字後添"大寒"；又增補功效"保定肺氣，去寒熱，養肌膚，益氣力，利小便，冷而能補”；《本草經》説“久服輕身益氣延年”，名醫添加“不飢”二字；與採收加工有關的文字“二月三月七月八月採根暴乾”亦名醫所添。特别可注意的是，名醫增補的文字完全依附於《本草經》框架結構，並不能單獨成文，于志寧將此歸納爲“附經爲説”，確實準確。

“附經爲説”可以不是經書的注釋發揮，有時甚至與經文相反。比如天門冬味“苦、甘”，尚可理解爲天門冬兼具苦味與甘味，而藥性之寒温具有唯一性，名醫説“大寒”，其實是對《本草經》“平”的否定。具體功效也有這樣的情況，比如《本草經》礬石功效有“堅骨齒”一項，而名醫添“岐伯云久服傷人骨”數字，陶弘景也意識到矛盾，注釋説：“以療齒痛，多即壞齒，是傷骨之證，而云堅骨齒，誠爲疑也。”

仔細分析，更可看出參與修訂《本草經》的名醫非止一人，比如礬石條有“岐伯云久服傷人骨”，澤瀉條有“扁鵲云多服病人眼”，這是前面提到的《岐伯本草》《扁鵲本草》以“名醫”身份依附《本草經》立説的例子。又如《本草經》蔓荆實藥性“微寒”，名醫則添“平、温”；《本草經》藁本藥性“温”，名醫則添“微温、微寒”。如此也意味著至少有兩位以上的名醫參與意見，且觀點相反。

經魏晉名醫們“附經爲説”的《本草經》，其實就是後世所言的《名醫别録》，但在當時，恐怕還是以《本草經》或者《神農本草經》爲書名。《太平御覽》引《本草經》文字甚多，偶然有同一條目下，既引《本草經》，又引《神農本草經》者。如卷一千地榆條引《本草經》曰：“地榆，止汗氣，消酒明目。”同時又引《神農本草經》曰：“地榆苦寒，主消酒，生冤句。”對照今本《本草經》，有“止汗”，而“消酒”屬名醫添附，無“明目”字樣。又，卷九五五桑條引《本草經》曰：“桑根旁行出土上者名伏蛇，治心痛。”此條同時見於《藝文類聚》卷八八引《本草經》，但不見於今傳本；同時又引《神農本草》曰：“桑根白皮，是今桑樹根上白皮。常以四月采，或采無時。出見地上名馬領，勿取，毒殺人。”也不見於今本。宋代《太平御覽》中的資料有部分可能源自北齊《修文殿御覽》，上述情況正可作爲唐以前尚有多種《本草經》流傳的證據。

此外如《博物志》引《神農經》云：“上藥養命，謂五石之練形，六芝之延年也；中藥養性，合歡蠲忿，萱草忘憂；下藥治病，謂大黄除實，當歸止痛。”其中當歸在今本《本草經》中列中品，且“止痛”功效爲黑字，屬名醫添附。

這類“《本草經》”甚多，應該就是陶弘景在《本草經集注·序録》中所言，“魏晉已來，吴普、李當之等更復損益,或五百九十五,或四百四十一,或三百一十九”者,亦即于志寧所稱的雜家《别録》。

2. 陶弘景整理定本

齊梁時代流傳的《本草經》版本衆多,經吴普、李當之等“損益”過者,藥數或超過或不足三百六十五之數。不僅如此,“三品混糅,冷熱舛錯,草石不分,蟲獸無辨,且所主治,互有得失”[①]。陶弘景或許見過藥數符合的版本,但據他在《藥總訣·序》中説,依然存在“傳寫之人,遺誤相系,字義殘闕,莫之是正”[②]等問題。

陶弘景更感於神農以來,“世改情移,生病日深,或未有此病,而遂設彼藥,或一藥以治衆疾,或百藥共愈一病”[③]的現狀,認爲《神農本草經》三百餘種藥物不能完全滿足需要,乃“以《神農本經》三品合三百六十五爲主,又進名醫副品亦三百六十五,合七百三十種”,具體而言,則“精粗皆取,無復遺落,分别科條,區畛物類,兼注銘時用,土地所出,及仙經道術所須”[④],撰成《本草經集注》。

《本草經集注》採用朱墨分書的辦法來區别《本草

---

① 見《本草經集注·序録》。

② 陶弘景《藥總訣·序》云:“本草之書,歷代久遠,既靡師授,又無注訓,傳寫之人,遺誤相系,字義殘闕,莫之是正。”

③ 見《藥總訣·序》。

④ 見《本草經集注·序録》。

經》原文與名醫"附經"的内容,陶弘景自己所加注釋則用墨書小字,即《嘉祐本草·總叙》所説:"凡字朱、墨之别,所謂《神農本經》者以朱字,名醫因神農舊條而有增補者,以墨字間於朱字,餘所增者,皆别立條,並以墨字。"朱墨分書的體例自陶弘景以後即固定下來,這是《本草經》内容能夠保存至今的關鍵。

陶弘景的工作原則是"苞綜諸經,研括煩省",從《本草經集注》的文本狀態來看,他可能是選擇了一種最接近《本草經》原貌者作爲底本,然後參酌其他傳本,去取增删。這一假設通過研究今存各種《本草經》佚文尚能看出端倪。比如《抱朴子内篇·仙藥》引《神農四經》曰:"上藥令人身安命延,昇爲天神,遨遊上下,使役萬靈,體生毛羽,行厨立至。"此與今本云"上藥一百二十種爲君,主養命以應天;無毒,多服、久服不傷人;欲輕身益氣,不老延年者,本上經"顯然不是同一版本,因爲葛洪引録,理應爲陶弘景所見[1],且其中的神仙觀念應該更符合陶弘景的主張,而陶捨彼取此,最可能的原因是今本更加完整的緣故。

爲了符合《本草經》載藥三百六十五之數,《本草經集注》對藥物條目做了一些特别的拆分與合併。比如

① 陶弘景著《真誥》曾引用過《抱朴子外篇》,而《本草經集注》中很多内容都與《抱朴子内篇》相吻合,也證明他熟悉本書。

海蛤與文蛤是兩個藥物,陶弘景在文蛤條下注釋説:“此既異類而同條,若别之則數多,今以爲附見,而在副品限也。”意思是爲了不影響《本草經》藥物總數,將文蛤作爲海蛤的副品,不予單獨計數。《本草經集注》有數條如此,特别可以玩味的是粉錫與錫銅鏡鼻合併爲一條,錫銅鏡鼻條下陶弘景注釋説:“此物與胡粉異類,而今共條,當以其非正成具一藥,故以附見錫品中也。”又,六畜毛蹄甲與鼺鼠合併爲一條,鼺鼠條下陶弘景注釋説:“此鼺鼠别類而同一條中,當以其是皮毛之物也,今亦在副品限也。”兩處都用“當”云云,表示推測,可見這種合併乃是底本如此,而非陶弘景自作主張。

《本草經集注》還收載有一些陶弘景不識且不知用途的《本草經》藥物,比如翘根、屈草、淮木等,陶弘景都表示:“方藥不復用,俗無識者。”他甚至懷疑石下長卿爲重出,注釋説:“此又名徐長卿,恐是誤爾。方家無用,此處俗中皆不復識也。”

如果陶弘景手中没有一個載藥三百六十五種的底本,完全自主斟酌去取,他至少有兩種方案可以採取:或者放棄海蛤與文蛤,粉錫與錫銅鏡鼻,葱與薤等條的合併,或者從藥數爲五百九十五,或四百四十一的《本草經》中摭取數種,替代翘根、屈草等已經失傳的《本草經》藥。因此,儘管經過陶弘景以“苞綜諸經,研括煩省"的方式整理加工，但其内容仍能基本反映漢代《本草經》的原貌[①]。

3. 唐宋本草中《本草經》文之變動

《本草經集注》中的《本草經》藥物顯然符合上品一百二十種、中品一百二十種、下品一百二十五種，合計三百六十五種的原始設定，儘管《本草經》的主體内容通過"滾雪球"樣的著作方式[②]，最終在《證類本草》中保存下來，但《本草經》的原本，大約在唐宋之際就亡佚不傳了；而從唐代《新修本草》開始，藥物數、三品位置、排列順序，乃至具體條文都存在變動和調整，故需要認真檢視[③]。

（1）《新修本草》

《唐會要》云："顯慶二年右監門府長史蘇敬上言，陶弘景所撰本草事多舛謬，請加删補。詔令檢校中書令許敬宗、太常寺丞吕才、太史令李淳風、禮部郎中孔志約、尚藥奉御許孝崇，並諸名醫等二十人，增損舊本，徵天下郡縣所出藥物，並書圖之。仍令司空李勣總監定

① 魏晉名醫之"附經爲説"與陶弘景對《本草經》的整理加工，以及與之相關的《名醫别録》等問題，已知信息有限，異説甚多。筆者對此多次發表意見，前後觀點也不太一致，本論又與《神農本草經研究》《本草文獻十八講》中的看法小别。但無論如何，通過《本草經集注》保存下來的這本《本草經》，其主體内容基本反映漢代文獻之原貌，此學界公論，並無特别之争議。

② 關於這種"滾雪球"樣著作方式的具體描述，參看《本草文獻十八講》第八篇《文獻淵藪：證類本草》。

③ 對《本草經》信息的變動改易可分主動與被動兩類，傳寫或刊刻造成的混亂屬於被動原因，後世編輯者出於特殊理由進行調整則屬主動原因，此標題下討論主動原因爲主，但《新修本草》載藥數的變動，主動以外，也存在被動原因。

之。并圖合成五十五卷。至四年正月十七日撰成。"《新修本草》乃依託《本草經集注》,"增損舊本"而成,其中《本草經》内容的具體變化有以下數端。

先説藥物數。《新修本草》新增藥物一百一十四或一百一十五種[①],加上《本草經集注》原有的七百三十種,當爲八百四十四或八百四十五種。但《新修本草》自己統計則是:"藥合八百五十種:三百六十一種《本經》,一百八十一種《别録》,一百一十五種新附,一百九十三種有名未用。"據尚志鈞《新修本草》輯本,"有名未用"的實數爲一百九十五種,其中一百八十九種屬於《名醫别録》,六種屬於《本草經》。這樣算來,《新修本草》實載《本草經》藥爲三百六十七種,《名醫别録》藥三百七十種,兩項合計居然超過《本草經集注》之七百三十種,這是《新修本草》對《本草經集注》藥物進行分條合併造成的。

比如前面提到的海蛤與文蛤,《本草經集注》按照一條《本草經》藥計數,而《新修本草》不認可陶弘景的説法,批評説:"夫天地間物,無非天地間用,豈限其數爲正副耶。"於是變成獨立計數的兩條。

① 《嘉祐本草·序》謂蘇敬"參考得失,又增一百一十四種,分門部類,廣爲二十卷";而《證類本草》陶弘景《本草經集注·序録》中《新修本草》注則謂一百一十五種爲"新附"。此差異自有原因,與本題無關,故不贅述。

藥數計算非常複雜①,統計下來,扣除芟落、分條、合併的因素,《新修本草》實載《本草經》藥少於三百六十五種,而《名醫别録》藥則多於三百六十五種,不符合藥數的原始設定。考慮到《本草經集注》在流傳過程中"朱字墨字,無本得同"②的實際情況,可以認爲,《新修本草》所據底本已有數種《本草經》藥被誤作墨書,混淆在《名醫别録》藥中了。這是後世輯復者需要從《名醫别録》中尋找《本草經》缺佚藥的主要原因。

不僅藥數改變,藥物的三品地位也有變化。比如玉石部的水銀,《新修本草》在中品,而據《本草經集注·序録》寫本中七情表標注爲上品;石鐘乳《新修本草》在上品,而據七情表標注爲中品。水銀由上品降爲中品,石鐘乳由中品升爲上品,正好符合唐代對水銀毒性的警惕,以及服食石鐘乳習慣的興起,因此,這種品秩調整一定是有意爲之,而非著者筆誤或傳本訛誤。

三品調整以外,還存在藥物所居部類及前後排列順序的調整。一九三五年吐魯番出土朱墨分書的《本草經集注》殘片,殘卷雖只存豚卵、燕屎、天鼠屎、鼹鼠相連續的四味藥物,但已足以揭示《本草經集注》藥物排

① 關於《新修本草》中收載《本草經》《名醫别録》藥數情況,爲行文方便,正文叙説簡略,具體藥數計算可參王家葵:《本草經集注(輯復本)》"《本草經集注》研究三題(代前言)",鳳凰出版社,2023年。

② 見《開寶重定本草·序》。

列順序的規律。據《新修本草》豚卵和鼴鼠在卷一五獸部下品相連,燕屎入同卷禽部下品,天鼠屎則在卷一六蟲魚部中品。《本草經集注》中三味相連續的《本草經》藥豚卵、燕屎、天鼠屎,在《新修本草》中被完全分割開,且天鼠屎還被調整爲中品。

除此而外,《新修本草》將姑活、别羈、石下長卿、翹根、屈草、淮木六味《本草經》藥,因爲"陶弘景不識,今醫博識人亦不識",退到"有名未用"中,其原在《本草經集注》中的品秩位置遂不可考。

不僅如此,根據《本草經集注》殘片提示,《本草經》關於藥物産地的記載,如燕屎"生高谷山平谷",天鼠屎"生合浦山谷",皆爲朱書《本草經》文;而通過敦煌所出朱墨分書《新修本草》卷一〇殘卷證實,所有産地信息在《新修本草》中都被改爲墨書《名醫别録》文。

(2)《開寶本草》

北宋開寶年間政府兩度修訂本草,開寶七年完成的《開寶重定本草》算是定本。此本是本草書首次以刻本方式出版,據《開寶重定本草·序》云:"下採衆議,定爲印板,乃以白字爲神農所説,墨字爲名醫所傳。"將寫本改爲刻本,原朱書《本草經》改爲陰刻白字,墨書《名醫别録》改爲陽刻黑字,後來的《嘉祐本草》《證類本草》對這一規矩都遵循不悖。

《開寶本草》對《本草經》内容略有調整,但所有改動均有注釋説明。如序言提到:“伏翼實禽也,由蟲魚部而移焉;橘柚附於果實。”即將《新修本草》安排在蟲魚部中品的伏翼改到禽部下品;將《新修本草》安排在木部上品的橘柚改到果部上品。此外,芫花由草部下品改爲木部下品,彼子由蟲魚部下品退入“有名未用”中,也有注釋説明。

(3)《證類本草》

《嘉祐本草》對《本草經》條目基本没有調整改易,《證類本草》之成書,乃是以《嘉祐本草》爲框架,將《本草圖經》的内容,按條目逐一綴合到每一藥物之下,與該藥物相關的經史文獻、醫方本草,也附録於該條目。按理説《證類本草》中的《本草經》條目應該與《嘉祐本草》相同,但可能是唐慎微在最後組裝成書的時候發生一些意外情況,幾乎每一卷内的藥物順序都不同於《嘉祐本草》,其中的《本草經》藥當然也受影響[①]。下面舉玉石部上品、中品、下品前五味《本草經》藥物順序爲例説明。

《證類本草》玉石部上品前五味《本草經》藥依次爲:丹砂、雲母、玉泉、石鐘乳、礬石。《嘉祐本草》則爲:

---

① 這一問題的詳細討論請參王家葵等:《〈證類本草〉編輯成書過程之邏輯推定》,《中藥與臨床》,2021 年第 6 期,第 46 頁。

玉泉、丹砂、空青、曾青、白青[①]。上溯《新修本草》亦同。

《證類本草》玉石部中品前五味《本草經》藥依次爲：雄黄、石硫黄、雌黄、水銀、石膏。《嘉祐本草》則爲：水銀、雄黄、雌黄、殷孽、孔公孽。上溯《新修本草》亦同。

《證類本草》玉石部下品前五味《本草經》藥依次爲：丹砂、雲母、玉泉、石鐘乳、礬石。《嘉祐本草》則爲：青琅玕、礜石、代赭、鹵鹹、大鹽。上溯《新修本草》亦同。

草木蟲獸各卷皆如此，不煩詳列。

四、《本草經》之輯佚

文獻在流傳過程中，因各種原因由顯而隱，散佚乃至泯滅，最終徹底失傳。後人從其他文獻中梳爬整理，即是輯佚。宋代已開展正式的輯佚工作，如黄伯思輯《相鶴經》，王應麟輯《鄭氏周易注》《鄭氏尚書注》《三家詩考》，都是較早的輯佚著作。

鉤沉輯佚往往只能收穫原文獻之一鱗半爪，直到清代修《四庫全書》，館臣利用《永樂大典》才整理輯録出幾部相對完整的文獻，而在此以前，《本草經》是爲數不

① 《嘉祐本草》已佚，其具體藥物順序乃根據《本草衍義》藥物順序，參考《新修本草》目録擬定，《嘉祐本草》尚志鈞輯本略有錯謬。

多的可以通過輯佚手段基本恢復全貌的著作。究其原因,則與本草文獻"滚雪球"式的文獻編輯體例有關。鄭樵《通志·校讎略》有"書有名亡實不亡論",對輯佚工作作了初步總結,其中特别説到本草,所謂"《名醫别録》雖亡,陶隱居已收入本草,《李氏本草》雖亡,唐慎微已收入《證類》",《本草經》即是"名雖亡而實不亡者"之代表。

也正因爲這種"滚雪球"的包裹模式,居於前位的本草著作如《本草經》《本草經集注》《新修本草》等漸漸失去傳播價值而亡佚。北宋似乎没有《本草經》單行本流傳,至少南宋王炎(1137—1218)已經開始嘗試輯復《本草經》,書雖不傳,《本草正經·序》尚存於《雙溪類稿》卷二五中。

今存《本草經》以明代盧復輯本爲最早,清代直至晚近參與輯復工作的學者甚多,具影響者主要有清代孫星衍孫馮翼輯本[①]、顧觀光輯本、姜國伊輯本,日本森立之輯本,現當代曹元宇輯本、尚志鈞輯本、王筠默輯本、馬繼興輯本等[②]。以上諸本各有特點,但或因對《本草經》體例存在分歧,或因時代原因爲材料所局限,或被錯誤信息干擾,所成輯本無一相同。此處不糾結輯本的

① 此後省稱爲"二孫輯本"。

② 關於這些輯本之優劣,參《神農本草經研究》第十一章。

優劣,專論輯復思路與可用的參考材料問題。

1.《本草經》的體例

由陶弘景整理後的《本草經》完整地保存在《本草經集注》中,但經過從《新修本草》到《證類本草》的修訂,卷帙、句式、乃至條文的具體細節,都已經含混不清。

（1）卷帙

《本草經》有三卷和四卷兩種説法。如《帝王世紀》説炎帝神農氏“嘗味草木,宣藥療疾,救夭傷之命,百姓日用而不知,著本草四卷”。《抱朴子内篇·仙藥》直接引《神農四經》云云,《抱朴子外篇·廣譬》也説“神農不九疾,則四經之道不垂”。《本草經集注·序録》也説:“今之所存,有此四卷,是其本經。”[①]《嘉祐本草》引韓保昇云:“《神農本草》上、中、下并序録,合四卷。”亦有説爲三卷者,梁《七録》、《舊唐書·經籍志》、《新唐書·藝文志》皆著録《神農本草》三卷,《開寶本草·序》言:“舊經三卷,世所流傳。”《嘉祐本草·序》也説:“舊經才三卷,藥止三百六十五種。”

既然陶弘景説四卷“是其本經”,當然應該以此爲正,但有意思的是,《本草經集注·序録》又説:

本草經卷上　序藥性之源本,論病名之形診,題記品録,

① 陶弘景所言“本經”,相當於經學家注疏呼經書之本文,在此處當然指《神農本草經》,但並不是《神農本草經》的簡稱,與後世意思不同。

詳覽施用。

本草經卷中　玉石、草、木三品。

本草經卷下　蟲獸、果、菜、米食三品，有名未用三品。

《嘉祐本草》因此在"今之所存有此四卷"後加注釋説："今按，'四'字當作'三'，傳寫之誤也。何則？按梁《七録》云《神農本草》三卷，又據本經陶序後朱書云'《本草經》卷上、卷中、卷下'，卷上注云'序藥性之源本，論病名之形診'，卷中云'玉石、草、木三品'，卷下云'蟲獸、果、菜、米食三品'。即不云三卷外别有序録，明知韓保昇所云，承據誤本，妄生曲説，今當從三卷爲正。"

其實《嘉祐本草》誤解陶弘景的意思，《本草經集注》此後還有"右三卷，其中、下二卷，藥合七百三十種，各别有目録，並朱、墨雜書并子注，今大書分爲七卷"云云。從"藥合七百三十種"來看，"本草經卷上、卷中、卷下"乃是指陶弘景所著《本草經集注》，並非《本草經》原本爲三卷[①]。

故多數《本草經》輯復者接受四卷的意見，具體操作有二：森立之輯本以序録、卷上、卷中、卷下，合計四

① 至於陶弘景又説"大書分爲七卷"，即陶翊在《華陽隱居先生本起録》中所説："先生凡所撰集，皆卷多細書大卷，貪易提録，若大書皆得數四。"由此理解陶弘景自己説《本草經集注》爲三卷，又復言"今大書分爲七卷"的含義，乃是此書"學術上"分爲上中下三卷，抄寫出來則是七卷的意思。

卷;顧觀光、尚志鈞、王筠默、馬繼興輯本皆以序録爲卷一,上品卷二,中品卷三,下品卷四。但二孫輯本、曹元宇輯本則是例外。

二孫輯本將《本草經》釐定爲三卷,卷一上品,卷二中品,卷三下品,序録及增補的《本草經》佚文與下品最末一味藥物彼子相連,應該也是安排在卷三的意思。不僅如此,此本還將"上藥一百二十種爲君"云云,"中藥一百二十種爲臣"云云,"下藥一百二十五種爲佐使"云云,與序録割裂,安排在每卷藥物目録之前。邵晉涵序提到"《隋經籍志》始載《神農本草經》三卷,與今分上中下三品者相合,當屬漢以來舊本",這或許是二孫分卷的理由,但將序録後置,實在缺乏合理性。

曹元宇所輯《本草經》亦作三卷,其依據是前引《本草經集注·序例》"《本草經》卷上,《本草經》卷中,《本草經》卷下"云云。故曹輯本以《本草經》序録爲卷上;玉石部上、中、下品,草部與木部上、中、下品爲卷中;卷下則爲蟲獸部、果菜部、米食部三品藥物。此屬對陶弘景意見的錯誤理解,駁已見前。

(2)句式

《證類本草》中白字《本草經》藥物條目有固定格式:藥名、性味、功效、别名,此後産地爲黑字《名醫别録》文。經二孫考證産地如"生某某山谷"中"生山谷"

爲《本草經》文後，部分輯本也採納其意見，將"生山谷"作爲《本草經》文。以二孫輯本雲母條爲例，多數輯本的句式如下：

雲母，味甘，平。主身皮死肌，中風寒熱，如在車船上。除邪氣，安五藏，益子精，明目。久服輕身、延年。一名雲珠，一名雲華，一名雲英，一名雲液，一名雲沙，一名磷石。生山谷。

森立之輯本的句式與諸家不同，據稱源自《太平御覽》引《本草經》[①]，基本格式爲：藥名、别名、性味、生山谷、功效。其雲母條爲：

雲母，一名雲珠，一名雲華，一名雲英，一名雲液，一名雲沙，一名磷石。味甘，平。生山谷。治身皮死肌，中風寒熱，如在車船上。除邪氣，安五藏，益子精，明目。久服輕身、延年。

馬繼興輯本參考森立之的意見，句式又有所調整，基本格式爲：藥名、别名、性味、毒性、功效、生山谷。其雲母條爲：

雲母，一名雲珠，一名雲華，一名雲英，一名雲液，一名雲砂，一名磷石。味甘，平，無毒。治身皮死肌，中風寒熱，如在車船上。除邪氣，安五藏，益子精，明目。久服輕身、延年。生山谷山石間。

---

① 森立之採取這樣格式的理由，見所輯《本草經》序。

森立之參考《太平御覽》引文調整《本草經》句式，恐非妥當。一者，由吐魯番出土的《本草經集注》殘片證明，《證類本草》中的句式承自《本草經集注》，並不如森立之猜測的那樣，“今本以一名置條末者，係蘇敬所改”。二者，性味功效是本草書的核心內容，别名、産地前置，不便於讀者迅速獲得關鍵信息。三者，别名、産地在前的這種體例，或許是魏晉本草的通例，而非《本草經》原貌。如《吴普本草》云：“丹參，一名赤參，一名木羊乳，一名卻蟬艸。神農、桐君、黄帝、雷公、扁鵲：苦，無毒；李氏：大寒；岐伯：鹹。生桐柏，或生太山山陵陰。莖華小方如荏毛，根赤，四月華紫，五月采根，陰乾。治心腹痛。”

（3）性味

《本草經》一藥一性一味是其通例[①]，而部分藥物在不同輯本中，或有性無味，或有味無性，或多性，或多味，此皆白字黑字錯亂所致，需要加以釐正。

《證類本草》是諸家輯復材料的主要來源，所據版本不同，性味白字黑字可能有所出入。比如牛膝條，明代幾種《政和本草》以“苦酸”爲白字，“平”爲黑字；晦明軒《政和本草》、劉甲《大觀本草》皆以“苦”爲白字，

① 這既是通觀《證類本草》中全部白字《本草經》條文獲得的印象，且從邏輯上講，一藥不可能兼有兩性，比如“平寒”“寒温”之類。一般而言，如果藥物有多味或多性不能擇别時，居最前面的味和性應該是《本草經》文。

"酸平"爲黑字;武昌柯氏校刻《大觀本草》以"苦平"爲白字,"酸"爲黑字。循一藥一性一味的通例,確實當取"苦平"爲《本草經》文,森立之、曹元宇、王筠默、馬繼興輯本取"苦平"爲妥;二孫、顧觀光輯本取"苦酸",尚志鈞輯本取"苦"爲不妥。

(4)毒性

《本草經》在序録中提到有毒無毒,具體藥物條文有無毒性記載則令人迷惑。《證類本草》除乾漆、白頭翁兩條"無毒"爲白字外,其他各條的有毒或無毒皆作黑字;而此兩條之作白字,乃是因爲其後有黑字"有毒"字樣,即《本草經》記載無毒,名醫認爲有毒,故如此標記。

這樣説來,《本草經》各藥條目下理應有具體之有毒或無毒記載,但令人迷惑的是,吐魯番出土的《本草經集注》殘片中燕屎和天鼠屎的"有毒"字樣都爲墨書[①],所以只能接受森立之輯本序言中提出的觀點:"乾漆及白頭翁條氣味下有無毒二白字,《御覽》白頭翁下亦有此二字,因考每條無毒有毒等語元是白字,今此二條白字無毒,黑字有毒,僅存古色。且《御覽》及《嘉祐》往往引吳氏載'神農無毒'等語,則無毒有毒字,蓋《本

① 特别需要指出的是,燕屎和天鼠屎兩條都是以《本草經》文爲主,"有毒"兩字前後皆爲朱書,需要换筆來墨書,故幾乎不可能出於筆誤,而是《本草經集注》的原貌就是如此。

經》既有之,《别録》亦有,陶朱墨雜書時,其相同者皆從墨字例。但此二條,《本經》無毒,《别録》有毒,故不得不朱墨兩書。開寶重定時,依此亦白黑兩書也,可知《御覽》撰修時,此二字已朱書也。然《御覽》無毒有毒等字,或有或無,殆不一定,今不得悉依此以補訂,姑録俟考。”因此除馬繼興輯本外,諸家均不取有毒無毒爲《本草經》文。

不妨循名醫“附經爲説”的思路來看待此問題。《本草經》既然在乾漆和白頭翁兩條下標記出“無毒”,其他藥物一定也標有毒性,名醫只有觀點與《本草經》不一致時,才會添加意見。换言之,其他藥物條中黑字“無毒”或“有毒”,其實是朱書,只是陶弘景在朱墨分書時,不知出於何種考慮,將這些文字改爲墨書《名醫别録》文了。故輯復《本草經》應該將除乾漆、白頭翁兩條以外的黑字“有毒”“無毒”恢復爲《本草經》文;如果輯復《本草經集注》,則保持爲黑字。

(5)産地

《證類本草》中全部藥物産地都是黑字《名醫别録》文,二孫首先提出,《證類本草》有關藥物産地的黑字,可能是白字《本草經》文混入。他發現《太平御覽》引《本草經》,上云“生山谷”“生川澤”,下云生某郡縣,以及薛綜注張衡賦引《本草經》:“太一禹餘糧名石腦,生山谷。”遂考定“生山谷”“生川澤”原是《本草經》文字，其下郡縣名稱出自後代名醫添補，爲《名醫別録》文。

森立之對此深以爲然，森輯本序云：“《御覽》氣味下每有‘生山谷’等語，必是朱書原文；主治末亦有‘生太山’等字，必是墨書原文。蘇敬新修時，一變此體，直於主治下記‘生太山山谷’等語。開寶以後全仿此體，古色不可見。今依《御覽》補‘生山谷’等字，陶氏以前之舊面，蓋如此矣。”

按，二孫與森立之的意見皆不確切，不僅“生山谷”是《本草經》佚文，其前之具體産地，如太山、符陵等字樣也是《本草經》佚文，舉證如下：

《證類本草》滑石條黑字“生赭陽山谷”，陶弘景注：“赭陽縣先屬南陽，漢哀帝置，明本經郡縣必是後漢時也。”此明確地提出了“生赭陽山谷”五字爲《本草經》文。稍晚于陶弘景的北齊顔之推，他所見到的《本草經》也載有關於産地的郡縣名稱，對此，顔之推在《顔氏家訓》中還提出懷疑：“本草神農，而有豫章、朱崖、趙國、常山、奉高、真定、臨淄、馮翊等郡縣名，出諸藥物，皆由後人所羼，非本文也。”李善注《文選·南都賦》引《本草經》云：“石流黄，生東海牧陽山谷中。”“紫石英，生太山之谷。”特別重要的證據見於《經典釋文·爾雅音義》，分別引《本草經》和《名醫別録》云：“荼，《本草》

云：苦菜一名荼草，一名選，生益州山谷。《名醫别録》云：一名游冬，生山陵道旁，冬不死。"

儘管陶弘景不相信《本草經》中出現的秦漢郡縣地名是神農原書所有，但他編《本草經集注》，仍將郡縣地名保留爲朱書《本草經》文，這有吐魯番出土的《本草經集注》殘片爲證。殘卷朱墨分書，其中天鼠屎條"生合浦山谷"，燕屎條"生高谷山平谷"均作朱書，而不像《證類本草》那樣，將其改爲墨書《名醫别録》文。《本草經》藥物産地被改爲墨書《名醫别録》文始于《新修本草》，這有敦煌所出朱墨分書《新修本草》卷一〇殘卷爲證，其中所有産地，當然包括"生山谷"字樣，都改成墨書。

由此可見，將《本草經》郡縣移入《名醫别録》文中始于《新修本草》。到了宋代，因《本草經》原本已佚，無法校核，故《證類本草》在郡縣問題上沿襲《新修本草》的錯誤。後人從《證類本草》中輯録《本草經》文，只保留"生山谷"而不取郡縣名稱，或完全將産地信息遺落，都是不完備的。

（6）"主"與"治"

諸家所據底本不同，字句亦有出入，其中功效前表"主療"義的動詞存在共通性，故專門討論。這一動詞在《證類本草》中作"主"，如"玉泉主五藏百病"。森立之最先發現問題，《本草經考異》云："治，原作主，是唐人避諱所改,今據《御覽》《千金》《藝文類聚》正。”故森立之輯本作“治”。其他輯本或作“主治”,或作“主”,或作“治”。二孫、顧觀光、王筠默輯本皆作“主”,與《證類本草》同;曹元宇、尚志鈞輯本作“主治”;馬繼興輯本接受森立之的意見,作“治”。

按,森立之謂改“治”爲“主”緣于唐人避諱,不確。據《本草經集注》殘片朱書“燕屎主治蠱毒”“天鼠屎主治面癰腫”,皆作“主治”,可證《本草經》原作“主治”;至《新修本草》爲避唐高宗李治諱,乃删“治”字,故《新修本草》殘卷均作“主”某病;《證類本草》襲《新修本草》之例,亦作“主”某病,而不言“主治”某病。因此,輯本應取“主治”爲正,至少可復《本草經集注》之舊。

需説明者,“主”“治”“主治”三詞用法小有不同。如鐵精條,《新修本草》寫本卷四作“主明目”,因“明目”爲動賓詞組,故不宜作“主治明目”,文義不通,仍應取“主明目”爲正。

2. 輯佚可用本草材料綜述

可供《本草經》輯佚使用的材料甚多,價值有高低之分,以本草爲基本文獻,其次爲保存在方書如《千金翼方》《醫心方》中的本草材料,再其次爲類書及其他經史文獻引録。此處只討論本草材料的情况。需説明者,有些文獻或珍罕難覩,或遠在彼邦,或出土較晚,以二孫爲代表的前代輯復者無緣得見，評價輯本尚宜予以“瞭解之同情”。

（1）《證類本草》

因爲《本草經集注》《新修本草》僅存殘本，《證類本草》是迄今爲止保存《本草經》文獻最全面的材料，也是所有輯本的主要文獻來源。《證類本草》版本甚爲複雜，其中金代晦明軒張存惠刻《政和證類本草》與南宋劉甲刻《大觀證類本草》，年代較早而校勘精良爲最優，晚近曹元宇、尚志鈞、王筠默、馬繼興輯本都以此兩本爲主要參考。

二孫雖未見《證類本草》早期版本，也盡量利用手中多種明代刻本進行校勘，並有正確判斷。比如飛廉條“一名飛輕”四字，晦明軒本《政和本草》、劉甲本《大觀本草》皆爲白字《本草經》文，而絶大多數明刻《政和本草》都作黑字《名醫别録》文，二孫取此爲《本草經》文，并注釋説：“已上四字原本黑字。”據王筠默檢核版本，“一名飛輕”在明成化、嘉靖、隆慶本《政和本草》皆爲黑字，但王大獻刻《大觀本草》爲白字。故《神農本草經校證》認爲：“孫氏既據王大獻本而作白字，復作此細注，良以孫氏家藏五種以上《證類本草》版本（見《郘亭知見書目》），於采摭時檢核他本，故發此語也。”顧觀光年代晚於二孫，輯本此條不取爲《本草經》文，還特别注明

"依元大德本",暗指二孫不當取此四字,而不知在更早的版本中,"一名飛輕"確實爲白字。

如前所述,《證類本草》以"滚雪球"的方式繼承前代本草的主體内容,一些有關《本草經》的調整改動在《證類本草》中尚有線索可尋,但如果不熟悉本草體例,則可能視而不見。

比如二孫輯本將彼子安排在下品最後一條,注釋説:"舊在《唐本》退中。"按,彼子爲《證類本草》全書最末一味藥物,屬於"有名未用"類,目録標注清楚:"今新退一種。"此爲《開寶本草》標注,查該條陶弘景注釋,表示"方家從來無用此者,古今諸醫及藥家了不復識"。《新修本草》懷疑即是榧子,注釋説:"木實也,誤入蟲部。"榧實條也説:"此物是蟲部中彼子也。"《開寶本草》不同意蘇敬的意見,但也不識彼子其物,於是將其由蟲魚部移到有名無用卷之最後,並注釋説:"陶隱居不識,《唐本》注以爲榧實。今據木部下品自有榧實一條,而彼子又在蟲魚部中,雖同出永昌,而主療稍别。古今未辨,兩注不明,今移入於此卷末,以俟識者。"因此,彼子在《本草經集注》居蟲魚部,《開寶本草》始將其退入"有名未用"中,二孫小字注釋"舊在《唐本》退中"爲誤説,安排在卷末更欠考慮。

(2)《新修本草》

《新修本草》今存日本天平年間(公元八世紀)寫本之影抄本十卷,即卷四、五、一二、一三、一四、一五、一七、一八、一九、二〇;敦煌又出土殘寫本數種,其中卷一〇殘本爲朱墨分書,尤其可貴。

如《證類本草》水銀條白字"主疥瘻",各種版本皆如此,二孫、顧觀光輯本亦作"疥瘻"。但"疥瘻"不辭,據《新修本草》寫本作"疥瘙",疥瘡瘙癢也。此應該是傳寫之訛,故森立之、尚志鈞、王筠默、曹元宇、馬繼興輯本皆改作"疥瘙"。

《新修本草》存世部分能夠證明《醫心方》卷一之"諸藥和名"就是《新修本草》目録,不僅如此,一些細節還有特别之價值。比如彼子,儘管通過《證類本草》知道其原在蟲魚部,但《新修本草》卷一六蟲魚部缺佚無存,今本《千金翼方》卷四蟲魚部亦無彼子之名[①],檢《醫心方》卷一,彼子排在蟲魚部下品雀甕與鼠婦之間。森立之、曹元宇、尚志鈞、王筠默皆據此安排彼子在各自輯本中的位置;馬繼興輯本將彼子排在蟲部下品之末,爲欠考慮。

(3)《本草經集注》

《本草經集注》今存殘本兩件,一是吐魯番所出殘

---

① 《千金翼方》卷二、三、四爲"本草",其内容和藥物順序皆録自《新修本草》,彼子付闕,當是宋臣林億等校訂時删去。

片，雖僅殘存豚卵、燕屎、天鼠屎、鼴鼠四藥，但朱墨分書，對揭示《本草經集注》體例，確定《本草經》佚文意義甚大，説已見前。一是敦煌出土《本草經集注・序録》殘卷，文字皆爲墨書，其中的《本草經》文需用《證類本草》白字對勘，字句偶有差訛，但都無害文義，最大價值在"諸藥制使篇"。

《本草經集注・序録》"藥不宜入湯酒"清單之後，有一段文字"尋萬物之性，皆有離合"云云，談論藥物的七情配伍，其後是藥物七情畏惡的清單，通常稱爲"七情畏惡表"或"諸藥制使篇"。這部分内容雖在《證類本草》中刻作黑字《名醫别録》文，但有可能屬於《本草經》佚文。

此篇載有前胡的畏惡情況："前胡，半夏爲之使，惡皂莢，畏藜蘆。"前胡是《名醫别録》添附藥物，據陶弘景注釋："《本經》上品有柴胡而無此，晚來醫乃用之，亦有畏惡，明畏惡非盡出《本經》也。"言下之意，藥物畏惡出自《本草經》，故針對《名醫别録》藥前胡也有畏惡記載，專門拈出説明。但據《本草經集注・序録》説："《神農本經》相使，止各一種，兼以《藥對》參之，乃有兩三，於事亦無嫌。"則諸藥制使篇中哪些是《本草經》原文，哪些是陶弘景根據《藥對》增補，已經無法區别。二孫最早將此篇作爲附録收入輯本，應該是隻眼獨具；後來王筠默受其影響，也將諸藥制使篇收入輯本序録。

《本草經集注·序録》中的這份諸藥制使篇不僅可以作爲《本草經》佚文，所記藥物三品和排列順序也反映《本草經集注》原貌，故曹元宇、尚志鈞、王筠默都主要參考此篇來排定輯本中藥物三品和排序。這也是《本草經集注·序録》殘卷在輯復《本草經》中的意義所在。

附帶説明者，《本草經集注·序録》中的這份諸藥制使篇也收入《真本千金要方》[①]卷一和《醫心方》卷一[②]，記録藥物三品和排列順序基本一致；後來流傳的《千金要方》各種版本，這部分内容變化頗大；再以後《證類本草》之諸藥制使篇又增加四十餘種藥物，排序也有較大調整。森立之雖未見過《本草經集注·序録》殘卷，但他根據日本國所存《真本千金要方》和《醫心方》中諸藥制使篇來確定輯本中藥物三品和排序，故也能與《本草經集注》的面目接近。

3. 關於《本草綱目》所載《神農古本草》目録

《本草綱目》引用《本草經》多化裁割裂之處，且李時珍所見文獻多數留存至今，所以《本草綱目》對《本草經》輯佚幫助價值不大，如姜國伊輯本主要從《本草綱

① 《真本千金要方》指日本保存的《千金要方》早期傳本，僅存卷一，後經影刻流傳，其祖本尚保存宋臣校改前《千金要方》之原貌。

② 在《千金要方》卷一中，這部分内容題作"用藥第六"，《醫心方》題作"藥畏惡相反法第九"，標題雖異，内容則同，爲少混淆，後文皆稱作"諸藥制使篇"。

目》取材,實非明智之舉。

但《本草綱目》卷二載録一份《本草經》目録,藥數和三品都符合要求,李時珍説:"《神農古本草》凡三卷,三品共三百六十五種,首有名例數條。至陶氏作《别録》,乃拆分各部,而三品亦移改,又拆出青葙、赤小豆二條,故有三百六十七種,逮乎唐宋,屢經變易,舊制莫考。今又併入已多,故存此目,以備考古云耳。"李時珍的説法爲盧復、顧觀光、姜國伊等採信,其各自《本草經》輯本均奉此目爲圭臬。如顧觀光輯本自序云:"又幸而《綱目》卷二具載《本經》目録,得以尋其源委,而析其異同,《本經》三百六十五種之文,章章可考,無闕佚,無羨衍,豈非天之未喪斯文,而留以有待乎。"更批評二孫輯本"惜其不考《本經》目録,故三品種數顯與名例相違"。

而事實上,這份《本草經》目録乃是後人依據《證類本草》擬定。其藥物順序完全同於《證類本草》,如上品前五味藥物爲丹砂、雲母、玉泉、石鐘乳、礬石,《證類本草》玉石部上品前五味《本草經》藥也是丹砂、雲母、玉泉、石鐘乳、礬石,《嘉祐本草》乃至上溯《新修本草》皆爲玉泉、丹砂、空青、曾青、白青。由此可見,作僞者甚至都没有見過《嘉祐本草》。《本草綱目》劉衡如校訂本於此目録下有注釋説:"此目未注明出處,前此修本草諸家，從未有人提及。其次序與《唐本草》及《千金翼》迴異，而與《證類本草》則大致相同。細玩瀕湖之言，更似爲其本人所作，復古示意。”此可以作爲結論性意見。

五、關於二孫輯本

1. 二孫輯佚工作簡述

清代樸學家以通經明道爲宗旨，整理故訓、鉤沉輯佚，恢復文獻的本來面目，乃是分内之事。本草雖是醫學書，既託名神農，彰顯“聖人濟天下之仁術”[①]，符合儒家價值觀，故能夠入樸學家的法眼。張炯爲二孫輯本所撰序言，即將本書定位爲儒書而非醫書：“孫淵如觀察偕其從子鳳卿，輯《神農本草經》三卷，於《吴普》《名醫》外，益以《説文》《爾雅》《廣雅》《淮南子》《抱朴子》諸書，不列古方，不論脈證，而古聖殷殷治世之意，燦然如列眉。孔子曰‘多識於鳥獸草木之名’，又曰‘致知在格物’，則是書也，非徒醫家之書，而實儒家之書也，其遠勝於希雍、之頤諸人也固宜。”

此書由孫星衍與孫馮翼合輯。孫星衍字伯淵，一字淵如，江蘇陽湖人。乾隆十八年（1753 年）生，嘉慶二十三年（1818 年）卒，乾隆五十二年進士，授翰林院編修，曾官山東督糧道。《清史稿》本傳稱其“博極群書，勤於

---

① 見王炎《本草正經・序》。

著述，又好聚書，聞人家藏有善本，借抄無虚日，金石文字，靡不考其原委”。重要著作有《尚書今古文注疏》《周易集解》《晏子春秋音義》《寰宇訪碑録》等，刻有《岱南閣叢書》《平津館叢書》等。

孫馮翼字鳳卿，奉天承德人，孫曰秉之子，官江南藩司。曰秉與孫星衍有舊，馮翼隨父宦游，遂與星衍過從。馮翼生平喜輯逸書，刻《問經堂叢書》，多時人輯佚之作，亦有己作十餘種。金毓黻《四庫全書輯永樂大典本書目叙》云：“先生所輯諸書，嘗請淵如作序，淵如之稱先生，或曰吾弟，或曰家從子，或曰家郎中，或曰家鳳卿，人亦從而稱鳳卿曰淵如觀察之從子也。蓋淵如官山東時，已與中丞聯爲宗族昆弟之好，故其稱謂如此。”

二孫本的輯録時間，因書前有嘉慶四年（1799 年）己未宣城張炯序，故近世文獻大都以此爲撰成年代；關於孫星衍、孫馮翼二人對輯本的貢獻，則未見涉及，甚至有認爲孫馮翼輯書，孫星衍掛名沽譽者。

今據《問經堂叢書》本《本草經》，書首冠三序，除張序外，餘姚邵晉涵序及孫星衍自撰之《校定神農本草經序》皆未著年月。然檢孫星衍乾隆五十九年（1794 年）所成之《問字堂集》已將此序收入卷三。與單行輯本序相比，主要内容完全一樣，但輯本序中兩處提到孫馮翼（鳳卿）的文句，《問字堂集》皆缺。輯本序云：“予與家鳳卿集成是書，庶以輔翼完經，啓蒙方伎，略以所知，加之考證。”《問字堂集》作：“是書集成，庶以輔翼完經，啓蒙方伎。抄胥之任，匪有發明。略以所知，加之考證。”輯本序末句云：“其辨析物類，引據諸書，本之《毛詩》《爾雅》《説文》《方言》《廣雅》，諸子雜家，則鳳卿增補之力俱多云。”《問字堂集》無此句。此外，輯本序署名僅“陽湖孫星衍撰”六字，而《問字堂集》作：“乾隆四十八年歲在癸卯七月七日撰于都門官菜園上街寓舍。”

兩序對比可知，此書最初由孫星衍獨立完成於乾隆四十八年（1783 年），孫時年三十一歲，但初稿恐僅是鈎稽《證類本草》白字，兼參引《太平御覽》中有關文獻而已，故《問字堂集》原序中有“抄胥之任，匪有發明”八字謙詞。這一輯本在乾隆時是否付梓已難確考，但在嘉慶四年前後，此書復由孫馮翼廣泛徵引經子文獻，作“辨析物類”的工作，成爲定本，故二孫本最終署名爲“孫星衍、孫馮翼同輯”。至於《孫淵如年譜》嘉慶四年條記，“夏，釐正《神農本草經》三卷，付孫方伯公子馮翼刊之”，泯滅孫馮翼的工作，亦非準確。

2. 二孫輯本的貢獻

二孫本以校讎精良著稱。孫星衍從考據家的角度治本草學，其學養深厚，雖局限於當時的文獻資料，僅能以《證類本草》爲底本，但據孫星衍《廉石居藏書記》《平津館鑒藏記》記載，孫氏所藏《證類本草》有五種之多，如元大德壬寅不附《本草衍義》之《經史證類大觀本草》，明陳鳳梧刻《重修政和經史證類備用本草》，明萬曆己卯刻《政和本草》，明刻《重刊經史證類大全本草》等，遂能從衆多版本中擇善而從。尤可貴者，更利用《太平御覽》引文作旁校，校勘記以小字插入經文中。底本精良，體例完備。二孫本不愧爲清代水平最高的《本草經》輯本。

在輯佚方面，二孫本據《太平御覽》在輯本正文中首次補入了"生山谷"等字樣，這一佚文内容，被後之輯復者如森立之、曹元宇、尚志鈞、王筠默、馬繼興等一致認可，並加仿效收入各自輯本。雖然我們認爲不僅"生山谷"是《本草經》佚文，其間郡縣地名亦屬《本草經》原文，而二孫開創之功不可埋没。

二孫首次注意到混入黑字《名醫别録》文中的《本草經》缺佚藥，輯本增補升麻、黍米、粟米三味，其中黍米、粟米或有可議，但恢復升麻的《本草經》藥地位，則是二孫輯本的重大貢獻。此外，《證類本草》中的"諸藥制使篇"是否《本草經》佚文，目前仍無統一認識，但應該承認，也是二孫最先注意到此篇有可能與《本草經》有關，並將之作爲附録列入輯本。

二孫還開了重視隱含在經史文獻中的《本草經》佚

文的風氣，輯本附録見於《博物志》《抱朴子》《藝文類聚》《太平御覽》《文選》中的與《本草經》相關文獻。自二孫輯本開始，顧觀光、黄奭、劉復、尚志鈞、馬繼興等皆先後補輯若干條文，爲開展《本草經》研究提供素材。

3. 題名吴普的問題

《本草經》諸家輯本皆不著撰人，獨二孫本標題爲"魏吴普等述"，但孫星衍在《校定神農本草經序》中對此並未給出充足的理由，僅云："自梁以前，神農、黄帝、岐伯、雷公、扁鵲各有成書，魏吴普見之，故其説藥性主治，各家殊異，後人纂爲一書，然猶有旁注，或朱墨字之别，《本經》之文，以是不亂。"又云："仲景、元化後，有吴普、李當之，皆修此經。當之書，世少行用。《魏志·華佗傳》言普從佗學。《隋經籍志》稱《吴普本草》梁有六卷。《嘉祐本草》云，普修《神農本草》成四百四十一種，《唐經籍志》尚存六卷，今廣内不復存，惟諸書多見引據，其説藥性寒温五味最爲詳悉。是普書宋時已佚，今其文惟見掌禹錫所引《藝文類聚》《初學記》《後漢書注》《事類賦》諸書，《太平御覽》引據尤多，足補《大觀》所缺。重是别録前書，因采其文附於《本經》，亦略備矣。其普所稱有神農説者，即是《本經》。"

孫星衍關於《本草經》作者的觀點，游移在上古神農，漢末張機、華佗，魏晉吴普、李當之之間，已難自圓其説，唯一以吴普爲《本草經》作者的證據，見於掌禹錫“《嘉祐補注》所引書傳”中“（吴）普修《神農本草》成四百四十一種”一語。而孫自己也承認“普書宋時已佚”，故掌禹錫之説是否可靠，已成問題。孫星衍之後，趙燏黄《本草新詮》更參用孫説，提出《本草經》爲“華佗口授，吴普、李當之等述”①的主張。

今按二孫的説法實出附會，將吴普、李當之與今本《本草經》聯繫在一起，實源于對《本草經集注·序》的錯誤理解。陶弘景説："魏晉已來，吴普、李當之等更復損益，或五百九十五，或四百四十一，或三百一十九。”即使如掌禹錫所言，載藥四百四十一種者就是吴普所修的《神農本草》，也只是名醫們“附經爲説”若干著作之一種。將今存《吴普本草》佚文與《本草經集注》中的黑字對比，則不難看出，《吴普本草》正是陶弘景“包綜諸經”時，所取材的“諸經”之一，舉證如下。

《吴普本草》所記功效被《本草經集注》整合爲墨書大字：礬石條《吴普本草》云："岐伯：久服傷人骨。”墨書大字："岐伯云：久服傷人骨。”白石英條《吴普本草》云：

① 見趙燏黄：《本草新詮》，黑龍江科技出版社，1988年，第18頁。趙燏黄説："後漢魏華佗口授其弟子吴普、李當之等，託名神農而述《本草經》。”同書27頁《張機傳》又云："他（應指張機）的高足吴普、李當之等所述的《神農本草經》，都是依據他老師（原文如此，但不詳所指）所傳授下來的遺訓，著在簡篇，爲百世的典型。”此處又以吴普、李當之爲張機弟子，更不詳何據。

"久服通日月光。"墨書大字:"通日月光。"櫻桃條《吴普本草》云:"主調中,益脾氣,令人好顔色,美志氣。"墨書大字:"主調中,益脾氣,令人好顔色,美志。"梨條《吴普本草》云:"金創、乳婦不可食梨,多食則損人,非補益之物。産婦蓐中及疾病未愈,食梨多者,無不致病。"墨書大字:"多食令人寒中,金創、乳婦尤不可食。"

《吴普本草》所記别名,大半爲《本草經集注》摭取爲墨書大字:麥門冬條《吴普本草》云:"一名羊韭,秦一名烏韭,楚一名馬韭,越一名羊韭,齊一名愛韭,一名禹韭,一名釁火冬,一名忍冬,一名忍淩,一名不死藥,一名禹餘糧,一名僕壘,一名隨脂。"墨書大字:"秦名羊韭,齊名愛韭,楚名馬韭,越名羊蓍,一名禹葭,一名禹餘糧。"人參條《吴普本草》云:"一名土精,一名神草,一名黄參,一名血參,一名人微,一名玉精。"墨書大字:"一名神草,一名人微,一名土精,一名血參。"

《吴普本草》多記藥物形態,而這部分内容墨書大字較少採用,僅見數條:白石英條《吴普本草》云:"形如紫石英,白澤,長者二三寸。青石英形如白石英,青端赤後者是。赤石英形如白石英,赤端白後者是,赤澤有光。黄石英形如白石英,黄色如金,赤端者是。黑石英形如白石英,黑澤有光。"墨書大字:"大如指,長二三寸,六面如削,白澤有光。其黄端白棱名黄石英,赤端名赤石英,青端名青石英,黑端名黑石英。”長石條《吴普本草》云:“理如馬齒,潤澤,玉色。”墨書大字:“理如馬齒,方而潤澤,玉色。”獨活條《吴普本草》云:“此藥有風華不動,無風獨摇。”墨書大字:“此草得風不摇,無風自動。”

《吴普本草》所記産地與《本草經集注》朱書、墨書相合甚多,僅舉墨書大字相同者:黄連條《吴普本草》云:“或生蜀郡、太山之陽。”墨書大字:“及蜀郡、太山。”肉蓯蓉條《吴普本草》云:“或代郡、雁門。”墨書大字:“及代郡、雁門。”防風條《吴普本草》云:“或生邯鄲、上蔡。琅邪者良。”墨書大字:“及邯鄲、琅邪、上蔡。”山茱萸條《吴普本草》云:“或生宛句、琅邪,或東海承縣。”大字:“及琅邪、宛朐、東海承縣。”

從現存佚文來看,《吴普本草》更像是一部藥學方面的類書,尤其在藥性方面,一共徵引了神農、黄帝、岐伯、雷公、扁鵲等的意見,此書與《本草經》有關,但絶不等同於《本草經》。二孫輯本把《吴普本草》佚文附録在每條《本草經》藥物之後確屬創舉,徑將《本草經》著作權冠吴普名下則非妥當。

4. 二孫輯本中的古字

明末以來學人好異尚奇,刻書喜用古體字,二孫輯本也多用古字,則主要出於學術方面的考慮。陶弘景相信《本草經》是“神農之所作,不刊之書”,又覺得“軒轅以前,文字未傳”,直到桐君、雷公,“乃著在於編簡”,孫星衍對此意見深信不疑,序言引此,表示“其言良是”。

針對《經》中藥名等透露出的時代信息,孫星衍曲爲解釋説:“其藥名有禹餘糧、王不留行、徐長卿、鬼督郵之屬,不類太古時文。按字書以‘禹’爲蟲,不必夏禹,其餘名號,或係後人所增,或聲音傳述,改古舊稱之致。”

涉及文字,孫星衍在《序》中專門指出:“至其經文或以‘痒’爲‘癢’,‘創’爲‘瘡’,‘淡’爲‘痰’,‘注’爲‘蛀’,‘沙’爲‘砂’,‘兔’爲‘菟’之類,皆由傳寫之誤,據古訂正,勿嫌驚俗也。”

改字的具體原因,大致以《説文》有無爲標準。如改“蛞蝓”爲“活蝓”,注釋説:“舊作‘蛞’,《説文》所無,據《玉篇》云‘蛞,蛞東’,知即‘活東’異文,然則當爲‘活’。”又如石龍子條改“一名蜥蜴”爲“一名蜥易”,乃是根據《説文》云:“易,蜥易,蝘蜓,守宫也。象形。”用其本字。

這種帶學術傾向的改字其實無可厚非,但既然成爲體例,漏改屬於不完善,錯改則不應該。如蘼蕪條,二孫輯本循《證類本草》作此字。據《説文》“蘪,蘪蕪也”,故正字應當作“蘪”,森立之、王筠默、馬繼興輯本皆作“蘪蕪”。從《五十二病方》寫作“麋蕪本”,《本草經集注·序録》殘卷作“蘪蕪”來看,這種改字是合理的。二孫本仍作“蘼蕪”,與其輯復宗旨不合,王筠默《神農本草經校證》因此批評説:“孫氏對用字考核頗力,獨惜此字未改。”

再舉兩例改字錯誤比較嚴重者。孫星衍在《序》中專門提到“以‘痒’爲‘癢’”,輯本將《證類本草》白字中所有“癢”改爲“痒”,並以此爲得意之舉。甚至枳實條“主大風在皮膚中如麻豆苦痒”,還專門注釋説:“《御覽》作‘癢’,非。”水萍條“主暴熱身痒”,注釋説:“《藝文類聚》《初學記》‘癢’,此是。”按,“痒”與“癢”意思有别,《釋名·釋疾病》云:“癢,揚也。其氣在皮中,欲得發揚,使人搔發之而揚出也。”此即搔癢字,漢代已有之。《説文》云:“痒,瘍也。”此瘡瘍義,即《周禮·天官·疾醫》所言之“痒疥疾”。《説文》别有“蛘”字,訓爲“搔蛘也”。可見“癢”字本不必改,若一定要改,當用“蛘”,作“痒”則非。

又改藥名“礜石”爲“涅石”。按語説:“《説文》無礜字,《玉篇》云:‘礜,石也。’‘碮,礜石也。’《西山經》云:‘女床之山,其陰多涅石。’郭璞云:‘即礜石也。楚人名爲涅石,秦名爲羽涅也。《本草經》亦名曰涅石也。’《范子計然》云:‘礜石出武都。’《淮南子·俶真訓》云:‘以涅染緇。’高誘云:‘涅,礜石也。’舊‘涅石’

作'礬石','羽涅'作'羽碮',非。"二孫因《説文》無"礬"字,遂根據《玉篇》"碮,礬石也",結合郭璞注《山海經》提到"《本草經》亦名曰涅石",乃改題爲"涅石"。按,此舉不妥。《武威醫簡》已有"樊石",此爲後起"礬"之本字,亦證明漢代藥名確實是"礬(樊)石",而非"涅石"。但從文字取意而言,"樊"字更像是"焚"字之訛寫。《説文》"焚,燒田也",此即"焚"字。礬石正是燒石而成者,如《本草圖經》云:"初生皆石也,采得碎之,煎鍊乃成礬。"《本草綱目》亦云:"礬者燔也,燔石而成也。"在日本古醫書《本草和名》《醫心方》中,"礬(樊)石"皆寫作"焚石"。和寫本《新修本草》中也是這樣的寫法,如卷四石流黄條兩處都寫作"焚石"。由此推測,此物本名"焚石",漢代已經訛寫爲"樊石",後來加形旁"石",遂繁化成"礬"。按,礬石是一個複合概念,種類甚多,有皂礬、膽礬、明礬等,二孫根據《山海經》郭璞注而來的"涅石",根據《説文》"涅,黑土在水中也"的説法,應該特指含鐵的皂礬,如此則局限了"礬石"一詞的内涵,故爲不妥。

5. 關於黄奭輯本

清代衆多《本草經》輯本中,黄奭輯本是比較特殊的一種。此本刊於同治四年(1865年),爲《黄氏逸書考》叢書之一。黄奭字右原,江蘇甘泉人,嘉道間任刑部員外郎。據同治四年乙丑孟夏王鑒序《黄氏逸書考》云："黄右原先生世爲富商，獨矯然以讀書稽古爲樂，曾輯軼書二百八十種。工甫竣，值咸豐兵燹，避亂鄉居，版存蕭寺，先生旋捐館舍，寺僧不知護惜，散失數十種。"則知其初刻，乃在咸豐年間。

有意思的是，黄奭輯本内容與二孫本全同，説者皆謂其爲剽竊之作，如楊守敬《日本訪書記》卷九云："（黄奭）不應没孫氏名而直署己作。"范行準在影印森立之輯本跋語中更明确説："二孫輯本即被當時富商黄奭所竊，删去叙録，輯入《黄氏逸書考》中。"

黄本既是抄襲之作，爲顯示與二孫本不同，除了正文少數訛字校改外，在正文後還多出《本草經》逸文補遺二十三條①。對黄奭所補逸文，研究者多肯定其學術價值，如楊守敬云："卷末二十二條，非平日用功此學亦不能得也。"《歷代本草文獻精華》評曰："所補二十二條，分别輯自《太平御覽》《爾雅》《續博物志》，亦見功力。"

仔細檢閲黄本所輯逸文，錯漏甚多，多數是隨意翻檢而來。比如《太平御覽》引《本草經》文與《證類本草》白字有差異者近百條，黄奭從中選出十六條爲逸文，看不出任何代表性，頗有挂一漏萬之嫌；不僅如此，

① 多數文獻認爲黄本增補逸文二十二條，今據刻本統計，實爲二十三條。

黄奭補遺第十九條："苦參，一名水槐。"自注："《御覽》九百九十一引《本草經》。"檢《證類本草》"苦參一名水槐"，本爲白字《本草經》文，並非佚文，且在二孫本及黄奭"自己的"輯本中，皆有"一名水槐"四字。此外，《經典釋文·爾雅音義》引本草"杜衡，味辛，香人衣體"，實出自《名醫别録》；《續博物志》引《本草經》"虎嘯風生，龍吟雲起"云云，見於《本草經集注·序録》。

由此足以證明，所謂《本草經》黄奭輯本，乃是徹頭徹尾的抄襲之作，所補逸文若干條，不過是掩人耳目之舉。

二孫輯本、黄奭輯本俱在，剽竊之説可成定讞，但仍有一點小小的疑問。黄奭是江藩的弟子，《清史列傳》贊其"專精漢學"，阮元亦稱其"勤博"；黄畢生致力於輯佚古書，刊入《黄氏逸書考》者即有二百八十餘種之多，其中緯書部分之《通緯》，功力尤爲深厚。對經學家而言，醫書的分量要輕薄得多，而且《本草經》的輯録難度甚低，哪怕僅僅以《證類本草》爲藍本，摘抄其中的白字經文，也可以初具規模——事實上，稍晚問世的王闓運輯本即是如此——更何況二孫輯本流傳甚廣，孫星衍名氣又大，公然剽掠，未免得不償失。另考《黄氏逸書考》的流傳經過，黄奭輯佚著作雖在生前已經鏤版，但遭遇太平天國動亂，版片有所散佚，幾經曲折，最後經王鑒、秦更年之手，輯補校讎，整理補刊，改名爲《黄氏逸書考》重印流通[①]。或許存在這樣的可能性，黄奭生前確實輯有一部《本草經》，版片在兵燹中毁損，而篇目尚存，續刊者爲了保持叢書的完整性，遂以二孫輯本配補，爲顯示與二孫本不同，又隨手補輯逸文二十三條，竟因此令黄奭蒙上不白之冤。

壬寅端午
成都曼石王家葵玉叩齋雨窗

① 黄奭輯佚叢書之書名變更多次，其間的曲折，研究者説法不一，此處採用冀叔英先生的意見。見冀叔英：《黄奭對輯佚工作的貢獻》，《國家圖書館學刊》，1992年第1期，第93頁。

神農本草經箋注凡例

本書是對清孫星衍、孫馮翼輯佚本《神農本草經》(簡稱"二孫輯本")的箋疏和注釋。二孫輯本以《證類本草》爲主,兼參《藝文類聚》《太平御覽》等類書中的引文,折衷而成。本次整理基本原則:校勘部分體諒輯復者的信息局限,尊重輯復者的量裁權。具體言之,輯復者所用版本盡量復核,錯謬則糾之;輯復者未見材料之有價值者,僅在注釋中補充説明,不輕易更改底本。箋注部分立足現代學術討論問題,輯復者正確意見則表彰之、闡揚之;輯復者錯誤觀點則批評之、駁議之。

一、版本

1. 底本

《神農本草經》,吴普等述,孫星衍、孫馮翼同輯,《問經堂叢書》,嘉慶二年至七年承德孫氏校刻本。

原書三卷,卷一爲上品藥題"上經",卷二爲中品藥題"中經",卷三爲下品藥題"下經"。其後爲序例若干條、《本草經》佚文若干條；另有《吴普本草》佚文十二條、諸藥制使若干條作爲附録。

二孫輯本每條藥物皆由三部分組成：《本草經》正文，大字，頂格；《吴普本草》條文與《名醫别録》相關内容，各自另起一行，大字，位置較正文低一字；輯復者按語，大字，另起一行與前平齊。三部分時有雙行小注，爲輯復者校勘語。

2. 校本

《神農本草經》，吴普等述，孫星衍、孫馮翼同輯，《周氏醫學叢書》，光緒十七年刻本（簡稱"《周氏醫學叢書》光緒本"）。

《神農本草經》，吴普等述，孫星衍、孫馮翼同輯，《周氏醫學叢書》，宣統三年刻本（簡稱"《周氏醫學叢書》宣統本"）。

《神農本草經》，吴普等述，孫星衍、孫馮翼同輯，《四部備要》，上海中華書局一九三〇年據《問經堂本》校勘排印本。

《神農本草經》，黄奭輯本，《子史鉤沉·逸書考》，中醫古籍出版社，一九八二年影印本。

《重修政和經史證類備用本草》（簡稱"政和本草"），金泰和甲子下己酉張存惠晦明軒刻本，中醫古籍出版社，二〇一〇年影印本。

《經史證類備急本草》(簡稱"大觀本草"),南宋嘉定四年劉甲刻本,國家圖書館出版社,二〇〇四年影印本。

《太平御覽》,中華書局,一九六〇年影印本。

《吴普本草》,尚志鈞等輯校,人民衛生出版社,一九八七年。

二、校勘

《本草經》正文部分皆取《政和本草》及《大觀本草》白字對勘,以頁注方式出校勘記。若《政和本草》及《大觀本草》一致,徑稱《證類本草》云云,不一致則單稱《政和本草》或《大觀本草》云云,必要時參校其他《證類本草》版本。慮及正文部分的文字往往帶有輯復者的學術傾向性,故異文改動持慎重態度,除明顯錯誤外,若檢四種《神農本草經》校本已有改動,則從之;校本皆未改,則一般不予改動。

舉例一:空青條底本作"主眚盲",《證類本草》作"主青盲",全部校本皆回改爲"主青盲"。但據《諸病源候論》卷二八云:"青盲者,謂眼本無異,瞳子黑白分明,直不見物耳。"按其所言,當是各類眼底退行性病變。森立之《本草經考注》認爲"青盲"或作"清盲"者,皆俗書假借,正寫當爲"眚盲"。

按,《説文》"眚,目病生翳也",此則白内障一類眼疾。《名醫别録》説空青"療目赤痛去膚翳",則與"眚盲"意思相合。故此處可能是二孫刻意改字,不當恢復爲"青盲"也。

舉例二:昌蒲條"出聲音",據《證類本草》當作"出音聲",《本草經》各家輯本亦作"出音聲";此或二孫誤倒乙,但所有校本皆如此,故僅出校勘記而不改動。

舉例三:女萎條"跌筋結肉",底本作"跌",《證類本草》作"跌"。參考《本草經》乾地黄主"折跌絶筋",《本草經考注》認爲,"跌筋"即"折跌絶筋"之省,除黄奭輯本外,其他校本皆作"跌",整理本據以改字。

至於脱漏,一般不予補不足,以存輯本原貌,但加校勘記或在注釋中説明。例外者,"生山谷"字樣是二孫輯本發現的《本草經》佚文,輯本偶然脱漏,則循體例補全,並有校勘記。

舉例四:葶藶條《證類本草》各種版本"逐邪通利水道"皆爲白字《本草經》文,二孫本漏輯,黄奭輯本用小字注出。整理本仍不補全,但在箋疏項予以説明。

舉例五:茈胡條底本缺"生川谷",援二孫輯本體例補之。森立之、尚志鈞、曹元宇、王筠默、馬繼興輯本皆此取爲《本草經》文。

輯本《吴普本草》部分，輯復者主要利用《證類本草》與《太平御覽》《藝文類聚》，綜合比勘而成。整理本用《證類本草》《太平御覽》《藝文類聚》等復按，並參考尚志鈞《吴普本草》輯本。因《太平御覽》版本複雜，異文只要能通，一般出校勘記而不輕易改動。黄奭輯本之《吴普本草》部分似根據《太平御覽》校訂過，有一定參考價值，故將黄本異文録入校勘記。

舉例六：烏頭條《吴普本草》曰"一名千狄"，據《太平御覽》卷九九〇引《吴氏本草》作"秋"；《嘉祐本草》引吴氏亦作"秋"。加校勘記説明，但不改動。

輯本《名醫别録》部分，輯復者一般不存在出於學術原因之改動，其訛誤之處，據《證類本草》改正，脱漏一般僅在校勘記中説明。

舉例七：半夏條《名醫别録》曰"一名示姑"，據《證類本草》其後尚有"一名守田"，亦爲《名醫别録》所記别名，此屬脱漏，加校勘記説明。

輯本按語爲二孫針對本條藥物所加意見，引用經史文獻甚多。引文盡量復核，其中小學類如《説文》《爾雅》《方言》《廣雅》等，文字頗有與今傳本不同者，因孫星衍是此領域專家,引文作此作彼,或亦出於特別之考慮,故多數予以保留,在校勘記中説明通行本情況。偶有引文明顯錯誤,二孫按語沿錯誤引文立説者,也不加改動,在校勘記中説明,或者更在箋疏中進一步討論。

舉例八:羊蹄條二孫按語引《説文》"芨,堇艸也",其後陸英條再引《説文》,仍作"堇艸",故知非版刻錯誤;據《説文》當爲"芨,堇艸也",諸家訓釋亦不言芨爲"堇艸",包括孫星衍平津館重刊宋本《説文》亦作"芨,堇艸也",故判斷爲二孫誤看《説文》所致。但按語即以此爲據,證明羊蹄即是堇草,無從校訂,只在校勘記中加以説明,箋疏中引申討論。

三、文字處理

底本文字處理本是校勘之一項,因二孫本情況複雜,故單獨説明。

1. 行文誤字

可以直接判斷爲輯復者疏漏或版刻原因所致訛誤,改正並出校勘記。

舉例九:底本黄芩正文藥名寫作"黄岑",查本條按語未提到藥名改字,目録亦作"芩",因據《證類本草》改。諸校本皆作"芩"。

舉例十：皂莢條，輯本改用“阜”，亦無不妥，但按語説“阜，即艸省文”則非。《説文》“艸”“草”爲兩字，“草”字本義爲“草斗，櫟實也”，徐鉉云：“今俗以此爲艸木之艸，别作阜字爲黑色之阜。”故此處當言“阜，即草省文”，因改字。

一般而言，校改只局限在二孫所見文獻範圍内。

舉例十一：底本天鼠屎條“一名鼠沄”，據《證類本草》作“鼠法”。檢《本草經集注》殘片作“鼠沽”，《本草和名》作“鼠姑”，不知孰爲正字。至於底本作“鼠沄”，無文獻支持，恐是二孫所用《證類本草》“法”字爛壞而成，故依《證類本草》校改爲“鼠法”。

2. 避諱字

避諱字循例皆當回改，二孫本涉及的避諱字主要有：玄燁帝之“玄”，藥名玄參、玄石、玄芝改爲“元”，鄭玄改鄭元；弘曆帝之“弘”，人名陶弘景改陶宏景，地名弘農改宏農；孔子之“丘”，藥名丘蚓改邱蚓，丘陵改邱陵等。

但本草書避諱存在明顯的層疊累加，往往習用成正。如人名蘇敬，宋代避諱改爲蘇恭，《本草綱目》亦稱蘇恭，二孫按語也循例稱蘇恭，乃至整理者注釋或箋疏引用前人文獻也稱蘇恭，似難一概而回改。藥名署豫，寫法多樣，其中一個原因是犯唐代宗、宋英宗諱，也難回改。更兼藥名如元參、元胡等，清代避諱以後，今天已經成爲通用名之一。綜上考慮，整理本針對諱字僅出注，不予改動。

3. 引文改字

二孫本改字甚多，但與一般好古之士著書用古字來自高身價不同，多數改字，即使改“草”爲“艸”，改“採”爲“采”，都體現著作者的學術旨趣，率意回改則非妥當。

舉例十二：瓜子條《證類本草》白字作“令人悦澤”，二孫改用《説文》本字，作“令人説澤”，四種校本皆當成誤字，改回“悦”字。但藁本條底本“長肌膚説顔色”，以上校本又漏改回，前後不統一，爲誤尤深。

也有二孫錯改或改字不當者，整理本或改爲正確，或加注釋説明，皆酌情處理。

舉例十三：《證類本草》“白蘞”，二孫改作“白歛”。按，據《説文》“蘞，白蘞也”，正是本品的專名，改字似嫌多餘。因係藥名，整理本僅注釋説明，不予改動。

舉例十四：《證類本草》“牛膝”，二孫本改作“牛厀”，按語説：“‘膝’當爲‘厀’。”據《武威醫簡》

已寫作“牛膝”，但二孫依據《説文》改字亦無可厚非。底本前後“膝”字皆改，但偶有作“郗”者，如狗脊條“膝痛”作“郗痛”。按，“厀”與“郗”爲兩字，“厀，脛頭卪也，從卪桼聲”，後世俗寫爲“膝”；“郗，齊地也，從邑桼聲”。整理本統一改爲“厀”，以符輯復者原意。

四、箋注

1. 箋疏

箋疏項以研究藥物名實爲主，博引經史子書共爲證明。“審名實”正是樸學家重視本草之主要原因，故二孫按語中涉及的問題也主要在此項下引申説明，正確者闡揚之，錯誤者糾正之。《本草經》文本之來龍去脈，前言已經概説，具體細節則在相關藥物箋疏中加以闡釋。

2. 注釋

注釋局限於《本草經》正文，擇經文中疑難字句出注，少數《名醫别録》條文偶然出注，二孫按語僅在箋疏中討論，不加注釋。每條藥名皆有注，闡釋得名緣由，有助名實研究；産地“生山谷”爲二孫發明，輯本不取郡縣爲經文，注釋予以補足，陶弘景有關産地論述亦摘録備參；疾病名折中諸家意見，能與現代疾病關聯者，一並注出，以備參考。

五、徵引書目

版本諸書已見前項,其他徵引文獻如下:

《抱朴子内篇校釋》,葛洪著,王明校釋,中華書局,一九八五年。

《本草乘雅半偈》,盧之頤著,冷方南等校點,人民衛生出版社,一九八六年。

《本草崇原》,張志聰著,中醫古籍出版社,一九九六年。

《本草綱目影校對照》,李時珍著,張志斌、鄭金生點校,科學出版社,二〇一七年。

《本草經》,曹元宇輯注,上海科技出版社,一九八七年。

《本草經解要》,姚球著,中國中醫藥出版社,二〇一六年。

《本草經考注》,森立之著,郭秀梅點校,修訂版,學苑出版社,二〇二〇年。

《本草經集注(輯校本)》,陶弘景著,尚志鈞輯校,人民衛生出版社,一九九四年。

《本草文獻十八講》,王家葵著,中華書局,二〇二〇年。

《本草學》,陳重民、黄勝白等編,東南大學出版社,二〇〇五年。

《本經逢原》，張璐著，中醫古籍出版社，一九九六年。

《本經經釋》，姜國伊著，中國中醫藥出版社，二〇一六年。

《本草蒙筌》，陳嘉謨著，王淑民點校，人民衛生出版社，一九八八年。

《本經疏證》，鄒澍著，中國中醫藥出版社，二〇一三年。

《博物志校證》，張華著，范寧校證，中華書局，二〇一四年。

《敦煌吐魯番醫藥文獻新輯校》，沈澍農主編，高等教育出版社，二〇一六年。

《爾雅翼》，羅愿著，黄山書社，一九九一年。

《爾雅義疏》，郝懿行著，王其和等點校，中華書局，二〇一七年。

《爾雅正義》，邵晉涵著，李嘉翼等點校，中華書局，二〇一七年。

《高似孫集》，高似孫著，王群栗點校，浙江古籍出版社，二〇一七年。

《廣雅疏義》，錢大昭著，黄建中等整理，中華書局，二〇一六年。

《廣雅疏證》,王念孫著,張其昀點校,中華書局,二〇一九年。

《淮南鴻烈集解》,劉文典撰,中華書局,一九八九年。

《黄帝九鼎神丹經訣校釋》,韓吉紹校釋,中華書局,二〇一五年。

《黄帝内經靈樞》,人民衛生出版社,二〇一五年。

《黄帝内經素問》,人民衛生出版社,二〇一五年。

《急就篇校理》,張傳官著,中華書局,二〇一七年。

《荆楚歲時記》,宗懔撰,杜公瞻注,姜彦稚輯校,中華書局,二〇一八年。

《列仙傳校箋》,王叔岷撰,中華書局,二〇〇七年。

《馬王堆古醫書考釋》,馬繼興著,湖南科技出版社,一九九二年。

《埤雅》,陸佃著,浙江大學出版社,二〇〇八年。

《千金方》,孫思邈著,劉更生等點校,華夏出版社,一九九三年。

《山海經校注》,袁珂校注,上海古籍出版社,一九八〇年。

《傷寒論考注》,森立之著,學苑出版社,二〇〇一年。

《神農本草經》,顧觀光重輯,人民衛生出版社,一九五五年。

《神農本草經(附考異)》,森立之輯,科技衛生出版社,一九五九年影印。

《神農本草經百種録》,徐大椿著,人民衛生出版社,一九五六年影印。

《神農本草經讀》,陳修園著,福建科技出版社,二〇〇七年。

《神農本草經輯校》,尚志鈞輯校,學苑出版社,二〇一四年。

《神農本草經輯注》,馬繼興主編,人民衛生出版社,一九九五年。

《神農本草經校點》,尚志鈞校點,皖南醫學院科研處印,一九八一年。

《神農本草經校義》,王闓運輯刻,劉復再刊,李鼎校義,華夏出版社,二〇二〇年。

《神農本草經校證》,王筠默、王恒芬輯著,吉林科技出版社,一九八八年。

《神農本草經校注》,顧觀光輯,楊鵬舉校注,學苑出版社,一九九八年。

《神農本草經研究》,王家葵、張瑞賢著,北京科技出版社,二〇〇一年。

《神農本草經譯釋》,張瑞賢、張衛、劉更生主編,上海科技出版社，二〇一八年。

《神農本經》，姜國伊輯，光緒十八年成都黄氏茹古書局刻本。

《神農本經校注》，莫枚士輯注，郭君雙等校注，中國中醫藥出版社，二〇一五年。

《十三經注疏》，阮元校刻，中華書局，二〇〇九年影印本。

《釋名疏證補》，王先謙著，上海古籍出版社，一九八四年影印。

《石雅・寶石説》，章鴻釗著，上海古籍出版社，一九九三年。

《事類賦注》，吴淑撰注，冀勤等點校，中華書局，二〇二一年。

《説文解字（孫氏覆刻宋本）》，許慎著，廣西師範大學出版社，二〇二一年影印。

《説文解字注》，段玉裁著，中華書局，二〇一三年影印。

《齊民要術校釋（第二版）》，賈思勰著，繆啓愉校釋，中國農業出版社，一九九八年。

《太平聖惠方》，王懷隱編，鄭金生等點校，人民衛生出版社，二〇一六年。

《外臺秘要方》，王燾撰，高文柱點校，華夏出版社，一九九三年。

《文選》，蕭統編，中華書局，一九七七年影印。

《問字堂集·岱南閣集》，孫星衍撰，駢宇騫點校，中華書局，一九九六年。

《武威漢代醫簡注解》，張延昌著，中醫古籍出版社，二〇〇六年。

《新修本草（輯復本）》，尚志鈞輯，安徽科技出版社，一九八〇年。

《新修本草》，蘇敬等撰，上海古籍出版社，一九八五年影印。

《醫心方》，丹波康賴著，高文柱點校，華夏出版社，一九九六年。

《藝文類聚》，歐陽詢著，汪紹楹校，上海古籍出版社，一九六五年。

《雲笈七籤》，張君房撰，李永晟點校，中華書局，二〇〇三年。

《札樸》，桂馥撰，趙智海點校，中華書局，二〇〇六年。

《真誥校注》，吉川忠夫、麥谷邦夫校注，朱越利譯，中國社會科學出版社，二〇〇六年。

《正倉院藥物》，朝比奈泰彦監修，植物文獻刊行會，一九五五年。

《證類本草》,唐慎微著,尚志鈞點校,華夏出版社,一九九三年。

《中國化學史稿》,張子高著,北京大學出版社,二〇二一年。

《中華大典·醫藥衛生典·藥學分典》,鄭金生主編,巴蜀書社,二〇一三年。

《中藥材品種論述(上册)》,謝宗萬著,上海科技出版社,一九九〇年。

《中藥材品種論述(中册)》,謝宗萬著,上海科技出版社,一九九四年。

《諸病源候論校注》,巢元方著,丁光迪校注,人民衛生出版社,一九九二年。

神農本艸經序

《記》曰“醫不三世，不服其藥”，鄭康成曰：“慎物齊也。”孔沖遠引舊説云：“三世者，一曰《黄帝鍼灸》，二曰《神農本艸》，三曰《素女脈訣》。”康成《周禮》注亦曰：“五藥，艸、木、蟲、石、穀也。其治合之齊，則存乎神農、子儀之術。”是《禮記》注所謂“慎物齊”者，猶言治合之齊，指本艸諸書而言也。沖遠既引舊説，復疑其非鄭義，過矣。《漢書》引本艸方術，而《蓺文志》闕載；賈公彦引《中經簿》，有《子儀本艸經》一卷，不言出於神農；至《隋經籍志》，始載《神農本艸經》三卷，與今分上中下三品者相合，當屬漢以來舊本。《隋志》又載《雷公本艸集注》四卷，《蔡邕本艸》七卷，今俱不傳。自《别録》以後，累有損益升降，隨時條記，或傳合本文，不相别白。據陸元朗《經典釋文》所引，則經文與名醫所附益者合併爲一，其來舊矣。孫君伯淵偕其從子，因《大觀本艸》黑白字書釐正《神農本經》三卷；又據《太平御覽》引經云“生山谷”“生川澤”者，定爲本文，其有預章、朱崖、常山、奉高郡縣名者，定爲後人羼入。釋本艸者，以《吴普本》爲最古，散見於諸書徵引者，綴集之以補《大觀本》所未備，疏通古義，系以考證，非澹雅之才，沈鬱之思，未易爲此也。古者，協陰陽之和，宣羸縮之節，凡夫含聲負氣，以及倒生旁達，蠉飛蝡動之倫，胥盡其性，遇物能名，以達於利用，生生之具，儒者宜致思焉。《淮南王書》曰："地黄主屬骨，而甘艸主生肉之藥也。"又曰："大戟去水，亭歷愈張，用之不節，乃反爲病。"《論衡》曰："治風用風，治熱用熱，治邊用蜜丹。"《潛夫論》曰："治疾當真人參，反得支羅服，當得麥門冬，反蒸横麥，已而不識真，合而服之，病以浸劇。"斯皆神農之緒言，惟其贍涉者博，故引類比方，悉符藥論；後儒或忽爲方技家言，漁獵所及，又是末師而非往古，甚至經典所載鳥獸艸木，亦輾轉而昧其名，不已慎乎。《後漢書·華陀傳》吴普從陀學，依準陀療，多所全濟。陀以五禽之戲别傳。又載魏明帝使普爲禽戲，普以其法語諸醫。疑其方術相傳，别有奇文異數。今觀普所釋本艸，則神農、黄帝、岐伯、雷公、桐君、醫和、扁鵲，以及後代名醫之説，靡不賅載，則其多所全濟，由於稽考之勤，比驗之密，而非必别有其奇文異數。信乎！非讀三世書者，不可服其藥也。世俗所傳黄帝、神農、扁鵲之書，多爲後人竄易，余願得夫閎覽博物者爲之是正也。因孫君伯仲校定本艸而發其端，至其書考證精審，則讀者宜自得之。

餘姚邵晉涵序

神農本艸經序

儒者不必以醫名，而知醫之理則莫過於儒者。春秋時，和與緩，神於醫者也。其通《周易》，辨皿蟲之義，醫也而實儒也。世之言醫者，必首推神農，然使神農非與太乙遊，則其傳不正；非作赭鞭鉤鯯，巡五岳四瀆，則其識不廣；非以土地所生萬千類，驗其能治與否，則其業不神。傳不正，識不廣，業不神，雖日取玉石艸木禽獸蟲魚米穀之屬，歷試之、親嘗之，亦僅與商賈市販等耳，於醫乎何與？吾故曰：神農，千古之大儒也。考《崇文總目》，載《食品》一卷、《五臓論》一卷，皆繫之神農。其本久不傳，傳之者，《神農本艸經》耳，而亦無專本。唐審元裒輯之，《書録解題》謂之《大觀本艸》，《讀書志》謂之《證類本艸》。厥後，繆希雍有《疏》，盧之頤有《乘雅半偈》，皆以《本經》爲之主，然或參以臆説，或益以衍斷，解愈紛，義愈晦，未有考核精審，卓然有所發明者。則證古難，証古而折衷于至是爲尤難。孫淵如觀察偕其從子鳳卿，輯《神農本艸經》三卷，於《吴普》《名醫》外，益以《説文》《爾雅》《廣雅》《淮南子》《抱朴[①]子》諸書，不列古方，不論脈證，而古聖殷殷治世之意，燦然如列眉。孔子曰"多識于鳥獸艸木之名"，又曰"致知在格物"，則是書也，非徒醫家之書，而實儒家之書也，其遠勝於希雍、之頤諸人也固宜。或以本艸之名始見《漢書·平帝紀》《樓護傳》，幾有疑於《本艸經》者；然神農始嘗百艸，始有醫藥，見於《三皇紀》矣；因三百六十五種注釋爲七卷，見於陶隱居《别録》矣；增一百十四種廣爲二十卷，《唐本艸》宗之；增一百三十三種，孟昶復加釐定，《蜀本艸》又宗之；至郡縣本屬後人所附益，經但云"生山谷""生川澤"耳。《洪範》以康寧爲福，《雅》《頌》稱壽考萬年，又何疑于"久服輕身延年"爲後世方士之説哉。大抵儒者之嗜學如醫然。淵源，其脈也；覆審，其胗視也；辨邪正、定是非，則温寒平熱之介也。觀察方聞綴學，以鴻儒名海内，求其著述者，如金膏水碧之珍；鳳卿好博聞，研丹吮墨，日以儒爲事。則上溯之羲皇以前，數千年如一日，非嗜之專且久而能然耶。顧吾獨怪是編中無所謂治書癖者，安得起神農而一問之。

嘉慶四年太歲在己未冬十月望日

宣城張炯撰於瞻園之灌术莊

① 朴：底本作"樸"，據文義改。

校定神農本艸經序

《神農本艸經》三卷，所傳白字書見《大觀本艸》。按《嘉祐補注・序》云："所謂《神農本經》者以朱字，名醫因《神農》舊條而有增補者，以墨字間于朱字。"《開寶重定・序》云："舊經三卷，世所流傳；《名醫别録》，互爲編纂。至梁貞白先生陶宏景，乃以《别録》參其本經，朱墨雜書，時謂明白。"據此則宋所傳黑白字書實陶宏景手書之本。自梁以前，神農、黄帝、岐伯、雷公、扁鵲各有成書，魏吴普見之，故其説藥性主治，各家殊異，後人纂爲一書，然猶有旁注，或朱墨字之别，本經之文以是不亂。

舊説本艸之名僅見《漢書・平帝紀》及《樓護傳》，予按《藝文志》有《神農黄帝食藥》七卷，今本爲"食禁"，賈公彦《周禮・醫師》疏引其文，正作"食藥"，宋人不考，遂疑本艸非《七略》中書。賈公彦引《中經簿》，又有《子儀本艸經》一卷，疑亦此也。梁《七録》有《神農本艸》三卷，其卷數不同者，古今分合之異。

神農之世，書契未作，説者以此疑經。如皇甫謐言，則知四卷成于黄帝。陶宏景云："軒轅以前，文字未傳，藥性所主，當以識識相因，至於桐雷，乃著在於編簡，此書當於《素問》同類。"其言良是。且《蓺文志》農、兵、五行、雜占、經方、神僊諸家俱有神農書，大抵述作有本，其傳非妄。是以《博物志》云："太古書今見存，有《神農經》。"《春秋傳》注賈逵以《三墳》爲三皇之書，神農預其列。《史記》言"秦始皇不去醫藥卜筮之書"，則此經幸與《周易》並存。

顔之推《家訓》乃云："本艸神農所述，而有豫章、朱崖、趙國、常山、奉高、真定、臨淄、馮翊等郡縣名，出諸藥物，皆由後人所羼，非本文。"陶宏景亦云："所出郡縣乃後漢時制，疑仲景、元化等所記。"按，薛綜注張衡賦引《本艸經》"太一禹餘糧一名石腦，生山谷"，是古本無郡縣名；《太平御覽》引《經》，上云生山谷或川澤，下云生某山某郡，明"生山谷"本《經》文也，其下郡縣，名醫所益。今《大觀本》俱作黑字，或合其文云某山川谷，某郡川澤，恐傳寫之誤，古本不若此。

仲景、元化後，有吴普、李當之皆修此經。當之書世少行用，《魏志·華陀傳》言"普從陀學"，《隋經籍志》稱《吴普本艸》"梁有，六卷"。《嘉祐本艸》云："普修《神農本艸》成四百四十一種，《唐經籍志》尚存六卷，今廣内不復存，惟諸書多見引據。其説藥性寒温五味，最爲詳悉。”是普書宋時已佚，今其文惟見掌禹錫所引《蓺文類聚》、《初學記》、《後漢書》注、《事類賦》諸書，《太平御覽》引據尤多，足補《大觀》所缺。重是别録前書，因采其文附於《本經》，亦略備矣。其普所稱有神農説者，即是本經，《大觀》或誤作黑字；亦據增其藥物，或數浮於三百六十五種，由後人以意分合，難以定之。其藥名有禹餘糧、王不留行、徐長卿、鬼督郵之屬，不類太古時文。按字書以“禹”爲蟲，不必夏禹，其餘名號，或系後人所增，或聲音傳述，改古舊稱之致。又經有云“宜酒漬”者，或以酒非神農時物，然《本艸衍義》已據《素問》首言“以妄爲常，以酒爲漿”，謂酒自黄帝始。又按《文選》注引《博物志》，亦云杜康作酒。王著《與杜康絶交書》曰：“康字仲寧，或云黄帝時人。”則俱不得疑經矣。

孔子云：“述而不作，信而好古。”又云：“多識於鳥獸艸木之名。”今儒家拘泥耳目，未能及遠，不覯醫經本艸之書；方家循守俗書，不察古本藥性異同之説。又見明李時珍作《本艸綱目》，其名已愚，僅取《大觀本》割裂舊文，妄加增駁，迷誤後學。予與家鳳卿集成是書，庶以輔冀完經，啓蒙方伎，略以所知，加之考證。

本經云“上藥本上經，中藥本中經，下藥本下經”，是古以玉石艸木等上中下品分卷，而序録别爲一卷。陶序朱書云"《本艸經》卷上"，注云"序藥性之源本，論病名之形診"，卷中云"玉石艸木三品"，卷下云"蟲獸果菜米食[①]三品"，此名醫所改，今依古爲次。又《帝王世紀》及陶序稱四卷者，掌禹錫云"按舊本亦作四卷"，韓保昇又云"《神農本艸》上中下并序録合四卷"。若此，則三四之異，以有序録。則《抱朴子》《養生要略》《太平御覽》所引《神農經》，或云問于太乙子，或引太乙子云云，皆經所無，或亦在序録中，後人節去之耳。

至其經文或以"痒"爲"癢"，"創"爲"瘡"，"淡"爲"痰"，"注"爲"蛀"，"沙"爲"砂"，"兔"爲"菟"之類，皆由傳寫之誤，據古訂正，勿嫌驚俗也。其辨析物類，引據諸書，本之《毛詩》《爾雅》《説文》《方言》《廣雅》諸子雜家，則鳳卿增補之力俱多云。

陽湖孫星衍撰

① 食：底本作"合"，據《證類本草》改。

神農本艸經卷第一

吴普等述　孫星衍、孫馮翼同輯

上　經

上藥一百二十種爲君，主養命以應天。無毒，多服、久服不傷人。欲輕身益氣，不老延年者本上經。

丹沙　雲母　玉泉　石鍾乳　涅石　消石　朴消　滑石　石膽　空青　曾青　禹餘糧　太乙[①]餘糧　白石英　紫石英　五色石脂　白青　扁青右玉石上品一十八種，舊同。

昌蒲　鞠[②]華　人參　天門冬　甘艸　乾地黄　朮　兔絲子　牛膝[③]　充蔚子　女萎　防葵　茈胡　麥門冬　獨活　車前子　木香　署豫　薏苡仁　澤瀉　遠志　龍膽　細辛　石斛　巴戟天　白英　白蒿　赤箭　奄閭子　析蓂子　蓍實　赤黑青白黄紫芝　卷柏　藍實　芎藭　蘼蕪　黄連　絡石　疾藜子　黄耆　肉松容　防風　蒲黄　香蒲　續斷　漏蘆　營實　天名精　決

① 乙：底本目録作"乙"，正文作"一"。
② 鞠：正文作"鞠"。
③ 膝：正文作"厀"。

明子　丹參　茜根　飛廉　五味子　旋華　蘭艸　蛇牀子　地膚子　景天　因陳　杜若　沙參　白兔藿　徐長卿　石龍芻　薇銜　雲實　王不留行　升麻　青蘘　姑活　别羈　屈艸　淮木右艸上品七十三種，舊七十二種。

牡桂　菌桂　松脂　槐實　枸杞　柏實　伏苓　榆皮　酸棗　櫱①木　乾漆　五加皮　蔓荆實　辛夷　桑上寄生　杜仲　女貞實　木蘭　蕤核　橘柚右木上品二十種，舊一十九種。

髮髲右人一種，舊同。

龍骨　麝香　牛黄　熊脂　白膠　阿膠右獸上品六種，舊同。

丹雄雞　雁肪右禽上品二種，舊同。

石蜜　蜂子　蜜臘　牡蠣　龜甲　桑螵②蛸　海蛤　文蛤　蠡魚　鯉魚膽右蟲魚上品一十種，舊同。

藕實莖　大棗　葡③萄　蓬藟④　雞頭實右果上品五種，舊六種。

胡麻　麻蕡右米穀上品二種，舊三種。

冬葵子　莧實　瓜蒂　瓜子　苦菜右菜上品五種，舊同。

001 丹沙〔一〕　味甘，微寒。主〔二〕身體五藏百病〔三〕，養

---

① 櫱：正文作“檗”。
② 螵：正文作“蜱”。
③ 葡：正文作“蒲”。
④ 藟：正文作“虆”。

精神〔四〕**，安魂魄**〔五〕**，益氣，明目**〔六〕**，殺精魅邪惡鬼**〔七〕。**久服通神明、不老**〔八〕。**能化爲汞**〔九〕。**生山谷**〔一〇〕。《太平御覽》引多有"生山谷"三字，《大觀本》作"生符陵山谷"，俱作黑字。考"生山谷"是經文，後人加郡縣耳。宜改爲白字，而以郡縣爲黑字。下皆仿此。

《吴普本艸》曰：丹沙，神農：甘；黄帝、岐伯①：苦，有毒；扁鵲：苦；李氏：大寒。或生武陵。採無時。能化朱成水銀。畏磁石，惡鹹水。《太平御覽》。

《名醫》曰：作末名真朱〔一一〕。光色如雲母，可析②者良〔一二〕。生符陵山谷。采無時。

【案】《説文》云："丹，巴越之赤石也。象采丹井③，丶象丹形。古文作㫝，亦作彬。""沙，水散石也。""澒，丹沙所化爲水銀也。"《管子·地數篇》云："山上有丹沙者，其下有鉒金。"《淮南子·地形訓》云："赤天七百歲生赤丹；赤丹七百歲生赤澒。"高誘云："赤丹，丹沙也。"《山海經》云丹粟，"粟"，沙音之緩急也。"沙"舊作"砂"，非。"汞"即"澒"省文。《列仙傳》云："赤斧能作水澒煉丹，與消石服之。"按，金石之藥，古人云久服輕身延年者，謂當避穀、絶人道，或服數十年乃效耳。今人和肉食

① 岐伯：底本缺，黄奭輯本有，據《太平御覽》卷九八五引《吴氏本草》補。

② 析：底本作"折"，據《證類本草》改。

③ 象采丹井：《周氏醫學叢書》光緒本此前多"丹"。按《説文》無此，此當是校勘者認爲《説文》有脱，以意補之者。

服之，遂多相反，轉以成疾，不可疑古書之虚誣。

箋 疏

丹沙即硫化物類礦物辰砂 cinnabar，化學成分 HgS，古今名實没有變化。漢代醫學家與神仙家對待丹沙態度截然不同。醫家用丹沙療瘍，《周禮·瘍醫》“凡療瘍以五毒攻之”句，鄭玄注“五毒”云：“五毒，五藥之有毒者。今醫方有五毒之藥，作之，合黄堥，置石膽、丹砂、雄黄、礜石、慈石其中。燒之三日三夜，其煙上著，以雞羽掃取之。以注創，惡肉破，骨則盡出。”《五十二病方》療白處、□爛用到丹沙，正與《周禮·瘍醫》相關。此外，《武威醫簡》惡病大風方，用雄黄、丹沙、礜石、玆（慈）石、玄石、消石及人參等，藥物構成與《周禮》五毒之藥近似，雖主療不同，也是治病之用。神仙家則看重丹沙特殊理化性質，如《抱朴子内篇·金丹》説：“凡草木燒之即燼，而丹砂燒之成水銀，積變又還成丹砂，其去凡草木亦遠矣，故能令人長生。”紅色固體丹砂與銀色液態水銀之間的轉化，古人覺得不可思議，於是想通過更繁複的操作過程獲得長生不死的仙藥。製作仙藥的主要原料是丹沙，所以製成品也被稱爲“仙丹”“還丹”，這種操作就是“煉丹術”。從《本草經》丹沙條的内容來看，顯然偏向於神仙方士，而非完全出於醫學立場。爲了符合“上品仙藥”的形象，《本草經》作者對丹沙已經見於《周禮》的“五毒”身份避而不談，與療瘍、治療大風相關的功效，如“除中惡、腹痛、毒氣、疥瘻、諸瘡”等，至《名醫别録》始補充進入本草。《本草圖經》注意到此問題，專門指出：“鄭康成注《周禮》，以丹砂、石膽、雄黄、礜石、磁石爲五毒，古人惟以攻創瘍；而本經以丹砂爲無毒，故人多煉治服食，鮮有不爲藥患者，豈五毒之説勝乎。服餌者，當以爲戒。”二孫在按語中爲服丹辯護，乃言“不可疑古書之虚誣”，食古不化，可笑耳。

二孫本以丹沙居首，乃是根據《證類本草》目録，而事實上，從《本草經集注》《新修本草》直到《嘉祐本草》，玉石部上品都是玉泉排在第一位，至唐慎微編輯《證類本草》始作調整。故尚志鈞、王筠默、曹元宇輯本皆遵從森立之意見，將丹沙安排在玉泉之後。《神農本草經新疏》仍以丹沙第一，並發揮説：“丹砂向爲道家服食上藥。陶氏校訂《本經》，定爲上品第一，亦此意也。”此未能深考，不足取。

注　釋

〔一〕丹沙：《證類本草》作“丹砂”，二孫輯本改爲“丹沙”。按語説：“‘沙’舊作‘砂’，非。”《説文》“沙，水散石也”，段注：“從石作砂者，俗字也。古丹沙只用此。”按，“砂”爲晚出俗字，《玉篇》“砂，俗沙字”。檢《五十二病方》、《武威醫簡》、《本草經集注·序録》殘卷、《新修本草》寫本、《醫心方》皆作“丹沙”，宋代始改爲“丹砂”，此後“丹砂”遂成爲通名。

〔二〕主：主治。森立之認爲，《本草經》表藥用療效皆用“治”，唐代避高宗李治之諱始改爲“主”字，故所輯《本草經》悉恢復爲“治”字。《本草經考異》玉泉條“治五藏”句説：“‘治’原作‘主’，是唐人避諱所改，今據《御覽》《千金》《藝文類聚》正。然《御覽》《千金》二書，其經宋改，往往有作‘主’與《證類》合者，亦皆例改作‘治’，以復其舊觀。”按，森説有理，但不準確。檢《本草經集注》殘卷，燕屎條朱書“主治蠱毒”，天鼠屎條“主治面臃腫”，皆作“主治”。由此可證《本草經》原作“主治”，至《新修本草》爲避高宗李治諱，删“治”字，故《新修本草》殘卷均作“主”某病，《證類本草》襲之，亦作“主”某病，而不言“主治”某病。

〔三〕主身體五藏百病：《本草經》玉泉、朴消、箘桂條皆言“主百病”，黄耆“主小兒百病”，雷丸“除小兒百病”。此能治療一切病之意，後世注家多不以爲然，乃曲爲解説，如《神農本草經百種録》云：“百病者，凡病皆可用，無所禁忌，非謂能治天下之病也。”《神農本草經讀》云：“主身體五臟百病者，言和平之藥，凡身體五臟百病，皆可用而無顧忌也。”

〔四〕養精神：《本草經》言丹沙“養精神”，《名醫别録》另補“益精神”，二者似小有不同。《本草乘雅半偈》云：“客曰：丹砂養精神，人參安精神，有分别否？曰：養有育義，安惟使之寧也。”其説可參。

〔五〕安魂魄：精神與魂魄相關聯，《黄帝内經靈樞·本神》云：“故生之來謂之精，兩精相搏謂之神；隨神往來者謂之魂，並精而出入者謂之魄。”此似言通過“養精神”，而達到“安魂魄”之目的。《太平御覽》卷九八四《養生略要》引《神農經》“五味養精神，强魂魄”，意思與此相近。

〔六〕益氣明目：森立之將益氣與明目連讀爲一句，《本草經考注》云：“凡滋精益氣之品，皆有明目之功，因精氣是爲目之本也。"

〔七〕殺精魅邪惡鬼:《諸病源候論》卷二"鬼魅候"云:"凡人有爲鬼物所魅,則好悲而心自動,或心亂如醉,狂言驚怖,向壁悲啼,夢寐喜魘,或與鬼神交通。病苦乍寒乍熱,心腹滿,短氣,不能飲食。此魅之所持也。"治療鬼病以李子豫赤丸最有名,故事詳《搜神後記》,不煩録。《本草經集注·序録》云:"病亦别有先從鬼神來者,則宜以祈禱祛之。雖曰可祛,猶因藥療致愈,昔李子豫有赤丸之例是也。"赤丸方見《外臺秘要》卷一三,名"八毒赤丸",用雄黄、真珠、礜石等八物,其中"真珠"即真朱,以丹沙研末而成。

〔八〕久服通神明不老:《黄帝内經素問·生氣通天論》云:"故聖人傳精神、服天氣而通神明。"按,方士以丹沙爲服食上品,通常使用經爐鼎變化者,偶然也提到天然物。《抱朴子内篇·仙藥》云:"余亡祖鴻臚少卿曾爲臨沅令,云此縣有廖氏家,世世壽考,或出百歲,或八九十,後徙去,子孫轉多夭折。他人居其故宅,復如舊,後累世壽考。由此乃覺是宅之所爲,而不知其何故。疑其井水殊赤,乃試掘井左右,得古人埋丹砂數十斛,去井數尺。此丹砂汁因泉漸入井,是以飲其水而得壽,況乃餌煉丹砂而服之乎?"

〔九〕能化爲汞:"汞"正寫作"澒",《説文》云:"澒,丹沙所化爲水銀也。"按,丹沙之"化",實包括兩種情況。一者自然變化,如《淮南子·地形訓》云:"赤天七百歲生赤丹,赤丹七百歲生赤澒,赤澒七百歲生赤金。”高誘注:“赤丹,丹砂也。”一者爐鼎轉化,如《抱朴子内篇·金丹》言“丹砂燒之成水銀,積變又還成丹砂”。《本草經》言丹沙“能化爲汞”,又説水銀“鎔化還復爲丹”,與《抱朴子》相合,所指應該是後者,硫化汞受熱分解,單質汞升華,此即後世“抽砂煉汞”之濫觴。

〔一〇〕生山谷:《證類本草》引《名醫别録》“生符陵山谷”。據《漢書·地理志》“符陵”作“涪陵”。《後漢書·郡國志》云:“涪陵出丹。”《文選》劉逵注《蜀都賦》云:“涪陵、丹興兩縣出丹砂。丹砂出山中,有穴。”涪陵屬巴地,與《説文》説“丹,巴越之赤石”相合。按,《證類本草》中藥物産地皆著録爲《名醫别録》文,二孫本首先揭示藥物生境,如“生山谷”等字樣爲《本草經》佚文。森立之以此爲然,森輯本序云:“《御覽》氣味下,每有‘生山谷’等語,必是朱書原文;主治末,亦有‘生太山’等字,必是墨書原文。蘇敬新修時,一變此體,直於主治下記‘生太山山谷’等語。開寶以後,全仿此體,古色不可見。今依《御覽》補‘生山谷’等字,陶氏以前之舊面,蓋如此矣。”按,二孫與森立之意見皆不確切,不僅“生山谷”是《本草經》佚文,其前之具體産地,如太山、符陵字樣,也是《本草經》佚文,詳細論説見《神農本草經研究》。另據《本草經集注》殘卷,天鼠屎“生合蒲山谷”,燕屎“生高山平谷”均爲朱書;而在《新修本草》卷一〇殘卷中,如“芫花生淮原川谷”“澤漆生太山川澤”等皆作墨書;故知《新修本草》始將産地由《本草經》文調整爲《名醫别録》文。

〔一一〕作末名真朱:丹沙硬度較高,需用水飛法研磨始能完全粉碎,所得粉末即是"真朱"。《新修本草》不同意此説,云:"經言'末之名真朱',謬矣,豈有一物而以全末爲殊名者也。"按,《石藥爾雅》以"真珠"爲丹沙之隱名。據《陰真君金石五相類》引《黄録記》云:"真丹砂色如真珠,乃真人立名,真珠砂亦名天生芽。"按如此説,丹沙别名"真朱"或"真珠",乃是因光澤得名,此亦《新修本草》之張本。

〔一二〕可析者良:辰砂爲三方晶系礦物,可作平行柱面完全解理,此即"可析"。二孫本誤作"可折"。

002 雲母〔一〕 **味甘,平。主身皮死肌**〔二〕**,中風寒熱,如在車船上**〔三〕**。除邪氣,安五藏,益子精**〔四〕**,明目。久服輕身、延年**〔五〕**。一名雲珠,一名雲華,一名雲英,一名雲液,一名雲沙,一名磷石**〔六〕**。生山谷**〔七〕**。**

《名醫》曰:生太山、齊盧山及琅邪北定山石間。二月采。此録名醫説者,即是仲景、元化及普所説,但後人合之,無從别耳,亦以補普書不備也。

【案】《列僊傳》云:"方回煉食雲母。"《抱朴子·僊藥篇》云:"雲母有五種:五色並具而多青者名雲英,宜以春服之;五色並具而多赤者名雲珠。宜以夏服之;五色並具而多白者名雲液,宜以秋服之；五色並具而多黑者名雲母，宜以冬服之；但有青黄二色者名雲沙，宜以季夏服之；晶晶純白名磷石，可以四時長服之也。"李善《文選注》引《異物志》："雲母一名雲精，入地萬歲不朽。"《説文》無磷字。《玉篇》云："磷，薄也。雲母之别名。"

箋　疏

雲母是一類含水的層狀鋁硅酸鹽礦物，分白雲母亞族和金雲母—黑雲母亞族。按照陶弘景在《本草經集注》中描述，"向日視之，色青白而多黑者名雲母"，葛洪《抱朴子内篇·仙藥》也説："五色並具而多黑者名雲母。"這種帶黑色光澤的雲母應該是黑雲母 biotite，化學組成爲 $K(Mg,Fe^{2+})_3(Al,Fe^{3+})Si_3O_{10}(OH,F)_2$。不過到了唐代，雲母還是以白雲母 muscovite 常用，化學組成爲 $KAl_2(AlSi_3O_{10})(OH)_2$。《雷公炮炙論》謂雲母"須要光瑩如冰色者爲上"，日本正倉院所藏雲母粉，經鑒定也是白雲母。宋代《本草圖經》更明確説："生土石間，作片成層可折，明滑光白者爲上，江南生者多青黑色，不堪入藥。"又説："醫方所用正白者，乃磷石一種耳。"都排斥黑雲母，而專用白雲母。

雲母别名甚多，如二孫按語引《抱朴子》云云，乃依五行分配五季服食，此亦神仙家觀念之孑遺。唐代亦有餌食雲母的風尚，《新唐書》謂尉遲敬德"餌雲母粉，爲方士術延年"，杜伏威亦"好神仙長年術，餌雲母被毒"。白居易《夢仙》詩有句"朝餐雲母散，夜吸沆瀣精"，《宿簡寂觀》又説“何以療夜飢，一匙雲母粉”，應該是寫實。據《崇文總目》，孫思邈撰《太清真人煉雲母訣》二卷，其書不傳，《千金翼方》卷一三尚有服雲母法數方，《雲笈七籤》卷七五載神仙煉服雲母方尤多，不煩録。服食雲母的風氣至宋代漸漸減弱，《本草圖經》告誡説：“修鍊節度，恐非文字可詳，誠不可輕餌也。”《本草衍義》亦云：“雲母古雖有服煉法，今人服者至少，謹之至也。”

注　釋

〔一〕雲母：《太平御覽》卷四九引《荆南志》云：“華容方臺山，山出雲母。土人采之，先候雲所出之處，於下掘取，無不大獲。往往有長五尺者，可以爲屏風。當掘之時，忌有聲響，則所得粗惡。”故《本草綱目》釋名説：“據此，則此石乃雲之根，故得雲母之名；而雲母之根，由陽起石也。《抱朴子》有云：服雲母十年，雲氣常覆其上。服其母以致其子，理自然也。”

〔二〕身皮死肌：《本草經考注》云：“摸索皮上而不知覺，肉非其肉，故云死肌。後世所謂麻木不仁也，是血不榮皮膚之所爲。”《諸病源候論》卷六“解散病諸候”云：“或肌皮堅如木石枯，不可得屈伸，坐食熱卧温作癖，久不下，五臟隔閉，血脈不周通故也。但下之，冷食、飲酒、自勞行即瘥。”森立之認爲，此“即謂之死肌之證也”，所見甚是。按，此症狀類似周圍神經病損出現的皮膚肌肉觸感下降，肌張力降低或肌肉萎縮。《名醫别録》補充“堅肌”功效，似亦與此有關。

〔三〕如在車船上：此形容眩暈症狀。《本草經考注》云："如在車船上者，言風熱上泛，心氣不定，全身不鎮著也。目眩亦其一端也。"《證類本草》引《明皇雜録》云："開元中，有名醫紀朋者，觀人顔色談笑，知病深淺，不待診脉。帝聞之，召於掖庭中。看一宫人，每日昃則笑歌啼號若狂疾，而足不能履地。朋視之曰：'此必因食飽而大促力，頓僕於地而然。'乃飲以雲母湯，令熟寐，覺而失所苦。問之，乃言因太華公主載誕，宫中大陳歌吹，某乃主謳，懼其聲不能清且長，吃豚蹄羹飽而當筵歌大曲。曲罷，覺胸中甚熱，戲於砌臺上，高而墜下，久而方蘇，病狂，足不能及地。"森立之認爲，病者"足不能履地"，亦如在車船上之證也。

〔四〕益子精：《本草乘雅半偈》云："益子精者，益子精之用。""子精"指精液，《本草經考注》云："子精者，腎家所蓄之精，所以成子，故曰子精。益男子所得而施化者是也。《千金》治婦人絶産秦椒丸條云：'蕩滌府藏，使玉門受子精。'可以證也。"此指增益男性生殖功能。

〔五〕久服輕身延年：《名醫别録》增補"悦澤不老，耐寒暑，志高神仙"。《抱朴子内篇·仙藥》云："他物埋之即朽，燒之即燋，而五雲以内猛火中，經時終不然，埋之永不腐敗，故能令人長生也。"又云："服之十年，雲氣常覆其上，服其母以致其子，理自然也。"按，雲母作爲延年神仙藥歷史悠久，馬王堆出土《養生方》用雲母、松脂等分，以麥麴爲丸如酸棗，服之"令人壽，不老"。

〔六〕一名雲珠……一名磷石:《本草經》記雲珠等皆爲雲母别名,《名醫别録》補充説:雲珠色多赤,雲華五色具,雲英色多青,雲液色多白,雲砂色青黄,磷石色正白。《本草經集注》説法略有不同:"按仙經雲母乃有八種:向日視之,色青白多黑者,名雲母;色黄白多青,名雲英;色青黄多赤,名雲珠;如冰露,乍黄乍白,名雲砂;黄白晶晶,名雲液;皎然純白明澈,名磷石。此六種並好服,而各有時月。其黯黯純黑、有文斑斑如鐵者,名雲膽;色雜黑而强肥者,名地涿。此二種並不可服。"按,雲母是一類含水的層狀鋁硅酸鹽礦物,因含有 Fe、Mn、Li、Mg、Cr 等元素而呈現各種顔色,於是分爲雲珠、雲華等。

〔七〕生山谷:《證類本草》引《名醫别録》"生太山山谷,齊盧山及琅邪北定山石間"。

003 玉泉〔一〕 **味甘,平。主五藏百病,柔筋强骨**〔二〕**,安魂魄,長肌肉,益氣。久服耐寒暑**〔三〕,《御覽》引"耐"字多作"能",古通。**不飢渴,不老、神僊**〔四〕。**人臨死服五斤,死三年色不變**〔五〕。**一名玉朼**〔六〕。《御覽》引作"玉濃"。《初學記》引云:"玉桃,服之長生不死。"《御覽》又引云:"玉桃,服之長生不死。若不得早服之,臨死日服之,其尸畢天地不朽。"則"朼"疑當作"桃"。**生山谷**〔七〕。

《吴普》曰:玉泉,一名玉屑。神農、岐伯、雷公:甘;李氏:平。畏冬華,惡青竹。《御覽》。白玉朼如白頭公。同上。《事類賦》引云:"白玉體如白首翁。"

【案】《周禮·玉府》"王齋，則供食玉"，鄭云："玉是陽精之純者，食之以禦水氣。鄭司農云：王齋，當食玉屑。"《抱朴子·僊藥篇》云："玉，可以烏米酒及地榆酒化之爲水，亦可以葱漿消之爲飴，亦可餌以爲丸，亦可燒以爲粉。服之一年以上，入水不霑，入火不灼，刃之不傷，百毒不犯也。不可用已成之器，傷人無益。當得璞玉，乃可用也。得于闐國白玉尤善，其次有南陽徐善亭部界山中玉，及日南盧容水中玉亦佳。"

箋　疏

顧名思義，玉泉就是産玉處的泉水，但陶弘景有不同意見，《本草經集注》云："此當是玉之精華，白者質色明澈，可消之爲水，故名玉泉。今人無復的識者，惟通呼爲玉爾。"按如其説，玉泉乃是玉化成的液體。受其影響，《本草衍義》遂認爲"玉泉"爲"玉漿"之訛，有云："今詳'泉'字，乃是'漿'字，於義方允。漿中既有玉，故曰'服五斤'。去古既遠，亦文字脱誤也。采玉爲漿，斷無疑焉。"化玉爲水需要酸，如《抱朴子内篇·仙藥》中使用地榆酒即是酸性，道藏《三十六水法》將玉粉置華池中化爲水，華池一般認爲是醋酸或者稀硝酸。由這樣的方式製作出來的"玉泉"或者"玉漿"，恐怕也没有人能夠一口氣飲五斤，臨死的人更加不行。玉泉或許不需要特别的解釋，就是指産玉處的泉水。此即《開寶本草》引别本注所説："玉泉者，玉之泉液也。”至於强調“仙室玉池中者爲上”，不過是神仙家故弄玄虚罷了。

注　釋

〔一〕玉泉：從《本草經集注》至《嘉祐本草》皆以玉泉爲玉石部上品第一藥，《證類本草》始移在丹沙、雲母之後。二孫輯本以《證類本草》爲據，故也以丹沙冠首，玉泉在後。

〔二〕柔筋强骨：《本草經》紫芝、甘草、杜仲、枸杞等條皆言“堅筋骨”，獨謂玉泉“柔筋”。檢《千金翼方》卷一用藥處方“堅筋骨”下，第一藥即是玉泉，故知“柔筋强骨”與“堅筋骨”同義，此屬詞彙學上“反詞同指”現象。

〔三〕耐寒暑：指經得起酷暑嚴寒季節變化，不發生疾病。《博物志》卷五云：“王仲都當盛夏之月，十爐火炙之不熱；當嚴冬之時，裸之而不寒。恒山君以爲性耐寒暑。”《千金要方》卷二四云：“（服石）令人手足温暖，骨髓充實，能消生冷，舉措輕便，復耐寒暑，不著諸病，是以大須服。”二孫注意到，《太平御覽》引《本草經》“耐”字多作“能”。按，此兩字相通亦見於古醫書，如《黄帝内經素問·五常政大論》云：“能毒者以厚藥，不勝毒者以薄藥。”

〔四〕不老神僊：《文選·西京賦》“立脩莖之仙掌，承雲表之清露”，李善注引《三輔故事》云：“武帝作銅露盤，承天露，和玉屑飲之，欲以求仙。”《抱朴子内篇·仙藥》云：“玉屑服之與水餌之，俱令人不死。”

〔五〕人臨死服五斤死三年色不變:《本草經集注》云:"此物平常服之,則應神仙;有人臨死服五斤,死經三年,其色不變。古來發塜見尸如生者,其身腹内外,無不大有金玉。漢制,王公葬,皆用珠襦玉匣,是使不朽故也。"按,玉令尸不腐亦見《魏書·李先傳》,其略云:"(李預)每羨古人餐玉之法,乃採訪藍田,躬往攻掘。得若環璧雜器形者大小百餘,稍得粗黑者,亦篋盛以還,而至家觀之,皆光潤可玩。預乃椎七十枚爲屑,日服食之,餘多惠人。後預及聞者更求於故處,皆無所見。馮翊公源懷等得其玉,琢爲器佩,皆鮮明可寶。預服經年,云有效驗,而世事寢食不禁節,又加之好酒損志,及疾篤,謂妻子曰:'服玉屏居山林,排棄嗜欲,或當大有神力,而吾酒色不絶,自致於死,非藥過也。然吾尸體必當有異,勿便速殯,令後人知餐服之妙。'時七月中旬,長安毒熱,預停尸四宿,而體色不變。其妻常氏以玉珠二枚唅之,口閉。常謂之曰:'君自云餐玉有神驗,何故不受唅也?'言訖齒啓,納珠,因嘘屬其口,都無穢氣。舉斂於棺,堅直不傾委。死時猶有遺玉屑數斗,橐盛納諸棺中。"

〔六〕玉杝:《證類本草》作"玉札",二孫本改作"玉杝",李鼎《神農本草經校義》謂:"杝字無義,應是作札。韓愈文'玉札丹砂'當即指此。"按,此字諸書引文異寫甚多。《太平御覽》卷八百五引《本草經》"玉泉一名玉醴",卷九八八引本草"玉泉一名玉澧";《抱朴子内篇·仙藥》

引《神農四經》寫作“玉札”。檢《齊民要術》卷一〇引《神農經》云:“玉桃,服之長生不死。若不得早服之,臨死日服之,其尸畢天地不朽。”賈思勰在桃條引此,《太平御覽》卷九六七亦引在果部桃條,《初學記》卷二八果木部引本草“玉桃,服之長生不死”,皆同出一源;引文與《本草經》玉泉條對勘,乃知“玉桃”的功效其實就是玉泉,所以二孫、森立之、曹元宇《本草經》輯本都同意,“玉桃”其實是“玉札”之訛。此外,如二孫本所言,《事類賦》引《吴普》作“白玉體如白首翁”。《本草經》此處究竟是玉札、玉朼、玉桃、玉醴、玉澧、玉體,諸家意見不一。二孫本雖寫作“玉朼”,注釋則云:“朼,疑當作桃。”森立之不以爲然,《本草經考注》認爲“玉札”是正字,桃、醴、澧皆是“札”之訛字,並據《太平御覽》引《吴氏本草》“玉泉,一名玉屑”,遂認爲“札爲屑之假借”;曹元宇輯《本草經》認爲“玉醴”爲正,誤而作澧、禮、朼、札、桃。綜合諸家意見,似以曹元宇所説較爲合理。《本草經》此處當以“玉醴”或“玉澧”爲正字,玉醴(澧)作爲玉泉的别名,都是美好的液體,如揚雄《太玄賦》“茹芝英以禦飢兮,飲玉醴以解渴”,張衡《思玄賦》“飲青岑之玉醴兮,餐沆瀣以爲粻”。根據“禮”字《説文》古文作“𥘢”、隸定作“礼”的例子,醴或澧的右文“豊”,傳寫過程中訛寫成“乚”或“匕”的樣子,偏旁也被篡改爲“木”,於是成了“玉札”,再訛寫成“玉桃”。

〔七〕生山谷:《證類本草》引《名醫别録》“生藍田山谷”。

按，藍田在秦嶺北麓，離西安不遠，是古代玉的重要産地。《漢書·地理志》“藍田，山出美玉”，《漢樂府·羽林郎》有句“頭上藍田玉，耳後大秦珠”，乃是用藍田美玉作飾物。

004 石鍾乳〔一〕 **味甘，温。主欬逆上氣，明目，益精，安五藏，通百節，利九竅，下乳汁**〔二〕。《御覽》引云：“一名留公乳〔三〕。”《大觀本》作“一名公乳”，黑字。**生山谷**〔四〕。

《吴普》曰：鍾乳，一名虚中。神農：辛；桐君、黄帝、醫和：甘；扁鵲：甘，無毒。《御覽》引云：“李氏：大寒。”生山谷《御覽》引云：“太山山谷。”陰處岸下，溜汁成，《御覽》引作“溜汁所成聚”。如乳汁，黄白色，空中相通。二月、三月采，陰乾。凡《吴普本草》掌禹錫所引者，不復注，惟注其出《御覽》諸書者。

《名醫》曰：一名公乳，一名蘆石，一名夏石。生少室及太山。采無時。

【案】《范子計然》云：“石鍾乳出武都，黄白者善。”凡引《計然》，多出《蓺文類聚》《文選注》《御覽》及《大觀本草》。《列僊傳》云：“邛疏煮石髓而服之，謂之石鍾乳。”“鍾”當爲“湩”，《説文》云“乳汁也”。“鍾”，假音字。

箋 疏

石鍾乳又名鍾乳石 stalactite，是碳酸鹽岩地區洞穴中因特殊地質環境而形成的碳酸鈣沉澱物。《本草經》並没有提到石鍾乳具有久服長生的功效,《名醫别録》始補充"久服延年益壽,好顔色,不老,令人有子"。儘管《列仙傳》説"邛疏煮石髓而服之,謂之石鍾乳",但早期服食家對此物並不太重視,《本草經集注》謂"仙經用之少,而俗方所重,亦甚貴",應該是實情。按照《本草經》三品定義,石鍾乳顯然屬於"主養性以應人"的中品藥,檢《本草經集注·序録》之畏惡七情表,石鍾乳確實列在玉石部中品,而根據《千金翼方》卷二,石鍾乳則居玉石部上品,由此確定,《新修本草》將石鍾乳由中品調整爲上品,《證類本草》因之,亦爲上品。

按,《新修本草》提升石鍾乳的地位,與唐代服食石鍾乳的習慣有關。《舊唐書·高季輔傳》謂高季輔上疏切諫時政得失,唐太宗特賜石鍾乳一劑,並説:"進藥石之言,故以藥石相報。"孫思邈《千金翼方》卷二二記載有"飛鍊研煮鍾乳及和草藥服療"處方六首;《外臺秘要》卷三七、三八爲《乳石論》上下兩卷;柳宗元有一篇《與崔連州論石鍾乳書》,讚揚鍾乳之精美者:"食之使人榮華温柔,其氣宣流,生胃通腸,壽善康寧,心平意舒,其樂愉愉。"

注　釋

〔一〕石鍾乳:《本草綱目》釋名説:"石之津氣鍾聚成乳,滴溜成石,故名石鍾乳。"按,"鍾"《説文》訓爲酒器,《玉篇》"鍾,聚也",集聚、匯聚之意,故李時珍釋名云云。二孫則認爲"鍾"爲"湩"之借音字,《説文》"湩,乳汁也"。

"湩乳"即是乳汁,如陸游《會稽行》句"山形舞鸞鳳,泉脈流湩乳"。《吴普本草》謂石鍾乳"陰處岸下,溜汁成,如乳汁,黄白色,空中相通",正"湩乳之意。"曹元宇輯本引《釋名·釋樂器》"鐘,空也,内空受氣多,故聲大也",故認爲石鍾乳因中空得名,《吴普本草》一名虚中,亦是此意。三説並存,備參考也。《武威醫簡》亦有石鍾乳,仍寫作"鍾"。

〔二〕下乳汁:《本草經考注》云:"是以物治物之義,猶馬莖治陰不起,伏翼夜視有精光之類。"此即所謂"法象藥理",如《神農本草經百種録》云:"鍾乳即石汁如乳者所溜而成,與乳爲類,故能下乳汁也。此以形爲治。"檢《千金要方》卷二治婦人乳無汁諸方,多配伍石鍾乳,即是此意。

〔三〕一名留公乳:見《太平御覽》卷九八七引《本草經》,《神農本草經輯注》據此取爲《本草經》文。《證類本草》"一名公乳"爲黑字《名醫别録》文。按,"公"即"鍾"之音轉,《爾雅·釋親》"夫之兄爲兄公",郭璞注:"今俗呼兄鍾,語之轉耳。""留"或是"溜"之省,謂鍾乳"溜汁所成聚"。

〔四〕生山谷:《證類本草》引《名醫别録》"生少室山谷及太山"。按,石鍾乳在石灰岩地貌洞穴中常見,《本草經集注》云:"第一出始興,而江陵及東境名山石洞亦皆有,惟通中輕薄如鵝翎管,碎之如爪甲,中無雁齒,光明者爲善。"

005 **涅石**〔一〕舊作“礬石”，據郭璞注《山海經》引作“涅石”。 **味酸，寒。主寒熱洩利〔二〕，白沃〔三〕、陰蝕〔四〕，惡創〔五〕，目痛，堅筋①骨齒〔六〕。鍊餌〔七〕服之，輕身、不老、增年。一名羽碮〔八〕，生山谷〔九〕。**

《吴普》曰：礬石，一名羽碮，一名羽澤。神農、岐伯：酸；扁鵲：鹹；雷公：酸，無毒。生河西，或隴西，或武都石門，采無時。岐伯：久服傷人骨。《御覽》。

《名醫》曰：一名羽澤。生河西，及隴西、武都石門。采無時。

【案】《説文》無礬字，《玉篇》云：“礬，石也。”“碮②，礬石也。”《西山經》云：“女床之山，其陰多涅石。”郭璞云：“即礬石也。楚人名爲涅石，秦名爲羽涅也。《本草經》亦名曰涅石也。”《范子計然》云：“礬石出武都。”《淮南子·俶真訓》云：“以涅染緇。”高誘云：“涅，礬石也。”舊“涅石”作“礬石”，“羽涅”作“羽碮”，非。

箋 疏

本草“礬”的種類甚多，大都是某些金屬的含水硫酸鹽或由兩種或兩種以上金屬硫酸鹽結合成的含水複鹽。古代“礬石”也是複合概念，根據外觀形狀和色澤分爲不同的

① 筋：《證類本草》無此字，應是衍文，各家輯本亦作“堅骨齒”。

② 碮：《玉篇》作“碮”。按，“碮”由《説文》“涅”分化而來，涅字“從水從土，日聲”，故當以作“碮”爲正。

種類,《新修本草》説:"礬石有五種,青礬、白礬、黄礬、黑礬、絳礬。"其中以白礬 $KAl(SO_4)_2 \cdot 12H_2O$ 最常見,唐代以來"多入藥用",但唐以前的情況則比較複雜。

《名醫别録》提到礬石"能使鐵爲銅",陶弘景注:"其黄黑者名雞屎礬,不入藥,惟堪鍍作以合熟銅,投苦酒中,塗鐵皆作銅色;外雖銅色,内質不變。"此所描述的即是"水法煉銅",利用置换反應提取單質銅。如此,這種所謂的"雞屎礬"應該是硫酸銅礦,即通常説的"膽礬",化學成分爲 $CuSO_4 \cdot 5H_2O$。

《本草經》中的礬石似非膽礬,而是含鐵的皂礬。郭璞注《山海經》謂《本草經》礬石一名涅石。據《淮南子·俶真訓》云:"以涅染緇。"高誘云:"涅,礬石也。"《説文》亦云:"涅,黑土在水中也。"可見,涅石是一種黑色的礬。又據《金匱要略》治療女勞發黄之消石礬石散,用消石、礬石兩物,服藥後"病隨大小便去,小便正黄,大便正黑"。此以"大便正黑"爲候,如果不是消化道出血的話,這種礬石更像是主要成分爲硫酸亞鐵的皂礬 $FeSO_4 \cdot 7H_2O$。

注　釋

〔一〕涅石:《證類本草》作"礬石",二孫因《説文》無"礬"字,根據《玉篇》"䃘,礬石也",結合郭璞注《山海經》涅石,提到"《本草經》亦名曰涅石",乃改題爲"涅石"。按,此舉不妥。檢《山海經·西山經》原文作"女床之山,其陽多赤銅,其陰多石涅",而二孫據郭注引作"涅石"。《山海經廣注》認爲郭注有誤:"二名原自不同,且礬石並無石涅之名，以涅石爲石涅，是郭注之誤也。”不僅如此，《武威醫簡》已有“樊石”，此爲後起“礬”之本字，亦證明漢代藥名確實是“礬（樊）石”，而非“涅石”。但從文字取意而言，“樊”字更像是“焚”字之訛寫。《説文》“焚，燒田也”，此即“焚”字。礬石正是燒石而成者，如《本草圖經》云：“初生皆石也，採得碎之，煎鍊乃成礬。”《本草綱目》亦云：“礬者燔也，燔石而成也。”在日本古醫書《本草和名》《醫心方》中，“礬（樊）石”皆寫作“焚石”。和寫本《新修本草》中也是這樣的寫法，如卷四石流黄條兩處都寫作“焚石”。由此推測，此物本名“焚石”，漢代已經訛寫爲“樊石”，後來加形旁“石”，遂繁化成“礬”。

〔二〕洩利：腹瀉。“洩”同“泄”。《廣韻》：“泄，漏泄也，亦作洩。”此或唐人避太宗“世”字諱改字。《釋名・釋疾病》云：“泄利，言其出漏泄而利也。”“利”《證類本草》作“痢”，爲後起字。《玉篇》：“痢，瀉痢也。”《神農本草經輯注》辨析云：“後世醫家咸以‘利’爲一般腹瀉，而‘痢’字專指有膿血症狀的痢疾。是爲晚出之説，已與‘利’字古代統腹瀉與痢疾而言者全異。”

〔三〕白沃：指陰道病理性分泌物。《諸病源候論》卷三九云：“帶下之病，白沃與血相兼帶而下也。”《金匱要略》云：“婦人經水閉不利，藏堅癖不止，中有乾血，下白物，礬石丸主之。”所謂“白物”，即此“白沃”；礬石丸方：“礬石三分，燒，杏仁一分，右二味，末之，煉蜜和丸棗核大，内藏中，劇者再内之。”

〔四〕陰蝕：即陰中蝕瘡，男女生殖器潰瘍等，瘙癢如蟲蝕。《金匱要略》云：“少陰脉滑而數者，陰中即生瘡。陰中蝕瘡爛者，狼牙湯洗之。”如《千金要方》卷三治（婦人）陰中癢如蟲行狀方：“礬石十八銖、芎藭一兩、丹砂少許，右三味，治下篩，以綿裹藥，著陰中，蟲自死。”

〔五〕惡創：《證類本草》作“惡瘡”，孫星衍在輯本序中提到，經文以“創”爲“瘡”之類，皆屬於“傳寫之誤”，於是“據古訂正，勿嫌驚俗也”。其説可商。《本草經》有“金瘡”“惡瘡”，《證類本草》悉作“金創”“惡創”。二孫改“金瘡”爲“金創”，證以《本草經集注·序録》作“金創”，《武威醫簡》亦寫作“金創”，可見“金創”淵源有自；改“惡瘡”爲“惡創”則否，《本草經集注·序録》“惡瘡”“漆瘡”皆作“瘡”，可以爲證據。“瘡”病起於内，與外傷受創不同。《諸病源候論》卷三五云：“諸瘡生身體，皆是體虚受風熱，風熱與血氣相搏，故發瘡。若風熱挾濕毒之氣者，則瘡癢痛焮腫，而瘡多汁，身體壯熱，謂之惡瘡也。”

〔六〕堅筋骨齒：“筋”字衍文，他輯本皆不取此字。《名醫别録》引岐伯云“久服傷人骨”，與《本草經》説“堅骨齒”矛盾。《本草經集注》云：“以療齒痛，多即壞齒，是傷骨之證，而云堅骨齒，誠爲疑也。”

〔七〕鍊餌：“餌”《説文》訓爲粉餅，《方言》“餌謂之糕”。所謂“鍊餌”，言煉製成藥餌。

〔八〕羽碮：二孫本按語説："羽涅作羽碮，非。"按，《説文》云："涅，黑土在水中也。"《山海經·西山經》"女床之山，其陰多涅石"，郭璞注："即礬石也。楚人名爲涅石，秦名爲羽涅也。"故當作"涅"。

〔九〕生山谷：《證類本草》引《名醫别録》"生河西山谷及隴西、武都石門"。《本草經集注》云："今出益州北部西川，從河西來。"

006 消石〔一〕 **味苦，寒。主五藏積熱，胃張閉**〔二〕**，滌去蓄結飲食，推陳致新**〔三〕**，除邪氣。錬之如膏**〔四〕**，久服輕身。**《御覽》引云"一名芒硝"，《大觀本》作黑字。**生山谷**〔五〕。

《吴普》曰：消石，神農：苦；扁鵲：甘。凡出掌禹錫所引，亦見《御覽》者，不箸所出。

《名醫》曰：一名芒消〔六〕。生益州，及武①都、隴西、西羌。采無時。

【案】《范子計然》云："硝石出隴道。"據《名醫》一名芒消，又别出芒消條，非。《北山經》云："京山，其陰處有元礵。"疑"礵"即"消"異文。

箋　疏

《本經逢原》認爲消石、朴消兩條的《本草經》文，藥名與具體内容錯簡，有論云："（朴消）向錯簡在消石條内，今正之。詳治五藏等證，皆熱邪固積，决非消石所能。"又説：

① 武：底本作"五"，據《證類本草》改。《四部備要》本亦改作"武"。

“（消石）諸家本草皆錯簡在朴消條内，詳化七十二種石，豈朴消能之。”《本經逢原》因此將《本草經》朴消條修訂爲：“主五藏積熱，胃脹閉。滌蓄結飲食，推陳致新。除邪氣。”將消石條修改爲：“主百病，除寒熱邪氣，逐六府積聚，結固留癖。能化七十二種石。”

消石在漢代爲常用藥物，《史記·扁鵲倉公列傳》中倉公以消石治産後病，《武威醫簡》多首處方用到消石，大致以治癰爲主，如“治伏梁裹膿在胃腸之外方”“治金創内漏血不出方”“治鼻中當腐血出方”等。處方所含原礦物信息甚少，無法判斷具體種類。另據《金匱要略》治療女勞發黄之“消石礬石散”，用消石、礬石兩物爲散，“以大麥粥汁和服方寸匕，日三服”。用藥以後的反應是“小便正黄、大便正黑”，没有提到瀉下作用，提示所用“消石”不是具有容積性瀉下作用的朴消或芒消。再從“消石”的名稱來看，應該是能夠消化七十二種石的緣故。《正統道藏》有一篇《三十六水法》，通常認爲是漢代煉丹文獻，與陶弘景説“化消石法在《三十六水方》中”相合。此經包括製作四十餘種“水”的五十餘首處方，大約三分之二的處方都使用了消石。此“消石”更像是硝酸鹽，此即陶弘景説有一種消石，“强燒之，紫青煙起”，亦證明其爲硝酸鉀 KNO_3。《本草綱目》説“神農所列消石即火消也”，這一判斷應該不錯。

由此看來，《本草經》消石、朴消條文確實可能存在錯簡，而漢代所用的消石仍然是硝酸鉀 KNO_3，朴消則爲硫酸鈉 Na_2SO_4 或硫酸鎂 $MgSO_4$。

注 釋

〔一〕消石：《本草經集注》謂“仙經多用此消化諸石”，由此得名，後世寫作“硝石”。《山海經·北山經》“（京山）其陰有玄礵”，二孫引此，疑“礵”即“消”之異文。按，其説不妥，郭璞注“礵”爲“黑砥石”，《玉篇》亦同。“礵”爲磨刀石一類，實無關於消石。

〔二〕胃張閉：《證類本草》引《本草經》作“胃脹閉”，此二孫以《説文》無“脹”所改，依據如《左傳·成公十年》“將食，張，如厠，陷而卒”，杜預注：“張，腹滿也。”按，《靈樞·脹論》云：“胃脹者，腹滿胃脘痛，鼻聞焦臭，妨於食，大便難。”脹閉謂鼓脹不通，《黄帝内經素問·診要經終論》云：“少陰終者，面黑，齒長而垢，腹脹閉，上下不通而終矣。”

〔三〕推陳致新：《本草經》茈胡、大黄，《名醫别録》芒消、朴消、前胡等條都提到“推陳致新”，此形容瀉下作用，後世成語“推陳出新”即濫觴於此。

〔四〕錬之如膏：《本草經》消石、朴消兩條經文錯簡，此言消石“錬之如膏”，其實指朴消精製煎煉成芒消的過程，故《新修本草》云：“朴消一名消石朴，今錬粗惡朴消，淋取汁煎，錬作芒消，即是消石。”

〔五〕生山谷：《證類本草》引《名醫别録》“生益州山谷及武都、隴西、西羌”，《本草經集注》云：“隴西屬秦州，在長安西羌中。今宕昌以北諸山有鹹土處皆有之。”

〔六〕一名芒消：此四字二孫輯復所用《證類本草》作《名醫别

録》文,但如劉甲本《大觀本草》則作白字《本草經》文。據芒消條陶弘景注:"《神農本經》無芒消,只有消石名芒消爾。"《新修本草》也説:"消石,《本經》一名芒消,後人更出芒消條,謬矣。"《太平御覽》卷九八八引《本草經》也有"消石一名芒消",故判定消石"一名芒消"確實爲《本草經》文。森立之、尚志鈞、王筠默、曹元宇、馬繼興輯本亦取爲《本草經》文。

007 朴消〔一〕 味苦,寒。主百病,除寒熱邪氣,逐六府積聚〔二〕,結固留癖〔三〕,能化七十二種石〔四〕。鍊餌服之〔五〕,輕身、神僊。生山谷〔六〕。

《吴普》曰:朴硝石,神農、岐伯、雷公:無毒,生益州,或山陰。入土千歲不變。鍊之不成,不可服。《御覽》。

《名醫》曰:一名消石朴〔七〕。生益州,有鹹①水之陽,采無時。

【案】《説文》云:"朴,木皮也。"此蓋消石外裹如玉璞耳。舊作"硝",俗字。

箋　疏

從名稱來看,"朴消"之得名,確實應該是消石之朴的意思,所以有别名"消石朴"。但朴消命名的本意,究竟是指消石的粗製品,還是指性狀類似未精製的消石,不得而

① 鹹:底本作"鹽",據《證類本草》改。

知。目前所見漢代醫方没有使用朴消的實例,不過既然肯定《本草經》錯簡的説法,消石條經文之"滌去蓄結飲食,推陳致新"其實屬於朴消,那麽這種朴消應該就是容積性瀉藥硫酸鈉 Na_2SO_4 之類。同樣的,"一名芒消"是消石條的《本草經》文,因爲屬於錯簡,所以真實的情況則是"朴消一名芒消",如此芒消即是朴消(含水硫酸鈉)的精製品。

注　釋

〔一〕朴消:二孫按語引《説文》"朴,木皮也",謂"此蓋消石外裹如玉璞耳"。《本草經考注》認爲,"朴"爲"樸"之假借,《説文》"樸,木素也",指未加工成器的木材,引申爲未加工之原材料,如《説文》"磺,銅鐵樸石也",《廣雅·釋器》"鐵樸謂之礦"。按,森立之所論較妥,《名醫别録》一名"消石朴",意即消石之"樸"。

〔二〕六府積聚:《本草經》言消石主"五藏積熱",此又説朴消"逐六府積聚"。《本經疏證》注意及此,有論云:"夫火消《本經》以主五臟積熱,胃脹閉;水消《本經》以逐六腑積聚,結固留癖。是分明指火消入臟,水消入腑矣。臟藏精而不瀉者也,腑傳化物而不藏者也。藏而不瀉,則所積者皆無形,倘啓斂不以時,而有盛滿之患,遂仍移於六腑。故其積者惟熱,而能使胃脹閉。曰滌去蓄結飲食,推陳出新,則去胃之脹閉也,胃之脹閉去,五臟積熱自已矣。傳化物而不藏,則所積皆有形,倘輸導不以時,亦有盛滿之患,遂致移於軀體。故其積者,胥飲食痰涎血液，皆能固結成癖。”

〔三〕結固留癖："固"疑爲"痼"之假借，《千金要方》卷二九有"風寒結痼，水穀不消"之説，"痼癖"一詞或即由此而來。《本草經考注》云："結固留癖者，乃結胸固瘕留飲癖食之約言耳。"異説備參。

〔四〕能化七十二種石：《名醫别録》消石條説："天地至神之物，能化成(七)十二種石。"皆指利用硝酸鹽製備硝酸，溶解各種金屬或金屬礦石的作用。按，"七十二"非實指，《本草經考注》云："'七十二種石'又見甘草條黑字。《黄帝内經素問·氣穴論》'府俞七十二穴'，《天元紀大論》'七百二十氣爲一紀'，《外臺》十二温白丸條有'七十二種風'，《瑞竹堂方》卷七搜風順氣丸條有'七十二氣'之語，《龍木論》載眼疾七十二證，蓋皆出於七十二候，本是仙家所説。"

〔五〕錬餌服之：《名醫别録》云："錬之白如銀，能寒能熱，能滑能澀，能辛能苦，能鹹能酸，入地千歲不變。色青白者佳，黄者傷人，赤者殺人。"

〔六〕生山谷：《證類本草》引《名醫别録》"生益州山谷有鹹水之陽"，所言"有鹹水"疑是地名，不詳所在。《本草經集注》云："今出益州北部故汶山郡西川、蠶陵二縣界。"

〔七〕消石朴：《開寶本草》解釋説："'消'即是本體之名，'石'者乃堅白之號，'朴'者即未化之義也，以其芒消、英消皆從此出，故爲消石朴也。"

008 滑石〔一〕　味甘，寒。主身熱，洩澼〔二〕，女子乳難〔三〕，

癃閉〔四〕，利小便〔五〕，蕩胃中積聚寒熱，益精氣。久服輕身、耐飢、長年〔六〕。生山谷〔七〕。

《名醫》曰：一名液石，一名共石，一名脱石〔八〕，一名番石。生赭陽，及太山之陰，或掖北白山，或卷山。采無時。

【案】《范子計然》云："滑石白滑者善。"《南越志》云："膋城縣出膋石，即滑石也。"

箋　疏

滑石有軟硬兩种，硬滑石即礦物學之滑石 talc，爲單斜晶系或斜方晶系的硅酸鹽礦物，分子式爲 $Mg_3(Si_4O_{10})(OH)_2$。《本草經集注》形容滑石："初取軟如泥，久漸堅强，人多以作塚中明器物。"滑石硬度雖低，但並不呈泥狀，這種"初取軟如泥"的滑石，其實是黏土質滑石，或稱爲"軟滑石"，化學組成大致是 $Al_2O_3 \cdot 2SiO_2 \cdot 2H_2O$。日本正倉院藏有唐代滑石標本，經化學分析證實也是軟滑石。

但《本草經》時代的滑石則未必是軟滑石。從功效上看，《本草經》謂滑石"蕩胃中積聚寒熱"。《名醫别録》云："去留結，令人利中。"這些論述顯然都是指其瀉下作用而言。軟滑石的組成爲氧化鋁和二氧化硅，類似於蒙脱石 montmorillonite，對消化道内的病毒、病菌及其產生的毒素、氣體有固定和抑制作用，故能止瀉；而硬滑石中含有氧化鎂，臨床上氧化鎂常用作抗酸劑，口服後中和胃酸生成氯化鎂，可產生鹽類的緩瀉作用。顯然，要產生"令人利中"

的效果，只能是硬滑石，而非軟滑石。

注　釋

〔一〕滑石：滑石以質地得名，《本草綱目》云："滑石性滑利竅，其質又滑膩，故以名之。"

〔二〕洩澼：《本草經考注》云："洩澼者，即洩利腸澼之約語耳。"《本草經》五色石脂即主洩利腸澼。

〔三〕乳難：《説文》云："人及鳥生子曰乳，獸曰産。"故乳難即是産難，今言難産也。《藥性論》云："主難産，服其末。又末與丹參、蜜、豬脂爲膏，入其月即空心酒下彈丸大；臨産倍服，令滑胎易生。"《本草經解要》云："其主女子乳難者，乳汁不通也。"《神農本草經百種録》云："女子乳難，乳亦水類，滑石利水且能潤竅，故有通乳之功。"此皆以"乳難"爲乳汁不通，屬望文生義者。

〔四〕癃閉：小便不利。《黄帝内經素問·宣明五氣篇》云："膀胱不利爲癃。"

〔五〕利小便：《金匱要略》治小便不利，滑石白魚散主之，用滑石、亂髮、白魚三物爲散。《本草圖經》云："古方利小便，治淋澀，多單使滑石。"

〔六〕久服輕身耐飢長年：現存文獻未見服食滑石記載，《本草經集注》説"滑石色正白，仙經用之以爲泥"，乃是調和六一泥用之，此丹鼎固濟所需，非直接服食。

〔七〕生山谷：《證類本草》引《名醫别録》"生赭陽山谷及太山之陰，或掖北白山，或卷山"，《本草經集注》云："今出湘州始安郡諸處。"

〔八〕脱石:《本草綱目》云:"脱乃肉無骨也,此物最滑膩,無硬者爲良,故有諸名。"

009 石膽〔一〕 **味酸,寒。主明目,目痛,金創,諸癇痙**〔二〕**,女子陰蝕痛,石淋**〔三〕**,寒熱,崩中下血,諸邪毒氣,令人有子。煉餌服之不老,久服增壽神僊**〔四〕**。能化鐵爲銅成金銀**〔五〕。《御覽》引作"合成"。**一名畢石。生山谷**〔六〕。

《吴普》曰:石膽,神農:酸,小寒;李氏:大寒;桐君:辛,有毒;扁鵲:苦,無毒。《御覽》引云:"一名黑石,一名銅勒。生羌道或句青山。二月庚子、辛丑采。"

《名醫》曰:一名黑石,一名碁石,一名銅勒。生羌道、羌里句青山。二月庚子、辛丑日采。

【案】《范子計然》云:"石膽出隴西羌道。"陶宏景①云:"仙經一名立制石。"《周禮·瘍醫》"凡療瘍以五毒攻之",鄭云:"今醫方有五毒之藥,作之,合黄堥,置石膽、丹沙、雄黄、礜②石、慈石其中,燒之三日三夜,其煙上著,以雞羽掃取之以注創,惡肉破骨則盡出。"《圖經》曰:"故翰林學士楊億嘗筆記,直史館楊嵎有瘍生於頰,人語之,依鄭法合燒,藥成,注之瘡中,遂愈。信古方攻病之速也。"

箋　疏

石膽爲銅鹽,《本草經》謂其"能化鐵爲銅成金銀",乃

---

① 陶宏景:即陶弘景,清人避乾隆帝弘曆諱改"弘"爲"宏"。後皆同此。

② 礜:底本作"礬",據《周禮注疏》改。

是銅鹽的置换反應。《太平御覽》引《本草經》云："其爲石也，青色，多白文，易破，狀似空青。"從描述來看，應該就是帶結晶水的硫酸銅，即通常所言之膽礬 $CuSO_4 \cdot 5H_2O$。

《證類本草》引《名醫别録》謂石膽"有毒"，這與《本草經》上品藥"無毒，多服久服不傷人"的定義不合，所以《本草綱目》所擬《本草經》目録，以及顧觀光、曹元宇輯本將其安排在中品；馬繼興輯本在下品；二孫、森立之、尚志鈞、王筠默輯本仍列上品。據《本草經集注·序録》石膽爲"石上"，故至少從《本草經集注》以來，此物就在玉石部上品。

注　釋

〔一〕石膽：《本草綱目》釋名云："膽以色味命名，俗因其似礬，呼爲膽礬。"《本草經考注》云："膽礬者，宋後俗間之名，或呼爲膽子礬，方書中往往有此稱。蓋石膽本形與色皆似膽，得之名耳。"

〔二〕癇痙：癲癇發作之症狀。《千金要方》卷五云："病發身軟時醒者，謂之癇也；身强直反張如弓不時醒者，謂之痙也。"

〔三〕石淋：小便不暢，尿出砂石。《諸病源候論》卷一四云："石淋者，淋而出石也。"按，"淋"字本作"癃"，避後漢殤帝劉隆（105—106 年在位）諱所改。如《野客叢書》卷九所言："殤帝諱隆，以隆慮侯爲林慮侯。"改"癃"爲"淋"亦當時所爲，《傷寒論考注》云："淋病之字古作癃。《靈樞》有五癃津液别論，《素問》中亦皆作癃，無淋字。避後漢殤帝諱隆，爾來改癃字爲林字、臨字。”據《武威醫簡》寫作“瘁”，正“癃”之省文。又，《説文》有“痳”字，訓爲“疝病”，《釋名·釋疾病》則云：“痳，懔也。小便難，懔懔然也。”似“淋”亦作“痳”。

〔四〕久服增壽神僊：《太平御覽》卷九八七引《十洲記》云：“滄浪海島上有石膽，服之神仙。”

〔五〕能化鐵爲銅成金銀：《新修本草》云：“此物出銅處有，形似曾青，兼緑相間，味極酸苦，磨鐵作銅色，此是真者。”石膽爲硫酸銅，與鐵發生置换反應，析出單質銅，所言“成金銀”者即此。《名醫别録》一名銅勒，恐也是“磨鐵作銅色”的意思。

〔六〕生山谷：《證類本草》引《名醫别録》“生羌道山谷羌里句青山”。《太平御覽》卷九八七引《范子計然》云：“石膽出隴西羌道。”《博物志》卷二云：“魏文帝黄初三年，武都西都尉王褒獻石膽二十斤。四年，獻三斤。”

010 空青〔一〕 味甘，寒。主眚①盲〔二〕，耳聾，明目〔三〕，利九竅，通血脈，養精神。久服輕身、延年、不老〔四〕。能化銅鐵鉛錫作金〔五〕。生山谷〔六〕。

《吴普》曰：空青，神農：甘；一經〔七〕：酸。久服有神僊玉女來侍②，使人志高。《御覽》。

---

① 眚：《周氏醫學叢書》光緒本、《周氏醫學叢書》宣統本、《四部備要》本、黄奭輯本皆作“青”。

② 侍：底本作“時”，據《太平御覽》卷九八八引《吴氏本草》改。《周氏醫學叢書》光緒本、《四部備要》本皆作“侍”。

《名醫》曰:生益州及越巂山有銅處。銅精熏則生空青,其腹中空。三月中旬采,亦無時。

【案】《西山經》云“皇人之山,其下多青”,郭璞云:“空青、曾青之屬。”《范子計然》云:“空青出巴郡。”司馬相如賦云“丹青”,張揖云:“青,青雘也。”顏師古云:“青雘,今之丹青也。”

箋 疏

本草礦物類藥物中的“青”多數都是銅鹽,《名醫别録》言“銅精熏則生空青”即是此意。空青爲鹼式碳酸銅 $CuCO_3 \cdot Cu(OH)_2$,是孔雀石 malachite 類銅礦石,傳説以腹内空竅中的漿液點眼有復明之效。《本草衍義》説:“空青功長於治眼。仁廟朝,嘗詔御藥院,須中空有水者,將賜近戚,久而方得。”

注 釋

〔一〕空青:《紹興本草》云:“謂其色青而中空,故名空青也。”

〔二〕眚盲:《證類本草》作“青盲”。《諸病源候論》卷二八云:“青盲者,謂眼本無異,瞳子黑白分明,直不見物耳。”按其所言,當是各類眼底退行性病變。《本草經考注》認爲“青盲”或作“清盲”,皆俗書假借,正寫當爲“眚盲”。按,《説文》“眚,目病生翳也”,此則白内障一類眼疾。《名醫别録》説空青“療目赤痛去膚翳”,則與“眚盲”相合。

〔三〕明目:後世以空青爲治目聖藥,《藥性論》云:“瞳人破者，再得見物。"《日華子本草》云："空青大者如雞子，小者如相思子，其青厚如荔枝殼，内有漿酸甜，能點多年青盲内障翳膜，養精氣，其殼又可摩翳也。"

〔四〕久服輕身延年不老：《名醫别録》補充説："令人不忘，志高、神仙。"

〔五〕能化銅鐵鈆錫作金：空青亦是銅鹽，可與鐵、鉛、錫等發生置换反應，析出單質銅。《本草經集注》説："又以合丹，成則化鈆爲金矣。"

〔六〕生山谷：《證類本草》引《名醫别録》"生益州山谷及越巂山有銅處"，《本草經集注》云："今出銅官者色最鮮深，出始興者弗如，益州諸郡無復有，恐久不采之故也。涼州西平郡有空青山，亦甚多。"

〔七〕一經：即别本之意。

011 曾青〔一〕 味酸，小寒。主目痛，止淚出，風痹〔二〕，利關節，通九竅，破癥堅積聚。久服輕身、不老〔三〕。能化金銅〔四〕。生山谷〔五〕。

《名醫》曰：生蜀中及越巂。采無時。

【案】《管子·揆度篇》云："秦明山之曾青。"《荀子》云"南海則有曾青"，楊倞注："曾青，銅之精。"《范子計然》云："曾青出宏[①]農、豫章，白青出新淦[②]。青色者善。"《淮南子·地形訓》云"青天八

---

① 宏：二孫本避諱改"弘"爲"宏"。見前第43頁，後不贅述。

② 淦：底本作"涂"，據《證類本草》空青條引《范子計然》改。

百歲生青曾”,高誘云:“曾青,青石也。”

箋　疏

曾青與空青類似,都是孔雀石 malachite 一類的鹼式碳酸銅 $CuCO_3 \cdot Cu(OH)_2$ 礦石。《本草經集注》説空青“醫方乃稀用之”,而曾青則“仙經少用之”。曾青在漢代似爲醫方常用,《武威醫簡》有三方用之。一方治目恿(痛),以曾青、戎鹽兩物,乳汁調和,用以敷目,此與《本草經》謂曾青“主目痛,止淚出”功效吻合。另兩方用於金創,治金創内漏血不出,用大黄、曾青、消石、䗪蟲、蝱蟲五物;金創止恿(痛),用曾青、長石兩物和温酒飲。按,《本草經》不言曾青用於金創,扁青則主“折跌,癰腫,金創不瘳”,諸青同屬一類,或可互參。

注　釋

〔一〕曾青:《本草綱目》釋名:“曾音層。其青層層而生,故名。或云其生從實至空,從空至層,故曰曾青也。”故《本草經考注》説:“曾青者,謂累累相綴如連珠也。”

〔二〕風痹:《證類本草》作“風痺”。按,此字《説文》正寫作“痹”,云“溼病也”。俗寫作“痺”,《正字通》云:“痺,或曰痺即俗痹字。”然後世醫書多以“痺”爲正字,故《周氏醫學叢書》光緒本、宣統本皆改作“痺”,黄奭輯本尚保留“痹”。後皆同此。《黄帝内經素問·痺論》云:“風寒溼三氣雜至,合而爲痺,其風氣勝者爲行痺。”《諸病源候論》卷一云:“其狀,肌肉頑厚或疼痛。由人體虚,腠理開,故受風邪也。病在陽曰風,在陰曰痺,陰陽俱病曰風痺。”

〔三〕久服輕身不老:《抱朴子内篇·仙藥》引《神農四經》記上藥單服令人飛行長生者有曾青。《太平御覽》卷九八八引《衡山記》謂曾青“可合仙藥”,引《淮南萬畢術》云:“曾青爲藥,令人不老。”

〔四〕能化金銅:此爲銅鹽置换反應。《抱朴子内篇·黄白》“詐者謂以曾青塗鐵,鐵赤色如銅”,亦屬此類。

〔五〕生山谷:《證類本草》引《名醫别録》“生蜀中山谷及越巂”,《太平御覽》卷九八八引《本草經》云:“曾青生蜀郡名山,其山有銅者,曾青出其陽。”

012 禹餘糧〔一〕 **味甘,寒。主欬逆,寒熱煩滿**〔二〕**,下**《御覽》有“痢”字〔三〕。**赤白**〔四〕**,血閉,癥瘕**〔五〕**,大熱。錬餌服之,不飢、輕身、延年**〔六〕。**生池澤及山島中**〔七〕。

《名醫》曰:一名白餘糧。生東海及池澤中。

【案】《范子計然》云:“禹餘糧出河東。”《列僊傳》云:“赤斧上華山取禹餘糧。”《博物志》云:“世傳昔禹治水,棄其所餘食于江中而爲藥也。”按,此出《神農經》,則禹非夏禹之禹,或本名白餘糧,名醫等移其名耳。

箋　疏

禹餘糧傳説大禹所遺,《太平御覽》卷九八八引《博物志》云:“扶海洲上有草焉,名曰篩草,其實食之如大麥,從七月稔熟，民斂，至冬乃訖，名自然穀，或曰禹餘糧。今藥中有禹餘糧者，世傳昔禹治水，棄其所餘食於江中，而爲藥也。”傳説如此，對應的實物則有植物、礦物多種。植物如陶弘景在《本草經集注》中提到：“南人又呼平澤中有一種藤，葉如菝葜，根作塊有節，似菝葜而色赤，根形似署預，謂爲禹餘糧。言昔禹行山乏食，采此以充糧，而棄其餘，此云白餘糧也，生池澤，復有仿佛。”這種草本禹餘糧應該是百合科菝葜屬植物，如光葉菝葜 *Smilax glabra* 之類，通常稱作“土茯苓”者。至於《博物志》説的篩草不知是何物，另據《名醫別録》麥門冬也有別名禹餘糧。礦物的禹餘糧，古今物種没有變化，應該是褐鐵礦 limonite 的塊狀集合體，通常呈卵塊狀，有甲殼重重，硬度較低，打破後中間可夾有疏鬆的粉末。被命名爲“禹餘糧”，大約認爲是大禹遺下的食物石化而成。

二孫信奉《本草經》爲神農所作，按照三皇五帝神話譜系，神農氏遠早於大禹，所以對《神農本草經》中出現與大禹有關的藥名表示疑惑，按語説：“此出《神農經》，則禹非夏禹之禹，或本名白餘糧，名醫等移其名耳。”姜國伊輯《神農本經》即參考二孫意見，藥名改題爲白餘糧，《本經經釋》説：“白餘糧者，禹餘糧也。白者，金也。禹艱食，而後世因以名之也。《神農本經》不可言禹也。”

《武威醫簡》公孫君方用到禹餘糧，但簡牘殘損，看不出主療疾病，更無法探知其所用何物。至於《本草經》中的禹餘糧爲礦物，應該没有争議，故《紹興本草》説：“禹餘糧石類也,故《本經》列之石部中;或云是草類者,非此禹餘糧也。”

注　釋

〔一〕禹餘糧:禹餘糧傳説是大禹所遺,《本草綱目》釋名云:“石中有細粉如麵,故曰餘糧。”

〔二〕煩滿:“滿”通“懣”。《説文》“懣,煩也”,段注:“煩者,熱頭痛也。引申之,凡心悶皆爲煩。《(禮記·)問喪》曰‘悲哀志懣气盛’。古亦假‘滿’爲之。”

〔三〕御覽有痢字:《太平御覽》卷九八八引《本草經》作“下痢赤白”,《證類本草》無“痢”字;森立之、馬繼興輯本皆取“下利赤白”爲《本草經》文。《神農本草經校義》云:“《本經》‘下赤白’文,其義多屬於女子漏下,彼‘利’字,必係增衍。”按,“利”或“痢”確不必據《太平御覽》添補,但《本草經》“下赤白”仍指腹瀉膿血,若言女子漏下,則云“漏下赤白”,無徑言“下赤白”者。如白芷、景天,檗木、桑耳等條,皆言“主女人漏下赤白”。

〔四〕下赤白:腹瀉膿血便。《黄帝内經素問·至真要大論》云:“少腹痛,注下赤白。”《諸病源候論》卷一七“赤白痢候”云:“然其痢而赤白者,是熱乘於血,血滲腸内則赤也;冷氣入腸,搏於腸間,津液凝滯則白也;冷熱相交,故赤白相雜。”

〔五〕癥瘕:指腹部病理性硬結,癥與瘕有區别。《諸病源候論》卷一九云:“癥者,由寒温失節,致腑臟之氣虚弱,而食飲不消,聚結在内,漸染生長。塊叚盤牢不移動者,是癥也，言其形狀可徵驗也。”又云：“癥瘕者，皆由寒温不調，飲食不化，與臟氣相搏結所生也。其病不動者，直名爲癥。若病雖有結瘕，而可推移者，名爲瘕。瘕者，假也，謂虚假可動也。”

〔六〕鍊餌服之不飢輕身延年：《本草經集注》云：“仙經服食用之。”《列仙傳》卷下云：“赤斧者，巴戎人也，爲碧雞祠主簿。能作水澒煉丹，與硝石服之，三十年反如童子，毛髮生皆赤。後數十年，上華山取禹餘糧餌，賣之於蒼梧、湘江間。”

〔七〕生池澤及山島中：《證類本草》引《名醫别録》“生東海池澤及山島中，或池澤中”，《本草經集注》云：“今多出東陽，形如鵝鴨卵，外有殼重疊，中有黄細末如蒲黄，無沙者爲佳。近年茅山鑿地大得之，極精好，乃有紫華靡靡。”

013 太一①餘糧〔一〕 味甘，平。主欬逆上氣，癥瘕，血閉〔二〕，漏下，除②邪氣。久服耐寒暑、不飢、輕身，飛行千里、神僊〔三〕。《御覽》引作“若神僊”。**一名石𥘞〔四〕。生山谷〔五〕**。

《吴普》曰：太一禹餘糧，一名禹哀。神農、岐伯、雷公：甘，平；李氏：小寒；扁鵲：甘，無毒。生太

① 一：底本目録作“乙”，正文則作“一”。

② 除：底本作“餘”，據《證類本草》改。《周氏醫學叢書》光緒本、《四部備要》本皆作“除”。

山上。有甲，甲中有白，白中有黄〔六〕，如雞子黄色。九月采，或無時。

《名醫》曰：生太山。九月采。

【案】《抱朴子·金丹篇》云：《五①靈丹經》用丹沙、雄黄、雌黄、石硫黄、曾青、礬石、磁石、戎鹽、太一禹餘糧，亦用六一泥及神室祭醮合之，三十六日成。

箋　疏

《本草經》有禹餘糧，又有太一餘糧，顧名思義，前者是大禹所遺，後者爲太一所遺。《本草拾遺》云："太一者，道之宗源。太者大也，一者道也，大道之師，即禹之理化神君，禹之師也。師常服之，故有太一之名。"醫方、道經又將本品稱作"太一禹餘糧"，如《傷寒論》赤石脂禹餘糧湯、《登真隱訣》長生四鎮丸、《抱朴子内篇》之五靈丹經等，皆作太一禹餘糧。"太一餘糧"或許是"太一禹餘糧"的省稱。"太一"爲禹餘糧的修飾語，表示更高、更精之意，故《新修本草》説："太一餘糧及禹餘糧，一物而以精粗爲名爾。其殼若瓷，方圓不定，初在殼中未凝結者，猶是黄水，名石中黄子。久凝乃有數色，或青、或白、或赤、或黄，年多變赤，因赤漸紫；自赤及紫俱名太一，其諸色通謂餘糧。"

注　釋

〔一〕太一餘糧：本條傳世文獻有"太一餘糧"與"太一禹餘

---

① 五：底本缺，據《抱朴子内篇·金丹》補。

糧”兩種寫法,因爲《證類本草》用“太一餘糧”爲正名,所以多數《本草經》輯本都取“太一餘糧”。但諸書引録亦有作“太一禹餘糧”者,如《南都賦》“太一餘糧,中黄穀玉”句,《文選》李善注引《本草經》曰:“太一禹餘糧,一名石腦,生山谷。”森立之輯本即以“大(太)一禹餘糧”爲正名,《本草經考異》説:“‘大’原作‘太’,今據《醫心方》正。原無‘禹’字,今據《御覽》《醫心方》《真本千金》增正。”

〔二〕癥瘕血閉:《本草經》記禹餘糧功效,亦用於血閉、癥瘕。按,《傷寒論》治傷寒下利不止、心下痞鞕,用赤石脂禹餘糧湯,方用赤石脂與太一禹餘糧,與此功效相合。

〔三〕久服耐寒暑不飢輕身飛行千里神僊:《抱朴子内篇·仙藥》引《神農四經》記太一禹餘糧單服“令人飛行長生”;又説仙藥之上者,有太一禹餘糧、石中黄子等。

〔四〕石𡿺:“𡿺”爲《説文》正字,今隸定作“腦”。《本草經考注》云:“石中所胎黄色如腦,故以爲名,乃石中黄子之義。”《文選》李善注引《本草經》“太一禹餘糧,一名石腦”,“腦”亦“腦”之異體。

〔五〕生山谷:《證類本草》引《名醫别録》“生太山山谷”,《本草經集注》云:“適有人於銅官采空青於石坎,大得黄赤色石,極似今之餘糧,而色過赤好,疑此是太一也。”

〔六〕白中有黄:此言太一禹餘糧的結構如雞蛋,“白”指蛋白,“黄”指蛋黄,並非謂其顔色有白有黄,故後文另説“黄色”。

014 白石英〔一〕 **味甘,微温。主消渴**〔二〕**,陰痿不足**〔三〕**,欬逆,**《御覽》引作"嘔"。**胸鬲間久寒**〔四〕**,益氣,除風濕痹。**《御覽》引作"陰[①]濕痹"。**久服輕身**、《御覽》引作"身輕健"。**長年**〔五〕。**生山谷**〔六〕。

《吴普》曰:白石英,神農:甘;岐伯、黄帝、雷公、扁鵲:無毒。生太山。形如紫石英,白澤,長者二三寸。采無時。《御覽》引云"久服通日月光"。

《名醫》曰:生華陰及太山。

【案】司馬相如賦有"白坿",蘇林云:"白坿,白石英也。"司馬貞云:"出魯陽山。"

箋 疏

石英爲石英礦的礦石,主要成分是二氧化硅 SiO_2。《名醫别録》説白石英"大如指,長二三寸,六面如削,白澈有光",所指當該是石英中純度較高呈六方柱狀的水晶。水晶通常無色透明,若含有微量的鐵、鋁、錳等,可呈現各種顔色,此即各色石英。

五色石英乃是對應五行賦色,《太平御覽》卷九八七引《本草經》,除白石英外,尚有"青石英,形如白石英,青端赤後者是""赤石英,形如白石英,赤端白後者是,故赤澤有光,味苦,補心氣""黄石英,形如白石英,黄色如金在端者是""黑石英,形如白石英,黑澤有光"。《證類本草》引作

① 陰:《太平御覽》卷九八七引《本草經》作"除",此或二孫所用版本差訛。

《名醫别録》,有云:“其黄端白稜名黄石英,赤端名赤石英,青端名青石英,黑端名黑石英。”從赤石英“味苦補心氣”來看,與五色石脂條“各隨五色補五藏”同例,馬繼興輯本乃將青石英、赤石英、黄石英、黑石英作爲白石英條之副品藥,收入輯本正文。

至於紫石英,因爲紫色不在五行之内,故《本草經》單列一條。

注　釋

〔一〕白石英:《本草綱目》釋名説:“徐鍇云,英亦作瑛,玉光也。今五種石英,皆石之似玉而有光瑩者。”

〔二〕消渴:《釋名·釋疾病》云:“消潵,潵,渴也。腎氣不周於胸胃中,津潤消渴,故欲得水也。”《諸病源候論》卷五“消渴候”云:“夫消渴者,渴不止,小便多是也。”

〔三〕陰痿不足:陰痿指男性勃起功能障礙,亦作“陽痿”。《黄帝内經靈樞·經筋》云:“經筋之病,寒則反折筋急,熱則筋弛縱不收,陰痿不用。”據《本草經》牡狗陰莖、巴戟天條皆作“陰痿不起”,白馬莖、腐婢條作“陰不起”,此處“陰痿不足”疑爲“陰痿不起”之訛。

〔四〕胸鬲間久寒:《本草經考注》云:“胸膈間久寒者,乃所謂胃中冷氣也。”按,《名醫别録》即謂紫石英“除胃中久寒”。

〔五〕久服輕身長年:《抱朴子内篇·仙藥》記“仙藥之上者”,其中有石英;《吴普本草》謂“久服通日月光”。《本草經集注》云:“仙經大小並有用,惟須精白無瑕雜者。”

〔六〕生山谷:《證類本草》引《名醫别録》"生華陰山谷及太山",《本草經集注》云:"今醫家用新安所出極細長白澈者;壽陽八公山多大者,不正用之。"

015 **紫石英**〔一〕 **味甘,温。主心腹欬逆**〔二〕,《御覽》引作"嘔逆"。**邪氣,補不足,女子風寒在子宫,絶孕十年無子**〔三〕。**久服温中**〔四〕、**輕身**、**延年**〔五〕。**生山谷**〔六〕。

《吴普》曰:紫石英,神農、扁鵲:味甘,平;李氏:大寒;雷公:大温;岐伯:甘,無毒。生太山或會稽。采無時。欲令如削,紫色達頭,如樗蒲者。

又曰〔七〕:青石英形如白石英,青端赤後者是。赤石英形如白石英,赤端白後者是,赤澤有光,味苦,補心氣。黄石英形如白石英,黄色如金,赤端者是。黑石英形如白石英,黑澤有光。《御覽》。掌禹錫引此節文。

《名醫》曰:生太山。采無時。

箋 疏

紫石英應該就是紫色石英,即三方晶系紫水晶 amethyst,晶體呈六方雙錐、六方柱聚形。紫水晶硬度極大,完全不能溶解吸收,所以陶弘景在《本草經集注·序録》中説:"王公貴勝,合藥之日,悉付群下。其中好藥貴石,無不竊换。乃有紫石英、丹砂吞出洗取,一片動經十數過賣。"

除了紫水晶以外,《本草經集注》言"會稽諸暨石,形色如石榴子",這可能是後世作爲紫石英入藥的螢石 fluorite,爲等軸晶系礦物,主要成分是氟化鈣 CaF_2。螢石因爲含有氟,受熱可有氣態氟析出,有較强刺激性,故《本經逢原》説:"紫石英經火則毒,要生研極細,水飛三次用。"而在此前,《本草綱目》主張(紫石英)"凡入丸散,用火煅醋淬七次,研末水飛過,曬乾入藥"。炮製方法不同,其實暗示品種差異。

注　釋

〔一〕紫石英:《紹興本草》云:"紫石英與白石英形質大小頗同,但其色紫,故名紫石英也。"

〔二〕心腹欬逆:《黄帝内經素問·欬論》云:"心欬之狀,欬則心痛,喉中介介如梗狀,甚則咽腫喉痺。"《本草經考注》與"邪氣"連讀,有論云:"是謂心腹有邪氣而爲欬逆,與白石英'主欬逆胸鬲間久寒'稍相似,即心氣不足,邪火上盛之證。"

〔三〕女子風寒在子宫絶孕十年無子:此言宫寒不孕也,《藥性論》謂紫石英"女人服之有子"。

〔四〕久服温中:紫石英性温,《抱朴子内篇·雜應》謂服用紫石英朱漆散,"亦可堪一日一夕不寒也"。

〔五〕輕身延年:《本草經集注》謂紫石英"仙經不正用,而爲俗方所重"。道書《神仙服餌丹石行藥法》云:"服食紫石英,壽三百歲,含之不飢渴。"

〔六〕生山谷:《證類本草》引《名醫别録》"生太山山谷",《本草經集注》云:"今丸散家采擇,惟太山最勝,餘處者可作丸、酒餌。”

〔七〕又曰:《吴普本草》之青石英、赤石英、黄石英、黑石英内容,《嘉祐本草》皆引在白石英條下,《本草經集注》將其作爲《名醫别録》文附在白石英條内,故二孫將之列在紫石英條後爲不妥。按,五色石英對應五行爲一組,紫石英單獨一件,此如青赤黄白黑紫六色芝,前五種對應五行合稱五芝,紫芝單獨一件。

016 青石、赤石、黄石、白石、黑石脂等〔一〕 味甘,平。主黄疸〔二〕,洩利腸澼膿血〔三〕,陰蝕,下血赤白〔四〕,邪氣,癰腫疽痔,惡創〔五〕,頭瘍〔六〕,疥搔。久服補髓、益氣,肥健、不飢〔七〕,輕身、延年〔八〕。五石脂各隨五色補五藏〔九〕。生山谷中〔一〇〕。

《吴普》曰:五色石脂,一名青、赤、黄、白、黑符。青符,神農:甘;雷公:酸,無毒;桐君:辛,無毒;李氏:小寒。生南山或海涯,采無時。赤符,神農、雷公:甘;黄帝、扁鵲:無毒;李氏:小寒。或生少室,或生太山,色绛,滑如脂。黄符,李氏:小寒;雷公:苦。或生嵩山,色如豘㛴、雁雛,采無時。白符〔一一〕,一名隨髓,岐伯、雷公:酸,無毒;李氏:小寒;桐君:甘,無毒;扁鵲:辛。或生少室天婁山,或太山。黑符,一名石泥,桐君:甘,無毒。生洛西山空地。

《名醫》曰：生南山之陽。一本作“南陽”①〔一二〕。又云：黑石脂，一名石涅，一名石墨。

【案】《吴普》引“神農甘”云云，五石脂各有條，後世合爲一條也。《范子計然》云：“赤石脂出河東，色赤者善。”《列僊傳》云：“赤須子好食石脂。”

箋　疏

青石脂、赤石脂、黄石脂、白石脂、黄石脂爲五種，陶弘景整理《本草經》因爲拘泥於藥物三百六十五種，將之合併爲一條，籠統稱爲“五石脂”或“五色石脂”。《本草經集注》説：“此五石脂如《本經》，療體亦相似，《别録》各條，所以具載。今俗用赤石、白石二脂爾。”

除馬繼興輯本外，各家皆以五石脂爲一條。馬繼興輯本以青石脂、赤石脂、黄石脂、白石脂、黑石脂各自立條，參考《太平御覽》引《本草經》文，以及《弘決外典抄》引本草文，將《證類本草》中的《名醫别録》文升級爲《本草經》文。

雖然《本草經》將五色石脂合爲一條，醫方仍各自稱名爲主，《本草經集注》謂“今俗用赤石、白石二脂”，尤其以赤石脂爲常用。如馬王堆出土《養生方》用到紅苻、白苻，考釋者認爲即是赤符、白符，亦即赤石脂、白石脂；《武威醫簡》多處用到赤石脂；《傷寒論》之赤石脂禹餘糧湯、桃花湯，《金匱要略》烏頭赤石脂丸，皆用赤石脂，唯《金匱要

① 一本作南陽：底本爲大字，循本書體例改爲小字注釋。

略》風引湯以赤石脂、白石脂同用。

石脂是高嶺土類礦物，主要是水化硅酸鋁，其基本作用類似於蒙脱石 montmorillonite，爲高嶺土黏土礦物。因其層紋狀結構及非均勻性電荷分佈，對消化道内的病毒、病菌及其産生的毒素、氣體有固定和抑制作用，使其失去致病性，並能在胃腸道黏膜表面形成保護層，保護胃腸黏膜不受致病因素的損傷。較純的高嶺石 kaolinite 一般呈白色，即白石脂；若雜含有氧化亞鐵 FeO，呈赤紅色，爲赤石脂；含有少量氫氧化鐵 $Fe(OH)_3$，呈黄色；含有錳、鎂、鋇等元素，則可出現其他顔色。黑石脂因爲一名石涅，一名石墨，《山海經・西山經》謂“女床之山，其陽多赤銅，其陰多石涅”，或因此認爲是石墨之類。但據李時珍説：“此乃石脂之黑者，亦可爲墨，其性粘舌，與石炭不同。南人謂之畫眉石。許氏《説文》云：黛，畫眉石也。”則仍是高嶺石而非石墨礦。

注　釋

〔一〕青石赤石黄石白石黑石脂等：《本草綱目》釋名説：“膏之凝者曰脂，此物性粘，固濟爐鼎甚良，蓋兼體用而言也。”此以青石脂、赤石脂、黄石脂、白石脂、黄石脂五種合併爲一條，檢《證類本草》目録，以“五色石脂”列目，正文仍用“青石赤石黄石白石黑石脂等”引起，諸家《本草經》輯本亦如此處理。

〔二〕黄疸：《證類本草》引《名醫别録》青石脂“療黄疸”，黄石脂“除黄疸”。

〔三〕泄利腸澼膿血:《證類本草》引《名醫别録》青石脂主"泄痢腸澼",赤石脂"療腹痛泄澼",黄石脂主"大人、小兒泄痢腸澼,下膿血",白石脂主"小腸澼熱溏便膿血",黑石脂"止腸澼泄痢"。

〔四〕陰蝕下血赤白:《證類本草》引《名醫别録》青石脂主"女子帶下百病",赤石脂主"女子崩中漏下",白石脂主"女子崩中漏下赤白沃",黑石脂"主陰蝕瘡"。

〔五〕癰腫疽痔惡創:《證類本草》引《名醫别録》青石脂主"疽痔惡瘡",赤石脂主"癰疽瘡痔",黄石脂除"癰疽蟲",白石脂"排癰疽瘡痔"。

〔六〕頭瘍:《左傳·襄公十九年》:"荀偃癉疽,生瘍於頭。"《本草經》松脂、熊脂、藜蘆等條都提到"頭瘍",《本草經考注》引《説文》"瘍,頭創也",認爲"此云頭瘍,是古言之僅存者"。

〔七〕久服補髓益氣肥健不飢:《證類本草》引《名醫别録》青石脂"久服補髓益氣,不飢",赤石脂"久服補髓,好顔色,益智,不飢",白石脂"久服安心,不飢",黑石脂"久服益氣,不飢"。

〔八〕輕身延年:《證類本草》引《名醫别録》五色石脂皆有"延年"或"輕身延年"功效。《列仙傳》卷下謂赤須子"好食松實、天門冬、石脂,齒落更生,髮墮再出"。

〔九〕五石脂各隨五色補五藏:據《證類本草》引《名醫别録》,五色石脂以五色對應五行配合五藏分别爲:青石脂"主養肝膽氣",赤石脂"主養心氣",黄石脂"主養脾氣",

白石脂"主養肺氣",黑石脂"主養腎氣"。

〔一〇〕生山谷中:《證類本草》引《名醫别録》"生南山之陽山谷中",析言之則云:青石脂"生齊區山及海崖",赤石脂"生濟南、射陽及太山之陰",黄石脂"生嵩高山",白石脂"生泰山之陰",黑石脂"出潁川陽城"。

〔一一〕白符:白石脂别名。《本草經考注》云:"符之言附也。白符一名隨,黑符一名石泥,黑石脂一名石涅、一名石墨,並以附著得名。蓋五色石脂共柔脆易附著,故名符耳。"其説備一家之言。可注意者,白石英條二孫按語云:"司馬相如賦有白坿,蘇林云:白坿,白石英也。"白坿見《漢書·司馬相如列傳》"其土則丹青赭堊,雌黄白坿",蘇林注:"白坿,白石英也。"若以《吴普本草》爲據,白坿或即白符,很可能是指白石脂而非白石英。

〔一二〕一本作南陽:《證類本草》引《名醫别録》記五色石脂"生南山之陽山谷中",《嘉祐本草》引《蜀本草》按語:"一本'南陽山谷中'也。"

017 白青〔一〕 **味甘,平。主明目,利九竅,耳聾,心下邪氣,令人吐**〔二〕**,殺諸毒、三蟲**〔三〕**。久服通神明,輕身、延年、不老**〔四〕**。生山谷**〔五〕**。**

《吴普》曰:神農:甘,平;雷公:酸,無毒。生豫章。可消而爲銅〔六〕。《御覽》。

《名醫》曰:生豫章,采無時。

【案】《范子計然》云:"白青出巴[1]郡。"

箋 疏

白青是石青一類的藍銅礦 azurite,常與孔雀石共生於銅礦中,成分爲鹼式碳酸銅,分子式爲 $CuCO_3 \cdot Cu(OH)_2$,白青醫方罕用,《本草經集注》説:"此醫方不復用,市人亦無賣者,惟仙經《三十六水方》中時有須處。"

注 釋

〔一〕白青:《紹興本草》云:"白青,以空青、曾青較之,色青帶白,其腹不空者爲是,形塊大小不定也。"《本草綱目》云:"此即石青之屬,色深者爲石青,淡者爲碧青也。"按,白青乃是石青之類,其色青碧,何以名"白青",實不可解。《本草經考注》云:"竊謂'白'是'碧'之假借。白青即碧青也,謂青類中青白色似碧石色者也。"《神農本草經輯注》據《太平御覽》引《范子計然》"白青出白郡",認爲"是因其産地而得名者"。異説備參考也。

〔二〕令人吐:諸青皆是銅鹽,口服刺激胃黏膜感受器而引發嘔吐反射,吸收後刺激腦極後區嘔吐反射化學感受區(CTZ),從而興奮嘔吐中樞致嘔。《本草圖經》謂今醫家多用緑青吐風痰,記其法云:"揀取上色精好者,先擣下篩,更用水飛過至細,乃再研治之。如風痰眩悶,取

---

① 巴郡:《太平御覽》卷九八八作"白郡",然地名無白郡者,恐誤。又檢《藝文類聚》卷八一空青條引《范子計然》云:"空青出巴郡,白青、曾青出弘農、豫章。白青出新淦,青色者善。"疑二孫引文有誤。

二三錢匕，同生龍腦三四豆許研匀，以生薄荷汁合酒温調服。使偃卧須臾，涎自口角流出，乃愈。不嘔吐，其功速於它藥，今人用之，比比皆效。”《本草經考注》因此認爲：“緑青爲吐劑，蓋宋俗方也。而《本經》白青‘令人吐’，可證白青、緑青一類二種，且功效亦相同。”

〔三〕三蟲：《諸病源候論》卷五〇云：“三蟲者，長蟲、赤蟲、蟯蟲，爲三蟲也，猶是九蟲之數也。”

〔四〕久服通神明輕身延年不老：《本草經集注》云：“此醫方不復用，市人亦無賣者，惟仙經《三十六水方》中時有須處。”道書《三十六水法》有“白青水”，作法：“取白青一斤，兔血一合，並安竹筒中，納苦酒中，五十日成水。”

〔五〕生山谷：《證類本草》引《名醫别録》“生豫章山谷”。

〔六〕可消而爲銅：《名醫别録》云：“可消爲銅劍，辟五兵。”《太平御覽》卷九八七引《淮南萬畢術》云：“白青，得鐵即化爲銅。”原注：“取礬石、白青分等，煉冶，合鐵即成銅矣。”《本草經集注》云：“銅劍之法，具在《九元子術》中。”

018 扁青〔一〕 **味甘，平。主目痛，明目，折跌**〔二〕**，癰腫，金創不瘳，破積聚，解毒氣，**《御覽》引作“辟毒”。**利精神。久服輕身、不老。生山谷**〔三〕。

《吴普》曰：扁青，神農、雷公：小寒，無毒。生蜀郡。治丈夫内絶〔四〕，令人有子。《御覽》引云：“治癰腫風痹，久服輕身。”

《名醫》曰：生朱崖、武都、朱提。采無時。

【案】《范子計然》云："扁青出宏農、豫章。"

箋　疏

陶弘景不識扁青，《本草經集注》謂"仙經俗方都無用者"。《新修本草》認爲扁青即是緑青，緑青條云："緑青即扁青也，畫工呼爲石緑。"此應是唐代普遍意見，《歷代名畫記》論畫體工用拓寫提到"越嶲之空青，蔚之曾青，武昌之扁青"，扁青後注釋說："上品石緑。"《石藥爾雅》也説緑青一名扁青。按，這種扁青應該是藍銅礦的礦石，主要成分爲鹼式碳酸銅，分子式爲 $CuCO_3 \cdot Cu(OH)_2$。

注　釋

〔一〕扁青：《本草綱目》謂"扁以形名"，《新修本草》説扁青出簡州、梓州者"形扁作片而色淺"。

〔二〕折跌：《本草經考注》云："折跌者，後世所謂跌撲損傷是也。《周禮·瘍醫》注'折瘍踠跌'者，與此合。"按，《周禮·瘍醫》"折瘍"，鄭玄注爲"踠跌"，孫詒讓正義："踠跌，謂手足宛屈及蹶僕，因而折損支體，故謂之折瘍。"

〔三〕生山谷：《證類本草》引《名醫别録》"生朱崖山谷，武都、朱提"。

〔四〕丈夫内絶："内絶"似即《靈樞·小針解》所言"五藏之氣已絶於内"者，如《名醫别録》謂石斛"補内絶不足"。此或指失去生殖能力，故後文緊接"令人有子"，《名醫别録》亦言扁青主"丈夫莖中百病，益精"也。

右玉石上品一十八種，舊同。

019 **昌蒲**〔一〕 **味辛，温。主風寒濕痹，欬逆上氣，開心孔**〔二〕**，補五藏，通九竅，明耳目**〔三〕**，出聲音**①**。久服輕身、不忘**〔四〕**、不迷或**〔五〕**，延年**〔六〕**。一名昌陽**〔七〕。《御覽》引云“生石上，一寸九節者，久服輕身”云云。《大觀本》無“生石上”三字，有云“一寸九節者良”，作黑字。**生池澤**〔八〕。

《吴普》曰：昌蒲，一名堯韭〔九〕。《蓺文類聚》引云：“一名昌陽。”

《名醫》曰：生上洛及蜀郡嚴道。五月、十二月②采根，陰乾。

【案】《説文》云：“茚③，昌蒲也，益州生④。”“茆，茚茆也。”《廣雅》云：“卬⑤，昌陽，昌蒲也。”《周禮·醢人》云“昌本”，鄭云：“昌本，昌蒲根，切之四寸爲菹。”《春秋左傳》云“饗以昌歜”，杜預云：“昌歜，昌蒲菹。”《吕氏春秋》云：“冬至後五旬七日，昌始生。昌者，百草之先，於是始耕。”《淮南子·説山訓》云“昌羊去蚤蝨而來蚙窮”，高誘云：“昌羊，菖蒲。”《列僊傳》云商邱⑥子胥食昌蒲根，務

---

① 出聲音：《證類本草》作“出音聲”，《本草經》各家輯本皆作“出音聲”。
② 月：底本作“日”，據《證類本草》改。
③ 茚：底本作“茚”，據《説文》改。下一“茚”字同。
④ 生：《説文》作“云”。
⑤ 卬：底本作“卭”，據《廣雅》改。
⑥ 邱：《證類本草》作“丘”，清代避孔子諱所改，前後“邱”字皆同此。

光服蒲韭根。《離騷草木疏》云:"沈存中云:所謂蘭蓀,即今昌蒲是也。"

箋疏

古代文獻中的昌蒲,應該是天南星科菖蒲屬(*Acorus*)物種,植株所含細辛醚(asarone)、菖蒲酮(shyobunone)等有較好的殺蟲活性,可以用於防治稻飛蝨、稻葉蟬、稻螟蛉、蚜蟲、紅蜘蛛等蟲害,與《淮南子·説山訓》"昌羊去蚤蝨"的説法一致。

《本草經》昌蒲一名昌陽,陶弘景説:"在下濕地大根者,名昌陽,止主風濕,不堪服食。此藥甚去蟲並蚤蝨,而今都不言之。真昌蒲葉有脊,一如劍刃,四月、五月亦作小釐華也。"所指應該是植物菖蒲 *Acorus calamus*,此即後世所稱之水菖蒲或泥菖蒲,植物體高大,葉中脈明顯,即陶形容"有脊一如劍刃"者。《名醫别録》則强調昌蒲"一寸九節者良",此爲同屬石菖蒲 *Acorus tatarinowii*,這是後世菖蒲主流品種,平行葉脈,無中脈,根狀莖細小,有緊密環節。陶弘景還提到"溪蓀"云:"東間溪側又有名溪蓀者,根形氣色極似石上昌蒲,而葉正如蒲,無脊,俗人多呼此爲石上昌蒲者,謬矣。此止主欬逆,亦斷蚤蝨爾,不入服御用。詩詠多云蘭蓀,正謂此也。"此爲同屬植物茴香菖蒲 *Acorus macrospadiceus*。

《孝經援神契》謂"菖蒲益聰",按,"聰"可指聽覺敏鋭,也可指思維敏鋭。雖然《本草經》有"明耳目"之説,但更强調"開心孔",久服"不忘、不迷惑",似亦偏於指"聰明智慧”者。《千金要方》卷一七治好忘云:“常以甲子日取石上菖蒲一寸九節者,陰乾百日,治合下篩,服方寸匕,日三,耳目聰明,不忘。”此則兼“聰耳”與“聰明”矣。

注　釋

〔一〕昌蒲:《武威醫簡》用此,亦寫作“昌蒲”,後世多作“菖蒲”。《本草綱目》釋名云:“菖蒲,乃蒲類之昌盛者,故曰菖蒲。又《吕氏春秋》云:冬至後五十七日,菖始生。菖者百草之先生者,於是始耕。則菖蒲、昌陽又取此義也。”按,此説未妥。《説文》云:“茚,昌蒲也,益州云。”《廣雅》作“卬”,謂“卬、昌陽,昌蒲也”。則“茚”或“卬”爲昌蒲之本字,非從昌盛得名也。“茚”與“昌”上古音同在陽部,或相假借,遂以“昌”爲“茚”。《左傳·僖公三十年》“饗有昌歜”,《周禮·天官·醢人》提到“昌本”,《吕氏春秋·任地》言“昌始生”。以上諸“昌”可能都是“茚”之假借,即指昌蒲。

〔二〕開心孔:《難經》云:“心重十二兩,中有七孔三毛,盛精汁三合,主藏神。”據《證類本草》遠志條引《肘後方》有“治人心孔惛塞,多忘喜誤”之語,故知此處乃用《孟子》“心之官則思”之意,與後文説昌蒲“久服不忘,不迷惑”,《名醫别録》説久服“益心智,高志不老”相呼應。又按,《玉篇》“孔,竅也”,故後世亦釋“開心孔”爲“開心竅”,如《證類本草》昌蒲條引《肘後方》,謂扁鵲治中惡及尸厥,皆“擣昌蒲生根,絞汁灌之”。此則指心竅閉阻之證,異説備參考也。

〔三〕明耳目:《本草綱目》引朱權《(臞仙)神隱書》云:"石菖蒲置一盆於几上,夜間觀書,則收煙無害目之患。或置星露之下,至旦取葉尖露水洗目,大能明視,久則白晝見星。端午日以酒服,尤妙。"按,《本草經》多處言"耳目聰明",獨此條謂"明耳目",《名醫别録》則在"久服"後增加"聰耳明目"。

〔四〕不忘:謂增强記能力也。《抱朴子内篇·仙藥》云:"韓終服菖蒲十三年,身生毛,日視書萬言,皆誦之。"

〔五〕不迷或:"或"通"惑",二孫本以《説文》無"惑"字改。《山海經》亦言"不惑",如放皋之山有蒙木"服之不惑",青丘之山有鳥名灌灌"佩之不惑",此皆"不迷惑"之意。

〔六〕延年:《證類本草》引《漢武帝内傳》云:"武帝上嵩山,忽見仙人,長可二丈。問之,曰:吾九嶷山人也,聞中嶽有石上昌蒲,一寸九節,食之長生,故來採之。"《列仙傳》謂商丘子胥"食朮、菖蒲根飲水,不飢不老"。

〔七〕一名昌陽:《廣雅·釋草》"卬、昌陽,昌蒲也"。《三洞珠囊》卷四引"太一菖蒲丸散方"謂菖蒲"一名昌陽芝草"。《淮南子·説林訓》"昌羊去蚤蝨而來蛉窮",高誘注:"昌羊,昌蒲也。"

〔八〕生池澤:《證類本草》引《名醫别録》"生上洛池澤及蜀郡嚴道",《本草經集注》云:"上洛郡屬梁州,嚴道縣在蜀郡,今乃處處有。"按,《説文》"茚,昌蒲也,益州云",與《名醫别録》所記昌蒲産地相合。

〔九〕一名蕘韭:《太平御覽》卷九九九引《典術》云:"聖王仁功濟天下者,堯也。天降精於庭爲薤,感百陰爲菖蒲焉。今之菖蒲是也。"

020 鞠華〔一〕 味苦,平。主風頭眩〔二〕、腫痛,目欲脱〔三〕,淚出,皮膚死肌,惡風,濕痹。久服利血氣,輕身、耐老、延年〔四〕。一名節華〔五〕。生川澤及田野〔六〕。

《吴普》曰:菊華,一名白華,《初學記》。一名女華,一名女莖①。

《名醫》曰:一名日精,一名女節,一名女華,一名女莖,一名更生,一名周盈,一名傅延年,一名陰成〔七〕。生雍州。正月采根;三月采葉;五月采莖;九月採花;十一月采實。皆陰乾。

【案】《説文》云:"蘜,治牆也。""蘜,日精也。以②秋華。"或省作"𥸥"。《爾雅》云"蘜,治牆",郭璞云:"今之秋華菊。"則蘜、蘜、𥸥皆秋華字,惟今作"菊",《説文》以爲"大菊,蘧麥",假音用之也。

箋疏

如二孫按語所説,《説文》蘜、蘜、菊爲三字,前兩字都可以指菊花。"蘜,日精也,以秋華。"《名醫别録》菊花一名日精,如此則"蘜"爲菊花字。"蘜,治牆也。"據《爾雅》

① 莖:《太平御覽》卷九九六作"室"。
② 以:底本作"似",據《説文》改。

"蘜,治蘠",郭注:"今之秋華菊。"則"蘜"同様也是菊花字。至於"蘜"與"蘜"之關係,異説甚多,迄無定論。《初學記》卷二七引周處《風土記》曰:"日精、治蘠,皆菊之花莖别名也。"《本草經考注》發揮説:"言華謂之日精,莖謂之治蘠也。"認爲"蘜"爲花名,其莖則名"蘜"。按,森説不無道理,《周禮·秋官·蟈氏》:"掌去鼃黽,焚牡蘜,以灰灑之則死。"鄭注:"牡蘜,蘜不華者。"所謂"蘜不華",或許可以理解爲莖葉。話雖如此,今本文獻並未嚴格區分"蘜""蘜""鞠""菊"字。

早期菊花以黄色爲正,《禮記·月令》云:"季秋之月,鞠有黄華。"植物學家認爲這就是今天的野菊 *Chrysanthemum indicum*。此植物揮發油含量較高,苦味濃郁,漢代以來的服食家不取爲正品,《博物志》卷四云:"菊有二種,苗花如一,唯味小異,苦者不中食。"苦者即野菊 *Chrysanthemum indicum*,陶弘景謂之苦薏,今藥用稱爲野菊花。與之相對者爲甘菊花,即後來廣泛栽植的庭院植物菊花 *Chrysanthemum morifolium*。

注　釋

〔一〕鞠華:《證類本草》作"菊花",二孫改作此字,用例見《禮記·月令》季秋之月,"鞠有黄華"。按,《埤雅》卷一七云:"鞠艸有華,至此而窮焉,故謂之鞠。一曰鞠如聚金,鞠而不落,故名鞠。"《本草綱目》釋名項闡釋説:"《月令》九月'菊有黄華',華事至此而窮盡,故謂之蘜。"

〔二〕風頭眩：劉甲本《大觀本草》作"風頭頭眩"四字，森立之輯本亦如此。《本草經考注》謂"風頭"即頭風，有云："風頭者，後世所云頭風，即謂風熱在頭之證而必帶濕邪也。"則與後文"腫痛"連讀作"風頭頭眩腫痛"，意指風頭所致之頭眩腫痛。按，《本草經》辛夷、白芷、皂莢、莽草、蜂子等條皆有"風頭"一詞，且《千金翼方》卷二菊花條亦作"風頭頭眩"，故當以森立之意見爲是。需説明者，《諸病源候論》卷二"風頭眩候"云："風頭眩者，由血氣虚，風邪入腦，而引目系故也。"則"風頭眩"亦單獨一病，存此備參。

〔三〕目欲脱：描述目珠脹痛的狀態，或因眼壓升高所致。《諸病源候論》卷六"寒食藥失節度候"亦有"兩目欲脱"。

〔四〕輕身耐老延年：《本草經集注》云："仙經以菊爲妙用，但難多得，宜常服之爾。"《抱朴子内篇·仙藥》云："南陽酈縣山中有甘谷水，谷水所以甘者，谷上左右皆生甘菊，菊花墮其中，歷世彌久，故水味爲變。其臨此谷中居民，皆不穿井，悉食甘谷水，食者無不老壽，高者百四五十歲，下者不失八九十，無夭年人，得此菊力也。"

〔五〕一名節華：《本草綱目》云："節華之名，亦取其應節候也。"

〔六〕生川澤及田野：《證類本草》引《名醫别録》"生雍州川澤及田野"，《本草經集注》云："南陽酈縣最多，今近道處處有，取種之便得。"

〔七〕一名日精……一名陰成：《太平御覽》卷九九六引《抱朴子》云："日精、更生、周盈，皆一菊也，而根莖花實異名。"《證類本草》引《玉函方》"王子喬變白增年方"云："甘菊，三月上寅日採，名曰玉英；六月上寅日採，名曰容成；九月上寅日採，名曰金精；十二月上寅日採，名曰長生。長生者，根莖是也。"

021 人參〔一〕 味甘，微寒。主補五藏，安精神，定魂魄，止驚悸〔二〕，除邪氣，明目，開心益智〔三〕。久服輕身、延年。一名人銜〔四〕，一名鬼蓋〔五〕。生山谷〔六〕。

《吴普》曰：人參，一名土精，一名神艸，一名黄參，一名血參，一名人①微，一名玉精。神農：甘，小寒；桐君、雷公：苦；岐伯、黄帝：甘，無毒；扁鵲：有毒。生邯鄲。三月生，葉小兑，核②黑，莖有毛。三月、九月采根，根有頭、足、手，面目如人。《御覽》。

《名醫》曰：一名神艸，一名人微，一名土精，一名血參〔七〕。如人形者有神〔八〕。生上黨及遼東。二月、四月、八月上旬采根。竹刀刮，暴乾，無令見風。

【案】《説文》云："蓡，人參，藥艸，出上黨。"《廣雅》云："地精，人葠也。"《范子計然》云："人參

① 人：底本作"久"，據《太平御覽》卷九九一引《吴氏本草》改。
② 核：黄奭輯本作"枝"。

出上黨，狀類人者善。”劉敬叔《異苑》云：“人參一名土精，生上黨者佳。人形皆具，能作兒啼。”

箋　疏

《本草經集注》引《高麗人參讚》云：“三椏五葉，背陽向陰。欲來求我，椵樹相尋。”所言生境和植株形態，所指應該是五加科植物人參 *Panax ginseng*，這也是歷史上藥用人參的主流。但很長一段時間内，桔梗科黨參 *Codonopsis pilosula*、薺苨 *Adenophora trachelioides* 等，或以僞品，或以混淆品的方式裹夾在“人參”概念之中。

後世以人參爲滋補元陽之品，極言之如《韓氏醫通》云：“人參煉膏，回元氣於無何有之鄉，王道也。”而《本草經》僅謂其“補五藏，安精神，定魂魄”而已，至於“久服輕身延年”，亦屬泛泛之論，乃至唐以前仙家傳説中，亦罕有服食人參者。人參補益元氣之説既濫觴於金元，遂爲明清醫家之保守者所詬病，如《神農本草經讀》云：“今人輒云以人參回陽，此説倡自宋元以後，而大盛於薛立齋、張景岳、李士材輩，而李時珍《本草綱目》尤爲雜沓，學者必於此等書焚去，方可與言醫道。”

注　釋

〔一〕人參：人參字正寫當作“蓡”，如《五十二病方》中的“苦參”即寫作“苦浸”，“浸”即是“蓡”的省寫。阜陽漢簡《萬物》“紫參”寫如“紫蓡”。按，“蓡”本來是人參的專名，《説文》云：“蓡，人蓡，藥草，出上黨。”但漢代藥用的

"蓡"字多數已經簡寫爲"參",不僅《急就篇》作"遠志續斷參土瓜",《武威醫簡》中苦參、人參也用"參"字。

〔二〕驚悸:病者無故驚恐,心悸不寧。《諸病源候論》卷三"虚勞驚悸候"云:"虚勞損傷血脈,致令心氣不足,因爲邪氣所乘,則使驚而悸動不定。"

〔三〕開心益智:"開心"當與昌蒲"開心孔"同義,《名醫別録》補充説:"令人不忘。"《證類本草》引《千金方》,開心、肥健人,方用"人參一分,豬肪十分,酒拌和,服一百日。百日滿,體髓溢,日誦千言,肌膚潤澤,去熱風痰"。

〔四〕一名人銜:《通志·昆蟲草木略》云:"(人參)如人形者則神,故多得人名。"《本草綱目》釋名説:"其成有階級,故曰人銜。"按,《本草經》别有蛇銜、麋銜,皆是蛇或麋食之獲益而得名者。故《本草經考注》云:"銜者,服食之謂。言人服之則補虚,可益於人之草,故名人銜。"其説可參。

〔五〕一名鬼蓋:《本草綱目》釋名云:"其草背陽向陰,故曰鬼蓋。"

〔六〕生山谷:《證類本草》引《名醫别録》"生上黨山谷及遼東",《本草經集注》云:"上黨郡在冀州西南,今魏國所獻即是。形長而黄,狀如防風,多潤實而甘,俗用不入服,乃重百濟者,形細而堅白,氣味薄於上黨。次用高麗,高麗即是遼東。形大而虚軟,不及百濟。百濟今臣屬高麗,高麗所獻,兼有兩種,止應擇取之爾,實用並不及上黨者。"按,《説文》與《范子計然》並謂人參出上黨,不言遼東,此漢代人參主要産地。

〔七〕一名神艸……一名血參:《本草綱目》釋名云:"其在五參,色黄屬土,而補脾胃,生陰血,故有黄參、血參之名。得地之精靈,故有土精、地精之名。《廣五行記》云:隋文帝時,上黨有人宅後每夜聞人呼聲,求之不得。去宅一再里許,見人參枝葉異常,掘之入地五尺,得人參,一如人體,四肢畢備,呼聲遂絶。觀此,則土精之名,尤可證也。《禮斗威儀》云:下有人參,上有紫氣。《春秋運斗樞》云:摇光星散而爲人參。人君廢山瀆之利,則摇光不明,人參不生。觀此,則神草之名,又可證矣。"

〔八〕如人形者有神:《異苑》云:"人參一名土精,生上黨者佳。人形皆具,能作兒啼。昔有人掘之,始下數鏵(音華),便聞土中有呻聲,尋音而取,果得一頭長二尺許,四體畢備,而髮有損缺處,將是掘傷,所以呻也。"《證類本草》引《雷公炮炙論》云:"凡使,要肥大,塊如雞腿,並似人形者。"

022 天門冬〔一〕　味苦,平。主諸暴〔二〕風濕偏痹〔三〕,强骨髓,殺三蟲,去伏尸〔四〕。久服輕身、益氣、延年〔五〕。一名顛勒〔六〕。《爾雅》注引云"門冬,一名滿冬",今無文。**生山谷〔七〕**。

《名醫》曰:生奉高山。二月、七月、八月采根,暴乾。

【案】《説文》云:"蘠,蘠蘼,虋冬也。"《中山經》云:"條谷之山,其艸多虋冬。"《爾雅》云:"蘠蘼，虋冬。"《列僊傳》云："赤須子食天門冬。"《抱朴子·僊藥篇》云："天門冬或名地門冬，或名筵門冬，或名顛棘，或名淫羊食，或名管松。"

箋　疏

《爾雅·釋草》"髦，顛蕀"，郭璞注："細葉有刺，蔓生，一名商蕀。《廣雅》云'女木也'。"檢《廣雅》"顛棘，女木也"，王念孫疏證："《御覽》引孫炎注云：'一名白棘。'《神農本草》云：'天門冬一名顛勒。'勒、棘，古同聲，'顛勒'之作'顛棘'，若《小雅·斯干》'如矢斯棘'，《韓詩》'棘'作'朸'矣。《名醫别録》云：'營實，一名牛勒，一名山棘。'亦與此同也。"據《本草經》天門冬"一名顛勒"，陶弘景引《博物志》云："天門冬，逆捋有逆刺。若葉滑者，名絺休，一名顛棘，可以浣縑素，白如絨，金城人名爲浣草。擘其根，温湯中挼之，以浣衣勝灰。此非門冬，相似爾。"又引《桐君藥録》云："葉有刺，蔓生，五月花白，十月實黑，根連數十枚。"儘管《博物志》説浣草非天門冬，陶弘景云："按如此説，今人所採，皆是有刺者，本名顛勒，亦麤相似，以浣垢衣則净。"又説："如此殊相亂，而不復更有門冬，恐門冬自一種，不即是浣草耶？"但事實上，張華、陶弘景所稱的這種能浣衣的植物，很可能就是今百合科天門冬屬（*Asparagus*）植物，此屬植物的根富含甾體皂苷，具有降低水溶液表面張力作用，能使水溶液經振摇後産生大量而持久性的泡沫，古人正是利用此性質來浣衣。相對而言，《新修本草》解説更爲合理："此有二種，苗有刺而澀者，無刺而滑者，俱是門冬。俗云顛刺、浣草者，形貌名之，雖作數名，終是一物。二根浣垢俱浄，門冬、浣草，互名之也。”但各書所指具體植物種，實未可知。其中有刺者或許即是今之正品天門冬 *Asparagus cochinchinensis*，至於無刺者則恐爲密齒天門冬 *Asparagus meioclados* 之類。

注　釋

〔一〕天門冬：《説文》：“蘠，蘠靡，虋冬也。”《爾雅·釋草》同。《山海經·中山經》云：“東北五百里，曰條谷之山，其木多槐桐，其草多芍藥、虋冬。”郭璞注：“《本草經》曰‘虋冬一名滿冬’，今作‘門’，俗作耳。”按，《本草經》天門冬與麥門冬爲兩物，皆未見“一名滿冬”之别名，故郝懿行《爾雅義疏》認爲“蘠蘼，虋冬”實指薔薇，與天、麥門冬無關，據其所説，則天、麥門冬不當寫爲天、麥虋冬也，今考《武威醫簡》中亦寫作“門冬”，可爲證明。至於《本草綱目》釋名云：“草之茂者爲虋，俗作門，此草蔓茂，而功同麥門冬，故曰天門冬。”當是附會之辭。

〔二〕暴：《廣雅·釋詁》云：“暴，猝也。”猝然、突然，如《北史·姚僧垣傳》云：“大將軍樂平公竇集暴感風疾，精神瞀亂，無所覺知。”《本草經》雞頭實“除暴疾”，敗醬“主暴熱火瘡”，白薇“主暴中風身熱”等，用法皆同。

〔三〕風濕偏痹：《諸病源候論》卷一“風濕痹候”云：“風濕痹病之狀，或皮膚頑厚，或肌肉酸痛，風寒濕三氣雜至，合而成痹。其風濕氣多而寒氣少者，爲風濕痹也。”《千金要方》卷八云：“痹在肌中，更發更止，左以應左，右以應右者，爲偏痹也。”

〔四〕伏尸：《諸病源候論》卷二三“伏尸候”云：“伏尸者，謂其病隱伏在人五臟内，積年不除。未發之時，身體平調，都如無患；若發動，則心腹刺痛，脹滿喘急。”

〔五〕久服輕身益氣延年：《名醫别録》增補“不飢”。《列仙傳》謂赤須子“好食松實、天門冬、石脂，齒落更生，髮墮再出”。《抱朴子内篇·仙藥》云：“杜子微服天門冬，御八十妾，有子百三十人，日行三百里。”又謂天門冬“服之百日，皆丁壯，倍駛於朮及黄精也。”

〔六〕一名顛勒：《抱朴子内篇·仙藥》記天門冬别名“顛棘”。《爾雅·釋草》“髦，顛蕀”，郭璞注：“細葉有刺，蔓生，一名商蕀。”郝懿行義疏：“本草云‘天門冬一名顛勒’，‘勒’即‘棘’也。《詩》‘如矢斯棘’，《韓詩》作‘如矢斯朸’，‘朸’‘勒’音同，‘勒’‘棘’字通。”

〔七〕生山谷：《證類本草》引《名醫别録》“生奉高山谷”，《本草經集注》云：“奉高，太山下縣名也。今處處有，以高地大根味甘者爲好。”

023 甘艸〔一〕 **味甘，平。主五藏六府寒熱邪氣，堅筋骨，長肌肉**〔二〕**，倍力，金創，尰**〔三〕**，解毒**〔四〕**。久服輕身、延年。**《御覽》引云“一名美草，一名密甘”，《大觀本》作黑字。**生川谷**〔五〕**。**

《名醫》曰：一名蜜①甘，一名美草，一名蜜草，

① 蜜：底本作“密”，據《證類本草》改。

一名蕗草〔六〕。當作"蘦"。生河西積沙山及上郡。二月、八月除日采根,暴乾,十日成。

【案】《説文》云:"苷,甘艸也。""蘦,大苦也。""苦,大苦,苓也。"《廣雅》云:"美草,甘草也。"《毛詩》云"隰有苓",《傳》云:"苓,大苦。"《爾雅》云"蘦,大苦",郭璞云:"今甘艸。蔓延生,葉似荷,青黄,莖赤黄有節,節有枝相當。或云蘦似地黄。"此作"甘",省字。蘦、苓,通。

箋　疏

豆科甘草屬(*Glycyrrhiza*)植物多含有甘草甜素(glycyrrhizin),具有特殊的甜味;甘草甜素水解釋放葡萄糖醛酸,可與含羧基、羥基毒物結合,減少其吸收,其所據有的腎上腺皮質激素樣作用,也增加機體對毒物的耐受能力。以上兩點都與甘草之滋味,以及"解毒"功效相吻合,故儘管早期文獻中甘草品種難於確定,但視爲豆科甘草屬中含甘草甜素的一類植物,應無問題。

"蘦"與甘草的關係,尚有需要辨明者。《爾雅》"蘦,大苦",孫炎、郭璞皆注云:"今甘草,蔓延生,葉似荷,青黄,莖赤有節,節有枝相當。或云蘦似地黄。"《嘉祐本草》將之引在甘草條下,即認可此説。甘草味甘而名之"大苦",似符合所謂"反訓"原則,故二孫按語羅列《説文》苷、蘦、苦三字。按,此説恐非。《夢溪筆談》卷二六云:"本草注引《爾雅》云'蘦,大苦',注'甘草也,蔓延生,葉似荷,青,莖赤',此乃黄蘗也。其味極苦,謂之大苦,非甘草也。甘草枝葉悉如槐,高五六尺,但葉端微尖而糙澀,似有白毛,實作角生,如相思角,作一本生,熟則角拆,子如小匾豆,極堅,齒嚙不破。"如沈括所言,從植物形態來看,這種"蘦"似爲薯蕷科植物黄獨 *Dioscorea bulbifera*,與豆科植物甘草非是一物。

注 釋

〔一〕甘艸:甘草以滋味甘甜得名,《説文》云:"苷,艸草也。"《廣雅》云:"美丹,甘草也。"《名醫别録》又有蜜甘、美草、蜜草諸名,皆形容其甜味。

〔二〕長肌肉:《淮南子·覽冥訓》云:"今夫地黄主屬骨,而甘草主生肉之藥也。"

〔三〕尰:足腫病,《説文》作"瘇",訓爲"脛气足腫",籀文作"尰"。《諸病源候論》卷三〇"足尰候"云:"尰病者,自膝已下至踝及趾,俱腫直是也。皆由血氣虚弱,風邪傷之,經絡否澀而成也。"

〔四〕解毒:《名醫别録》補充説:"解百藥毒,爲九土之精,安和七十二種石,一千二百種草。"《本草經集注》稱其爲"國老",有云:"國老即帝師之稱,雖非君,爲君所宗,是以能安和草石而解諸毒也。"

〔五〕生川谷:《證類本草》引《名醫别録》"生河西川谷,積沙山及上郡",《本草經集注》云:"河西、上郡不復通市,今出蜀漢中,悉從汶山諸夷中來。"

〔六〕一名蕗草:蕗草名義未詳,二孫疑"蕗"爲"蘦"字之訛,恐唐突。

024 乾地黄〔一〕 味甘,寒。主折跌絶筋〔二〕,傷中〔三〕,逐血痹〔四〕,填骨髓,長肌肉。作湯除寒熱積聚,除痹。生者尤良〔五〕。久服輕身、不老〔六〕。一名地髓〔七〕。生川澤〔八〕。

《名醫》曰:一名芐〔九〕,一名芑。生咸陽,黄土地者佳。二月、八月采根,陰乾。

【案】《説文》云:"芐,地黄也。《禮》曰:鈃毛,牛藿、羊芐、豕薇。"《廣雅》云:"地髓,地黄也。"《爾雅》云"芐,地黄",郭璞云:"一名地髓,江東呼芐。"《列僊傳》云:"吕尚服地髓。"

箋 疏

地黄栽種歷史悠久,《齊民要術》有"種地黄法"。《本草圖經》説:"二月生葉,布地便出似車前,葉上有皺紋而不光,高者及尺餘,低者三四寸,其花似油麻花而紅紫色,亦有黄花者,其實作房如連翹,子甚細而沙褐色。根如人手指,通黄色,粗細長短不常,二月、八月採根。"其原植物爲玄參科地黄 *Rehmannia glutinosa*,古今没有變化。

《本草經》以乾地黄立條,並説"生者尤良",《名醫别録》正式補充生地黄條。所謂"乾地黄",《名醫别録》謂"二月、八月采根,陰乾",這屬於正常的乾燥處理,藥名中特别加"乾"字,可能是爲了與"生地黄"相區别,而用"乾"字表示强調。從仲景方地黄使用情況來看,只有乾地黄與生地黄兩種，如百合地黄湯即用生地黄汁一升；防己地黄湯用生地黄㕮咀，蒸之如斗米飯久，以銅器盛其汁，更絞地黄汁和；炙甘草湯亦用生地黄。八味地黄丸、薯蕷丸、大黄䗪蟲丸皆用乾地黄。《本草述》卷九云："《本經》地黄有乾有生，蓋采得即用者爲生，曬乾收者爲乾，是乾地黄即生地黄之乾者也。後人復蒸曬九次，然後用之，是爲熟地黄。其生熟不同，而涼血補血之異，大爲懸殊。故分注之，以便分證投治，至諸家本草輒以乾者即爲熟，幾何不合臨病之工，失所據也。"

注　釋

〔一〕乾地黄：地黄以質沉重色黄可以染黄而得名，《齊民要術》卷五"種地黄法"言"訖至八月盡九月初，根成中染"。《本草經》以乾地黄立條，《本草經集注》專門指出："作乾者有法，擣汁和蒸，殊用工意。"《本草綱目》記其做法云："《本經》所謂乾地黄者，即生地黄之乾者也。其法取地黄一百斤，擇肥者六十斤洗浄，曬令微皺。以揀下者洗浄，木臼中擣絞汁盡，投酒更擣，取汁拌前地黄，日中曬乾，或火焙乾用。"如此則是生地黄經加工處理後之乾燥品。唐宋又有蒸乾之法，《本草圖經》云："今乾之法，取肥地黄三二十斤浄洗，更以揀去細根及根節瘦短者，亦得二三十斤，擣絞取汁，投銀銅器中，下肥地黄浸漉令浹，飯上蒸三四過，時時浸漉轉蒸訖，又暴使汁盡。其地黄當光黑如漆，味甘如飴糖，須甆器内收之，以其脂柔喜暴潤也。"宋代開始，稱此種爲"熟地黄”,而將前一做法的“乾地黄”稱作“生地黄”。

〔二〕折跌絶筋:《名醫别録》補充乾地黄主“飽力斷絶”,生地黄主“墮墜踠折”。《淮南子·覽冥訓》謂“今夫地黄主屬骨”,似亦續筋接骨之意。

〔三〕傷中:中指内臟,《黄帝内經素問·陰陽類論》“陰陽之類,經脉之道,五中所主,何藏最貴”,王冰注:“五中,謂五藏。”《黄帝内經素問·診要經終論》謂“凡刺胸腹者,必避五藏”,有中心、中脾、中腎、中肺、中鬲,“皆爲傷中”。故知“傷中”指傷及五藏。

〔四〕血痹:《諸病源候論》卷一“血痹候”云:“血痹者,由體虚邪入於陰經故也。血爲陰,邪入於血而痹,故爲血痹也。”《名醫别録》謂乾地黄“通血脉”,生地黄主“瘀血、留血”,皆屬於“逐血痹”。

〔五〕生者尤良:此相對於乾地黄而言,《名醫别録》别立生地黄條。《本草綱目》解釋説:“《本經》所謂乾地黄者,乃陰乾、日乾、火乾者,故又云生者尤良。”

〔六〕久服輕身不老:《本草經集注》云:“仙經亦服食,要用其華。”《列仙傳》謂吕尚“服澤芝地髓,年二百而告亡”。《抱朴子内篇·仙藥》記仙藥之上者,其中有地黄。同卷又云:“楚文子服地黄八年,夜視有光,手上車弩也。”

〔七〕一名地髓:《爾雅·釋草》“苄,地黄”,郭璞注:“一名地髓,江東呼苄。”

〔八〕生川澤:《證類本草》引《名醫别録》“生咸陽川澤”,《本草經集注》云："咸陽，即長安也。生渭城者乃有子實，實如小麥，淮南七精散用之。中間以彭城乾地黄最好，次歷陽，今用江寧板橋者爲勝。"

〔九〕一名苄：《爾雅·釋草》"苄，地黄"，《説文》同。《爾雅翼》卷七云："苄字又從下，亦趨下之義也。"

025 **术**〔一〕 **味苦，温。主風寒溼痹，死肌，痙**〔二〕**，疸**〔三〕**，止汗**〔四〕**，除熱，消食**〔五〕**。作煎餌**〔六〕**。久服輕身、延年、不飢**〔七〕**。一名山薊**〔八〕。《蓺文類聚》引作"山筋"。**生山谷**〔九〕。

《吴普》曰：术，一名山連，一名山芥，一名天蘇，一名山薑。《蓺文類聚》。

《名醫》曰：一名山薑，一名山連。生鄭山、漢中、南鄭。二月、三月、八月、九月采根，暴乾。

【案】《説文》云："茉，山薊也。"《廣雅》云："山薑，茉也。""白术①，牡丹也。"《中山經》云"首山艸多茉"，郭璞云："茉，山薊也。"《爾雅》云"术，山薊"，郭璞云："今术似薊而生山中。"《范子計然》云："术出三輔，黄白色者善。"《列僊傳》云："涓子好餌术。"《抱朴子·仙藥篇》云："术一名山薊，一名山精。故《神藥經》曰：必欲長生，長服山精。"

箋　疏

术古已有之，《山海經·中山經》謂首山"其草多茉

① 术：《廣雅》作"茉"。

芫”，女几之山“其草多菊茉”。《本草經》朮一名山薊，《爾雅》亦云：“朮，山薊。”《吴普本草》一名山芥、一名天蘇，其中“天蘇”疑是“天薊”之訛，而“山芥”，也可能是“山薊”的異寫。據《史記·賈誼傳》引《服鳥賦》云：“細故蔕葪兮，何足以疑。”此句中“葪”，《漢書》引作“芥”，“葪”乃是“薊”的俗寫，見《玉篇》。顯然，早期文獻中“朮”幾乎都與“薊”聯繫在一起，故《爾雅》郭璞注云：“今朮似薊而生山中。”按，古書所稱“薊”一般指菊科薊屬（*Cirsium*）或刺兒菜屬（*Cephalanoplos*）或飛廉屬（*Carduus*）植物，形態與今用白朮、蒼朮所來源之蒼朮屬（*Atractylodes*）有所差别，但所指主要是菊科植物當無問題。

《本草經集注》將朮分爲兩類，有云：“白朮，葉大有毛而作椏，根甜而少膏，可作丸散用；赤朮，葉細無椏，根小苦而多膏，可作煎用。昔劉涓子挼取其精而丸之，名守中金丸，可以長生。東境朮大而無氣烈，不任用。”其中赤朮，根據陶弘景描述並結合所言“以蔣山、白山、茅山者爲勝”，原植物應該就是今之茅蒼朮 *Atractylodes lancea*；至於陶言“白朮”，未必是今之白朮 *Atractylodes macrocephala*，所言“東境朮”，則似此種。

注　釋

〔一〕朮：按照《説文》，“朮”其實是“秫”的省文，乃是“稷之黏者”，其字從禾，“朮”象形，據段玉裁注：“下象其莖葉，上象其采。”至於作爲藥物的“朮”，《説文》作“茉”，釋作“山薊也”。檢《五十二病方》中藥物“朮”或從艸寫作"茉",或從木寫作"朮";《武威醫簡》年代稍晚,兩處寫作"茉",一處寫作"朮"。至於《爾雅·釋草》"朮,山薊",是傳寫訛誤,還是本來如此,不得而知,但"朮"應該不是藥物之本字。《本草綱目》釋名項李時珍引《六書本義》謂"朮字篆文象其根幹枝葉之形",恐是望文生義者。

〔二〕痓:《説文》云"痓,彊急也"。《諸病源候論》卷七"傷寒痓候"云:"痓之爲病,身熱足寒,項頸强,惡寒,時頭熱,面目熱,摇頭,卒口噤,背直身體反張是也。"

〔三〕疸:《説文》"黄病也",即黄疸。檢索醫方本草,未見"痓疸"成詞者,故分别逗開。又,《千金翼方》卷二作"痓疸",《本草經考注》引岡邨尚謙意見,謂"痓疸疑癰疽之誤",雖然森立之不以此論爲然,其實可以備一説者。

〔四〕止汗:《黄帝内經素問·病能論》酒風"身熱解墮,汗出如浴,惡風少氣",岐伯言其治法:"以澤瀉、朮各十分,麋銜五分合,以三指撮,爲後飯。"此用朮止汗較早醫方。

〔五〕消食:《名醫别録》補充功效"消穀嗜食"。

〔六〕作煎餌:《本草經集注》謂"丸散煎餌並有法",又説赤朮"葉細無椏,根小苦而多膏,可作煎用"。煎餌作法載《真誥》卷一〇,其略云:"成治朮一斛,清水潔洗令盛。訖,乃細擣爲屑,以清水二斛合煮令爛。以絹囊盛,絞取汁,置銅器中,湯上蒸之。内白蜜一斗。大乾棗去核，熟細擣，令皮肉和會。取一斗，又内朮蜜之中，絞令相得如餔狀。日食如彈丸三四枚，一時百病除，二時萬害不傷，三時面有光澤，四時耳目聰明。三年顔如女子，神仙不死。又法，成朮一斛，水盛洗，洗乃乾，乾乃細擣爲屑。大棗四斗，去核乃擣令和合。清酒五斗，會於銅器中，煎攪使成餌狀。日服如李子三丸，百病不能傷，而面如童子，而耐寒凍。又法，朮散五斤，茯苓煮三沸，擣取散五斤。右二物合和，更擣三千杵，盛以密器。旦服五合，百災百毒百疫不能犯，面童而壯健。久服能飛越峰谷，耳聰目明矣。"

〔七〕久服輕身延年不飢：《本草經集注》引仙經云："亦能除惡氣，弭災疹。"又云："昔劉涓子挼取其精而丸之，名守中金丸，可以長生。"《列仙傳》謂涓子"好餌朮，接食其精"。《抱朴子内篇·仙藥》云："南陽文氏説其先祖，漢末大亂，逃去山中，飢困欲死。有一人教之食朮，遂不能飢，數十年乃來還鄉里，顔色更少，氣力勝故。"又云："朮一名山薊，一名山精。故《神藥經》曰：必欲長生，常服山精。"

〔八〕山薊：《爾雅·釋草》"朮，山薊"，郭璞注引本草："朮一名山薊。"

〔九〕生山谷：《證類本草》引《名醫别録》"生鄭山山谷，漢中、南鄭"，《本草經集注》云："鄭山即南鄭也，今處處有，以蔣山、白山、茅山者爲勝。"

026 兔絲子〔一〕 味辛，平。主續絶傷〔二〕，補不足，益

氣力，肥健。汁，去面奸[①]〔三〕**。久服明目，輕身、延年**〔四〕**。一名兔蘆**〔五〕**。生川澤**〔六〕**。**

《吴普》曰：兔絲[②]，一名玉女，一名松蘿，一名烏蘿，一名鴨[③]蘿，一名複實，一名赤網。生山谷。《御覽》。

《名醫》曰：一名菟縷，一名唐蒙，一名玉女，一名赤網，一名兔纍。生朝鮮田野。蔓延艸木之上，色黄而細爲赤網，色淺而大爲兔纍。九月采實，暴乾。

【案】《説文》云："蒙，玉女也。"《廣雅》云："兔邱，兔絲也。""女蘿，松蘿也。"《爾雅》云："唐蒙，女蘿。女蘿，兔絲。"又云："蒙，玉女。"《毛詩》云"爰采唐矣"，《傳》云："唐蒙，菜名。"又"蔦與女蘿"，《傳》云："女蘿、菟絲，松蘿也。"陸璣云："今菟絲蔓連艸上生，黄赤如金，今合藥菟絲子是也，非松蘿。松蘿自蔓松上，枝正青，與菟絲異。"《楚詞》云"被薜荔兮帶女蘿"，王逸云："女蘿，兔絲也。"《淮南子》云"千秋之松，下有茯苓，上有兔絲"，高誘注云："茯苓，千歲松脂也，菟絲生其上而無根。"

---

① 奸：《證類本草》作"䵟"，二孫本改用《説文》正字，以下皆同。此處黄奭輯本誤作"頬"。

② 兔絲：《太平御覽》卷九九三引《吴氏本草經》作"兔絲實"。黄奭輯本據補"實"字。

③ 鴨：黄奭輯本作"鴨"。

舊作"菟",非。

箋 疏

幾乎所有文獻都提到兔絲無根,《名醫别録》謂其"蔓延草木之上",《本草經集注》也説"田野墟落中甚多,皆浮生藍、紵麻、蒿上"。由此知兔絲即是旋花科菟絲子屬(*Cuscuta*)的寄生植物,完全没有問題。田野常見的是菟絲子 *Cuscuta chinensis*,此當是"色黄而細"的赤網,至於"色淺而大爲菟虆"者,或是日本菟絲子 *Cuscuta japonica*。

兔絲雖有松蘿、女蘿、蔦蘿諸名,但與《詩經》"蔦與女蘿,施於松上"之"女蘿"爲同名異物,後者爲松蘿科松蘿 *Usnea diffracta* 之類,是與藻菌共生的地衣類植物。故陸璣《詩疏》説:"今菟絲蔓連草上生,黄赤如金,今合藥菟絲子是也,非松蘿。松蘿自蔓松上生,枝正青,與菟絲殊異。"

注 釋

〔一〕兔絲子:《證類本草》作"菟絲子",二孫按語謂"舊作'菟',非",遂改。《武威醫簡》寫作"兔系實",與《吴普本草》所記名稱合。按,《吕氏春秋》云:"人或謂兔絲無根,兔絲非無根也,其根不屬也,伏苓是。"《藝文類聚》卷八一引《抱朴子》亦云:"如兔絲之草,下有伏兔之根,無此兔在下,則絲不得生於上。"《本草經》茯苓一名茯菟,亦寫作"伏兔",菟(兔)絲之名或因此而來。

〔二〕續絶傷:《本草經考注》乾漆條云:"乾地黄條云'絶筋傷中',此及淫羊藿下云'絶傷',龍膽、菟絲子條共云'續絶傷',並是'絶筋傷中'之略文。猶略'泄痢腸澼'曰'泄澼'也。"其説甚是。《神農本草經輯注》則謂絶傷指"出於金刃、跌打等外因所致的筋骨斷折",例如《千金翼方》卷二〇金瘡第五有"續斷散",其主治即"金瘡筋骨續絶"。異説備參。

〔三〕汁去面皯:《本草圖經》云:"其苗生研汁,塗面斑神效。"按,《説文》"皯,面黑气也"。《諸病源候論》卷二七"面皯䵟候"云:"人面皮上,或有如烏麻或如雀卵上之色是也。此由風邪客於皮膚,痰飲漬於府藏,故生皯䵟。"

〔四〕久服明目輕身延年:《本草經集注》云:"仙經、俗方並以爲補藥。"《抱朴子内篇·金丹》云:"菟絲是初生之根,其形似菟,掘取剋其血,以和此丹,服之立變化,任意所作也。"《本草圖經》云:"仙方多單服者,取實酒浸,暴乾再浸,又暴,令酒盡,篩末,酒服,久而彌佳,兼明目。"

〔五〕一名兔蘆:《急就篇》廿五章"雷矢雚菌蓋兔盧",顔師古注:"兔盧即兔絲也,色黄而細者爲兔絲,一名兔縷,一名唐,一名蒙,一名女蘿,一名玉女,一名赤網。麤而色淺者爲兔盧,盧亦縷也。一名兔纍。纍者,繩索之意也。"馬王堆出土《養生方》有"㝹纑實",即"兔盧"之别寫,可見"兔盧"之名爲常用。

〔六〕生川澤:《證類本草》引《名醫别録》"生朝鮮川澤田野"。

027 **牛膝**①〔一〕 **味苦、酸**〔二〕。《御覽》作"辛"。**主寒**《御覽》作"傷寒"。**濕痿痹，四肢拘攣，膝痛不可屈伸，逐血氣，傷熱火爛**〔三〕**，墮胎。久服輕身、耐老。**《御覽》作"能老"。**一名百倍**〔四〕。**生川谷**〔五〕。

《吴普》曰：牛膝，神農：甘；一經：酸；黄帝、扁鵲：甘；李氏：温；雷公：酸，無毒。生河内或臨邛。葉如夏藍，莖本赤。二月、八月采。《御覽》。

《名醫》曰：生河内及臨朐。二月、八月、十月采根，陰乾。

【案】《廣雅》云："牛莖，牛膝也。"陶宏景云："其莖有節，似膝，故以爲名也。""膝"當爲"膝"。

箋　疏

《廣雅》云："牛莖，牛膝也。"此已暗示其得名的緣由，陶弘景解説甚詳："其莖有節，似牛膝，故以爲名也。"《吴普本草》描述牛膝"葉如藍，莖本赤"，文字雖然簡略，而特徵與今之莧科植物牛膝 *Achyranthes bidentata* 並無矛盾。由此確定，此即古代藥用牛膝之主流品種。據《本草衍義》"今西京作畦種，有長三尺者最佳"，可見北宋時期牛膝在河南已有廣泛種植，由此奠定懷牛膝的道地藥材地位。

注　釋

〔一〕牛膝：《證類本草》作"牛膝"，二孫本改，按語説："'膝'

---

① 膝：《四部備要》本、黄奭輯本皆誤作"膝"，後"膝"字同。

當爲'㮚'。"按,《武威醫簡》已寫作"牛膝",但二孫依據《説文》改字亦無可厚非。《四部備要》本、黄奭輯本皆誤作"郲"。按,"㮚"與"郲"爲兩字,"㮚,脛頭卩也,從卩桼聲",後世俗寫爲"膝";"郲,齊地也,從邑桼聲"。

〔二〕酸:檢《證類本草》政和、大觀系統多數版本,牛膝條"味苦"爲白字《本草經》文,"酸平"爲黑字《名醫别録》文,二孫取"酸"爲《本草經》文,則此條有"苦酸"兩味而缺藥性,故森立之輯本取後一"平"爲《本草經》文,作"味苦平"。二孫注意到,《太平御覽》卷九九二引《本草經》牛膝"味苦辛",《本草經考注》認爲"辛即平訛",其説合理。

〔三〕傷熱火爛:湯火灼傷所致潰爛。《本草經集注》梓白皮條陶弘景注:"葉療手脚火爛瘡。"

〔四〕一名百倍:《本草綱目》釋名説:"《本經》又名百倍,隱語也。言其滋補之功,如牛之多力也。"

〔五〕生川谷:《證類本草》引《名醫别録》"生河内川谷及臨朐",《本草經集注》云:"今出近道,蔡州者最良。"按,《吴普本草》謂"生河内或臨邛",其"臨邛"恐是"臨朐"之訛。

028 充蔚子〔一〕　味辛,微温。主明目,益精〔二〕,除水氣〔三〕。久服輕身。莖,主癮疹〔四〕痒〔五〕,可作浴湯。一名益母〔六〕,一名益明,一名大札。生池澤〔七〕。

《名醫》曰:一名貞蔚。生海濱。五月采。

【案】《説文》云:"蓷,萑也。"《廣雅》云:"益母,充蔚也。"《爾雅》云"萑,蓷",郭璞云:"今茺蔚也。"《毛詩》云"中谷有蓷",傳云:"蓷,鵻也。"陸璣云:"舊説及魏博士濟陰周元明皆云菴閭是也。《韓詩》及《三蒼》説悉云益母,故曾子見益母而感。劉歆曰:萑,臭穢。"臭穢即茺蔚也。舊作"茺",非。

箋　疏

《詩經》"中谷有蓷",《説文》訓爲"萑",《毛傳》釋爲"鵻",或許與鳥有關,可能是對該物種花冠形態的描摹。至於"蓷"的具體物種,一説爲菊科菴藺,一説爲唇形科的茺蔚,後一種意見佔主流。但這種茺蔚究竟是唇形科的益母草 *Leonurus japonicus*,還是同科夏至草 *Lagopsis supina*,甚或同科之夏枯草 *Prunella vulgaris*,植物學家又有不同看法。

益母草之得名"益母",當與其常用於産後諸疾有關。《肘後方》用益母草"治一切産後血病,並一切傷損"。《新修本草》也説:"下子死腹中,主産後血脹悶。"藥理研究證實,益母草屬(*Leonurus*)植物含益母草鹼(leonurine),對妊娠子宫和産後子宫都有興奮作用,故可用於産後止血和子宫復舊,正與"益母"之説吻合。由此確定,茺蔚當以唇形科益母草 *Leonurus japonicus* 爲主流。

注　釋

〔一〕充蔚子:《證類本草》作"茺蔚子",二孫本改"充"字,按語説:"舊作'茺',非。"《本草綱目》釋名説:"此草及子皆充盛密蔚,故名茺蔚。"按,《本草經集注·序録》殘卷寫作"充尉子",《醫心方》卷一"藥不入湯酒法"亦寫作"充尉子"。又,《本草經》一名益母,後以益母草爲常用名,故《日華子本草》徑云:"(茺蔚子)乃益母草子也。"

〔二〕益精:此當言"益精光",即增强目力。《本草經》茈胡、石鍾乳條云"明目益精",杜若、理石條云"益精明目",並是此意。

〔三〕除水氣:指水腫。《黄帝内經素問·評熱病篇》云:"諸有水氣者,微腫先見於目下也。"

〔四〕癮癵:《本草經考注》云:"隱隱皮内小瘡軫起,故云隱軫也。"《黄帝内經素問·四時刺逆從論》云:"少陰有餘,病皮痹隱軫。"《諸病源候論》卷二"風瘙隱軫生瘡候"云:"人皮膚虚,爲風邪所折,則起隱軫。熱多則色赤,風多則色白。甚者癢痛,搔之則成瘡。"此當是蕁麻疹或其他過敏性皮膚病一類。

〔五〕痒:《證類本草》作"癢",二孫以《説文》無此字而改。按,"痒"與"癢"意思有别,《釋名·釋疾病》云:"癢,揚也。其氣在皮中,欲得發揚,使人搔發之而揚出也。"此即瘙癢字,漢代已有之。《説文》云:"痒,瘍也。"此瘡瘍意,即《周禮·天官·疾醫》所言之"痒疥疾"。《説文》别有"蛘"字,訓爲"搔蛘也"。可見"癢"字本不必改,若一定要改,當用"蛘",作"痒"則非。

〔六〕一名益母:《本草綱目》釋名説:"其功宜於婦人及明目

益精，故有益母之稱。"

〔七〕生池澤：《證類本草》引《名醫别録》"生海濱池澤"，《本草經集注》云："今處處有。"

029 女萎〔一〕 **味甘，平。主中風暴熱，不能動摇，跌[①]筋**〔二〕**結肉**〔三〕**，諸不足。久服去面黑皯，好顔色、潤澤，輕身、不老**〔四〕**。生山谷**〔五〕**。**按，《御覽》委萎在藥部八，又有女萎在藥部十。

《吴普》曰：委萎，一名葳蕤，一名玉馬，一名地節，一名蟲蟬，一名烏萎，一名熒，一名玉竹。神農：苦；一經：甘；桐君、雷公、扁鵲：甘，無毒；黄帝：辛。生太山山谷。葉青黄相值，如薑。二月、七月采。治中風暴熱。久服輕身。《御覽》。一名左眄。久服輕身、耐老[②]。同上。

《名醫》曰：一名熒，一名地節，一名玉竹，一名馬熏。生太山及邱陵。立春後采，陰乾。

【案】《爾雅》云"熒，委萎"，郭璞云："藥草也，葉似竹，大者如箭竿，有節。葉狹而長，表白裏青，根大如指，長一二尺，可啖。"陶宏景云："按《本經》有女萎無葳蕤，《别録》有萎蕤而爲用正同，疑女萎

① 跌：底本作"趹"，據《證類本草》改。《周氏醫學叢書》光緒本、《周氏醫學叢書》宣統本、《四部備要》本皆作"趹"，黄奭輯本作"跌"。

② 一名左眄久服輕身耐老：此十字見《太平御覽》卷九九三女萎條引《本草經》，二孫誤取爲《吴普本草》佚文。

即葳蕤也，惟名異耳。”陳藏器云：“《魏志·樊阿傳》青黏一名黄芝，一名地節。此即葳蕤。”

箋　疏

《本草經集注》云：“《本經》有女萎無萎蕤，《别録》無女萎有萎蕤，而爲用正同，疑女萎即萎蕤也，惟名異爾。”故將二者並爲一條，從《本草經集注》開始至《證類本草》皆以“女萎葳蕤”立條，其中“女萎”爲《本草經》白字，“葳蕤”爲《名醫别録》黑字。

《爾雅》“熒，委萎”，郭璞云：“藥草也，葉似竹，大者如箭竿，有節。葉狹而長，表白裹青，根大如指，長一二尺，可啖。”《雷公炮炙論》説：“凡使，勿用鉤吻並黄精，其二物相似。萎蕤只是不同，有誤疾人。萎蕤節上有毛，莖斑，葉尖處有小黄點。”這种女萎葳蕤爲百合科黄精屬植物，但與黄精 *Polygonatum sibiricum* 相比，葉互生，根狀莖較細，結節不明顯，根據《證類本草》所繪滁州葳蕤，大致可以認爲是玉竹 *Polygonatum odoratum* 或小玉竹 *Polygonatum humile*。

需要説明者，《新修本草》不以陶弘景的意見爲然，另立女萎條云：“其葉似白斂，蔓生，花白，子細。荆襄之間名爲女萎，亦名蔓楚。”從描述來看，其原植物當爲毛茛科女萎 *Clematis apiifolia*。

注　釋

〔一〕女萎：經史書有“委萎”，未見“女萎”之名，《太平御覽》卷九九一委萎條引《爾雅》及《吴氏本草經》，卷九九三女萎條僅引《本草經》,故《本草綱目》葳蕤條正誤説:"《本經》女萎乃《爾雅》委萎二字,即《别録》萎蕤也,上古鈔寫訛爲女萎爾。古方治傷寒風虚用女萎者,即萎蕤也,皆承本草之訛而稱之。"

〔二〕跌筋:《本草經》乾地黄主"折跌絶筋",《本草經考注》認爲,"跌筋"即"折跌絶筋"之省。按,營實條亦言"結肉跌筋",蛞蝓條則言"軼筋",參考沈澍農先生意見,"跌""軼"或皆是"胅"之訛,《説文》"胅,骨差也",段玉裁注:"謂骨節差忒不相值,故胅出也。"跌筋乃指筋肉傷損錯位甚或突出。

〔三〕結肉:《本草經考注》云:"結肉者,肌肉中氣結滯而不通也。跌筋結肉者,將成麻痺不仁之兆也。"

〔四〕輕身不老:《本草經集注》云:"其根似黄精而小異,服食家亦用之。"《後漢書·華佗傳》裴松之注引《華佗别傳》云:"青黏者,一名地節,一名黄芝。主理五藏,益精氣。本出於迷入山者,見仙人服之,以告佗。佗以爲佳,語阿,阿又秘之。"《吴普本草》《名醫别録》皆言委萎一名地節,應是此物。

〔五〕生山谷:《證類本草》引《名醫别録》"生太山山谷及丘陵",《本草經集注》云:"今處處有。"

030 防葵〔一〕 **味辛,寒。主疝瘕**〔二〕**,腸洩**〔三〕**,膀光熱結**〔四〕**,溺不下,欬逆,温瘧**〔五〕**,癲癇,驚邪狂走**〔六〕**。久服堅骨髓,益氣、輕身。一名梨蓋**〔七〕**。生川谷**〔八〕**。**

《吴普》曰:房葵,一名梨蓋,一名爵離,一名房苑，一名𣅀草，一名利如，一名方蓋。神農：辛，小寒；桐君、扁鵲：無毒；岐伯、雷公、黄帝：苦，無毒。莖葉如葵，上黑黄。二月生根，根大如桔梗，根中紅白。六月花白，七月、八月實白，三月三日采根。《御覽》。

《名醫》曰：一名房慈，一名爵離，一名農果，一名利茹，一名方蓋，生臨淄及嵩高、太山、少室。三月三日采根，暴乾。

【案】《博物志》云："防葵與野狼毒相似。"

箋　疏

防葵的名實不詳，《博物志》以來即言其與狼毒相似，《本草經集注》也說："本與狼毒同根，猶如三建，今其形亦相似。"

《名醫别録》謂防葵"中火者不可服，令人恍惚見鬼"，李時珍也很注意這句話，《本草綱目》援引陳延之《小品方》作爲參證："防葵多服令人迷惑，恍惚如狂。"在莨菪條李時珍又說："莨菪、雲實、防葵、赤商陸，皆能令人狂惑見鬼者，昔人未有發其義者，蓋此類皆有毒，能使痰迷心竅，蔽其神明，以亂其視聽故耳。"方以智《物理小識》卷一二也說："莨菪子、雲實、防葵、赤商陸、曼陀羅花，皆令人狂惑見鬼。"檢《千金要方》卷一四有治鬼魅之"四物鳶頭散"，用東海鳶頭（即由跋根）、黄牙石（一名金牙）、莨菪子、防葵四物，酒服方寸匕，專門說，"欲令病人見鬼，加防葵一分；欲令知鬼主者，復增一分，立有驗”。並補充說：“防葵、莨菪並令人迷惑恍惚如狂，不可多服。”

“令人恍惚見鬼”，顯然是指藥物的致幻作用，應該没有問題，但究竟是何種植物仍需研究。《名醫别録》及《吴普本草》皆說防葵一名“利茹”，其讀音與藺茹相近，如果這種防葵與狼毒一樣，也是大戟科大戟屬（*Euphorbia*）或瑞香科狼毒屬（*Stellera*）之某一植物，不排除其含有某種致幻成分。

注　釋

〔一〕防葵：《新修本草》云：“其根葉似葵花子根，香味似防風，故名防葵。”但《太平御覽》卷九九三引《博物志》《本草經》《吴氏本草經》皆作“房葵”；《名醫别録》有别名“房慈”；《本草和名》《醫心方》亦作“房葵”；《本草經》森立之輯本遂以“房葵”爲正名。檢《本草經集注·序録》殘卷，“防葵”與“房葵”兩見，《本草經》曹元宇輯本、王筠默輯本皆用“防葵”立條，尚志鈞輯本則用“房葵”立條。

〔二〕疝瘕：《諸病源候論》卷三八“疝瘕候”云：“疝瘕之病，由飲食不節，寒温不調，氣血勞傷，臟腑虚弱，受於風冷，冷入腹内，與血氣相結所生。疝者，痛也；瘕者，假也。其結聚浮假而痛，推移而動。”

〔三〕腸洩：《本草經考注》云：“腸洩，即腸澼洩利之約文。”

〔四〕膀光熱結：“膀光”即“膀胱”，二孫以《說文》無“胱”改。《傷寒論》云：“太陽病不解，熱結膀胱，其人如狂，血自下，下者愈。”

〔五〕温瘧：瘧病之一種。《黄帝内經素問·瘧論》云：“先傷於風，而後傷於寒，故先熱而後寒也。亦以時作，名曰温瘧。”

〔六〕驚邪狂走：指精神錯亂狀態，如《本草經》龍骨、六畜毛蹄甲皆主“癲疾狂走”，雲實、麻蕡、莨菪子等多食“令人狂走”。而《本草經》謂防葵主“驚邪狂走”，《名醫别録》則言其“令人恍惚見鬼”，一爲主治之適應症，一爲不良反應之中毒症狀，爲可注意者。

〔七〕一名梨蓋：《本草經考注》云：“‘梨’即‘黎’假借，謂葉如蓋，黑色也。吴氏云‘莖葉如葵，上黑黄’，可以證也。”

〔八〕生川谷：《證類本草》引《名醫别録》“生臨淄川谷及嵩高、太山、少室”，《本草經集注》云：“北信斷，今用建平間者。”

031 茈胡〔一〕 味苦，平。主心腹〔二〕，去腸胃中結氣〔三〕，飲食積聚，寒熱邪氣，推陳致新〔四〕。久服輕身，明目，益精。一名地熏〔五〕。生川谷①〔六〕。

《吴普》曰：茈葫，一名山菜，一名茹草，神農、岐伯、雷公：苦，無毒，生冤句。二月、八月采根。《御覽》。

① 生川谷：底本缺，援二孫輯本體例補。森立之、尚志鈞、曹元宇、王筠默、馬繼興輯本皆取爲《本草經》文。

《名醫》曰：一名山菜，一名茹草。葉一名芸蒿，辛香可食。生宏農〔七〕及冤句。二月、八月采根，暴乾。

【案】《博物志》云："芸蒿葉似邪蒿，春秋有白蒻，長四五寸，香美可食。長安及河内並有之。"《夏小正》云："正月采芸。"《月令》云："仲春，芸始生。"《吕氏春秋》云："菜之美者，華陽之芸。"皆即此也。《急就篇》有"芸"，顔師古注云："即今芸蒿也。"然則是此茈胡葉矣。茈、柴、前，聲相轉。名醫别出[①]前胡條，非。陶宏景云："《本經》上品有茈胡而無此，晚來醫乃用之。"

箋疏

宋代開始，"柴胡"成爲"茈胡"的通用名。今用品種有南北兩類，皆是傘形科柴胡屬（*Bupleurum*）植物，北柴胡即竹葉柴胡 *Bupleurum chinense*，南柴胡爲狹葉柴胡 *Bupleurum scorzonerifolium*。但《本草經》《名醫别録》中的茈胡似乎不是此類。原因之一，《本草經》記茈胡功效"推陳致新"，《名醫别録》也謂其主"大腸停積"，此皆形容瀉下通便作用，今用柴胡品種都没有近似於大黄、芒消的瀉下活性。原因之二，《名醫别録》説茈胡"葉一名芸蒿，辛香可食"，如二孫按語引《吕氏春秋》《夏小正》《博物志》等，皆

① 出：底本作"録"，黄奭輯本亦作"録"，全句"《名醫别録》前胡條非"，意思難通。據《周氏醫學叢書》光緒本、《周氏醫學叢書》宣統本、《四部備要》本改。

言芸蒿是可食之物；據《博物志》説"芸蒿葉似邪蒿，春秋有白蒻"，亦不符柴胡屬植物特徵。故早期文獻茈胡的原植物只能懸疑待考。

二孫按語還注意到《本草經》茈胡與《名醫别録》前胡的關係。按，《名醫别録》云："前胡，味苦，微寒，無毒。主療痰滿，胸脅中痞，心腹結氣，風頭痛，去痰實，下氣。治傷寒寒熱，推陳致新，明目，益精。二月、八月採根，暴乾。"其基本功效與茈胡大同小異，故陶弘景注釋説："前胡似茈胡而柔軟，爲療殆欲同，而《本經》上品有茈胡而無此，晚來醫乃用之。"《本草經考注》循二孫意見，進一步認爲，茈胡與前胡"元是一類而二種，白字所謂茈胡，即黑字所謂前胡"。與茈胡的情況類似，今用前胡品種，無論是傘形科白花前胡 *Peucedanum praeruptorum*，還是同科紫花前胡 *Peucedanum decursivum*，都没有瀉下作用，很難與"推陳致新"功效相聯繫，其原初品種仍難定論。

注　釋

〔一〕茈胡：今通寫作"柴胡"。《證類本草》亦作"茈胡"，有小字注釋"柴字"；《證類本草》引《本草圖經》及所繪圖例，皆作"柴胡"。按，"茈胡"之名甚古，《急就篇》云："灸刺和藥逐去邪，黄芩伏苓礜茈胡。"《武威醫簡》中也寫作"茈胡"。茈胡名稱來歷不詳，《本草綱目》解釋説："茈字有柴、紫二音。茈薑、茈草之茈皆音紫，茈胡之茈音柴。茈胡生山中，嫩則可茹，老則採而爲柴，故苗有芸蒿、山菜、茹草之名，而根名柴胡也。"聊備一説耳。

〔二〕心腹：即心腹之疾。《本草綱目》主治項删“去”字，與下句連讀作“心腹腸胃中結氣”，則是結氣部位在心腹腸胃者。顧觀光、森立之輯本皆無“去”字，《本草經考注》則有之。按，《證類本草》政和、大觀系統多數版本，皆有“去”字，且《太平御覽》卷九九三引《本草經》作“治心腹，祛腸胃結氣”。故本條“主心腹”爲一事，“去腸胃中結氣”爲另一事，不應該歸併爲一。

〔三〕結氣：《諸病源候論》卷一三“結氣候”云：“結氣病者，憂思所生也。心有所存，神有所止，氣留而不行，故結於内。”

〔四〕推陳致新：《本草經》消石、大黄，《名醫别録》朴消、芒消、前胡，均有此四字，這是對瀉下作用的描述。本條説茈胡能“去腸胃中結氣，飲食積聚”，《名醫别録》謂其主“大腸停積”，皆與瀉下通便作用相呼應。

〔五〕一名地熏：《證類本草》作“地薰”。《説文》“薰，香草也”，《名醫别録》謂其“葉一名芸蒿，辛香可食”，或因此得名。

〔六〕生川谷：《證類本草》引《名醫别録》“生洪農川谷及冤句”，《本草經集注》云：“今出近道。”

〔七〕宏農：《證類本草》作“洪農”，地名正寫爲“弘農”，應是避宋太祖父親趙弘殷諱改爲“洪農”，清代避高宗弘曆諱，“弘”習慣改寫爲“宏”，故作“宏農”。

032 麥門冬〔一〕 味甘，平。主心腹結氣，傷中、傷飽〔二〕，胃絡脈絶〔三〕，羸瘦，短氣。久服輕身、不老、不飢〔四〕。

生川谷及隄阪〔五〕。

《吴普》曰：一名馬韭，一名虋冬，一名忍冬，一名忍陵，一名不死藥，一名僕壘，一名隨脂。《太平御覽》引云：秦一名烏韭，楚一名馬韭，越一名羊韭，齊一名愛韭，一名禹韭，一名禹餘糧。神農、岐伯：甘，平；黄帝、桐君、雷公：甘，無毒；李氏：甘，小温；扁鵲：無毒。生山谷肥地。葉如韭，肥澤，叢生。采無時。實青黄。

《名醫》曰：秦名羊韭，齊名愛韭，楚名馬韭，越名羊蓍，一名禹葭，一名禹餘糧。葉如韭，冬夏長生。生函谷肥土石間久廢處。二月、三月、八月、十月采，陰乾。

【案】《説文》云："荵，荵冬草。"《中山經》云："青要之山，是多僕纍。"據《吴普》説，即麥門冬也。忍、荵，壘、纍，音同。陶宏景云："實如青珠，根似穬麥，故謂麥門冬。"

箋　疏

麥門冬乃因塊根似麥而得名，《潛夫論·思賢》云："（治疾）當得麥門冬，反得烝穬麥。"穬麥見《名醫别録》，據《齊民要術》説即大麥一類，今人以裸麥 *Hordeum vulgare* var. *nudum* 當之。王符的意思是，時人以蒸熟的穬麥粒冒充麥門冬，言其相似也。故陶弘景云："根似穬麥，故謂麥門冬，以肥大者爲好。"麥門冬葉與韭相似，故别名多與韭有關。由此推論，古代麥門冬應該是百合科沿階草屬

(*Ophiopogon*)或山麥冬屬(*Liriope*)植物,今之麥冬 *Ophiopogon japonicus*、山麥冬 *Liriope spicata*,皆包含其中。

二孫引《説文》"荵,荵冬艸",此指忍冬科植物忍冬 *Lonicera japonica*,今名金銀花者。段玉裁亦同意此説,注釋云:"《名醫别録》作忍冬,今之金銀藤也,其花曰金銀花。"《吴普本草》記麥門冬有忍冬、忍陵諸名,陶弘景未將之作爲魏晉名醫言論整合入《名醫别録》中,其實已經表明立場。

注 釋

〔一〕麥門冬:《本草經集注》説:"根似穬麥,故謂麥門冬。"

〔二〕傷飽:《諸病源候論》卷四七"傷飽候"云:"小兒食不可過飽,飽則傷脾,脾傷不能磨消於食,令小兒四肢沉重,身體苦熱,面黄腹大是也。"

〔三〕胃絡脈絶:《黄帝内經靈樞·經脈》云:"經脈者常不可見也,其虚實也,以氣口知之。脈之見者,皆絡脈也。"《黄帝内經素問·平人氣象論》云:"胃之大絡名曰虚里,貫鬲絡肺,出於左乳下,其動應衣,脉宗氣也。"參考楊鵬舉《神農本草經校注》的意見,胃爲十二經脈之海,其脈絶可通過人迎胃脈表現出來。故所謂"胃絡脈絶"者,表現爲人迎部位和胃大絡虚里部位脈弱欲絶。

〔四〕久服輕身不老不飢:《名醫别録》補充説:"令人肥健,美顔色,有子。"《本草經集注》云:"斷穀家爲要。"

〔五〕生川谷及隄阪:《證類本草》引《名醫别録》"生函谷川谷及堤阪肥土石間久廢處",《本草經集注》云:"函谷即秦關,而麥門冬異於羊韭之名矣,處處有。”按,據《名醫别録》“秦名羊韭”,故陶弘景云云。

033 獨活〔一〕 **味苦,平。主風寒所擊,金瘡,止痛,賁豚**〔二〕**,癇痓**〔三〕**,女子疝瘕**〔四〕**。久服輕身、耐老。一名羌活**〔五〕**,一名羌青,一名護羌使者**〔六〕**。生川谷**〔七〕**。**

《吴普》曰:獨活,一名胡王使者。神農、黄帝:苦,無毒。八月采。此藥有風花不動,無風獨摇。《御覽》。

《名醫》曰:一名胡王使者,一名獨摇草。此草得風不摇,無風自動。生雍州,或隴西南安。二月、八月采根,暴乾。

【案】《列仙傳》云“山圖服羌活、獨活”,則似二名。護羌、胡王,皆“羌”字緩聲,猶“專諸”爲“專設諸”,“庚公差”爲“庚公之斯”,非有義也。

箋 疏

《列仙傳》云:“山圖者隴西人也,少好乘馬,馬蹋之折脚。山中道人教令服地黄當歸羌活獨活苦參散,服之一歲而不嗜食,病癒身輕。”如二孫所注意到,故事中獨活、羌活同時出現,顯然是兩物,而《本草經》以羌活爲獨活之别名,何以如此,實不得而知。《本草經集注》説:“此州郡縣並是羌地,羌活形細而多節,軟潤,氣息極猛烈。出益州北部西川爲獨活,色微白,形虚大,爲用亦相似,而小不如。”陶弘景所描述的羌活,與今羌活商品藥材“蠶羌”的特徵非常接近，蠶羌的原植物主要爲羌活 *Notopterygium incisum*，揮發油含量較高，與《本草經集注》所言"氣息極猛烈"相符。至於陶所稱的獨活，從藥材性狀和植物特徵分析，可能是傘形科獨活屬（*Heracleum*）植物，或即後世所稱的牛尾獨活一類。

注　釋

〔一〕獨活：《本草經集注》云："其一莖直上，不爲風摇，故名獨活。"《名醫别録》説獨活一名獨摇草，謂其"得風不摇，無風自動"。按，此特徵似爲神奇藥草所共有，如《本草經集注》言赤箭也是"有風不動，無風自摇"。《抱朴子内篇·仙藥》説獨摇芝"無風自動"。

〔二〕賁豚：《金匱要略》云："奔豚病從少腹起，上衝咽喉，發作欲死，復還止，皆從驚恐得之。"《難經·五十六難》云："腎之積名曰賁豚，發於少腹，上至心下，若豚狀，或上或下無時。久不已，令人喘逆，骨痿，少氣。"

〔三〕癇痓：因癲癇而致經脈拘攣。森立之輯本作"癇痙"。檢《證類本草》之《本草經》條文，有作"癇痓"者，如獨活、石蜜、麝香、鼠婦條，亦有作"癇痙"者，如石膽、丹雄雞條，森立之輯本悉改爲"癇痙"。按，"痓"字晚出，參考錢超塵、沈澍農先生的意見，"痓"乃"痙"在文本傳抄中形成的誤字，故"癇痓"即"癇痙"。

〔四〕疝瘕：《諸病源候論》卷二〇"疝瘕候"云："疝者，痛也；瘕者，假也。其病雖有結瘕，而虛假可推移，故謂之疝瘕也。由寒邪與臟腑相搏所成。其病腹内急痛，腰背相引痛，亦引小腹痛。”

〔五〕一名羌活：羌活應是羌地所生獨活之意，故《本草綱目》云：“獨活以羌中來者爲良，故有羌活、胡王使者諸名。”

〔六〕護羌使者：漢武帝平定西羌，置“護羌校尉”，專司西羌事務。《漢書·趙充國傳》云：“初，置金城屬國以處降羌，詔舉可護羌校尉者。”護羌使者當即護羌校尉之使者。《名醫別録》記獨活別名“胡王使者”，則是羌地少數民族本位，與“護羌使者”針鋒相對。二孫按語謂“護羌、胡王，皆‘羌’字緩聲”，並牽連“專設諸”、“庾公差”爲比，是未能深考者。

〔七〕生川谷：《證類本草》引《名醫別録》“生雍州川谷或隴西南安”。

034 車前子〔一〕 **味甘，寒，無毒**〔二〕**。主氣癃**〔三〕**，止痛，利水道小便**〔四〕**，除濕痹。久服輕身、耐老**〔五〕**。一名當道**〔六〕。《御覽》有云：“一名牛舌。”《大觀本》作“牛遺”，黑字。**生平澤**〔七〕。

《名醫》曰：一名芣苢，一名蝦蟇衣，一名牛遺，一名勝舄。生真定邱陵阪道中。五月五日采，陰乾。

【案】《説文》云：“芣，一曰芣苢。”“苢，芣苢。一名馬舄。其實如李，令人宜子。《周書》所説。”《廣雅》云：“當道，馬舄也。”《爾雅》云“芣苢、馬舄，馬舄、車前”，郭璞云：“今車前草，大葉長穗，好生道邊，江東呼爲蝦蟆衣。”又“蕒，牛蘈”，孫炎云：“車前，一名牛蘈。”《毛詩》云“采采芣苢”，傳云：“芣苢，馬舄；馬舄，車前也。”陸璣云：“馬舄，一名車前，一名當道。喜在牛跡中生，故曰車前、當道也，今藥中車前子是也。幽州人謂之牛舌草。”

箋　疏

車前別名甚多，“芣苢”是雅名，《詩經》“采采芣苢”即是此物。“車前”“當道”“牛遺”皆因生長環境而來；“牛舌”與“蝦蟆衣”應該都是葉子的寫照。至於“勝舄”“馬舄”“牛舄”之名，恐怕也與葉子的特徵有關。據《廣雅》“舄，履也”，車前科植物車前 *Plantago asiatica* 或平車前 *Plantago depressa* 或大車前 *Plantago major* 之類，卵形葉片，葉脉輪廓分明，與木履相似，因此得名。

二孫按語引《説文》謂芣苢“其實如李，令人宜子”，此則木名，與車前同名異物。《藝文類聚》卷八一引郭璞《芣苢贊》云：“車前之草，别名芣苢。王會之云，其實如李。名之相亂，在乎疑似。”

注　釋

〔一〕車前子：車前爲常見植物，常生在道旁，故有車前、當道諸名。陸璣《詩疏》説：“馬舄一名車前，一名當道。喜在牛跡中生，故曰車前、當道也。”

〔二〕無毒：《證類本草》中絕大多數“有毒”“無毒”字樣刻作黑字《名醫别録》文，本條晦明軒本《政和本草》、劉甲本

《大觀本草》"無毒"皆爲黑字，二孫輯復所用成化《政和本草》爲白字，遂被取爲《本草經》文。

〔三〕氣癃：即淋證之氣淋。《諸病源候論》卷四九"氣淋候"云："氣淋者，腎虚，膀胱受肺之熱氣，氣在膀胱，膀胱則脹。肺主氣，氣爲熱所乘，故流入膀胱。膀胱與腎爲表裏，膀胱熱則氣壅不散，小腹氣滿，水不宣利，故小便澀成淋也。其狀，膀胱小腹滿，尿澀，常有餘瀝是也。亦曰氣癃。"

〔四〕利水道小便：指利尿作用。《本草經》單言"利水道"，如黑芝、蘭草、榆皮、髮髲、豬苓等條；單言"利小便"，如滑石、茯苓、地膚子、天名精、蒲黄等條；除本條言"利水道小便"外，石韋、石龍子、桑螵蛸、郁核、楝實等條亦言"利小便水道"。三種表達是否有差别，尚待考索。

〔五〕久服輕身耐老：《本草經集注》云："子性冷利，仙經亦服餌之，令人身輕，能跳越岸谷，不老而長生也。"《太平御覽》卷九九八引《神仙服食經》曰："車前實，雷之精也，服之形化。"

〔六〕一名當道：《廣雅》云："當道，馬舄也。"《廣韻》釋"苢"字云："芣苢，馬蕮也。又名車前，亦名當道，好生道間，故曰當道。"

〔七〕生平澤：《證類本草》引《名醫别録》"生真定平澤丘陵阪道中"，《本草經集注》云："人家及路邊甚多。"

035 木香〔一〕 **味辛**〔二〕**。主邪氣**〔三〕**，辟毒疫、温鬼**〔四〕**，强志，主淋露**〔五〕**。**《御覽》引云"主氣不足"，《大觀本》作黑字。**久**

服不夢寤魘寐〔六〕。《御覽》引云"一名密青",又云"輕身,致神僊",《大觀本》俱作黑字。**生山谷**〔七〕。

《名醫》曰:一名蜜香,生永昌。

箋　疏

木香一名蜜香,據《本草拾遺》木部有蜜香,謂其"生交州,大樹節如沉香",並引《異物志》説:"樹生千歲,斫僕之,四五歲乃往看,已腐敗,惟中節堅貞是也。樹如椿。"從描述來看,這種植物應該是瑞香科沉香 *Aquilaria agallocha*。《本草圖經》沉香條也説:"交州人謂之蜜香。"

木香本從永昌口岸到中國,南北朝時期"永昌不復貢,今皆從外國舶上來"。如陶弘景所言,舶來的木香叫做"青木香"。根據《新修本草》描述:"葉似羊蹄而長大,花如菊花,其實黄黑。"其原植物則是菊科木香 *Aucklandia lappa*,這也是後世"木香"藥材的主流品種。

注　釋

〔一〕木香:《本草經集注》云:"此即青木香也。"今用木香爲草本植物,以"木"爲名,此爲費解。《本草綱目》釋名説:"木香,草類也。本名蜜香,因其香氣如蜜也。緣沉香中有蜜香,遂訛此爲木香爾。"備一家之言耳。

〔二〕味辛:檢《證類本草》,後一"温"字爲《名醫别録》文,故二孫本不取。從《本草經》一藥一味一性特點來看,此應該是傳抄訛誤所致,故森立之、尚志鈞、王筠默、曹元宇、馬繼興輯本皆取"温"爲《本草經》文。

〔三〕主邪氣:《名醫别録》謂其能“殺鬼精物”,《本草經集注》云:“常能煮以沐浴,大佳爾。”

〔四〕辟毒疫温鬼:《隋書·樊子蓋傳》云:“車駕西巡,將入吐谷渾,子蓋以彼多瘴氣,獻青木香以禦霧露。”《雲笈七籤》卷四一引《太丹隱書洞真玄經》云:“五香沐浴者,青木香也。青木華葉五節,五五相結,故辟惡氣,檢魂魄,制鬼煙,致靈跡。以其有五五之節,所以爲益於人耶。此香多生滄浪之東,故東方之神人,名之爲青木之香焉。”

〔五〕淋露:通常指小便淋漓,《黄帝内經靈樞·九宫八風》云:“兩實一虚,病則爲淋露寒熱。”《本草經考注》云:“‘淋露’即‘淋漓’‘瀝露’,音義皆同,言凡長病連延不愈,伏連、殗殜、肺痿之屬也。”按,森立之解説合理。如《登真隱訣》云:“淋露虚損,骨消肉盡,醫所不治,請天官陽袟君,官將百二十人,左右吏百二十人,患氣吏左右七十二人,主治淋露百病之鬼。”

〔六〕久服不夢寤魘寐:《名醫别録》補充“輕身致神仙”。

〔七〕生山谷:《證類本草》引《名醫别録》“生永昌山谷”,《本草經集注》云:“永昌不復貢,今皆從外國舶上來,乃云大秦國。”

036 署豫〔一〕舊作“薯蕷”,《御覽》作“署豫”,是。 **味甘,温。主傷中,補虚羸,除寒熱邪氣,補中,益氣力,長肌肉。久服耳目聰明,輕身、不飢、延年**〔二〕**。一名山芋**〔三〕**。生山谷**〔四〕**。**

《吴普》曰：薯蕷，一名諸署，《御覽》作"署豫"，作"諸署"[①]；《蓺文類聚》亦作"諸"。齊越名山芋，一名修脆，一名兒草。《御覽》引云："秦楚名玉延，齊越名山芋，鄭趙名山芋[②]，一名玉延。"神農：甘，小温；桐君、雷公：甘，《御覽》引作"苦"。無毒。或生臨朐鍾山。始生，赤莖細蔓，五月華白，七月實青黄，八月熟落。根中白皮黄，類芋。《御覽》引云："二月、三月、八月采根。惡甘遂。"

《名醫》曰：秦楚名玉延，鄭越名土藷。生嵩高。二月、八月采根，暴乾。

【案】《廣雅》云："玉延，藷萸，署預也。"《北山經》云"景山草多藷萸"，郭璞云："根似羊蹄，可食，今江南單呼爲藷，語有輕重耳。"《范子計然》云："藷萸本出三輔，白色者善。"《本草衍義》云："山藥，上一字犯宋英廟諱，下一字曰蕷，唐代宗名豫，故改下一字爲藥。"

箋　疏

《山海經·北山經》"景山其草多藷萸"，郭璞注："今江南單呼爲藷。"郝懿行疏："即今之山藥也。"《廣雅》云："玉延、藷萸，署預也。"見於本草，尚有諸署、山芋、土藷、修脆、兒草等名。按，此物"署豫"只是記音，文字則有"署

① 御覽作署豫作諸署：黄奭輯本作"御覽作署豫一名諸署"，檢《太平御覽》卷九八九引《吴氏本草》作"署豫，一名諸署"。

② 芋：《太平御覽》卷九八九引《吴氏本草》作"羊"。

預”“薯蕷”“薯蕷”“藷薁”多種，其實一也。至於“山藥”，則與“山芋”爲一音之轉，唐以前固然有此稱呼，但畢竟少用，唐宋時因薯蕷名稱太過複雜，更兼以避諱的緣故，稱呼頗爲不便，故宋元間逐漸統一以“山藥”爲本品的正名。

《吴普本草》《名醫别録》雜記秦楚齊越鄭趙諸異名，可見本品食用或藥用歷史在兩千年以上，且分佈廣泛。根據《吴普本草》描述之植物形態，其爲薯蕷科薯蕷屬（*Dioscorea*）植物當無問題。

注　釋

〔一〕署豫：《證類本草》作“署預”，二孫本作“豫”。按，此物因唐宋避諱多次改名，其原名究竟是“署預”“薯蕷”“署豫”已難確考。先因唐代宗名豫，避諱改名“薯藥”，又因宋英宗諱曙，改爲“山藥”。《本草衍義》云：“按本草，上一字犯英廟諱，下一字曰蕷，唐代宗名預（豫），故改下一字爲藥，今人遂呼爲山藥。如此則盡失當日本名，慮歲久以山藥爲别物，故書之。”

〔二〕久服耳目聰明輕身不飢延年：《本草經集注》云：“服食亦用之。”《太平御覽》卷九八九引《湘中記》曰：“永和初，有採藥衡山者，道迷糧盡。過巖下，見一老翁與四五年少對坐執書。告以飢，與之食物如署豫。指教所去，五六日至家，而不腹飢。”

〔三〕一名山芋：《吴普本草》謂“根中白皮黄類芋”，此所以得名。據《證類本草》引《吴氏》“齊越名山羊”，《太平御覽》引《吴氏本草》亦作“山羊”，其“羊”很可能是“芋”

之訛。

〔四〕生山谷:《證類本草》引《名醫别録》"生嵩高山谷",《本草經集注》云:"今近道處處有,東山、南江皆多掘取食之以充糧,南康間最大而美。"

037 薏苡仁〔一〕 味甘,微寒。主筋急拘攣〔二〕不可屈伸,風濕痹,下氣。久服輕身、益氣〔三〕。其根下三蟲〔四〕。一名解蠡〔五〕。生平澤及田野〔六〕。

《名醫》曰:一名屋菼,一名起實,一名贛①。生真定。八月采實,采根無時。

【案】《説文》云:"蓄,蓄苢。一曰蓄英。""贛②,一曰薏苢。"《廣雅》云:"蘔,起實,啻目也。"《吴越春秋》:"鯀娶於有莘氏之女,名曰女嬉,年壯未孳,嬉於砥山,得薏苡而吞之。意若爲人所感,因而妊孕。"《後漢書·馬援傳》:"援在交趾,常餌薏苡實,用能輕身省欲以勝瘴。""蓄",俗作"薏",非。

箋疏

《説文》:"蓄,薏苢。從艸啻聲。一曰蓄英。"又説:"蘔,艸也,一曰薏苢。"按,"薏"字後起,應該是"蓄"隸定時的訛變,故二孫按語説"俗作'薏',非"。薏苡古今品種變化不大,後世以栽培爲主,其原植物爲禾本科薏米 *Coix*

① 贛:《證類本草》作"蘔"。

② 贛:據《説文》"贛,賜也","蘔"字乃"一曰薏苡"。

lacryma-jobi var. *ma-yuen*。

注　釋

〔一〕薏苡仁：《證類本草》作“薏苡人”。按，《説文解字注》人字條云：“果人之字，自宋元以前本艸方書、詩歌紀載無不作人字。自明成化重刊本艸，乃盡改爲仁字。於理不通，學者所當知也。”確如段玉裁所言，宋以前果仁之“仁”皆作“人”，二孫本題作“薏苡仁”爲不當。又，《本草綱目》謂“薏苡名義未詳”，檢《説文》“目”字引賈侍中云：“巳，意巳實也。象形。”此句素無達詁，段注改爲“己意巳實也，象形”，解説亦牽强。《本草經考注》發明爲“目意目實也，象形”，解釋云：“目則薏苡之正字，而其子之象形也。”此謂“目”爲薏苡種仁之象形，足以備一家之説。

〔二〕筋急拘攣：筋脈拘急失柔，不能屈伸。《黄帝内經素問·痿論篇》云：“肝氣熱則膽泄口苦，筋膜乾。筋膜乾，則筋急而攣，發爲筋痿。”

〔三〕久服輕身益氣：《後漢書·馬援傳》云：“初，援在交阯，常餌薏苡實，用能輕身省欲，以勝瘴氣。”

〔四〕其根下三蟲：《諸病源候論》卷五〇“三蟲候”云：“三蟲者，長蟲、赤蟲、蟯蟲爲三蟲也。”《本草經集注》説：“今小兒病蛔蟲，取根煮汁糜食之，甚香，而去蛔蟲大效。”

〔五〕一名解蠡：《本草綱目》釋名説：“其葉似蠡實葉而解散。又似芑黍之苗，故有解蠡、芑實之名。”《本草經考注》云：“解蠡者，謂此物有下氣、殺三蟲、利腸胃、消水腫之功。胃腸經脈無所不通,猶刀之解角,蟲之齧木,故名焉。”兩説皆牽强,録此備參。

〔六〕生平澤及田野:《證類本草》引《名醫别録》“生真定平澤及田野”,《本草經集注》云:“真定縣屬常山郡,近道處處有,多生人家。交阯者子最大,彼土呼爲韓珠。”

038 澤瀉〔一〕　味甘,寒。主風寒濕痹〔二〕,乳難〔三〕,消水,養五藏,益氣力,肥健。久服耳目聰明〔四〕,不飢、延年、輕身,面生光,能行水上〔五〕。一名水瀉〔六〕,一名芒芋,一名鵠瀉。生池澤〔七〕。

《名醫》曰:生汝南。五月、八月采根,陰乾。

【案】《説文》云:“藚,水寫也。”《爾雅》云“蕍,蕮”,郭璞云:“今澤蕮。”又“藚,牛脣”,郭璞云:“《毛詩傳》云水蕮也。如續斷,寸寸有節,拔之可復。”《毛詩》云“言采其藚”,傳云:“藚,水舄也。”陸璣云:“今澤舄也。其葉如車前艸大,其味亦相似,徐州廣陵人食之。”

箋疏

《説文》“藚,水舄也”;《詩經》“言采其藚”,《毛傳》也説“藚,水舄也”,陸璣《詩疏》云:“今澤舄也。其葉如車前草大,其味亦相似,徐州廣陵人食之。”這種水舄即是澤瀉科植物澤瀉 *Alisma plantago-aquatica* 之類。但《爾雅·釋草》“藚,牛脣”,郭璞注引《毛傳》“水蕮”之説,所描述形態卻與陸璣全然不同:“如續斷,寸寸有節,拔之可復。”按其所言,大約是木賊科植物問荆 *Equisetum arvense* 之類。《爾雅·釋草》别有"蕍,蕮",郭璞注:"今澤瀉。"如此方是澤瀉 *Alisma plantago-aquatica*。經書訓注異辭,實無足爲怪,至於本草書中的澤瀉,則爲澤瀉科澤瀉屬植物無疑。

注釋

〔一〕澤瀉:《本草綱目》釋名説:"去水曰瀉,如澤水之瀉也。"此説似未妥。車前有勝舄、馬舄、牛舄諸名,乃是形容葉形似履;澤瀉葉形與車前相似,故有水瀉等名。"瀉"即"舄",如《武威醫簡》即寫作"澤舄"。所謂澤瀉、水瀉,乃言其爲生長在水邊澤畔的"舄"也。

〔二〕風寒濕痹:《黄帝内經素問·病能論》治酒風,"以澤瀉、朮各十分,麋銜五分合,以三指撮,爲後飯"。王冰注:"澤瀉,味甘,寒平,主治風濕,益氣。"

〔三〕乳難:《説文》云:"乳,人及鳥生子曰乳,獸曰産。"産乳艱難,即今言之難産。

〔四〕久服耳目聰明:《名醫别録》引扁鵲"多服病人眼",與此牴牾。

〔五〕能行水上:《本草經集注》云:"仙經服食斷穀皆用之,亦云身輕,能步行水上。"《太平御覽》卷九九〇引《典術》云:"食澤瀉身輕,日行五百里,走水上,可遊無窮,致玉女,神仙。"按,《山海經·西山經》謂昆侖之丘有木曰沙棠"可以禦水,食之使人不溺",與澤瀉之"消水"與"能行水上"似存在繼承性。

〔六〕水瀉:《詩經·魏風》"言採其藚",《毛傳》:"藚,水舄也。"陸璣《詩疏》曰："今澤舄也，其葉如車前大，其味亦相似。"

〔七〕生池澤：《證類本草》引《名醫别録》"生汝南池澤"，《本草經集注》云："汝南郡屬豫州，今近道亦有，不堪用，惟用漢中、南鄭、青弋，形大而長，尾間必有兩歧爲好。"

039 遠志〔一〕 **味苦，温。主欬逆，傷中，補不足，除邪氣，利九竅，益智慧，耳目聰明，不忘**〔二〕**，强志**〔三〕**，倍力。久服輕身、不老**〔四〕**。葉名小草**〔五〕**。一名棘菀**〔六〕**，**陸德明《爾雅音義》引作"蒬"。**一名葽繞，**《御覽》作"要繞"。**一名細草**〔七〕**。生川谷**〔八〕**。**

《名醫》曰：生太山及冤句。四月采根、葉，陰乾。

【案】《説文》云："蒬，棘蒬也。"《廣雅》云："蕀菀，遠志也。其上謂之小草。"《爾雅》云"葽繞，蕀蒬"，郭璞云："今遠志也，似麻黄，赤華，葉鋭而黄。"

箋　疏

《説文》"蒬，棘蒬也"，這是遠志的雅名。《爾雅·釋草》"葽繞，蕀蒬"，郭璞注謂遠志"似麻黄，赤華，葉鋭而黄"，《本草經集注》也説"小草狀似麻黄而青"。麻黄的物種基本没有變化，爲麻黄科麻黄屬（*Ephedra*）植物，與今天遠志科遠志屬（*Polygala*）的差别甚大，何以牽連在一起，令人費解。故《開寳本草》批評説："遠志莖葉似大青而小，比之麻黄,陶不識爾。”《本草綱目》則有調和之論,集解項李時珍説:“遠志有大葉、小葉兩種,陶弘景所説者小葉也,馬志所説者大葉也,大葉者花紅。”後世乃根據李時珍的意見,將小葉者考訂爲遠志科遠志 *Polygala tenuifolia*,大葉者爲卵葉遠志 *Polygala sibirica*。

注　釋

〔一〕遠志:《本草綱目》釋名説:“此草服之以益智强志,故有遠志之稱。《世説》載謝安云:處則爲遠志,出則爲小草。《記事珠》謂之醒心杖。”

〔二〕益智慧耳目聰明不忘:《證類本草》引《肘後方》治人心孔惛塞、多忘喜誤云:“丁酉日密自至市買遠志,著巾角中,還爲末服之,勿令人知。”

〔三〕强志:或即白芝條“强志意”之省。

〔四〕久服輕身不老:《本草經集注》云:“遠志亦入仙方藥用。”《抱朴子内篇·仙藥》云:“陵陽子仲服遠志二十年,有子三十七人,開書所視不忘,坐在立亡。”

〔五〕葉名小草:《玉篇》有“苶”字,爲小草之專名,釋云:“苶,苶草,遠志也。”顔師古注《急就篇》解釋説:“遠志主益智慧而强志,故以爲名。一名葽繞,一名棘菀。其葉名小草,亦目其細小也。”郝懿行《爾雅義疏》也説:“苗似麻黄而無節,莖葉俱絶細,俗呼線兒草,即小草矣。”又按,據《證類本草》,“葉名小草”後有黑字“主益精,補陰氣,止虚損,夢洩”,此爲《名醫别録》補充遠志葉之功效;黑字以後乃是“一名棘菀”等白字。因知“一名棘菀”等别名爲遠志之别名，而非遠志葉小草之别名，故用句號分開。檢《太平御覽》卷九八九引《本草經》云：“遠志，一名棘菀，一名要繞。久服輕身不忘。葉名小草。生太山及宛句。”小草亦不與“一名棘菀”等相連屬。

〔六〕一名棘菀：《説文》“蒬，棘蒬也”。《爾雅·釋草》“葽繞，蕀蒬”，郭璞注：“今遠志也，似麻黄，赤華，葉鋭而黄。其上謂之小草。《廣雅》云。”

〔七〕一名細草：此與《本草經》細辛一名小辛同例。

〔八〕生川谷：《證類本草》引《名醫别録》“生太山及冤句川谷”，《本草經集注》云：“冤句縣屬兖州濟陰郡，今猶從彭城北蘭陵來。”

040 龍膽〔一〕 **味苦，澀**〔二〕**。主骨閒寒熱，驚癇**〔三〕**，邪氣，續絶傷，定五藏，殺蠱毒**〔四〕**。久服益智、不忘，輕身、耐老。一名陵游，生山谷**〔五〕**。**

《名醫》曰：生齊朐及冤句。二月、八月、十一月、十二月采根，陰乾。

箋疏

《本草圖經》描述龍膽的植物特徵：“宿根黄白色，下抽根十餘本，類牛膝。直上生苗，高尺餘。四月生葉，似柳葉而細，莖如小竹枝，七月開花如牽牛花，作鈴鐸形，青碧色。冬後結子，苗便枯。”結合所繪信陽軍草龍膽、襄州草龍膽圖例，其原植物爲龍膽科條葉龍膽 *Gentiana manshuri-*

ca 或嚴龍膽 *Gentiana manshurica* var. *yanchowensis* 一類。

注　釋

〔一〕龍膽：《開寶本草》云："葉似龍葵，味苦如膽，因以爲名。"按，龍葵葉闊卵形，與龍膽葉近披針形完全不同。故《本草經考注》别有解説云："凡藥物以龍名者，皆假託其德以神其效耳。以似骨非骨名龍骨，以似眼非眼名龍眼，以似葵非葵名龍葵之類是也。龍膽亦復此例。"龍膽極苦，或因此形容爲"龍"之膽。

〔二〕澀：《本草經》森立之輯本作"寒"。按，"澀"非五味之屬，檢《證類本草》多數版本皆作"苦寒"，唯成化《政和本草》作"苦澀"，此或二孫輯本所據。

〔三〕驚癇：《諸病源候論》卷四五"驚癇候"云："驚癇者，起於驚怖大啼，精神傷動，氣脈不定，因驚而發作成癇也。"

〔四〕蠱毒：《諸病源候論》卷二五"蠱毒候"云："凡蠱毒有數種，皆是變惑之氣。人有故造作之，多取蟲蛇之類，以器皿盛貯，任其自相噉食，唯有一物獨在者，即謂之爲蠱。便能變惑，隨逐酒食，爲人患禍。患禍於他，則蠱主吉利，所以不羈之徒而蓄事之。又有飛蠱，去來無由，漸狀如鬼氣者，得之卒重。凡中蠱病，多趨於死。以其毒害勢甚，故云蠱毒。"

〔五〕生山谷：《證類本草》引《名醫别録》"生齊朐山谷及寃句"，《本草經集注》云："今出近道，吴興爲勝。"

041 細辛〔一〕　**味辛，温。主欬逆，頭痛㮂動**〔二〕**，百節**

拘攣,風濕痹痛,死肌。久服明目、利九竅,輕身、長年。一名小辛〔三〕**。生山谷**〔四〕**。**

《吴普》曰:細辛,一名細艸。《御覽》引云:"一名小辛。"神農、黄帝、雷公、桐君:辛,小温;岐伯:無毒;李氏:小寒。如葵葉,色赤黑,一根一葉相連。《御覽》引云:"三月、八月采根。"

《名醫》曰:生華陰。二月、八月采根,陰乾。

【案】《廣雅》云:"細條、少辛,細辛也。"《中山經》云"浮戲之山,上多少辛",郭璞云:"細辛也。"《管子·地員篇》云:"小辛、大蒙。"《范子計然》云:"細辛出華陰,色白者善。"

箋　疏

如本條按語引《山海經》《管子》,細辛或稱少辛、小辛,已見於先秦文獻,馬王堆出土養生方亦用細辛入藥。《吴普本草》説細辛"如葵葉,色赤黑,一根一葉相連",應該就是馬兜鈴科細辛屬(*Asarum*)植物。

《博物志》魏文帝所記諸物相似亂者有"杜衡亂細辛"。《名醫别録》中品有杜衡條云:"杜衡味辛,温,無毒。主風寒欬逆。香人衣體。生山谷。三月三日採根,熟洗,暴乾。"陶弘景注:"根葉都似細辛,惟氣小異爾。處處有之。方藥少用,惟道家服之,令人身衣香。《山海經》云可療癭。"按,《爾雅·釋草》"杜,土鹵",郭璞注:"杜衡也,似葵而香。"據《本草圖經》描述:"杜衡春初於宿根上生苗,葉似馬蹄形狀,高三二寸,莖如麥藁粗細,每窠上有五七葉,或八九葉,别無枝蔓。又於葉、莖間罅内,蘆頭上貼地生紫花,其花似見不見,闇結實如豆大,窠内有碎子似天仙子。”此即同屬植物杜衡 *Asarum forbesii*,形狀與細辛相似,葉多爲腎狀心形,似馬蹄,故名馬蹄香。《離騷》“畦留夷與揭車兮,雜杜衡與芳芷”,所言杜衡或亦是此。

注 釋

〔一〕細辛:辛指辛辣之味,《本草圖經》云:“其根細而其味極辛,故名之曰細辛。”《本草綱目》釋名云:“小辛、少辛,皆此義也。”

〔二〕㛴動:《本草經考注》云:“今目驗頭風病人,兩額筋脈方起如筋,築惕動摇,問之病人,云腦中亦與筋脈一同動摇鼓擊,其痛不可忍。此即‘腦動’者是也。”

〔三〕小辛:《管子·地員篇》云:“群藥安生,薑與桔梗,小辛大蒙。”小辛亦作“少辛”,《山海經·中山經》“(浮戲之山)其東有谷,因名曰蛇谷,上多少辛”,郭璞注:“細辛也。”

〔四〕生山谷:《證類本草》引《名醫别録》“生華陰山谷”,《本草經集注》云:“今用東陽臨海者,形段乃好,而辛烈不及華陰、高麗者。”按,細辛以華陰産者爲貴,如《范子計然》云:“細辛出華陰,色白者善。”陳承《本草别説》亦云:“細辛非華陰者不得爲細辛用。”從具體品種來看,當是華細辛 *Asarum sieboldii*。

042 石斛〔一〕 **味甘,平。主傷中,除痹,下氣,補五藏虚勞、羸瘦,强陰。久服厚腸胃**〔二〕**,輕身、延年**〔三〕**。一名林蘭**〔四〕。《御覽》引云:"一名禁生。"《大觀本》作黑字。**生山谷**〔五〕。

《吴普》曰:石斛,神農:甘,平;扁鵲:酸;李氏:寒。《御覽》。

《名醫》曰:一名禁生,一名杜蘭,一名石蓫。生六安水傍石上。七月、八月采莖,陰乾。

【案】《范子計然》云:"石斛出六安。"

箋　疏

歷代所言石斛大致都是蘭科石斛屬(*Dendrobium*)植物,但具體品種則因時代和産地而異。漢代石斛以六安出者爲道地,如按語引《范子計然》云云,《易林》亦有"南巴六安,石斛戟天"之説。按,《本草綱目拾遺》云:"霍石斛,出江南霍山,形較釵斛細小,色黄而形曲不直,有成球者,彼土人以代茶茗,云極解暑醒脾,止渴利水,益人氣力,或取熬膏餉客。初未有行之者,近年江南北盛行之。"又引《百草鏡》:"石斛,近時有一種,形短只寸許,細如燈心,色青黄,咀之味甘,微有滑涎,係出六安州及潁州府霍山縣,名霍山石斛,最佳。咀之無涎者,係生木上,不可用。"又引范瑶初云:"霍山屬六安州,其地所産石斛,名米心石斛,以其形如累米,多節類竹鞭,乾之成團。他産者不能米心,亦不成團也。"六安霍山所出石斛爲霍石斛 *Dendrobium moniliforme*,或許就是早期石斛品種。

明代以來,醫藥家特别看重“金釵石斛”,《本草綱目》釋名項説:“其莖狀如金釵之股,故古有金釵石斛之稱。今蜀人栽之,呼爲金釵花。”集解項李時珍云:“石斛叢生石上。其根糾結甚繁,乾則白軟。其莖葉生皆青色,乾則黄色。開紅花。節上自生根鬚。人亦折下,以砂石栽之,或以物盛掛屋下,頻澆以水,經年不死,俗稱爲千年潤。”根據開紅花的特徵,結合所繪圖例,此種當爲金釵石斛 *Dendrobium nobile*。

注 釋

〔一〕石斛:石斛名義未詳,石、斛皆量詞,古代計量單位依次爲石、斛、斗、升,取“石斛”爲名,或是貴重之意。《玉篇》有“藓”,釋作“石藓草”,乃後起俗字。

〔二〕厚腸胃:此言補益腸胃。

〔三〕輕身延年:《易林》屯之蠱云:“南巴六安,石斛戟天。所指不已,耋老復丁。弊室舊墟,更爲新家。”其“耋老復丁”云云,乃形容巴戟天與石斛之藥力,可以返老還壯。

〔四〕林蘭:《名醫别録》一名杜蘭。按,林蘭、杜蘭,名義未詳。森立之推測,此“蘭”字或許與晚出之蘭科蘭蕙被稱爲“蘭”有關,《本草經考注》云:“竊謂幽蘭之蘭,殆出於此歟?”

〔五〕生山谷:《證類本草》引《名醫别録》“生六安山谷水傍石上”,《本草經集注》云:“今用石斛出始興,生石上,細實,桑灰湯沃之,色如金,形似蚱蜢髀者爲佳。近道亦有,次。宣城間生櫟樹上者,名木斛,其莖形長大而色淺。六安屬廬江，今始安亦出木斛，至虚長，不入丸散，惟可爲酒漬、煮湯用爾。"

043 巴戟天〔一〕　**味辛，微温。主大風**〔二〕**，邪氣，陰痿不起，强筋骨，安五藏，補中，增志，益氣。生山谷**〔三〕。

《名醫》曰：生巴郡及下邳。二月、八月采根，陰乾。

箋　疏

巴戟天因生巴地得名，乃是巴蜀著名藥材，《文選》左思《蜀都賦》鋪陳巴地物産，"其中則有巴菽巴戟，靈壽桃枝"，劉良注："巴戟，巴戟天也。"《華陽國志·巴志》謂："其藥物之異者，有巴戟、天椒；竹木之璝者，有桃支、靈壽。"所説亦相吻合。今以茜草科植物巴戟天 *Morinda officinalis* 爲巴戟天的正品來源，但此種分佈在兩廣，應非古代巴戟天物種。結合物種分佈與四川藥用情況，巴戟天有可能是木蘭科鐵箍散 *Schisandra propinqua*，或茜草科四川虎刺 *Damnacanthus officinarum* 之類。

《證類本草》巴戟天在卷六草部上品之上，故二孫本將之安排在上品，列石斛之後；但本條《本草經》文並無久服效用，與上品定義不合，森立之輯本似根據《醫心方》卷一"藥畏惡相反法第九"，巴戟天在草部下品，居牡丹、防己之後，遂取爲下品，安排在牡丹、防己後；檢《本草經集注·序録》殘卷，巴戟天也在草部下品，故王筠默輯本亦取爲下品；尚志鈞輯本或考慮到條文中有"補中""益氣"等字樣，移居中品。

按，查《千金翼方》卷二“本草”，《醫心方》卷一“諸藥和名”，巴戟天均在草部上品之上，可見《新修本草》已將巴戟天調整爲上品，此後《開寶本草》《嘉祐本草》《證類本草》皆因循列上品，非《本草經》巴戟天原在上品也。至於巴戟天在《本草經》中究竟居中品還是下品，據經文説巴戟天“主大風、邪氣”，與“欲除寒熱邪氣，破積聚，愈疾者，本下經”之説也能吻合，故似應以《本草經集注·序録》提供的信息爲準，列爲下品。

注　釋

〔一〕巴戟天：《本草綱目》謂巴戟天“名義殊不可曉”。《本草乘雅半偈》乃强作解人云：“深秋結實，經冬不凋，反地之陽殺陰藏，得天之陽生陰長，可判屬肝。而以戟、以辛，又可判屬肺矣。誠肺肝秉制爲用之用藥也。故主天有八風不從鄉來者之外所因，與經有五風觸五藏之内所因，或肝失用而陰痿不起，或形失生而筋骨不强，或志從陰藏而頹，或氣從陽殺而損，靡不因風入中虚，戟以擊之。雷公法秉制之宜，閲杞菊生成，斯義自見。（小注：不曰巴戟地，而曰巴戟天，雖似弄巧，實出至理。如是乃可合天有八風，經有五風，御五位，觸五藏也。）”

〔二〕大風：大風可指風邪之劇烈者，如《素問·生氣通天論》云：“故風者百病之始也，清静則肉腠閉拒，雖有大風苛毒，弗之能害。”亦指癘風即大麻風，如《素問·長刺節論》云：“骨節重，鬚眉墮，名曰大風。”《本草經》多次提到“大風”，此處恐與黃耆條主“大風癩疾”一樣，皆指大麻風。《藥性論》言巴戟天主“大風血癩”，亦是此疾。

〔三〕生山谷：《證類本草》引《名醫别録》“生巴郡及下邳山谷”，《本草經集注》云：“今亦用建平、宜都者。”

044 白英〔一〕 **味甘，寒。主寒熱，八疸**①〔二〕**，消渴，補中益氣。久服輕身、延年。一名穀菜**〔三〕。元本誤作黑字〔四〕。**生山谷**〔五〕。

《名醫》曰：一名白艸。生益州。春采葉，夏采莖，秋采花，冬采根。

【案】《爾雅》云“苻，鬼目”，郭璞云：“今江東有鬼目草，莖似葛，葉圓而毛，子如耳璫也，赤色叢生。”《唐本》注白英云：“此鬼目草也。”

箋　疏

陶弘景不識白英，《本草經集注》説：“諸方藥不用。此乃有蔛菜，生水中，人蒸食之；此乃生山谷，當非是。又有白草，葉作羹飲，甚療勞，而不用根華。益州乃有苦菜，土人專食之，皆充健無病，疑或是此。”《新修本草》乃以白英爲鬼目草，有云：“此鬼目草也。蔓生，葉似王瓜，小長而五椏。實圓，若龍葵子，生青，熟紫黑，煮汁飲，解勞。”按，《爾雅·釋草》“苻，鬼目”，郭璞注：“今江東有鬼目草，莖似葛，葉圓而毛，子如耳璫也，赤色叢生。”郭璞與蘇敬所描

① 疸：底本作“疽”，據《證類本草》改。黃奭輯本作“疸”。

述鬼目草，顯然就是今茄科植物白英 *Solanum lyratum*。《宋書·五行志》云："吴孫皓天紀三年八月，建業有鬼目菜生工黄狗家，依緣棗樹，長丈餘，莖廣四寸，厚三分。"應該也是此種之類。

《新修本草》以來本草文獻指稱的"白英"，應該就是茄科白英 *Solanum lyratum*，但白英含龍葵鹼，對消化道黏膜有較强刺激性，作用直觀，似不至於被古人認爲"無毒"；從功效來看，後世中醫多以白英爲清熱解毒之品，幾乎不涉及《本草經》記載的"補中益氣"，以及"久服輕身延年"；從植株形態看，白英爲蔓生草本，球形漿果成熟時紅色，十分醒目，《名醫别録》言采葉、莖、花、根藥用，獨不言用果實，也不合情理；所以《本草經》白英可能另有其物。

森立之輯本本條作"白莫"，《本草經考異》説："'莫'原作'英'，今據《本草和名》正。李唐遺卷無作'白英'者。《御覽》作'縏菜一名白英'，全係宋校。"《本草經考注》進一步説："'莫'原作'英'，訛。今據《本草和名》《醫心方》《字類抄》等正。李唐遺卷無一作'白英'者，《證類》有名未用鬼目下引《拾遺》'一名白幕'，是古本之僅存者。"檢核森立之所舉文獻，確實皆作"白莫"；不僅如此，《新修本草》寫本草部雖佚，但卷一八菜部尚有和寫本留存，寫本苦菜條陶弘景注"上卷上品白英下已注之"句中"白英"仍寫作"白莫"；故知《新修本草》確實是以"白莫"立條，由此上溯《本草經》原文也是"白莫"。

循"白莫"之名，曹元宇輯本引《詩經》"言采其莫"，陸璣疏:“莫莖大如箸,赤節,節一葉,似柳葉,厚而長,有毛刺。今人繅以取繭緒。其味酢而滑,始生可以爲羹,又可生食。五方通謂之酸迷,冀州人謂之乾絳,河汾之間謂之莫。”認爲白莫可能是蓼科酸模 *Rumex acetosa* 之類。曹説證據雖然未足,仍可備一家之言。

注 釋

〔一〕白英:森立之、王筠默、曹元宇輯本皆作“白莫”。《本草綱目》釋名云:“白英謂其花色。”按,如本條箋疏項所言,“白英”更可能是“白莫”之訛,李時珍説白英以花色得名恐非。《名醫别録》一名白草,《本草經考注》認爲亦是“白莫”之訛。

〔二〕八疸:《本草經考注》云:“八疸,此及括樓根條黑字有,他書中未聞。《金匱》只説穀疸、女勞疸、酒疸、黑疸五證。《葛氏方》云:黄疸有五種,黄汗、黄疸、穀疸、酒疸、女勞疸也。《病源》及《外臺》引《古今録驗》有九疸目,而互有異同。”按,《諸病源候論》卷一二“黄病諸候”下“疸候”共有九條,其中“九疸候”定義爲“一曰胃疸、二曰心疸、三曰腎疸、四曰腸疸、五曰膏疸、六曰舌疸、七曰體疸、八曰肉疸、九曰肝疸”。若將此條排除在外,其餘八候爲黄疸、酒疸、穀疸、女勞疸、黑疸、胞疸、風黄疸、濕疸,或許就是《本草經》所言之“八疸”。

〔三〕穀菜:《太平御覽》卷九九一引《本草經》作“槃菜”,亦“穀”的異體字。《本草綱目》釋名項寫作“縠菜”,謂“縠菜象其葉文”。按,“縠”指縐紗,與“穀”音義有别,其說恐誤。

〔四〕元本誤作黑字：查多種《證類本草》版本，“一名穀菜”四字皆作白字《本草經》文；少數《證類本草》如《四部叢刊》影印之《政和本草》則全條作黑字《名醫别録》文。《神農本草經校證》判斷説：“孫本之‘元本誤作黑字’，恐係指全條，而非僅指‘一名穀菜’四字。故孫氏所指可能即涵芬樓影印之祖本而元板全條作黑字者。”

〔五〕生山谷：《證類本草》引《名醫别録》“生益州山谷”。

045 白蒿〔一〕 味甘，平。主五藏邪氣，風寒濕痹，補中益氣，長毛髮，令黑，療心縣〔二〕、少食常飢。久服輕身〔三〕，耳目聰明，不老。生川澤〔四〕。

《名醫》曰：生中山，二月采。

【案】《説文》云：“蘩，白蒿也。”“艾，冰臺也。”《廣雅》云：“蘩母，蒡葧也。”《爾雅》云“艾，冰臺”，郭璞云：“今艾，白[①]蒿。”《夏小正》云：“二月采蘩”，傳云：“蘩，由胡。由胡者，繁母也。繁母者，旁勃也。”《爾雅》云“蘩，皤蒿”，郭璞云：“白蒿。”又“蘩[②]，由胡”，郭璞云：“未詳。”《毛詩》云“于以采蘩”，傳云：“蘩，皤蒿也。”又“采蘩祁祁”，傳云：“蘩，白蒿也。”陸璣云：“凡艾白色者爲皤蒿。”《楚

① 白：《爾雅·釋草》“艾，冰臺”，郭璞注：“今艾蒿。”二孫本引文衍“白”字，故標點如此。

② 蘩：《爾雅·釋草》作“繁”。

詞》王逸注云："艾，白蒿也。"按，皤、白，音義皆相近。艾是藥名，《本草經》無者，即白蒿是也，《名醫》别出艾條，非。

箋　疏

"蒿"是菊科蒿屬（*Artemisia*）植物的通名，《爾雅·釋草》"蘩之醜，秋爲蒿"，郭璞注："醜，類也。春時各有種名，至秋老成，皆通呼爲蒿。"所以《晏子》説："蒿，草之高者也。"析言之則有蔞蒿、莪蒿、萋蒿、青蒿、茵陳蒿、馬先蒿之類，白蒿也是其中之一。

白蒿的雅名爲"蘩"，《詩經》"于以采蘩"，《毛傳》："蘩，皤蒿也。"《廣雅·釋器》"皤，白也"，故陸璣《詩疏》云："蘩，皤蒿。凡艾白色爲皤蒿，今白蒿。春始生，及秋香美，可生食，又可蒸。一名游胡，北海人謂之旁勃。故《大戴禮·夏小正》傳曰：蘩，游胡。游胡，旁勃也。"二孫據此，兼引諸家，將《本草經》白蒿釋爲艾，即菊科植物艾 *Artemisia argyi*。

從名物訓釋的角度，《説文》《爾雅》皆區别"蘩"與"艾"，二孫將之指爲一物，似嫌牽强；更重要者，"艾"作爲正式藥名已見於先秦文獻，《孟子》"七年之病求三年之艾"是其顯例，西漢《急就篇》記藥名也有"款冬皂莢艾橐吾"之語，《本草經》即使以"白蒿"立條，别名項也不會漏列"艾"或"冰臺"。

陶弘景不識白蒿，表示："蒿類甚多，而俗中不聞呼白蒿者，方藥家既不用，皆無復識之。"《新修本草》説："此蒿葉麤於青蒿,從初生至枯,白於衆蒿,欲似細艾者,所在有之也。"《開寶本草》引别本云:"葉似艾,葉上有白毛麤澀,俗呼爲蓬蒿。"其原植物可能是菊科蓬蒿即大籽蒿 *Artemisia sieversiana* 之類。

注　釋

〔一〕白蒿:《新修本草》云:"此蒿葉麤於青蒿,從初生至枯,白於衆蒿。"

〔二〕心縣:即"心懸"。自覺心如懸掛,惴惴不安,且有痛感。《諸病源候論》卷一六"心懸急懊痛候"云:"其痛懸急懊者,是邪於陽,氣不得宣暢,壅瘀生熱,故心如懸而急,煩懊痛也。"按,心懸常伴飢餓感,《素問·玉機真臟論》云:"(冬脈)不及,則令人心懸如病飢,眇中清,脊中痛,少腹滿,小便變。"故次句"少食常飢",似可與心懸連讀。

〔三〕久服輕身:《本草經集注》引服食七禽散云:"白兔食之仙。"《齊民要術》引《神仙服食經》云:"七禽方,十一月採旁勃。旁勃,白蒿也,白兔食之,壽八百年。"《醫心方》引《金匱録》有服食七禽散全方,其中也提到:"以十一月採彭勃,彭勃者,白蒿也,白菟之加也,壽八百歲。"

〔四〕生川澤:《證類本草》引《名醫别録》"生中山川澤"。《本草綱目》集解項李時珍説:"白蒿處處有之,有水陸二種。本草所用,蓋取水生者,故曰生中山川澤,不曰山谷平地也。"若如李時珍所言,白蒿也可能是澤生的蔞蒿 *Artemisia selengensis* 一類。

046 赤箭〔一〕 **味辛，温。主殺鬼精物**〔二〕、**蠱毒惡氣。久服益氣力，長陰**〔三〕、**肥健，輕身、增年**〔四〕。**一名離母**〔五〕，**一名鬼督郵**〔六〕。**生川谷**〔七〕。

《吴普》曰：鬼督郵，一名神艸，一名閻狗。或生太山，或少室。莖箭赤，無葉，根如芋子。三月、四月、八月采根，日乾。治癰腫。《御覽》。

《名醫》曰：生陳倉，雍州及太山少室。三月、四月、八月采根，暴乾。

【案】《抱朴子》云："按仙方中有合離艸，一名獨摇，一名離母。所以謂之合離、離母者，此艸爲物，下根如芋魁，有游子十二枚周環之，去大魁數尺，雖相須，而實不相連，但以氣相屬耳。"《别説》云："今醫家見用天麻，即是此赤箭根。"

箋 疏

赤箭即蘭科天麻 *Gastrodia elata*，腐生草本植物，全株無葉緑素，與白蘑科蜜環菌、紫萁小菇共生，由兩類真菌給天麻提供營養。因爲天麻特殊的生物學特性，古人通常將其目爲芝草類，所以《本草經集注》説："此草亦是芝類，云莖赤如箭簳，葉生其端，根如人足，又云如芋，有十二子爲衛，有風不動，無風自摇，如此亦非俗所見。"《抱朴子内篇·仙藥》稱之爲獨摇芝，有云："草芝有獨摇芝，無風自動。其莖大如手指，赤如丹，素葉似莧，其根有大魁如斗，有細者如雞子十二枚，周繞大根之四方，如十二辰也，相去丈許,皆有細根如白髮以相連。生高山深谷之上,其所生左右無草。得其大魁末服之,盡則得千歲,服其細者一枚百歲,可以分他人也。懷其大根即隱形,欲見則左轉而出之。”

按,赤箭的名稱雖是形容天麻的地上部分,但實際藥用則爲地下的塊莖,這由《吴普本草》《名醫别録》都言“采根”得到證明,故《新修本草》謂“得根即生噉之”,《抱朴子内篇》也説“得其大魁末服之”。《夢溪筆談》卷二六有論云:“赤箭即今之天麻也,後人既誤出天麻一條,遂指赤箭别爲一物,既無此物,不得已又取天麻苗爲之,兹爲不然。本草明稱采根陰乾,安得以苗爲之?草藥上品,除五芝之外,赤箭爲第一。此神仙補理養生上藥,世人惑於天麻之説,遂止用之治風,良可惜哉。以謂其莖如箭,既言赤箭,疑當用莖,此尤不然。至如鳶尾、牛膝之類,皆謂莖葉有所似,用則用根耳,何足疑哉。”

注　釋

〔一〕赤箭:《新修本草》云:“此芝類,莖似箭簳,赤色,端有花葉,遠看如箭有羽。”

〔二〕殺鬼精物:此當與丹沙條“殺精魅邪惡鬼”同義。《神農本草經讀》解釋説:“赤箭辛温屬金,金能制風,而有弧矢之威,故主殺鬼精物。”按,《本草經》雲實花、商陸、麝香、桃梟,《名醫别録》木香、蘇合香、鹿骨條皆有此功效,以上諸藥並不都是辛温之品,故此説不通。《本經續疏》云:“殺鬼精物者,彤矢爲陰類所畏,是取其形象也。”似較符合《本草經》取類比象的思維習慣。

〔三〕長陰：當是壯陽之意，如蓬虆條“長陰令堅”。

〔四〕輕身增年：《太上靈寶五符序》卷中亦謂赤箭“肥健輕身，久服延年”，並説：“常以三月採取，盡其根無所去，擣絞取其汁，停置器中曝乾，其滓乾，復納汁曝乾，治服方寸匕，後食，令人不老。十日知效，三十日氣大至，百日以上身輕、耳目聰明，一年齒發更生。”《本草崇原》有論云：“（天麻）得氣運之全，故功同五芝，力倍五參，爲仙家服食之上品。”

〔五〕離母：《本草圖經》引《抱朴子》云：“按仙方中有合離草，一名獨摇，一名離母。所以謂之合離、離母者，此草爲物，下根如芋魁，有遊子十二枚周環之，去大魁數尺，雖相須而實不連，但以氣相屬耳。”《本草綱目》釋名説：“離母、合離，以根異而名。”按，天麻根狀莖肥厚肉質，塊莖狀，橢圓形至近啞鈴形，此即《抱朴子》所謂“下根如芋魁”者；言“遊子十二枚”，應是塊莖周圍發出側芽長成的米麻；至於説遊子與大魁“以氣相屬”，或許是形容蜜環菌菌絲體。

〔六〕鬼督郵：徐長卿亦别名鬼督郵。《本草綱目》釋名項認爲，赤箭之别名鬼督郵，乃是“以功而名”，即由“殺鬼精物，蠱毒惡氣”得名。鬼督郵條釋名項李時珍解釋説：“因其專主鬼病，猶司鬼之督郵也。古者傳舍有督郵之官主之。徐長卿、赤箭皆治鬼病，故並有鬼督郵之名，名同而物異。”

〔七〕生川谷:《證類本草》引《名醫别録》"生陳倉川谷,雍州及太山、少室",《本草經集注》云:"陳倉屬雍州扶風郡。"

047 **奄閭子**〔一〕舊作"菴蕳",《御覽》作"奄閭",是。 **味苦,微寒。主五藏瘀血,腹中水氣,臚張**〔二〕**,留熱**〔三〕**,風寒濕痹,身體諸痛。久服輕身、延年、不老**〔四〕**。生川谷**〔五〕**。**

《吴普》曰:奄閭,神農、雷公、桐君、岐伯:苦,小温,無毒;李氏:温。或生上党。葉青厚,兩相當,七月花白,九月實黑。七月、九月、十月采。驢馬食僊去。《御覽》。

《名醫》曰:駏驉〔六〕食之神僊。生雍州,亦生上党及道邊。十月采實,陰乾。

【案】司馬相如賦有奄閭,張揖云:"奄閭,蒿也。子可治疾。"

箋 疏

《文選》司馬相如《子虚賦》有"菴閭軒于",張揖注:"菴閭,蒿也,子可醫疾。"《史記·司馬相如列傳》作"菴閭軒芋",《索隱》引郭璞云:"菴閭,蒿。子可療病也。"此皆與陶弘景注"狀如蒿艾之類"相符。《本草圖經》云:"春生苗,葉如艾蒿,高三二尺;七月開花,八月結實,十月採,陰乾。"根據所繪圖例,原植物大致爲菊科菴蕳 *Artemisia keiskeana*,或同屬白苞蒿 *Artemisia lactiflora* 之類。

"菴蕳"兩字皆不見於《説文》,故二孫改爲"奄閭"。據《廣韻》"菴"有兩音,一爲烏含切,音 ān;一爲央炎切,音

yān;兩音下皆有"菴,菴藺"。此處的"菴"字既然是由"奄"添形符而來,讀音則當從"奄",音 yān。《證類本草》菴藺子下注音"菴,音淹",《本草綱目》菴藺藥名注音同,是其證也。按,菴藺藥名在《漢語大字典》"菴"字條,《中華本草》"菴藺"條,皆標音爲 ān,其爲不妥。

注　釋

〔一〕奄間子:《證類本草》作"菴藺子",《本草經集注·序録》殘卷作"菴閭子",二孫據《太平御覽》改。《本草綱目》釋名云:"菴,草屋也。閭,里門也。此草乃蒿屬,老莖可以蓋覆菴閭,故以名之。《貞元廣利方》謂之菴藺蒿云。"

〔二〕臚張:即臚脹,指腹脹。《廣韻》"腹前曰臚",《通雅》云:"臚脹,謂腹鼓脹也。"

〔三〕留熱:發熱不退爲留熱,《本草經》草蒿即主"留熱在骨節間"。

〔四〕久服輕身延年不老:《本草經集注》云:"仙經亦時用之。"《名醫别録》説:"駏驉食之神仙。"《醫心方》引《金匱録》服食七禽散云:"以八月採庵蘆,庵蘆者,駏驉之加也,壽二千歲。"

〔五〕生川谷:《證類本草》引《名醫别録》"生雍州川谷,亦生上黨及道邊",《本草經集注》云:"近道處處有。"

〔六〕駏驉:獸名,似騾,傳説爲騾與馬雜交者。《古今注·鳥獸》云:"騾爲牝、馬爲牡生駏。"

048 析蓂子〔一〕 **味辛，微温。主明目，目痛淚出，除痹，補五藏，益精光**〔二〕**。久服輕身、不老。一名蔑析**〔三〕**，一名大蕺**〔四〕**，一名馬辛**〔五〕**。生川澤及道旁**〔六〕**。**

《吴普》曰：析蓂，一名析目，一名榮冥，一名馬騂①。雷公、神農、扁鵲：辛；李氏：小温。四月采，乾二十日。生道旁。得細辛良，畏②乾薑、苦參。薺實，神農：無毒。生野田。五月五日采，陰乾。治腹脹。《御覽》。

《名醫》曰：一名大薺。生咸陽。四月、五月采，暴乾。

【案】《説文》云："蓂，析蓂，大薺也。"《廣雅》云："析蓂，馬辛也。"《爾雅》云"析蓂，大薺"，郭璞云："薺③，葉細，俗呼之曰老薺。"舊作"菥"，非。

箋　疏

《吕氏春秋·任地》云："孟夏之昔，殺三葉而獲大麥。"高誘注："三葉，薺、葶歷、菥蓂也。是月之季枯死，大麥熟而可獲。"薺菜、葶藶、菥蓂皆是十字花科植物。菥蓂也被認爲是薺菜之一種，故《爾雅》説"菥蓂，大薺"。《本草綱目》菥蓂條集解項説："薺與菥蓂一物也，但分大、小二

---

① 騂：《太平御覽》卷九八〇引《吴氏本草》作"駒"；《本草綱目》引《吴普本草》亦作"一名馬駒"；黄奭輯本作"驛"。

② 畏：《太平御覽》缺，據《證類本草》作"惡乾薑、苦參"。

③ 薺：今本《爾雅》郭注如此，《本草圖經》引郭璞注作"似薺"，於意爲長。

種耳。小者爲薺，大者爲菥蓂，菥蓂有毛，故其子功用相同，而陳士良之《本草》亦謂薺實一名菥蓂也。葶藶與菥蓂同類，但菥蓂味甘花白，葶藶味苦花黄爲異耳。或言菥蓂即甜葶藶，亦通。”

《本草經集注》謂“今人乃言是大薺子”，《新修本草》亦説：“《爾雅》云是大薺，然驗其味甘而不辛也。”這句話究竟是指菥蓂味甘，還是大薺味甘，表述不清。結合《本草拾遺》對蘇敬的批評：“大薺即葶藶，非菥蓂也。”因爲幾種葶藶子都有辛辣味，所以推測《新修本草》的原意，大約是指菥蓂“味甘而不辛”。但《本草圖經》卻將其理解爲“菥蓂味辛，大薺味甘”。菥蓂屬植物菥蓂 *Thlaspi arvense* 的種子含有芥子油苷，具有明顯辛辣刺激性；薺菜屬植物薺菜 *Capsella bursa-pastoris* 則不含此成分。此或許就是《本草圖經》所説“菥蓂味辛，大薺味甘”。

注　釋

〔一〕析蓂子：《證類本草》作“菥蓂子”，因《説文》無“菥”字，且“蓂”字條稱“析蓂”，故二孫本改爲“析蓂”，並加按語：“舊作‘菥’，非。”

〔二〕益精光：“精”通“睛”，指目睛。增强目力，故《本草圖經》説：“古今眼目方中多用之。”《本草經》決明條亦言“久服益精光”，伏翼條言“主目瞑，明目，夜視有精光”，皆是此意。至於《本草經考注》云：“精光猶云精氣也，面目悦澤之類是也。”《神農本草經輯注》説與紫芝條“益精氣”同。恐皆非。

〔三〕蔑析:《證類本草》作"蔑菥",據《干禄字書》"蔑"爲"蔑"的俗體,二孫改爲正寫。按,"菥蓂"爲叠韵聯綿詞,"蔑析"似依"菥蓂"二字顛倒成詞者,故《神農本經校注》謂"蔑析即菥蓂之倒語"。又,《本草經考注》認爲:"'蔑析'是'析蓂'之音轉,謂其子最細小也。"亦備一説。

〔四〕大蕺:《爾雅》《説文》《名醫别録》皆言菥蓂一名大薺,"大蕺"或是"大薺"音近異寫。

〔五〕馬辛:《廣雅·釋草》云:"析蓂,馬辛也。"《本草綱目》謂大蕺、馬辛諸别名"不可解"。

〔六〕生川澤及道旁:《證類本草》引《名醫别録》"生咸陽川澤及道傍",《本草經集注》云:"今處處有之。"

049 蓍實〔一〕　**味苦,平。主益氣,充肌膚,明目,聰慧、先知**〔二〕**。久服不飢、不老、輕身。生山谷**〔三〕**。**

《吴普》曰〔四〕:蓍實,味苦、酸,平,無毒。主益氣,充肌膚,明目,聰慧、先知。久服不飢、不老、輕身,生少室山谷。八月、九月采實,暴乾。《御覽》。

《名醫》曰:生少室。八月、九月采實,日乾。

【案】《説文》云:"蓍,蒿屬,生千歲,三百莖。"《史記·龜策傳》云:"蓍,百莖共一根。"

箋　疏

蓍實即是蓍草之實。《説文》云:"蓍,蒿屬。生千歲,三百莖。《易》以爲數。天子蓍九尺,諸侯七尺,大夫五尺,士三尺。”古人用蓍草占卜，故神秘如此，其原植物爲菊科高山蓍草 *Achillea alpina* 及同屬近緣品種。

森立之輯本根據《新修本草》本條下按語“陶誤用楮實爲之，本經云味苦，楮實味甘，其楮實移在木部也”，並結合《醫心方》《本草和名》等材料，將本條藥名改爲“著實”，對應原植物則是桑科構樹 *Broussonetia papyrifera*。曹元宇輯本接受森立之的意見，亦以“著實”立條。按，森立之所説不無道理，但《本草經》所載功效中“聰慧先知”四字，顯然更與蓍草占驗未來吉凶的用途相符；因此更可能的情況是，陶弘景作《本草經集注》時，誤將《本草經》之蓍實與《名醫别録》之楮實合併爲一條，《新修本草》發現問題，始一分爲二。至於《本草經》原文，仍應該是“蓍實”。

注釋

〔一〕蓍實：《本草綱目》釋名云：“按班固《白虎通》載孔子云：蓍之爲言耆也。老人歷年多，更事久，事能盡知也。陸佃《埤雅》云：草之多壽者，故字從耆。《博物志》言：蓍千歲而三百莖，其本已老，故知吉凶。”

〔二〕先知：預知未來。《史記·龜策列傳》云：“聖能先知亟見，而不能令衛平無言。”

〔三〕生山谷：《證類本草》引《名醫别録》“生少室山谷”。

〔四〕吴普曰：此段爲《太平御覽》引《本草經》，二孫誤爲《吴普本草》加以引録。

050 赤芝〔一〕 **味苦，平。主胸中結，益心氣，補中，增**

慧智〔二〕，不忘。久食〔三〕輕身、不老、延年、神僊。一名丹芝〔四〕。

黑芝〔五〕 味鹹，平。主癃，利水道，益腎氣，通九竅，聰察。久食輕身、不老、延年、神僊。一名元芝〔六〕。

青芝〔七〕 味酸，平。主明目，補肝氣，安精魂〔八〕，仁恕〔九〕。久食輕身、不老、延年、神僊。一名龍芝〔一〇〕。

白芝〔一一〕 味辛，平。主欬逆上氣，益肺氣，通利口鼻，强志意〔一二〕，勇悍〔一三〕，安魄。久食輕身、不老、延年、神僊。一名玉芝〔一四〕。

黄芝〔一五〕 味甘，平。主心腹五邪〔一六〕，益脾氣，安神，忠信和樂〔一七〕。久食輕身、不老、延年、神僊。一名金芝〔一八〕。

紫芝〔一九〕 味甘，温。主耳聾，利關節，保神，益精氣，堅筋骨，好顔色。久服輕身、不老、延年。一名木芝〔二〇〕。生山谷〔二一〕。舊作六種，今并〔二二〕。

《吴普》曰：紫芝，一名木芝。

《名醫》曰：赤芝，生霍山；黑芝，生恒山；青芝，生太山；白芝，生華山；黄芝，生嵩山；紫芝，生高夏地上①，色紫，形如桑。《御覽》。六芝皆無毒，六月、八月采。

---

① 生高夏地上：《證類本草》引《名醫别録》爲"生高夏山谷"，《太平御覽》卷九八六引《本草經》作"生山岳地上"，二孫將兩處引文整合成此。

【案】《説文》云："芝，神艸也。"《爾雅》云"苬芝"，郭璞云："芝，一歲三華，瑞艸。"《禮記·内則》云"芝栭"，盧植注云："芝，木芝也。"《楚詞》云"采三秀于山閒"，王逸云："三秀，謂芝草。"《後漢書·華佗傳》有漆葉青黏散，注引《佗傳》曰："青黏者，一名地節，一名黄芝。主理五藏，益精氣[①]。"字書無黏字，相傳音女廉反。《列仙傳》云："吕尚服澤芝。"《抱朴子·僊藥篇》云："赤者如珊瑚，白者如截肪，黑者如澤漆，青者如翠羽，黄者如紫金，而皆光明洞徹如堅冰也。"

箋　疏

《説文》云："芝，神草也。"芝是真菌類物種，古人目爲瑞草芝，代表物種主要有多孔菌科靈芝屬的紫芝 *Ganoderma sinense*、赤芝 *Ganoderma lucidum* 等。漢代以來，芝作爲吉祥物，亦抽象成程式化的圖案模式，神仙道教對其神化尤多，《抱朴子内篇·仙藥》云："五芝者，有石芝，有木芝，有草芝，有肉芝，有菌芝，各有百許種也。"其後詳細描述石芝、木芝等，文繁不具引。

《本草經》六芝，除了紫芝外，其餘五芝，皆以五色、五味、五藏、五嶽與五行一一對應。五色芝與五行對應乃是脱離真實物種的理想化格局，此如《本草圖經》所言："五

① "精氣"後底本衍"本"字，檢《後漢書·華佗傳》注引《陀别傳》，"益精氣"後爲"本出於迷人山者，見仙人服之，以告佗"，二孫連帶誤引，遂删去。

芝皆以五色生於五嶽，諸方所獻者，紫芝生高夏山谷。蘇云'芝多黄白，稀有黑青者，紫芝最多，非五芝類。但芝自難得，縱獲一二，豈得終久服邪'。今山中雖時復有之，而人莫能識其真，醫家絶無用者，故州郡亦無圖上，蓋祥異之物，非世常有，但附其説於此耳。"不僅如此，經文説："青芝，主仁恕；赤芝，增智慧；黄芝，忠信和樂；白芝，主勇悍；黑芝，聰察。"其中隱含有與五行對應的"仁、智、信、義、禮"，即漢儒常説的"五性"，乃是政治倫理。

又可以注意的是，從《新修本草》到《嘉祐本草》六芝條都居草部上品之上的首位，《證類本草》則將其移在菥蓂子、蓍實之後。不僅如此，《新修本草》藥物目録見於《千金翼方》卷二，六芝的次序爲青芝、赤芝、黄芝、白芝、黑芝、紫芝；除紫芝以外，這是按照木火土金水五行相生的順序排列。《證類本草》不僅將六芝後移，還將順序改爲赤芝、黑芝、青芝、白芝、黄芝、紫芝，對應火水木金土順序，看不出五行邏輯，應該是編輯過程中某種疏忽造成的混亂。二孫據《證類本草》輯復《神農本草經》，故也將六芝安排在蓍實後，順序也是赤芝、黑芝、青芝、白芝、黄芝、紫芝，顯然不是《本草經》原貌。馬繼興輯本亦沿用此順序，爲誤甚深。

注釋

〔一〕赤芝：即《抱朴子内篇·仙藥》言"赤者如珊瑚"者。赤色屬火，故云味苦，益心氣，生霍山。

〔二〕慧智：即"智慧"。檢晦明軒本《政和本草》、劉甲本《大觀本草》皆作“智慧”，成化《政和本草》則作“慧智”，此正二孫輯復所用者。顧觀光輯本亦作“慧智”。

〔三〕久食：《本草經》五芝言“久食”，唯獨紫芝云“久服”，應該是刻意爲之，見紫芝區别於五芝也。又，《本草經》僅五芝、葡萄條作“久食”，餘皆作“久服”，《本草經考注》闡發其意云：“芝是仙家常食，故不云‘服’而云‘食’也。《仙人採芝圖》云：‘芝生於名山，食之令人乘雲能上天。’可以證焉。”

〔四〕丹芝：《藝文類聚》卷九八引《抱朴子》云：“丹芝生於名山之陰，昆侖之山，大谷源泉，金石之中。”

〔五〕黑芝：即《抱朴子内篇·仙藥》言“黑者如澤漆”者。黑色屬水，故云味鹹，益腎氣，生恒山。

〔六〕元芝：《證類本草》作“玄芝”，二孫本避諱所改。

〔七〕青芝：即《抱朴子内篇·仙藥》言“青者如翠羽”者。青色屬木，故云味酸，補肝氣，生太山。

〔八〕精魂：精神、魂魄。

〔九〕仁恕：仁愛、寬容。仁爲五德之一，五行屬木，對應青芝。

〔一〇〕龍芝：赤芝、黄芝、白芝、黑芝别名丹芝、金芝、玉芝、玄芝，皆從顔色而來，獨青芝一名龍芝爲特殊，《本草經考注》認爲：“龍即青龍之意。《弘決外典抄》引《博物志》云：東方木，其獸青龍。注云：木色青，青龍順其色也。”

〔一一〕白芝：即《抱朴子内篇·仙藥》言“白者如截肪”者。白色屬金，故云味辛，益肺氣，生華山。

〔一二〕志意：調控精神意識活動的能力。《黄帝内經靈樞·本藏》云："志意者，所以御精神，收魂魄，適寒温，和喜怒者也。"

〔一三〕勇悍：勇猛强悍。勇亦五德之一，此以屬白芝，五行對應金。

〔一四〕玉芝：《本草經考注》云："玉芝者，謂色白如白玉也。"

〔一五〕黄芝：即《抱朴子内篇·仙藥》言"黄者如紫金"者。黄色屬土，故云味甘，益脾氣，生嵩山。

〔一六〕心腹五邪：《本草經考注》云："心腹五邪者，蓋謂心腹内五藏邪氣也。"

〔一七〕忠信和樂：忠誠信實、安和快樂。信亦五德之一，此以屬黄芝，五行對應土。

〔一八〕金芝：此當是如《抱朴子内篇》言"黄者如紫金"者，非因五行"金"得名。

〔一九〕紫芝：《本草經集注》云："今俗所用紫芝，此是朽樹木株上所生，狀如木檽，名爲紫芝，蓋止療痔，而不宜以合諸補丸藥也。"

〔二〇〕木芝：據《本草經集注》所言，紫芝乃是"朽樹木株上所生"，故名木芝，非因五行"木"得名者。按，《抱朴子内篇·仙藥》云："木芝者，松柏脂淪入地千歲化爲茯苓，茯苓萬歲，其上生小木，狀似蓮花，名曰木威喜芝。夜視有光，持之甚滑，燒之不然。"此爲神芝草，非本條紫芝之别名木芝也。

〔二一〕生山谷：《證類本草》引《名醫别録》紫芝"生高夏山谷"，《本草經集注》云："按郡縣無高夏名，恐是山名爾。”

〔二二〕舊作六種今并：從《新修本草》至《證類本草》目録中，六芝皆各自一條，二孫似比照五色石脂之例，歸併爲一。森立之、尚志鈞、王筠默、曹元宇、馬繼興輯本皆不以二孫意見爲然，各自一條。

051 卷柏〔一〕 味辛，温。生山谷〔二〕。主五藏邪氣，女子陰中寒熱痛、癥瘕、血閉絶子。久服輕身〔三〕、和顔色〔四〕。一名萬歲〔五〕。生山谷石間〔六〕。

《吴普》曰：卷柏，神農：辛；桐君、雷公：甘。《御覽》引云：“一名豹足，一名求股，一名萬歲，一名神枝時。生山谷。”

《名醫》曰：一名豹足，一名求股，一名交時。生常山。五月、七月采，陰乾。

【案】《范子計然》云：“卷柏出三輔。”

箋疏

卷柏爲卷柏科植物卷柏 *Selaginella tamariscina*、墊狀卷柏 *Selaginella pulvinata* 之類。卷柏的根能自行從土壤分離，蜷縮似拳狀，隨風移動，遇水而榮，根重新再鑽到土壤裏尋找水份，耐旱力極强，在長期乾旱後只要根系在水中浸泡後就又可舒展生長。謝靈運《山居賦》謂“卷柏萬代而不殞”，乃形容其生命力强盛，故又有别名九死還魂草、長生不死草。

《剡録》卷一〇長生草條云：“剡之東四明山生草，曰長生不死草，雖甚枯槁，得水即葱翠，甚爲異也。東方朔

《神異經》曰：會稽橫山有草，莖赤葉青，人死，服之活。《十洲記》曰：不死草出祖洲田，人既死者活。《述異記》曰：漢武帝時月支國獻活人草。《仙傳拾遺》曰：祖洲不死草，在洲田中，名養神芝。葉似菰，苗叢生，一株活一人。杜光庭《神仙傳》曰：秦皇時，苑中多疫死者，有鳥銜草覆其面即活。王右丞《長生草》詩：老根那復占春晴，能住虛空自發生。"所言"長生不死草"即是卷柏，引《神異經》云云，則是依托"長生不死"而敷衍出來的神話。

注釋

〔一〕卷柏：卷柏以形得名。《本草經集注》云："（卷柏）叢生石土上，細葉似柏，卷屈狀如雞足，青黄色。"《本草蒙筌》云："形僅寸半而長，莖葉紫青，仿佛匾柏。遇雨舒開如掌，經晴卷束如拳。"

〔二〕生山谷：此三字與後"生山谷石間"重複，且不知來歷，應是衍文。

〔三〕久服輕身：謝靈運《山居賦》自注："卷柏、伏苓，並皆仙物，凡此衆藥，事悉見於《神農》。"

〔四〕和顔色：此指容顔氣色柔和健康，略如女萎條之"好顔色潤澤"。

〔五〕萬歲：《本草綱目》釋名云："萬歲、長生，言其耐久也。"《本草經考注》云："此物冬月雪下、三伏旱天常茂不死，故有此名。"

〔六〕生山谷石間：《證類本草》引《名醫别録》"生常山山谷石間"，《本草經集注》云："今出近道。"按，《神農本草經校證》注意到：二孫將“山谷”後“石間”取爲《本草經》文字，其後石龍芮條“生川澤石邊”、茅根條“生山谷田野”、石韋條“生山谷石上”等皆如此；但其體例並不統一，白芷條僅取“生川谷”，不作“生川谷下澤”，王瓜條僅取“生平澤”，不作“生平澤田野”，菟絲子條僅取“生川澤”，不作“生川澤田野”；故森立之、尚志鈞、王筠默、曹元宇輯本均不取“石間”“田野”“石上”等字樣爲《本草經》文。

052 藍實〔一〕 **味苦，寒。主解諸毒**〔二〕**，殺蠱蚑**〔三〕**、注鬼**〔四〕**、螫毒**〔五〕**。久服頭不白、輕身。生平澤**〔六〕**。**

《名醫》曰：其莖葉可以染青。生河内。

【案】《説文》云：“葴，馬藍也。”“藍，染青艸也。”《爾雅》云“葴，馬藍”，郭璞云：“今大葉冬藍也。”《周禮》“掌染艸”，鄭注云：“染艸，藍蒨、象斗之屬。”《夏小正》：“五月啓灌藍①。”《毛詩》云“終朝采藍”，箋云：“藍，染艸也。”

箋　疏

藍是古代植物源性染料，《詩經·采緑》“終朝采藍，不盈一襜”，所採之“藍”，即作色素用者。故《説文》云：“藍，染青艸也。”“青”亦與“藍”有關，《荀子·勸學》云：“青取之於藍而青於藍。”《史記·三王世家》引傳亦云：

① 啓灌藍：《夏小正》作“啓灌藍蓼”。

"青採出於藍而質青於藍。"《名醫别録》説藍之莖葉"可以染青",就是這個意思。

含靛藍的植物甚多,古代不同時地所言的藍亦非一種,或依據《爾雅》"葴,馬藍",郭璞注:"今大葉冬藍也。"邢昺疏:"今爲澱者是。"遂認爲《本草經》藍實爲十字花科菘藍 *Isatis indigotica* 的果實,其説恐有問題。東漢藍作爲經濟植物大量種植,《太平御覽》卷九九六引謝承《後漢書》云:"弘農楊震字伯起,常種藍自業,諸生恐震年大,助其功傭,震喻而罷之。"又引趙岐《藍賦》序云:"余就醫偃師,道經陳留,此境人皆以種藍染紺爲業,藍田彌望,黍稷不殖,慨其遺本念末,遂作賦焉。"這種藍之果實,應即《本草經》之藍實。另據《齊民要術》序引東漢仲長統語:"斯何異蓼中之蟲,而不知藍之甘乎。"此能證明東漢之"藍"確爲蓼科之蓼藍 *Polygonum tinctorium*,而非其他。蓼藍主要分佈於北方地區,這與弘農楊震種藍、趙岐道經陳留見藍田彌望,《本草經》説"藍實生河内平澤"皆相符合。

注　釋

〔一〕藍實:此爲藍的果實,即《詩經》"終朝采藍"者。《本草綱目》釋"藍"字云:"按陸佃《埤雅》云:《月令》仲夏令民無刈藍以染,鄭玄言恐傷長養之氣也。然則刈藍先王有禁,制字從監,以此故也。"

〔二〕解諸毒:《名醫别録》云:"其葉汁殺百藥毒,解狼毒、射罔毒。"《本草經集注》云:"此即今染緤碧所用者。至解毒,人卒不能得生藍汁,乃浣緤布汁以解之亦善。"

〔三〕蠱蚑:《證類本草》"蚑"字後有注釋:"音其,小兒鬼也。"按,"蚑"爲"魃"之假借,《説文》"魃,鬼服也,一曰小兒鬼",段注引《漢舊儀》云:"顓頊氏有三子,生而亡去爲疫鬼。一居江水爲瘧鬼,一居若水爲魍魎蜮鬼,一居人宫室區隅善驚人爲小兒鬼。"然"蠱蚑"不辭,《本草經考注》云:"'蠱蚑注鬼',蓋是'蠱注蚑鬼',自是一種文法。"意即"蠱蚑注鬼"乃是"蠱注蚑鬼"錯構成詞。所言"蚑鬼",如《抱朴子内篇·登涉》卷三云:"山中山精之形,如小兒而獨足,走向後,喜來犯人。人入山,若夜聞人音聲大語,其名曰蚑,知而呼之,即不敢犯人也。"蚑鬼所致,即是魃病,《諸病源候論》卷四七"被魃候"云:"小兒所以有魃病者,婦人懷娠,有惡神導其腹中胎,妬嫉而制伏他小兒令病也。妊娠婦人,不必悉能制魃,人時有此耳。魃之爲疾,喜微微下,寒熱有去來,毫毛髮鬡鬡不悦,是其證也。"

〔四〕注鬼:"注",《證類本草》作"疰",二孫改爲本字。《神農本草經輯注》認爲是"鬼疰(注)"之倒乙。《諸病源候論》卷二四"鬼注候"云:"注之言住也,言其連滯停住也。人有先無他病,忽被鬼排擊,當時或心腹刺痛,或悶絶倒地,如中惡之類,其得差之後,餘氣不歇,停住積久,有時發動,連滯停住,乃至於死。死後注易傍人,故謂之鬼注。"按照《本草經考注》意見,則是"蠱注"。《諸病源候論》卷二四"蠱注候"云:"蠱是聚蛇蟲之類,以器皿盛之,令其自相噉食,餘有一個存者,爲蠱也,而能變化。人有造作敬事之者，以毒害於他，多於飲食内而行用之。人中之者，心悶腹痛，其食五藏盡則死。有緩有急，急者倉卒，十數日之間便死；緩者延引歲月，遊走腹内，常氣力羸憊，骨節沉重，發則心腹煩懊而痛，令人所食之物亦變化爲蠱，漸侵食府藏盡而死，死則病流注染著傍人，故謂之蠱注。"

〔五〕螫毒：《説文》"螫，蟲行毒也"，此指蜂、蝎等螫刺行毒，即今言毒蟲咬傷。

〔六〕生平澤：《證類本草》引《名醫别録》"生河内平澤"。

053 芎藭〔一〕 味辛，温。主中風入𡿺，頭痛〔二〕，寒痹，筋攣緩急，金創，婦人血閉無子。生川谷〔三〕。

《吴普》曰：芎藭，《御覽》引云："一名香果。"神農、黄帝、岐伯、雷公：辛，無毒；扁鵲：酸，無毒；李氏：生温熟寒。或生胡無桃山陰，或太山。《御覽》作"或斜谷西嶺，或太山"。葉香細青黑，文赤如藁本。冬夏叢生，五月華赤，七月實黑。莖端兩葉。三月采，根有節，似馬銜狀。

《名醫》曰：一名胡窮，一名香果。其葉名蘼蕪。生武功、斜谷西嶺。三月、四月采根，暴乾。

【案】《説文》云："营，营藭，香艸也。芎，司馬相如説，营或从弓。"《春秋左傳》云"有山鞠窮乎"，杜預云："鞠窮所以禦濕。"《西山經》云"虢山，其艸多芎藭"，郭璞云："芎藭，一名江蘺。"《范子計然》

云:"芎藭生始無枯者善。"有脱字。司馬相如賦有芎藭,司馬貞引司馬彪云"芎藭似藁本",郭璞云"今歷陽呼爲江離"①。

箋　疏

"芎"《説文》正寫作"营",從艸宫聲,"营藭,香艸也",或體從"弓"作"芎"。按,"营"不見於經傳,《山海經》及漢賦皆寫作"芎藭",《武威醫簡》三處用此,皆寫作"弓窮"。

芎藭是傘形科植物,早期來源複雜,産地不同物種各異,因此常在"芎"字前冠以地名以示區别。如《名醫别録》提到芎藭的别名"胡窮",《吴普本草》謂其"或生胡無桃山陰",所以《本草綱目》釋名説:"以胡戎者爲佳,故曰胡藭。"此外則有京芎、台芎、撫芎、雲芎等,而最著名者爲川芎。《本草圖經》説:"今關陜、蜀川、江東山中多有之,而以蜀川者爲勝。"並繪有"永康軍芎藭",宋代永康軍即是四川都江堰市,也是今天川芎的道地産區。隨著川産芎藭道地性的形成,"川芎"一詞甚至成爲芎藭的代名詞,而不一定特指川産的芎藭,其物種也固定爲傘形科川芎 *Ligusticum chuanxiong*。

注　釋

〔一〕芎藭:《本草綱目》釋名説:"人頭穹窿窮高,天之象也。此藥上行,專治頭腦諸疾,故有芎藭之名。"《武威醫簡》

① 此句是司馬貞《史記索隱》引司馬彪云云,又引郭璞云云,故標點如上。

用此,寫作"弓窮"。

〔二〕中風入匘頭痛:此言主治風入腦府所致頭痛,與杜若條主"風入腦户頭腫痛"意思略同。

〔三〕生川谷:《證類本草》引《名醫别録》"生武功川谷、斜谷西嶺",《本草經集注》云:"今惟出歷陽。"又引胡居士云:"武功去長安二百里,正長安西,與扶風狄道相近;斜谷是長安西嶺下,去長安一百八十里,山連接七百里。"

054 蘼蕪〔一〕　**味辛,温。主欬逆,定驚氣**〔二〕**,辟邪惡,除蠱毒、鬼注,去三蟲。久服通神**〔三〕**。一名薇蕪**〔四〕**。生川澤**〔五〕**。**

《吴普》曰:蘪蕪,一名芎藭。《御覽》。

《名醫》曰:一名茳蘺,芎藭苗也。生雍州及冤句。四月、五月采葉,暴乾。

【案】《説文》云:"蘪,蘪蕪也。""蘺,茳蘺,蘪蕪。"《爾雅》云:"蘄茝,蘪蕪。"郭璞云:"香草,葉小如委狀。《淮南子》云似蛇床,《山海經》云臭如蘪蕪。"《司馬相如賦》有"江離蘪蕪",司馬貞引樊光云:"槀本一名蘪蕪,根名蘄芷。"

箋　疏

蘼蕪與芎藭的關係歷來兩説,《本草經》中芎藭與蘼蕪各是一條,《名醫别録》則補充説:"芎藭,其葉名蘼蕪。"又云:"蘼蕪,一名茳蘺,芎藭苗也。"且不論魏晉名醫們的意見是否正確,但在漢代文獻中芎藭、蘼蕪肯定分指兩種植物，證據有三：《本草經》記芎藭産地爲“武功川谷”，而蘼蕪産地爲“雍州川澤”，並不相同。《史記·司馬相如列傳》“穹窮昌蒲，江離麋蕪”句，司馬貞索隱詳引諸家注説以後，作結論説：“則芎藭、藁本、江離、蘼蕪並相似，非是一物也。”《淮南子·氾論訓》云：“夫亂人者，芎藭之與藁本也，蛇牀之與麋蕪也，此皆相似者。”此皆見芎藭、麋蕪不是一物。《本草經》所稱的蘼蕪只能大致推測爲傘形科植物。至於《五十二病方》兩處用到“麋蕪本”，即蘼蕪的根，似不能徑以芎藭釋之。

魏晉開始，不特醫家，各種注説皆視芎藭、江離、蘼蕪爲一物，《博物志》卷四云：“芎藭，苗名江蘺，根曰芎藭。”《史記索隱》引《藥對》云：“麋蕪一名江離，芎藭苗也。”《山海經》郭璞注：“芎藭一名江蘺。”《後漢書·馮衍傳》“攢射干雜蘼蕪兮”句李賢注：“蘼蕪似蛇牀而香，其根即芎藭也。”這種根名芎藭苗爲蘼蕪的植物，應該也是傘形科植物，但未必就是今天的川芎 *Ligusticum chuanxiong*。

注　釋

〔一〕蘼蕪：《本草綱目》釋名説：“蘼蕪，一作蘪蕪，其莖葉靡弱而繁蕪，故以名之。”按，《説文》“蘪，蘪蕪也”，故正字應當作“蘪”，故森立之、王筠默、馬繼興輯本皆作“蘪蕪”。從《五十二病方》寫作“麋蕪本”，《本草經集注·序録》殘卷作“蘪蕪”來看，這種改字是合理的。二孫本仍作“蘼蕪”，與其輯復宗旨不合，《神農本草經校證》批評説：“孫氏對用字考核頗力，獨惜此字未改。”

〔二〕驚氣：似指受驚嚇而致氣逆抽搐。《本草經考注》云："厚朴、沙參下亦云'驚氣'，是亦辛香之物，能鎮墜淤濁之逆氣，與麝香同例。"

〔三〕通神：《本草經考注》云："橘柚、秦椒下共云'通神'，此物亦辛香芬芳，故云通神也。"

〔四〕薇蕪：《爾雅音義》引本草云："蘼蕪一名微蕪，一名江離，芎藭苗也。"

〔五〕生川澤：《證類本草》引《名醫别録》"生雍州川澤及寃句"，《本草經集注》云："今出歷陽，處處亦有，人家多種之。"

055 黄連〔一〕　**味苦，寒。主熱氣，目痛、眥傷**〔二〕**、泣出，明目**〔三〕，《御覽》引云"主莖傷"〔四〕，《大觀本》無。**腸澼，腹痛下利，婦人陰中腫痛。久服令人不忘**〔五〕。**一名王連**〔六〕。**生川谷**〔七〕。

《吴普》曰：黄連，神農、岐伯、黄帝、雷公：苦，無毒；李氏：小寒。或生蜀郡、太山之陽。《御覽》。

《名醫》曰：生巫陽及蜀郡、太山。二月、八月采。

【案】《廣雅》云："王連，黄連也。"《范子計然》云："黄連出蜀郡，黄肥堅者善。"

箋　疏

黄連爲毛茛科植物，品種古今變化不大，主流品種有三：黄連 *Coptis chinensis*、三角葉黄連 *Coptis deltoidea* 和雲

連 *Coptis teeta*，商品上依次稱爲味連、雅連和雲連。漢晉之際巴蜀是黄連的主要産地，不僅本草言"黄連生巫陽川谷及蜀郡、太山"，《范子計然》也説："黄連出蜀郡，黄肥堅者善。"左思《蜀都賦》謂"風連莚蔓於蘭皋"，風連即黄連，莚蔓即蔓延，形容黄連生長茂盛，劉逵注"風連出岷山，一曰出廣都山"，廣都在今四川成都雙流區。川産黄連主要是黄連 *Coptis chinensis* 和三角葉黄連 *Coptis deltoidea*。

《證類本草》黄連居草部上品之下，上溯至《千金翼方》卷二之《新修本草》目録，黄連仍在上品，但《本草經集注·序録》殘卷之畏惡七情表中黄連則在草部中品，由此證明黄連在《神農本草經》中原屬中品，《新修本草》調整爲上品。再看《本草經》所記黄連功效，只説"久服令人不忘"，並没有輕身長生等字樣，亦符合中品藥的定義，因此，森立之、尚志鈞、王筠默、馬繼興輯本將黄連列在中品，自有其合理性。但有意思的是，《抱朴子内篇·仙藥》記仙藥之上者，其中有黄連；不僅如此，江淹《黄連頌》也説："黄連上草，丹砂之次，禦孽辟妖，長靈久視。驂龍行天，馴馬匝地。鴻飛以儀，順道則利。"如《本草經集注·序録》所言，陶弘景時代《本草經》傳本甚多，不僅藥數參差，而且"三品混糅"。比較可能的情況是，葛洪、江淹所見本，黄連確實屬於上品，而陶弘景整理定本則是中品，《新修本草》再根據别傳本將黄連修訂爲上品。

注　釋

〔一〕黄連：《本草綱目》釋名説："其根連珠而色黄，故名。"

〔二〕眥傷:《説文》"眥,目匡也",指眼角、眼眶。《神農本草經輯注》謂"眥傷"即"眥瘍",《素問·氣交變大論》云:"民病兩脇下少腹痛,目赤痛眥瘍,耳無所聞。"按,《諸病源候論》卷二八"目赤爛眥候"云:"此由冒觸風日,風熱之氣傷於目,而眥瞼皆赤爛,見風彌甚,世亦云風眼。"

〔三〕明目:《抱朴子内篇·雜應》問明目之道,"或以雞舌香、黄連、乳汁煎注之,諸有百疾之在目者皆愈,而更加精明倍常也"。

〔四〕主莖傷:查《太平御覽》卷九九一引《本草經》作"生巫陽",與《證類本草》引《名醫别録》言"生巫陽川谷"合,未見作"主莖傷"者;疑二孫所據《太平御覽》版本訛誤,或二孫筆記摘抄《御覽》引文時誤將"生巫陽"録爲"主莖傷"。

〔五〕久服令人不忘:《本草經集注》云:"道方服食長生。"劉宋王微《黄連贊》云:"縉雲昔御,飛蹕上旻。"《後漢書·方術列傳》注引《漢武帝内傳》云:"封君達,隴西人,初服黄連五十餘年。"《真誥》卷五有劉奉林"但服黄連,以得不死"。

〔六〕王連:《廣雅·釋草》云:"王連,黄連也。"

〔七〕生川谷:《證類本草》引《名醫别録》"生巫陽川谷及蜀郡、太山",《本草經集注》云:"巫陽在建平。今西間者,色淺而虚,不及東陽、新安諸縣最勝;臨海諸縣者不佳。"

056 絡石〔一〕　味苦，温。主風熱〔二〕，死肌，癰傷〔三〕，口乾舌焦，癰腫不消，喉舌腫，水漿不下。久服輕身，明目、潤澤、好顔色，不老、延年。一名石鯪〔四〕。生川谷〔五〕。

《吴普》曰：落石，一名鳞石，一名明石，一名縣石，一名雲華，一名雲珠，一名雲英，一名雲丹。神農：苦，小温；雷公：苦，無毒；扁鵲、桐君：甘，無毒；李氏：小寒。云藥中君〔六〕。采無時。《御覽》。

《名醫》曰：一名石蹉，一名略石，一名明石，一名領石，一名縣①石。生太山，或石山之陰，或高山巖石上，或生人間。正月采。

【案】《西山經》云"上申之山多硌石"，疑即此。郭璞云"硌，磊硌大石皃"，非也。《唐本》注云："俗名耐冬，山南人謂之石血。以其包絡石木而生，故名絡石。"《别録》謂之石龍藤，以石上生者良。

箋　疏

陶弘景不識絡石，《本草經集注》説："不識此藥，仙俗方法都無用者，或云是石類。既云或生人間，則非石，猶如石斛等，繫石以爲名爾。"《本草經考注》引日人岡邨尚謙、狩谷望之的意見，懷疑此物乃是石類，錯簡入草部者。森立之進一步認爲："孫氏以《西山經》硌石爲絡石則是，其

① 縣：《證類本草》作"懸"。

以郭注爲非則非。蓋郭氏或有所受而言，則硌石即落石。又有石鯪、石蹉、略石、明石、領石、縣石等諸名，則尤可證古之落石非草類也。"可注意者，《吴普本草》所記落石别名如雲華、雲珠、雲英，皆是《本草經》雲母的别名，另一别名"鱗石"，與雲母的别名"磷石"似乎也有聯繫。早期絡石是否石類，難於定論，姑且存此以備一説。

唐代開始乃將絡石考訂爲一類包絡石上的蔓生植物，《新修本草》云："此物生陰濕處，冬夏常青，實黑而圓，其莖蔓延繞樹石側。若在石間者，葉細厚而圓短；繞樹生者，葉大而薄。人家亦種之，俗名耐冬，山南人謂之石血，療産後血結，大良。以其苞絡石木而生，故名絡石。"從描述看，絡石包括多種蔓生植物，攀援石上或木上。一般根據《植物名實圖考》的描述，以夾竹桃科白花藤 *Trachelospermum jasminoides* 爲主流，石血爲其變種 *Trachelospermum jasminoides* var. *heterophyllum*。

除白花藤外，其他一些攀援藤本也被指認爲絡石。如《本草拾遺》提到"生山之陰，與薜荔相似"者，當是桑科植物薜荔 *Ficus pumila* 的不育枝。《醫學衷中參西録》云："絡石藤俗名爬山虎，能蔓延磚壁之上，其鬚自粘於壁上不落者方真。"此則爲葡萄科地錦 *Parthenocissus tricuspidata* 及同屬近緣植物。

注　釋

〔一〕絡石：《新修本草》云："以其苞絡石木而生，故名絡石。"森立之輯本題作"落石"，《本草經考注》云："《千金翼方》《證類本草》皆作‘絡石’，俗字，是宋人依蘇注而改者，今從《太平御覽》《本草和名》《真本千金方》及《醫心方》。”除以上諸書，《本草經集注·序録》殘卷亦寫作“落石”，故森立之的判斷爲正確，尚志鈞、王筠默、曹元宇輯本亦作“落石”。按，“落”可以假借爲“絡”，説見《説文通訓定聲》，故“落石”仍以網絡生石上得名。

〔二〕風熱：《諸病源候論》卷二“風熱候”云：“風熱病者，風熱之氣先從皮毛入於肺也。肺爲五臟上蓋，候身之皮毛。若膚腠虚，則風熱之氣先傷皮毛，乃入肺也。其狀，使人惡風寒戰，目欲脱，涕唾出。候之三日内及五日内，目不精明者是也。”

〔三〕癰傷：《本草經》除本條外，續斷、青琅玕條亦提到“癰傷”，循黄連條“眥傷”例，“癰傷”或即“癰瘍”。

〔四〕石鯪：《太平御覽》卷九九三引《本草經》作“鯪石”，同卷引《吴氏本草經》一名鱗石。

〔五〕生川谷：《證類本草》引《名醫别録》“生太山川谷，或石山之陰，或高山巖石上，或生人間”。

〔六〕云藥中君：當是李氏云落石乃“藥中君”之意。故《本草綱目》發明項李時珍説：“絡石性質耐久，氣味平和。神農列之上品，李當之稱爲藥中之君。”

057 疾藜子〔一〕　**味苦，温。主惡血，破癥結積聚，喉痹**〔二〕**，乳難。久服長肌肉、明目，輕身**〔三〕**。一名旁通**〔四〕**，一名屈人，一名止行**〔五〕**，一名豺羽，一名升推。**《御覽》引云"一名君水香"①,《大觀本》無文。**生平澤〔六〕,或道旁。**

《名醫》曰:一名即藜,一名茨。生馮翊。七月、八月采實,暴乾。

【案】《説文》云:"薺,蒺梨也。《詩》曰牆有薺。"以"茨"爲茅葦開②屋字。《爾雅》云"茨,蒺藜",郭璞云:"布地蔓生,細葉,子有三角,刺人。"《毛詩》云"牆有茨",傳云:"茨,蒺藜也。"舊本作"蒺藜",非③。

箋　疏

"牆有茨"見《詩經·鄘風》,今傳本皆作"茨",《毛傳》:"茨,蒺藜也。"《説文》則引在"薺"字下,作"牆有薺",釋作蒺藜。《説文通訓定聲》認爲:"薺即蒺藜之合音。"至於"茨"字,《説文》訓爲"以茅葦蓋屋",但《爾雅》則釋爲蒺藜,《名醫别録》亦記蒺藜"一名茨"。

無論作"薺"作"茨",根據《爾雅》郭璞注説蒺藜"布地蔓生,細葉,子有三角,刺人",其所指代的物種都是蒺藜科蒺藜 *Tribulus terrestris*。蒺藜的果實五角形近球形,由五個呈星狀排列的果瓣組成,每個果瓣上有木質化的棘刺,古代兵家模仿其形用金屬製作,用爲路障,稱爲"鐵蒺藜",故《本草經集注》説:"今軍家乃鑄鐵作之,以布敵路,亦呼

---

① 一名君水香:《太平御覽》卷九九七引《本草經》"一名水香",無"君"字。
② 開:《四部備要》本作"覆",據《説文》"茨,以茅葦蓋屋",則作"覆"較妥。
③ 舊本作蒺藜非:《周氏醫學叢書》光緒本、宣統本缺。

蒺蔾。"

注　釋

〔一〕疾藜子:《證類本草》作"蒺蔾子",二孫改字。《本草綱目》釋名項李時珍説:"蒺,疾也;藜,利也;茨,刺也。其刺傷人,甚疾而利也。"按,《墨子·備城門》云"以亢疾犁",畢沅注:"此疾犁正字。《漢書》注作'蒺藜',非。"檢《五十二病方》用此,寫作"疾黎",更接近畢沅之説。

〔二〕喉痹:《黄帝内經素問·陰陽别論》云:"一陰一陽結,謂之喉痺。"《諸病源候論》卷三〇云:"喉痹者,喉裏腫塞痹痛,水漿不得入也。"

〔三〕輕身:《本草圖經》云:"神仙方亦有單餌蒺藜,云不問黑白,但取堅實者,舂去刺用。"《醫心方》引《金匱録》云:"以七月七日采蒺藜,蒺藜者,騰蛇之加也,壽二千歲。"

〔四〕一名旁通:《本草經考注》云:"此物一根,蔓延四散,至於丈許,故名之。"

〔五〕一名屈人一名止行:《本草綱目》釋名説:"屈人、止行,皆因其傷人也。"

〔六〕生平澤:《證類本草》引《名醫别録》"生馮翊平澤或道傍",《本草經集注》云:"長安最饒。"

058 黄耆〔一〕　味甘,微温。主癰疽〔二〕,久敗創〔三〕,排膿,止痛,大風癩疾〔四〕,五痔〔五〕,鼠瘻〔六〕,補虚,小兒百病。一名戴糝〔七〕。生山谷〔八〕。

《名醫》曰:一名戴椹〔九〕,一名獨椹,一名芰艸,一名蜀脂，一名百本。生蜀郡、白水、漢中，二月、十月采，陰乾。

箋疏

黄耆後世俗寫作黄芪，又有添形符作黄蓍者。《本草綱目》釋名云："耆，長也。黄耆色黄，爲補藥之長，故名。今俗通作黄芪，或作蓍者，非矣。蓍乃蓍龜之蓍，音尸。"考《五十二病方》疽病方正寫作"黄蓍"，馬繼興解釋説："上古音蓍與耆均脂部韻。蓍爲書母，耆爲群母，此二字在古籍中也多互通。如《楚辭·九懷》'耆蔡兮踴躍'，《楚辭補注》引《文選》'耆'作'蓍'。又，耆與芪上古音均群母紐，芪爲支部韻，耆爲脂部韻。故芪與耆通假。"如此，則作黄耆、黄蓍皆通。

早期黄耆原植物信息不足，但從産地來看，黄耆産地主要集中在四川、甘肅、陝西一帶，如《本草經》説"生蜀郡山谷"，《名醫别録》謂出"白水、漢中"，《太平御覽》卷九九一引《秦州記》云："隴西襄武縣出黄耆。"陶弘景則按産地及藥材形狀將黄耆分爲三類，《本草經集注》云："第一出隴西洮陽，色黄白，甜美，今亦難得。次用黑水、宕昌者，色白，肌理粗，新者亦甘而温補。又有蠶陵、白水者，色理勝蜀中者而冷補。"從陶弘景的描述看，這三地所産黄耆存在明顯的品質差别。按，川陝甘寧地區有多種豆科黄芪屬(*Astragalus*)植物，除膜莢黄芪 *Astragalus membranaceus* 外，尚有多花黄芪 *Astragalus floridus*、梭果黄芪 *Astragalus ernestii*、塘谷耳黄芪 *Astragalus tongolensis*、金翼黄芪 *Astrag-*

alus chrysopterus 等,則知六朝時期藥用黄芪主要來源於黄芪屬(*Astragalus*)多種植物。又據《梁書·諸夷列傳》天監五年鄧至國"遣使獻黄耆四百斤",《南史》同。所謂"鄧至國",據《梁書》云:"居西涼州界,羌別種也。"其地在今甘肅西部,揆其所出,大約也是以上諸種黄芪之一。

注　釋

〔一〕黄耆:《本草經考注》引《方言》"耆,長也",又《廣韻》"鬐,馬項上鬐也""鰭,魚脊上骨",謂:"馬鬐、魚鰭,並爲長之意。則黄耆亦其根長二三尺許,蓋直長無過此者,其色黄,故名黄耆也。"

〔二〕主癰疽:《五十二病方》疽病方治疽病,用白蘞、黄耆、芍藥、桂、薑、椒、茱萸七物,並言肉疽則"倍黄耆"。

〔三〕久敗創:指瘡瘍潰破,久不愈合。《諸病源候論》卷三五"露敗瘡候"條云:"凡患諸瘡及惡瘡,初雖因風濕搏血氣,藴結生熱,蒸發皮肉成瘡。若觸水露氣,動經十數年不瘥,其瘡瘀黑作痂,如被霜瓠皮,瘡内肉似斷,故名露敗瘡也。"《本草崇原》云:"癰疽日久,正氣衰微,致三焦之氣不温肌肉,則爲久敗瘡。"

〔四〕大風癩疾:指麻風病。《素問·長刺節論》云:"病大風,骨節重,鬚眉墮,名曰大風。"

〔五〕五痔:《外臺秘要》卷二六引崔氏云:"凡痔病有五,若肛邊生肉如鼠乳,出孔外,時時膿血出者,名牡痔也;若肛邊腫痛生瘡者,名酒痔也;若肛邊有核,痛及寒熱者,名腸痔也;若大便輒清血出者,名血痔也;若大便難,肛良久肯入者，名氣痔也。"《千金要方》卷二三則云："夫五痔者：一曰牡痔，二曰牝痔，三曰脈痔，四曰腸痔，五曰血痔。"兩説小異。

〔六〕鼠瘻：通常認爲是感染或炎症所致頸部、腋下淋巴腫大。《黄帝内經靈樞·寒熱》黄帝問："寒熱瘰癧，在於頸腋者，皆何氣使生？"岐伯答："此皆鼠瘻寒熱之毒氣也，留於脉而不去者也。"

〔七〕一名戴糝：《本草經考注》云："因考戴糝者，淺黄小花，簇簇成叢，似上戴飯糝之狀，故名。"《五十二病方》疽病方治血疽始發，處方有"戴糵"一物，考釋者認爲即此戴糝。

〔八〕生山谷：《證類本草》引《名醫别録》"生蜀郡山谷，白水、漢中"，《本草經集注》云："第一出隴西洮陽，色黄白，甜美，今亦難得；次用黑水、宕昌者，色白，肌理麤，新者亦甘而温補；又有蠶陵、白水者，色理勝蜀中者而冷補。"

〔九〕一名戴椹：《本草經》黄耆一名戴糝，"糝"《説文》正寫作"糂"，此言"戴椹"，疑當是"戴糂"之訛。又名"獨椹"，或即是"蜀糂"之意。

059 肉松容〔一〕　**味甘，微温。主五勞七傷**〔二〕**，補中，除莖**〔三〕**中寒熱痛，養五藏，强陰，益精氣，多子，婦人癥瘕。久服輕身。生山谷**〔四〕**。**

《吴普》曰：肉蓯蓉，一名肉松蓉。神農、黄帝：鹹；雷公：酸，小温。《御覽》作"李氏：小温"。生河西《御覽》作"東"。山陰地，長三四寸，叢生。或代郡。《御覽》下有"鴈門"二字。二月至八月采。《御覽》引云："陰乾用之。"

《名醫》曰：生河西及代郡鴈門，五月五日采，陰乾。

【案】《吳普》云"一名肉松蓉"，當是古本。"蓉"，即是"容"字，俗寫"蓯蓉"，非正字也。陶宏景云："是野馬精落地所生，生時似肉。"舊作"肉蓯蓉"，非。

箋疏

肉蓯蓉是列當科寄生植物，如肉蓯蓉 *Cistanche deserticola*、鹽生肉蓯蓉 *Cistanche salsa*、沙蓯蓉 *Cistanche sinensis* 之類。肉蓯蓉莖肉質，葉鱗片狀螺旋狀排列，形狀近似男性生殖器，《五雜組》乃言，"其形柔潤如肉，塞上無夫之婦時就地淫之"。《本草經》謂肉蓯蓉"强陰，益精氣，多子"，《藥性論》説其"壯陽，日御過倍"，《五雜組》言"此物一得陰氣，彌加壯盛，采之入藥，能强陽道，補陰益精"等，大致都是因爲外形比附而來。

二孫按語引陶弘景云云，見於《本草經集注》，謂傳説肉蓯蓉"言是野馬精落地所生"。後世已知其非，如《本草圖經》説："舊説是野馬遺瀝落地所生，今西人云大木間及土壍垣中多生此，非遊牝之所而乃有，則知自有種類耳。或疑其初生於馬瀝，後乃滋殖，如茜根生於人血之類是也。"

注　釋

〔一〕肉松容：《證類本草》作“肉蓯蓉”，二孫輯本據《吴普本草》改爲“肉松容”，《神農本草經校證》批評説：“肉松容是一名而非正名，孫氏所據，毫無理由。”此條森立之輯本據《本草和名》《醫心方》改爲“肉縱容”，王筠默輯本作“肉從容”，曹元宇輯本從二孫，亦作“肉松容”。檢《本草經集注·序録》殘卷作“肉縱容”，與森立之合，而年代更早之《武威醫簡》則寫作“肉從容”，與王筠默合，故似應以作“肉從容”爲是。按，藥名“肉”，如陶弘景説“生時似肉”，乃是對肉質莖的描述。至於“從容”，《本草綱目》釋名説：“此物補而不峻，故有從容之號。從容，和緩之貌。”恐未得其實。

〔二〕五勞七傷：《諸病源候論》卷三云：“夫虚勞者，五勞、六極、七傷是也。”具體解釋有二，據丁光迪《諸病源候論校注》言：“五勞内容有二：一爲志勞、思勞、心勞、憂勞、瘦勞，是謂五種過勞所致之病；二爲肺勞、肝勞、心勞、脾勞、腎勞，是言五藏勞損之病。”“七傷之義亦有二：一爲陰寒、陰萎、裹急、精連連、精少陰下濕、精清、小便苦數臨事不卒，是指男子腎氣虧損之七種證候；二爲叙述脾傷、肝傷、腎傷、肺傷、心傷、形傷、志傷的病因及症狀。”

〔三〕莖：指陰莖。《黄帝内經靈樞·刺節真邪》云：“莖垂者，身中之機，陰精之候，津液之道也。”

〔四〕生山谷：《證類本草》引《名醫别録》“生河西山谷及代郡

鴈門”,《本草經集注》云:“代郡鴈門屬并州,多馬處便有,言是野馬精落地所生。”又云:“芮芮河南間至多。今第一出隴西,形扁廣,柔潤,多花而味甘;次出北國者,形短而少花;巴東建平間亦有,而不如也。”

060 **防風**〔一〕 **味甘,温,無毒**〔二〕。**主大風、頭眩痛**〔三〕,**惡風**〔四〕,**風邪**〔五〕,**目盲無所見,風行周身,骨節疼痹**《御覽》作“痛”,**煩滿。久服輕身。一名銅芸**〔六〕《御覽》作“芒”。**生川澤**〔七〕。

《吴普》曰:防風,一名迴雲,一名回艸,一名百枝,一名蕑根,一名百韭,一名百種。神農、黄帝、岐伯、桐君、雷公、扁鵲:甘,無毒;李氏:小寒。或生邯鄲上蔡。正月生,葉細圓,青黑黄白。五月花黄,六月實黑。三月、十月采根,日乾。琅邪者良。《御覽》。

《名醫》曰:一名茴艸,一名百枝,一名屏風,一名蕑根,一名百蜚。生沙苑,及邯鄲、琅邪、上蔡。二月、十月采根,暴乾。

【案】《范子計然》云:防風出三輔,白者善。

箋 疏

防風因功效得名,陶弘景謂“俗用療風最要”,《本草經集注》列療風通用藥第一名,《名醫别録》記其别名“屏風”,皆是此意。《新唐書·許胤宗傳》云:“胤宗仕陳爲新蔡王外兵參軍,王太后病風不能言,脈沉難對,醫家告術窮。胤宗曰:餌液不可進。即以黄耆、防風煮湯數十斛,置牀下,氣如霧,熏薄之,是夕語。”此可以作爲《日華子本草》謂防風“治三十六般風”的例證。

又,防風一名“茴草”,《集韻》云:“茴,藥艸防風葉也。一曰茴香。”《本草經考注》解釋説:“蓋回者,花爲傘狀,衆萼相繞回之義。”可注意的是,《新修本草》説:“(防風)子似胡荽而大,調食用之,香。”《酉陽雜俎》説:“青州防風子可亂畢撥。”對此李時珍大爲不解,在蓽撥條提出疑問:“蓽茇氣味正如胡椒,其形長一二寸,防風子圓如胡荽子,大不相侔也。”不特如此,《白孔六帖》引《金鑾密記》説“白居易在翰林,賜防風粥一甌,食之口香七日”,今天所用的傘形科防風 *Saposhnikovia divaricata*,無論根還是種子,都没有這樣濃烈的香氣,也不能如《新修本草》所説“調食用之”。或許這種一名茴草的防風,就是傘形科植物小茴香 *Foeniculum vulgare*,或同屬近緣植物。

注 釋

〔一〕防風:《本草綱目》釋名説:“防者,禦也。其功療風最要,故名。屏風者,防風隱語也。”《武威醫簡》三方用此,皆寫作“方風”。

〔二〕無毒:《證類本草》作黑字《名醫别録》文,二孫本例不取爲《本草經》文,此條則例外,或許是本條《吴普本草》引神農云云有“無毒”字樣之故。

〔三〕頭眩痛:即眩暈頭痛。

〔四〕惡風:此指病邪,非言畏風症狀也。《黄帝内經素問·

脈要精微論》云:"故中惡風者,陽氣受也。"高士宗注:"惡風,厲風也。"《聖濟總録》云:"惡風者,皆五風厲氣所致也。"《本草崇原》將此前後數句串講云:"申明大風者,乃惡風之風邪,眩痛不已,必至目盲無所見,而防風能治之。"

〔五〕風邪:《諸病源候論》卷二云:"風邪者,謂風氣傷於人也。人以身内血氣爲正,外風氣爲邪。若其居處失宜,飲食不節,致腑臟内損,血氣外虚,則爲風邪所傷。"

〔六〕一名銅芸:《本草經考注》注意到,《本草和名》引《兼名苑》作"一名茼芸",引《釋藥性》作"一名同云",認爲"'銅'是'同'假借,謂似芸而非"。

〔七〕生川澤:《證類本草》引《名醫别録》"生沙苑川澤及邯鄲、琅邪、上蔡",《本草經集注》云:"郡縣無名沙苑。今第一出彭城、蘭陵,即近琅邪者,鬱州互市亦得之;次出襄陽、義陽縣界,亦可用,即近上蔡者。"《新修本草》云:"沙苑在同州南,亦出防風,輕虚不如東道者。陶云無沙苑,誤矣。"

061 蒲黄〔一〕 **味甘,平。主心腹、旁光**〔二〕**寒熱,利小便,止血,消瘀血。久服輕身,益氣力,延年、神僊**〔三〕**。生池澤**〔四〕**。**

《名醫》曰:生河東。四月采。

【案】《玉篇》云:"蒚,謂今蒲頭有臺,臺上有重臺,中出黄,即蒲黄。"陶弘景云:"此即蒲釐花上黄粉也，仙經亦用此。”考《爾雅》“苻離，其上蒚”，苻離與蒲釐聲相近，疑即此。

箋　疏

陶弘景謂蒲黄“即蒲釐花上黄粉也，伺其有，便拂取之，甚療血，仙經亦用此”。《爾雅・釋草》云：“莞，苻蘺；其上蒚。”郭璞注：“今西方人呼蒲爲莞蒲；蒚，謂其頭臺首也。今江東謂之苻蘺，西方亦名蒲。中莖爲蒚，用之爲席。”如二孫所言，“苻離與蒲釐聲相近”，蒲釐是香蒲科植物如水燭香蒲 *Typha angustifolia*、東方香蒲 *Typha orientalis* 之類，蒲黄則是其花粉。

香蒲的花粉爲鮮黄色粉末，即陶弘景所説“蒲釐花上黄粉”。這種命名方式也見於松花粉，被稱作“松黄”，如《本草圖經》云：“其花上黄粉名松黄，山人及時拂取，作湯點之甚佳。”

注　釋

〔一〕蒲黄：《本草圖經》謂蒲黄“即（蒲釐）花中蕊屑也，細若金粉，當其欲開時，有便取之”。

〔二〕旁光：即膀胱。

〔三〕久服輕身益氣力延年神僊：《本草經集注》云：“仙經亦用此。”

〔四〕生池澤：《證類本草》引《名醫別録》“生河東池澤”。

062 香蒲〔一〕　**味甘，平。主五藏心下邪氣，口中爛臭，堅齒，明目，聰耳。久服輕身、耐老。**《御覽》作“能老”。一

名睢〔二〕《御覽》云“睢蒲”。**生池澤**〔三〕。

《吴普》曰：睢，一名睢石，一名香蒲。神農、雷公：甘。生南海池澤中。《御覽》。

《名醫》曰：一名醮，生南海。

【案】《説文》云：“菩，艸也。”《玉篇》云：“菩，香艸也。又音蒲。”《本艸圖經》云：“香蒲，蒲黄苗也。春初生嫩葉，未出水時紅白色，茸茸然，《周禮》以爲菹。”

箋　疏

《説文》“蒲，水草也，可以作席”。《詩經·韓奕》“其蔌維何，維筍及蒲”，所言“蒲”，即是香蒲，爲香蒲科植物如水燭香蒲 *Typha angustifolia*、東方香蒲 *Typha orientalis* 之類，嫩芽可食，與筍同爲菜蔬類。《本草圖經》記其食法：“（香蒲）春初生嫩葉，未出水時紅白色，茸茸然。《周禮》以爲菹，謂其始生，取其中心入地，大如匕柄，白色，生噉之，甘脆。以苦酒浸，如食笋，大美，亦可以爲鮓，今人罕復有食者。”《本草綱目》集解項補充説：“采其嫩根，瀹過作鮓，一宿可食。亦可煠食、蒸食及曬乾磨粉作餅食。《詩》云‘其蔌伊何，惟筍及蒲’是矣。”

二孫似不以此爲然，按語引《説文》“菩”以當香蒲。按，徐鍇云：“字書黄菩草。”《周禮·夏官》“犯軷”，鄭玄注：“行山曰軷，犯之者封土爲山象，以菩芻棘柏爲神主。”孫詒讓正義：“古野祭有束菩草爲神主之法。”《札樸》卷九云："苫屋之草，鄉人呼黄背草，《廣韻》作'蓓'，云'黄蓓草也'。《説文》作'菩'。"按如此説，菩草或是禾本科茅草之類，應該不是水生的香蒲。

注　釋

〔一〕香蒲：與"臭蒲"相對立言，臭蒲即菖蒲。《新修本草》云："此即甘蒲，作薦者。春初生，用白爲葅，亦堪蒸食。山南名此蒲爲香蒲，謂昌蒲爲臭蒲。"

〔二〕睢：《太平御覽》卷九九三引《本草經》作"睢蒲"。按，《神農本草經校義》認爲"睢"或是"雎"字之訛，爲"葅"的假借，與《周禮》用蒲作葅合。其説可參。

〔三〕生池澤：《證類本草》引《名醫别録》"生南海池澤"。

063 續斷〔一〕　**味苦，微温。主傷寒，補不足，金創，癰傷，折趺，續筋骨，婦人乳難。**《御覽》作"乳癰"；云"崩中漏血"，《大觀本》作黑字。**久服益氣力。一名龍豆**〔二〕**，一名屬折**〔三〕**。生山谷**〔四〕**。**

《名醫》曰：一名接骨，一名南艸，一名槐〔五〕。生常山。七月、八月采，陰乾。

【案】《廣雅》云："裒，續斷也。"《范子計然》云："續斷，出三輔。"《桐君藥録》云："續斷生蔓延，葉細，莖如荏，大根本，黄白有汁。七月、八月采根。"

箋　疏

因功效得名的藥物在不同時期，甚至同一時期不同地域品種有别，續斷算是典型。續斷因能治“金瘡、癰傷、折跌，續筋骨”得名。别名“接骨”，直接描述功效；又名“屬折”，《説文》“屬，連也”，《廣雅》“屬，續也”，也是“續斷”的意思。

續斷在漢代爲常用中藥，《五十二病方》《武威醫簡》中皆見使用，《急就篇》亦記有藥名。從别名來看，《本草經》“一名龍豆”，《名醫别録》“一名槐”。考《廣雅》“裹，續斷”，王念孫疏證：“槐與裹同。”則《本草經》《名醫别録》的續斷似乎是指一種豆科植物。至於陶弘景注引《桐君藥録》謂續斷“葉細莖如荏”，按“荏”即唇形科白蘇，此科特徵之一爲莖方形、葉對生。這種細葉、方莖、蔓生的續斷，不詳所指。或許亦是唇形科植物。

陶弘景又説：“而廣州又有一藤名續斷，一名諾藤，斷其莖，器承其汁飲之，療虚損絶傷，用沐頭，又長髮。折枝插地即生，恐此又相類。”這種藤本的續斷，直到清代仍見記載，李調元《南越筆記》卷一四記嶺南藤類有數百種之多，其中“有涼口藤，狀若葛，葉如枸杞，去地丈餘，絶之更生，中含清水，渴者斷取飲之甚美，沐髮令長。一名斷續藤，常飛越數樹以相繞”。李調元描述的這種斷續藤，其莖中有水、絶之更生、沐髮令長等情況，與陶弘景説“廣州有藤名續斷”完全一致，可證爲一物。又考《海藥本草》含水藤條引《交州記》云：“生嶺南及諸海山谷，狀若葛，葉似枸杞，多在路，行人乏水處，便吃此藤，故以爲名。”《本草綱目拾遺》買麻藤條引《粵志》云：“買麻藤，其莖中多水，渴者斷而飲之，滿腹已，余水尚淋漓半日。”由此證明，陶弘景所稱“諾藤”，即買麻藤科植物買麻藤 *Gnetum parvifolium*。

唐宋之間，續斷品種混亂更加嚴重，涉及品種至少包括唇形科、菊科多種植物，如《本草圖經》所繪越州續斷，非常接近菊科大薊 *Cirsium japonicum*。明代開始，續斷藥用品種漸漸統一，四川成爲道地産區，如《本草蒙筌》説“陝蜀最盛”，《本草綱目》説“今人所用從川中來”，結合《滇南本草》描述説：“續斷，一名鼓槌草，又名和尚頭。”又云：“鼓槌草，獨苗對葉，苗上開花似槌。”一般認爲，别名“鼓槌草”“和尚頭”，是對其球形頭狀花序的形容，故定其爲川續斷科的川續斷 *Dipsacus asper*，這才是今天藥用之主流。

注 釋

〔一〕續斷：《本草綱目》釋名云：“續斷、屬折、接骨，皆以功命名也。”

〔二〕一名龍豆：《本草經考注》注意到，《本草經》石龍芻一名龍鬚，一名龍珠，又一名草續斷，故疑續斷條之龍豆别名“恐是石龍芻一名，錯簡在此耳”。其説證據雖有未足，但二者確有可能存在聯繫。

〔三〕一名屬折：《本草經考注》云：“屬折、接骨者，共是以功用名之，白字所云‘折跌續筋骨’之義。”

〔四〕生山谷：《證類本草》引《名醫别録》“生常山山谷”。

〔五〕一名槐：《廣雅·釋草》“褢，續斷也”，錢大昭引《名醫别録》續斷一名槐，《疏義》説：“此云‘褢’者，‘槐’之異文。《玉篇》‘槐，户乖切，槐别名’，知古字通也。”

064 漏蘆〔一〕　味苦、鹹，寒。主皮膚熱，惡創，疽，痔，濕痹，下乳汁。久服輕身、益氣〔二〕，耳目聰明，不老、延年。一名野蘭。生山谷〔三〕。

《名醫》曰：生喬山。八月采根，陰乾。

【案】《廣雅》云：“飛廉，扇蘆也。”陶宏景云：“俗中取根，名鹿驪。”

箋　疏

《廣雅·釋草》云：“飛廉、扇蘆、伏豬，木禾也。”《本草經》飛廉與漏蘆各是一條，飛廉一名飛輕，《名醫别録》添一名漏蘆、一名天薺、一名伏豬、一名伏兔、一名飛雉、一名木禾；漏蘆即本條，僅言一名野蘭。檢飛廉條陶弘景云：“處處有，極似苦芺，惟葉下附莖，輕有皮起似箭羽，葉又多刻缺，花紫色。俗方殆無用，而道家服其枝莖，可得長生，又入神枕方。今既别有漏蘆，則非此别名爾。”顯然，别名漏蘆之飛廉與漏蘆爲同名異物，《廣雅》此條指飛廉，二孫不應該引在漏蘆條下。

古代漏蘆品種異常複雜，涉及菊科、玄参科、薔薇科、毛茛科的多種植物，《本草圖經》繪單州漏蘆、沂州漏蘆、秦州漏蘆、海州漏蘆四幅圖例，差異非常大，所以蘇頌感歎説：“一物而殊類若此，醫家何所適從。”他根據舊説，描述漏蘆“莖葉似白蒿，有莢，花黄，生莢端，莖若箸大，其子作房，類油麻房而小，七八月後皆黑，異於衆草”，認爲單州所繪漏蘆圖例較爲接近，但具體品種仍難考訂。

二孫按語又引陶弘景云："俗中取根，名鹿驪根，苦酒摩，以療瘡疥。"此則非漏蘆，《新修本草》云："其鹿驪，山南謂之木藜蘆，有毒，非漏蘆也。"

注　釋

〔一〕漏蘆：《玉篇》有"蘆"字，爲漏蘆的專名，然後世未見使用的實例。《本草綱目》寫作"漏盧"，釋名項說："屋之西北黑處謂之漏。凡物黑色謂之盧。此草秋後即黑，異於衆草，故有漏盧之稱。"

〔二〕久服輕身益氣：《本草經集注》云："此久服甚益人，而服食方罕用之。"

〔三〕生山谷：《證類本草》引《名醫别録》"生喬山山谷"，《本草經集注》云："喬山應是黄帝所葬處，乃在上郡。今出近道亦有。"

065 營實〔一〕　**味酸，温。主癰疽、惡創，結肉跌筋**〔二〕**，敗創**〔三〕**，熱氣，陰蝕不瘳，利關節。一名牆薇，一名牆麻**〔四〕**，一名牛棘**〔五〕**。生川谷**〔六〕**。**

《吴普》曰：薔薇，一名牛勒，一名牛膝，一名薔薇，一名山棗。《御覽》。

《名醫》曰：一名牛勒，一名薔蘼，一名山棘。生零陵及蜀郡，八月、九月采，陰乾。

【案】陶宏景云："即是牆薇子。"

箋疏

營實是薔薇科植物野薔薇 *Rosa multiflora* 之類的果實。《本草經集注》云:"營實即是牆薇子,以白花者爲良。"《嘉祐本草》引《蜀本圖經》也説:"即薔薇也。莖間多刺,蔓生,子若杜棠子,其花有百葉、八出、六出,或赤、或白者,今所在有之。"

《爾雅·釋草》"蘠蘼,虋冬",郭璞注:"門冬,一名滿冬,本草云。"《説文》亦云:"蘠,蘠靡,虋冬也。"檢《本草經》天門冬别名顛勒,没有"一名蘠蘼",反倒是營實條《名醫别録》提到别名"蘠蘼"。李時珍在天門冬條釋名項按語説:"薔蘼乃營實苗,而《爾雅》指爲虋冬,蓋古書錯簡也。"《本草綱目》的意見確有道理,但錯簡則未必,《爾雅義疏》直接將"蘠蘼,虋冬"解釋爲薔薇,郝懿行説:"《説文》云'蘠蘼,虋冬也',即今薔薇。《本草》'營實一名牆微、一名牆麻',《别録》'一名薔蘼'。蘼、麻、虋聲相轉,蘼、薇古音同也。"至於"虋冬""滿冬""門冬",郝懿行進一步引申:"郭引本草'一名滿冬',今本草無'滿冬'之名,蓋古本有之也。虋、滿聲亦相轉。《釋文》又引《中山經》'條谷之山,其草多芍藥、亹冬',郭注以亹今作門爲俗。按,門借聲,亹俗作耳。"按照郝懿行的意見,《山海經·中山經》中的亹冬也是薔薇,而非通常説的天門冬,此又可以備一説者。

注釋

〔一〕營實:《本草綱目》釋名説:"其子成簇而生,如營星然,故謂之營實。"《本草經考注》則以"營"爲"罌"之假借。《説文》"罌,缶也",又"甀"字下云:"罌謂之甀。"意薔薇子如罌之形,口小腹大。今按,森立之之説似較合理。

〔二〕結肉跌筋:與女萎條"跌筋結肉"同,指筋肉傷損錯位甚或膨出。《神農本草經輯注》作"結肉肤筋",釋爲肌肉腫瘤。

〔三〕敗創:即黄耆條所言之"久敗創",瘡瘍潰爛,長久不愈。

〔四〕一名牆麻:薔薇雅名"蘠蘼",見《爾雅》《説文》。《名醫别録》亦記爲别名。《本草綱目》釋名項説:"此草蔓柔靡,依牆援而生,故名牆蘼。"《爾雅義疏》謂蘼與麻聲相轉,而"蘼、薇古音同也"。

〔五〕一名牛棘:《本草綱目》釋名説:"其莖多棘刺勒人,牛喜食之,故有山刺、牛勒諸名。"

〔六〕生川谷:《證類本草》引《名醫别録》"生零陵川谷及蜀郡"。

066 天名精〔一〕　味甘,寒。主瘀血、血瘕〔二〕欲死、下血,止血,利小便①。久服輕身、耐老。一名麥句薑〔三〕,一名蝦蟆藍〔四〕,一名豕首〔五〕。生川澤〔六〕。

《名醫》曰:一名天門精,一名玉門精,一名彘

---

① 利小便:此句後《證類本草》有"除小蟲去痹除胸中結熱止煩渴"十三字爲白字。森立之、尚志鈞、王筠默、曹元宇、馬繼興輯本皆取爲《本草經》文。據《神農本草經輯校》,此十三字在成化《政和本草》、萬曆《政和本草》、商務影印《政和本草》中皆爲黑字《名醫别録》文,此當是二孫輯復所據版本如此,非輯本刊刻脱漏也。

顱，一名蟾蜍蘭，一名覲。生平原。五月采。

【案】《説文》云："蘛，豕首也。"《爾雅》云"茢蘛，豕首"，郭璞云："今江東呼豨首，可以燭蠶蛹。"陶宏景云："此即今人呼爲豨簽。"《唐本》云："鹿活艸是也。《别録》一名天蔓菁，南人呼爲地松[①]。"掌禹錫云："陳藏器别立地菘條，後人不當仍其謬。"

箋　疏

天名精别名甚多，《爾雅·釋草》"茢蘛，豕首"，郭璞注："本草曰'彘顱，一名蟾蜍蘭'。今江東呼豨首，可以燭蠶蛹。"豕首是上古常見植物，故古人用作特徵物種以指示物候，《吕氏春秋·任地》引后稷曰"豨首生而麥無葉"，高誘注："豨首，草名也。至其生時，麥無葉，皆成熟也。"

《本草經集注》云："此即今人呼爲豨薟，亦名豨首。"豨薟是菊科豨薟屬植物，如豨薟 *Siegesbeckia orientalis*、腺梗豨薟 *Siegesbeckia pubescens* 等，新鮮植株具特殊臭味，因此名字中有"豨"字。陶弘景的意思是，天名精一名豕首、又名彘顱，當與豨薟同屬一類。《新修本草》則不同意此看法，有云："豨薟苦而臭，名精乃辛而香，全不相類也。"後世多根據《新修本草》的描述，將天名精的原植物確定爲菊科天名精 *Carpesium abrotanoides*。

如郝懿行在《爾雅義疏》中注意到的，《周禮·地官·掌染草》鄭玄注云："染草，茅蒐、橐蘆、豕首、紫茢之屬。"

① 松：《證類本草》作"菘"。

郝懿行説:"鄭注《地官・掌染草》,以豕首爲染草之屬,後世雖不以染,然其狀似藍,是必藍草之類,而本草未言。"見解雖好,結論則未必全對。掌染草就跟《周禮・天官》下面的染人一樣,負責洗染諸事,具體言之,則是掌管各種植物性染料,即"染草"。按照賈公彦疏:"藍以染青,蒨以染赤,象斗染黑。"菊科天名精 *Carpesium abrotanoides* 的葉雖然近似十字花科的菘藍 *Isatis indigotica*,但並不含有靛藍色素,不可能作爲染料,由此確定,早期文獻所説的天名精,或言豕首,絶不會是後世所用的菊科天名精 *Carpesium abrotanoides*。再看《本草經》天名精一名蝦蟆藍,此"藍"應該就是能夠染藍的意思,《本草綱目》謂"狀如藍,而蝦蟆好居其下,故名蝦蟆藍",恐怕是望文生義。至於《名醫别録》所添别名蟾蜍蘭,"蘭"乃是"藍"的轉寫,《新修本草》説"香氣似蘭,故名蟾蜍蘭",也是附會之辭。古代用作染料的天名精也可能就是菘藍 *Isatis indigotica* 的近緣植物,或即菘藍的變種。

二孫按語引掌禹錫云云,見《證類本草》卷一一地菘條。按,《新修本草》以菊科 *Carpesium abrotanoides* 爲天名精,並説此植物"南人名爲地菘",《本草圖經》解釋説:"天名精生平原川澤,今江湖間皆有之。夏秋抽條,頗如薄荷,花紫白色,葉如菘菜而小,故南人謂之地菘。"《開寶本草》乃根據《本草拾遺》解紛部分在草部下品新添地菘條。《嘉祐本草》對此不以爲然,地菘條下加按語説:"《本經》草部上品天名精,唐注云'南人名爲地菘',又尋所主功狀,與此正同；及據陳藏器解紛，合陶、蘇二説，亦以天名精爲地菘。則今此條不當重出。雖陳藏器《拾遺》别立地菘條，此乃藏器自成一書，務多條目爾。解紛、拾遺亦自差互，後人即不當仍其謬而重有新附也。”

注　釋

〔一〕天名精：《蜀本圖經》云：“《小品方》名天蕪菁，一名天蔓菁，聲並相近。”《本草綱目》釋名項説：“天名精乃天蔓菁之訛也。”按如此説，天蔓菁乃是此物本名，《名醫别録》所記别名天門精、玉門精，亦由“天蔓菁”衍生出來。蔓菁是菘類，故又有地菘之名。

〔二〕血瘕：八瘕之一，因瘀血而形成的瘕結。《黄帝内經素問·陰陽類論》云：“陰陽並絶，浮爲血瘕。”

〔三〕一名麥句薑：《新修本草》解釋説：“味甘辛，故有薑稱。”

〔四〕一名蝦蟆藍：《名醫别録》别名蟾蜍蘭。《新修本草》解釋説：“狀如藍，故名蝦蟇藍；香氣似蘭，故名蟾蜍蘭。”

〔五〕一名豕首：《名醫别録》别名彘顱。《本草經考注》云：“惡臭之物，故有豕首、彘顱等諸名。”

〔六〕生川澤：《證類本草》引《名醫别録》“生平原川澤”。

067 決明子〔一〕　**味鹹，平。主青盲**〔二〕**，目淫膚**〔三〕**，赤白膜**〔四〕**，眼赤痛，淚出。久服益精光，**《太平御覽》引作“理目珠精”。“理”，即“治”字。**輕身**〔五〕**。生川澤**〔六〕**。**

《吴普》曰：決明子，一名艸決明，一名羊明。《御覽》。

《名醫》曰：生龍門。石決明，生豫章。十月采，陰乾百日。

【案】《廣雅》云："羊蹢躅，英[①]光也。"又，"決明，羊明也"。《爾雅》云"薢茩，英[②]光"，郭璞云："英明也。葉黄鋭，赤花，實如山茱萸。"陶宏景云："形似馬蹄決明。"

箋　疏

《爾雅·釋草》"薢茩，英光。"郭璞注："英明也，葉黄鋭，赤華，實如山茱萸。"邢疏云："藥草英明也，一名英茪，一名決明。"這一段文字一直被引在本草決明子條後，但從郭璞的描述來看，似非豆科 *Cassia* 屬植物。另據《廣雅》"羊蹢躅，英光也""英明，羊角也"，其所謂"英光"或許是杜鵑花科杜鵑花屬（*Rhododendron*）植物，而《廣雅》"英明"方爲本草之決明子。但即便如此，《本草經》之決明子也未必是今天所用的小決明 *Cassia tora*、鈍葉決明 *Cassia obtusifolia*，或望江南 *Cassia occidentalis* 之類。

一般而言，因功效得名的藥物同名異物現象最爲嚴重。即以決明子爲例，本品因能明目得名，《吴普本草》決明子一名草決明、一名羊明，《本草經》青葙子亦名草決明，《名醫别録》又附録石決明。《本草經》論決明子云："主青盲，目淫膚，赤白膜，眼赤痛，淚出。久服益精光，輕身。"功

---

① 英：底本作"英"，據《周氏醫學叢書》光緒本、《四部備要》本改。
② 英：底本作"英"，據改同上。

效固然看不出品種，但豆科 *Cassia* 屬植物種子皆含蒽醌類物質，輕瀉作用十分明確，若《本草經》決明子是此類植物，功效中應該有所記載，至少不會列爲久服之品。

二孫按語節引陶弘景“形似馬蹄決明”，意思未完，原文作“葉如茳芏，子形似馬蹄，呼爲馬蹄決明”。據《爾雅·釋草》“芏，夫王”，此茳芏爲莎草科植物鹹水草 *Cyperus malaccensis* 一類，莖三棱形，葉片短，葉鞘長，與豆科決明全無相似，由此見陶説決明亦非 *Cassia* 屬植物也。

注　釋

〔一〕決明子：《本草綱目》釋名説：“以明目之功而名。”《本草經考注》謂決明一詞之本義乃在“穿孔引明”，其説可存。

〔二〕青盲：《諸病源候論》卷二八云：“青盲者，謂眼本無異，瞳子黑白分明，直不見物耳。”按，《本草經》空青、決明子、鱧魚膽、莧實、羖羊角皆主青盲，二孫本獨將空青條改爲“眚盲”，可詳該條注釋。

〔三〕目淫膚：眼疾之一種，亦稱“目息肉淫膚”。《諸病源候論》卷二八云：“息肉淫膚者，此由邪熱在藏，氣衝於目，熱氣切於血脈，藴積不散，結而生息肉，在於白睛膚瞼之間，即謂之息肉淫膚也。”

〔四〕赤白膜：指赤色或白色膚翳障目，《醫心方》卷五有“治目赤白膜方”。

〔五〕久服益精光輕身：《嘉祐本草》引《唐本》謂“俗方惟以療眼也，道術時須”。

〔六〕生川澤：《證類本草》引《名醫别録》"生龍門川澤"，《本草經集注》云："龍門乃在長安北，今處處有。"

068 丹參〔一〕 味苦，微寒。主心腹邪氣，腸鳴幽幽如走水〔二〕，寒熱積聚，破癥除瘕，止煩滿，益氣。一名郤蟬艸〔三〕。生川谷〔四〕。

《吴普》曰：丹參，一名赤參，一名木羊乳，一名郤蟬艸。神農、桐君、黄帝、雷公、扁鵲：苦，無毒；李氏：大寒；岐伯：鹹。生桐柏，或生太山山陵陰。莖華小方如荏毛〔五〕，根赤，四月華紫，五月采根，陰乾。治心腹痛。《御覽》。

《名醫》曰：一名赤參，一名木羊乳。生桐柏山及太山。五月采根，暴乾。

【案】《廣雅》云："郤蟬，丹參也。"

箋　疏

丹參因根赤色得名，故《名醫别録》又名"赤參"，《吴普本草》並載其形態云："莖葉小方，如荏有毛，根赤，四月華紫，三月五月採根陰乾。"荏即白蘇，陶弘景亦説："莖方有毛，紫花，時人呼爲逐馬。"按其描述，應該就是唇形科 *Salvia* 屬植物，古今品種變化不大。所謂"逐馬"，乃與莨菪子條説"走及奔馬"一樣，形容脚力健壯，所以《四聲本草》云："酒浸服之，治風軟脚，可逐奔馬，故名奔馬草。"鄭樵《通志》則説："俗謂之逐馬，言驅風之快也。"

注 釋

〔一〕丹參:丹參以根色赤得名,《本草綱目》釋名説:"五參五色配五臟,丹參入心曰赤參。"

〔二〕腸鳴幽幽如走水:《藥性論》謂丹參主"腹痛,氣作聲音鳴吼",皆描述腸鳴症狀。按,"幽幽"通常形容低微,《本草蒙筌》則解爲"腸鳴幽幽,滚下如走水狀"。

〔三〕一名卻蟬艸:《證類本草》作"郄蟬草"。《太平御覽》卷九九一引《吴氏本草》作"卻",二孫或據此改字。除森立之輯本亦作"卻蟬艸"外,其他輯本皆作"郄蟬草"。按,《廣雅・釋草》有此條,作"郝蟬,丹蔘也",《疏義》據本草訂正爲"郄蟬",《疏證》仍作"郝蟬",王念孫云:"郝、卻,古聲相近,郝蟬即卻蟬也。"此可備一説。

〔四〕生川谷:《證類本草》引《名醫别録》"生桐柏山川谷及太山",《本草經集注》云:"此桐柏山是淮水源所出之山,在義陽,非江東臨海之桐柏也。今近道處處有。"

〔五〕莖華小方如荏毛:《太平御覽》卷九九一引《吴氏本草》如此。語句不辭,據陶弘景説丹參"莖方有毛",疑"華"是"葉"之訛,奪"有"字,當作"莖葉小方如荏,有毛"。

069 茜根〔一〕 味苦,寒。主寒濕風痹,黄疸①,補中。生川谷〔二〕。

《名醫》曰:可以染絳。一名地血,一名茹慮〔三〕,

---

① 疸:底本作"疽",森立之輯本亦作"疽",據《證類本草》改。《周氏醫學叢書》光緒本、《周氏醫學叢書》宣統本、《四部備要》本皆作"疸"。

一名茅蒐，一名蒨。生喬山。二月、三月采根，暴乾。

【案】《説文》云："茜，茅蒐也。""蒐，茅蒐，茹藘。人血所生，可以染絳。从艸、从鬼。"《廣雅》云："地血、茹藘，蒨也。"《爾雅》云"茹藘，茅蒐"，郭璞云："今蒨也，可以染絳。"《毛詩》云"茹藘在阪"，《傳》云："茹藘，茅蒐也。"陸璣云："一名地血，齊人謂之茜，徐州人謂之牛蔓。"徐廣注《史記》云："茜，一名紅藍，其花染繒，赤黄也。"按，《名醫》别出紅藍條，非。

箋　疏

《爾雅·釋草》"茹藘，茅蒐"，郭注云："今之蒨也，可以染絳。"《説文》："蒐，茅蒐，茹藘。人血所生，可以染絳。從艸從鬼。"據段玉裁説，此爲會意字，注云："人血所生者，釋此字所以從鬼也。"茜草色赤，所以傳説是人血所化，《名醫别録》别名地血也是此意，《説文繫傳》乃云："今醫方家謂蒐爲地血，食之補血是也。"《周禮·秋官》云："庶氏掌除毒蠱，以攻説禬之，嘉草攻之。"所謂"嘉草攻之"，注家説以藥草熏殺，按照《本草拾遺》的意見，使用的藥草即是蘘荷與茜根。之所以用茜根，大約是緣於巫術思維，以其色紅似血，故能"補血"，故能"主蠱毒"也。

《説文》又有"茜"字，"茅蒐也，從艸西聲"，這是茜草的專名，《本草經》也以此爲正名。至於"蒨"字，本是木名,《山海經·中山經》“北望河林,其狀如蒨如舉”,郭璞注:“説者云,蒨、舉皆木名也,未詳。”後借作茜草字。

茜根《新修本草》列在草部上品,《證類本草》因之,故二孫、森立之輯本皆在上品;因爲敦煌所出《本草經集注·序録》畏惡七情表茜根亦在草部上品,故尚志鈞、曹元宇、王筠默輯本都將本品列在上品;但經文不言久服功效,陶弘景也説本品“今俗道經方不甚服用,此當以其爲療少而豐賤故也”,故《本草綱目》中的“神農古本草目録”列在中品,顧觀光、姜國伊輯本皆在中品,馬繼興輯本亦在中品。

如果嚴格遵循畏惡七情表提示的三品格局,茜根確實應該在上品,尚志鈞《神農本草經輯校》爲了符合上品藥定義,特地將《名醫别録》文“久服益精氣輕身”七字作爲《本草經》文納入,其在《神農本草經校點》中加注釋説:“(此句)《證類》原作黑字《别録》文,但茜根原屬上品,按《證類本草》白字序文云‘欲輕身益氣不老延年者本上經’,則茜根條應有‘久服益精氣輕身’等語,本書據此以補入。”其説不失爲一家之言。

茜草所含茜草素(alizarin)是植物源性染料,經濟價值甚高,《蜀本圖經》稱爲“染緋草”,《史記·貨殖列傳》謂千畝梔茜,則“此其人皆與千户侯等”。按,《史記》此句徐廣注云:“茜音倩,一名紅藍,其花染繒赤黄也。”二孫按語引此,乃謂“《名醫》别出紅藍條,非”。其説有誤,茜草栽種歷史悠久,品種没有重大變化,主要爲茜草科茜草 *Rubia cordifolia* 之類;紅藍則是紅藍花,原植物爲菊科紅花

Carthamus tinctorius。二孫誤信徐廣謬注，議論不可取。

注 釋

〔一〕茜根：茜草色素主要存在於茜草根中，故以根入藥，稱“茜根”。《本草經集注》云：“此則今染絳茜草也。東間諸處乃有而少，不如西多。”《本草綱目》釋名項據此附會説：“陶隱居本草言東方有而少，不如西方多，則西草爲茜，又以此也。”

〔二〕生川谷：《證類本草》引《名醫别録》“生喬山川谷”。

〔三〕一名茹慮：《證類本草》作“茹藘”，《詩經》《爾雅》皆作“茹藘”。《五十二病方》治乾瘙用到“茹盧本”，即此茹藘。

070 飛廉〔一〕 **味苦，平。主骨節熱，脛重**〔二〕**酸疼。久服令人身輕**〔三〕。**一名飛輕**〔四〕。已上四字原本黑字〔五〕。**生川澤**〔六〕。

《名醫》曰：一名伏兔，一名飛雉，一名木禾。生河内。正月采根，七月、八月采花，陰乾。

【案】《廣雅》云：“伏豬，木禾也。”“飛廉，扇蘆也。”陶宏景云：“今既别有漏蘆，則非此别名耳。”

箋 疏

《離騷》“前望舒使先驅兮，後飛廉使奔屬”，王逸注：“飛廉，風伯也。”《三輔黄圖》云：“飛廉，神禽，能致風氣者，身似鹿，頭如雀，有角而蛇尾，文如豹。”飛廉作爲傳説中的神物，雖然文獻對其形象描繪不盡相同，總以有翼能飛爲特點。結合植物飛廉的植株形態，或許可以對神獸飛廉的形象構造提供思路。"廉"有邊側的意思，《儀禮·鄉飲酒禮》"設席於堂廉"，鄭注"側邊曰廉"。又據《廣雅·釋言》云："廉、柧，棱也。"則"廉"又有柧棱之義。陶弘景描述飛廉的形狀："葉下附莖，輕有皮起似箭羽。"基本可以判斷爲菊科飛廉屬植物，如飛廉 *Carduus nutans* 之類，莖圓柱形，具縱棱，並附有緑色的翅，翅有針刺。《植物名實圖考》飛廉條云："莖旁生羽，宛如古方鼎棱角所鑄翅羽形。飛廉獸有羽善走，鑄鼎多肖其形。此草有軟羽，刻缺齟齬，似飛廉，故名。"

《名醫别録》記飛廉的别名有六：漏蘆、天薺、伏豬、伏兔、飛雉、木禾，二孫本未取漏蘆、天薺、伏豬三名。其中天薺、伏豬兩名應屬遺漏，不取漏蘆，則是緣於陶弘景的意見，"今既别有漏蘆，則非此别名爾"。按，《廣雅·釋草》"飛廉，扇蘆也；伏豬，木禾也"。錢大昭《疏義》、王念孫《疏證》皆據《名醫别録》校訂爲"飛廉、扇蘆、伏豬，木禾也"，所見甚是。至於漏蘆與飛廉的關係，《本草綱目》飛廉條集解項李時珍説："今考二物氣味功用俱不相遠，似可通用，豈或一類有數種，而古今名稱各處不同乎？"此可以備一種解釋。

注　釋

〔一〕飛廉：《本草綱目》釋名説："飛廉，神禽之名也。其狀鹿身豹文，雀頭蛇尾，有角，能致風氣。此草附莖有皮如箭羽，復療風邪，故有飛廉、飛雉、飛輕諸名。”

〔二〕脛重：形容兩脛沉重，舉步維艱。

〔三〕久服令人身輕：《本草經集注》云：“道家服其枝莖，可得長生，又入神枕方。”《抱朴子内篇·仙藥》云：“玄中蔓方，楚飛廉、澤瀉、地黄、黄連之屬，凡三百餘種，皆能延年，可單服也。”

〔四〕一名飛輕：此則與“久服令人身輕”呼應。

〔五〕已上四字原本黑字：據《神農本草經校證》檢核版本，“一名飛輕”四字，明成化、嘉靖、隆慶本《政和本草》皆爲黑字，但王大獻刻《大觀本草》爲白字。王筠默認爲：“孫氏既據王大獻本而作白字，復作此細注，良以孫氏家藏五種以上《證類本草》版本（見《郘亭知見書目》），於采摭時檢核他本，故發此語也。”

〔六〕生川澤：《證類本草》引《名醫别録》“生河内川澤”，《本草經集注》云：“處處有。”

071 五味子〔一〕 味酸〔二〕，温。主益氣，欬逆上氣，勞傷〔三〕羸瘦，補不足，强陰，益男子精。《御覽》引云“一名會及”，《大觀本》作黑字。**生山谷〔四〕。**

《吴普》曰：五味子，一名元①及。《御覽》。

《名醫》曰：一名會及，一名元及。生齊山及代郡。八月采實，陰乾。

① 元：《太平御覽》引《吴氏本草》作“玄”，二孫避諱改爲“元”。下一“元及”同。

【案】《説文》云:“菋,荎豬也。”“荎,荎豬艸也。”“藸,荎藸也。”《廣雅》云:“會及,五味也。”《爾雅》云“菋,荎藸”,郭璞云:“五味也。蔓生,子叢在莖頭。”《抱朴[1]子·僊藥篇》云:“五味者,五行之精,其子有五味。移門子服五味子十六年,色如玉女,入水不霑,入火不灼也。”

箋　疏

《説文》“菋,荎藸也”,《爾雅·釋草》“菋,荎藸”,郭璞注:“五味也,蔓生,子叢在莖頭。”《本草圖經》描述説:“春初生苗,引赤蔓於高木,其長六七尺,葉尖圓似杏葉,三四月開黄白花,類小蓮花,七月成實,如豌豆許大,生青熟紅紫。”按其所言,應該就是木蘭科五味子 *Schisandra chinensis* 及同屬近緣植物。五味子因其果實五味具足而得名,《新修本草》謂“五味,皮肉甘酸,核中辛苦,都有鹹味,此則五味具也”,即是此意。《本草經考注》有論云:“凡草木之實味之多,無過之者,故名‘味’,後從艸作‘菋’。”

有意思的是,《爾雅·釋木》又重出“菋,荎藸”條。郝懿行注意到,《齊民要術》卷一〇引《皇覽·冢記》説:“孔子塚塋中樹數百,皆異種,魯人世世無能名者。人傳言:孔子弟子異國人,持其國樹來種之。故有柞、枌、雒離、女貞、五味、毚檀之樹。”《太平御覽》卷九九〇引《聖賢塚墓記》亦説:“孔子墓上五味樹。”如此則别有木本之五味。按,五

① 朴:底本作“樸”,據本書前後引《抱朴子》改。

味子既以具足五味得名,自然界能滿足此條件者當然不止木蘭科五味子一類,不排除某類木本植物的莖葉花實也因爲五味具足而得"五味"之名。更可注意的是,《本草經》《名醫别録》所記藥物别名,一般都會包括此物雅名,即見於《説文》《爾雅》的名稱,獨五味子僅言别名會及、玄及,而没有提到菋或荎藸。故也不排除將"菋,荎藸"釋爲五味,只是郭璞一家之言。

五味子具足五味,五味配合五行,故道仙家服食多用之,《太平御覽》引《典術》曰:"五味者,五行之精,其子有五味。淮南公、羨門子服五味十六年,入水不濡,入火不焦,日行萬里。"《抱朴子内篇·仙藥》亦説"移門子服五味子十六年,色如玉女,入水不霑,入火不灼"。但《本草經》並不言五味子久服功效,森立之輯本將本品安排在中品,尚志鈞、王筠默、曹元宇、馬繼興輯本,多根據《本草經集注·序録》之畏惡七情表列中品。

注　釋

〔一〕五味子:《新修本草》云:"五味,皮肉甘酸,核中辛苦,都有鹹味,此則五味具也。"《雷公炮炙論》亦云:"其味酸鹹苦辛甘,味全者真也。"

〔二〕味酸:五味子既然具足五味,而《本草經》記藥味酸,《新修本草》解釋説:"本經云味酸,當以木爲五行之先也。"

〔三〕勞傷:勞力、勞神或房室過勞,致五臟虚損。《醫醇賸義》卷二云:"勞者,五臟積勞也;傷者,七情受傷也。百憂感其心,萬事勞其形,有限之氣血,消磨殆盡矣。"

〔四〕生山谷:《證類本草》引《名醫别録》"生齊山山谷及代郡",《本草經集注》云:"今第一出高麗,多肉而酸甜;次出青州、冀州,味過酸,其核並似豬腎;又有建平者少肉,核形不相似,味苦,亦良。"

072 旋華〔一〕 **味甘,温。主益氣,去面皯**《御覽》作"皯"。**黑色,媚好**〔二〕。《御覽》作:"令人色悦澤。"**其根味辛,主腹中寒熱邪氣,利小便。久服不飢、輕身**〔三〕。**一名筋根華**〔四〕**,一名金沸**〔五〕,《御覽》引云"一名美艸",《大觀本》作黑字。**生平澤**〔六〕。

《名醫》曰:生豫州。五月采,陰乾。

【案】陶宏景云:"東人呼爲山薑,南人呼爲美艸。"《本艸衍義》云:"世又謂之鼓子花。"

箋疏

《本草經》有旋花,又有旋覆花,前者一名金沸,後者一名金沸草,於是糾結交錯,衆説紛紜。按照今天植物學家的意見,旋花爲旋花科打碗花屬植物旋花 *Calystegia sepium* 之類,旋覆花爲菊科旋覆花 *Inula japonica* 之類。旋花是纏繞草本,旋覆花是直立草本,形態差别極大,古代本草學家未能目睹真實物種,僅從文字推考,遂致糾纏不清。

至於二孫按語引陶弘景謂"東人呼爲山薑",據《本草經集注》描述形態云:"其葉似薑,花赤色,殊辛美,子狀如豆蔻,此旋花之名,即是其花也。今山東甚多。"此則既非旋花科旋花,亦非菊科旋覆花,乃是薑科山薑屬(*Alpinia*)植物,故《新修本草》批評説:"陶所證真山薑爾。"

注　釋

〔一〕旋華：《證類本草》作"旋花"。《新修本草》"旋"字注音："徐兗切。"《本草綱目》釋名説："其花不作瓣狀，如軍中所吹鼓子，故有旋花鼓子之名。"

〔二〕媚好：容貌明媚姣好。《楚辭·大招》"宜笑嗎只"，王逸注："嗎然而笑，尤媚好也。"《本草經》箘桂、伏翼條亦言久服令人媚好。

〔三〕久服不飢輕身：《本草經集注》云："作丸散服之，辟穀止飢。近有人從南還，遂用此術與人斷穀，皆得半年、百日不飢不瘦，但志淺嗜深，不能久服爾。"

〔四〕一名筋根華：《證類本草》作"筋根花"，《太平御覽》卷九九二引《本草經》作"一名葥根"。《新修本草》解釋："其根似筋，故一名筋根。"

〔五〕一名金沸：《本草經》旋覆花一名金沸草，此又言旋花一名金沸，故《新修本草》謂陶弘景"又將旋菖花名金沸作此別名，非也"。《本草經考注》認同此意見，認爲"蓋淺人與旋覆華條混誤，遂以彼一名衍於此"。

〔六〕生平澤：《證類本草》引《名醫別録》"生豫州平澤"。

073 蘭屮〔一〕　**味辛，平。主利水道**〔二〕**，殺蠱毒，辟不祥**〔三〕**。久服益氣、輕身，不老、通神明。一名水香**〔四〕**。生池澤**〔五〕**。**

《名醫》曰：生大吴，四月、五月采。

【案】《説文》云："蘭，香屮也。"《廣雅》云：

"蕑,蘭也。"《易》"其臭如蘭",鄭云:"蘭,香艸也。"《夏小正》:"五月蓄蘭。"《毛詩》云"方秉蕑兮[①]",《傳》云:"蕑,蘭也。"陸璣云:"蕑即蘭,香艸也。其莖葉似藥艸澤蘭。"《范子計然》云:"大蘭,出漢中三輔;蘭,出河東宏農,白者善。"元楊齊賢[②]注李白詩引本艸云:"蘭艸、澤蘭,二物同名。蘭艸一名水香,云都梁是也。《水經》'零陵郡都梁縣西小山上有渟水,其中悉生蘭艸,緑葉紫莖'。澤蘭如薄荷,微香,荆、湘、嶺南人家多種之,與蘭大抵相類。顔師古以蘭艸爲澤蘭,非也。"

箋　疏

《説文》"蘭,香艸也",徐鍇按:"本艸'蘭葉皆似澤蘭,方莖,蘭員莖、白華、紫萼,皆生澤畔,八月華'。《楚辭》曰:'浴蘭湯兮沐芳華。'本艸'蘭艸辟不祥',故潔齋以事大神也。"段注:"《易》曰'其臭如蘭',《左傳》曰'蘭有國香',説者謂似澤蘭也。"按,《本草經》蘭草與澤蘭爲兩條,經書及詩騷比興則止言蘭,注釋家糾結不清。蘭依《説文》訓爲香草,乃泛指菊科澤蘭屬(Eupatorium)多種植物,與後世所言蘭蕙,即蘭科觀賞植物蕙蘭 *Cymbidium faberi* 無關。

---

① 兮:底本作"分",據《詩經》改。《周氏醫學叢書》光緒本、《周氏醫學叢書》宣統本、《四部備要》本、黄奭輯本皆作"兮"。

② 元楊齊賢:《分類補注李太白詩》由南宋楊齊賢集注,元蕭士贇補注,二孫稱"元楊齊賢"爲誤。

《本草經》入藥，則將"蘭"析分爲蘭草與澤蘭兩種，一般認爲蘭草是佩蘭 *Eupatorium fortunei*，澤蘭則是同屬 *Eupatorium japonicum* 一類。故注釋家將經傳中的"蘭"訓爲澤蘭，謂"二物同名"，並無不妥；但采入藥品，則二者各是一物。

至於二孫按語引楊齊賢注李白詩云云，出自李白《於五松山贈南陵常贊府》"爲草當作蘭"句注，云："《水經》'零陵郡都梁縣西小山上有渟水，其中悉生蘭草，緑葉紫莖'。澤蘭如薄荷，微香，荆、湘、嶺南人家多種之，與蘭草大抵相類。顔師古以蘭爲澤蘭，非也。"楊氏此注乃是化裁洪興祖《楚辭補注》"紉秋蘭以爲佩"句的注釋而來，洪注云："顔師古云：蘭，即今澤蘭也。《本草注》云：蘭草、澤蘭，二物同名。蘭草一名水香，李（當之）云都梁是也。《水經》'零陵郡都梁縣西小山上有渟水，其中悉生蘭草，緑葉紫莖'。澤蘭如薄荷，微香，荆、湘、嶺南人家多種之，此與蘭草大抵相類。但蘭草生水傍，葉光潤尖長，有歧，陰小紫，花紅白色而香，五六月盛。而澤蘭生水澤中及下濕地，苗高二三尺，葉尖，微有毛，不光潤，方莖紫節，七月八月開花，帶紫白色。此爲異耳。"洪興祖的意見基本正確。二孫可能是引《楚辭補注》而誤注爲楊齊賢，文亦有省略，末句以顔師古"以蘭艸爲澤蘭"意見爲非，則是借用楊齊賢的話。

注　釋

〔一〕蘭艸：《證類本草》作"蘭草"。《開寶本草》引别本注云："葉似馬蘭，故名蘭草，俗呼爲鷰尾香。"其説顛倒因果，如馬蘭、澤蘭之類，皆因葉與"蘭"相似得名者。馬蘭葉似蘭而大，如《本草綱目》釋名云："其葉似蘭而大，其花似菊而紫，故名。俗稱物之大者爲馬也。"馬蘭原植物爲菊科馬蘭 *Kalimeris indica*，葉披針形有鋸齒，較佩蘭 *Eupatorium fortunei* 略大，因此得名"馬蘭"。由此亦證明蘭草爲菊科澤蘭屬植物，與蘭科蕙蘭無關。

〔二〕利水道：《黄帝内經素問·奇病論》療脾癉，"治之以蘭，除陳氣也"，所用即此蘭草。《本草經考注》闡釋説："蘭草辛香，散陳鬱之氣，則水道通利，津液順還，令痰癖不結滯，則熱渴之諸證亦自愈。"

〔三〕辟不祥：《本草綱目》釋名項李時珍説："蘭乃香草，能辟不祥。陸璣《詩疏》言：鄭俗，三月男女秉蕑於水際，以自祓除。蓋蘭以闌之，蕑以閑之。其義一也。"

〔四〕一名水香：《本草經考注》云："此物生池澤，故有此名。《荆州記》云'都梁縣有小山，山上水極淺，其中悉生蘭草'可以證也。"

〔五〕生池澤：《證類本草》引《名醫别録》"生大吴池澤"，《本草經集注》云："大吴即應是吴國爾，太伯所居，故呼大吴。"

074 蛇牀子〔一〗 味苦，平。主婦人陰中腫痛，男子陰痿〔二〕、濕痒，除痹氣〔三〕，利關節，癲癇〔四〕，惡創。久服輕身。一名蛇米〔五〕。生川谷及田野〔六〕。

《吴普》曰：蛇牀，一名蛇珠。《御覽》。

《名醫》曰：一名蛇粟〔七〕，一名虺牀，一名思鹽，一名繩毒，一名棗棘，一名牆蘼。生臨淄。五月采實，陰乾。

【案】《廣雅》云："虵粟、馬牀，蛇牀也。"《爾雅》云："盱，虺牀。"《淮南子・氾論訓》云："亂人者，若蛇牀之與蘼蕪。"

箋　疏

《爾雅・釋草》"盱，虺牀"，郭璞注："蛇牀也，一名馬牀，《廣雅》云。"蛇牀得名的緣由不詳，從別名看，蛇粟、蛇米、虺牀，應該都與蛇有關。《本草綱目》釋名説："蛇虺喜卧於下食其子，故有蛇牀、蛇粟諸名。"《本草崇原》進一步發揮説："蛇，陰類也。蛇牀子性温熱，蛇虺喜卧於中，嗜食其子，猶山鹿之嗜水龜，潛龍之嗜飛鷰。"未見實證，恐皆屬想當然耳。

蛇牀與蘼蕪相似，古人常用來取譬。《淮南子・氾論訓》云："夫亂人者，芎藭之與藁本也，蛇牀之與麋蕪也，此皆相似者。"《説山訓》亦云："蛇牀似麋蕪而不能芳。"《博物志》云："蛇牀亂蘼蕪，薺苨亂人參。"《本草經集注》也謂其"花葉正似蘼蕪"。其原植物爲傘形科蛇床 *Cnidium monnieri*，古今品種變化不大。

注　釋

〔一〕蛇牀子：《本草綱目》釋名云："蛇虺喜卧於下食其子，故有蛇牀、蛇粟諸名。"

〔二〕男子陰痿：陰痿即陽痿。《名醫别録》謂蛇牀子"令婦人子藏熱，男子陰强"。《藥性論》云："浴男女陰，去風冷，大益陽事。"《雷公炮炙論》云："用此藥只令陽氣盛數，號曰鬼考也。"

〔三〕痹氣：陽氣虚，内寒盛，使營衛之氣失調，血行不暢，而致氣血閉阻不通之證。《黄帝内經素問·逆調論》云："是人多痹氣也，陽氣少，陰氣多，故身寒如從水中出。"

〔四〕瘨癇：《證類本草》作"癲癇"。《説文》無"癲"字，故爲二孫所改，後木蘭條"瘨疾"同。但此前防葵條仍作"癲癇"未改，前後不統一也。

〔五〕一名蛇米：《爾雅義疏》云："蛇牀高四五尺，華葉繁碎，獨莖作叢，細子攢生，普盤如結，故有'粟、米'諸名。"

〔六〕生川谷及田野：《證類本草》引《名醫别録》"生臨淄川谷及田野"，《本草經集注》云："近道田野墟落間甚多。"

〔七〕一名蛇粟：《大觀本草》皆作白字《本草經》文，《政和本草》多作黑字。森立之、尚志鈞、王筠默、曹元宇、馬繼興輯本皆取爲《本草經》文。《新唐書·地理志》記揚州、蘇州土貢有蛇粟，曹州土貢大蛇粟。

075 地膚子〔一〕　**味苦，寒。主旁光熱，利小便，補中，益精氣。久服耳目聰明，輕身、耐老**〔二〕**。一名地葵**〔三〕**。**《御覽》引云："一名地華，一名地脉。"《大觀本》無"一名地華"四字，"脉"作"麥"，皆黑字。**生平澤及田野**〔四〕**。**

《名醫》曰：一名地麥。生荆州。八月、十月采實,陰乾。

【案】《廣雅》云:“地葵,地膚也。”《列僊傳》云:“文賓服地膚。”鄭樵云:“地膚,曰落帚,亦曰地掃。《爾雅》云‘荓,馬帚’即此也,今人亦用爲箒。”

箋　疏

《爾雅·釋草》“葥,王蔧”,郭璞注:“王帚也,似藜,其樹可以爲埽蔧,江東呼之曰落帚。”陶弘景在《本草經集注》中説:“今田野間亦多,皆取莖苗爲掃帚。子微細,入補丸散用。”此即藜科植物地膚 *Kochia scoparia*,《救荒本草》有獨掃苗,亦是此種。

鄭樵《通志·昆蟲草木略》引《爾雅》“荓,馬帚”,説“即此也,今人亦用爲箒”。二孫引入按語中,但據《爾雅》此條郭璞注:“似蓍,可以爲埽蔧。”其所指代的應該是鳶尾科蠡實 *Iris lactea* 之類,俗稱鐵掃帚者,與地膚不是一物。

注　釋

〔一〕地膚子:《本草綱目》釋名説:“地膚、地麥,因其子形似也。”《本草經考注》云:“地膚者,謂此者從子生苗滿地引根,似人肌膚小筋無隙也。黑字‘地脈’亦同義。猶枸杞根深入不絶,故謂之地骨。”似以後説爲勝。

〔二〕輕身耐老:《本草經集注》謂本品“仙經不甚須”,檢《列仙傳》卷下文賓傳授妻子服食之道:“教令服菊花、地膚、桑上寄生、松子,取以益氣。”與陶弘景所言不同。《本草圖經》亦提到“神仙七精散”。

〔三〕一名地葵:《廣雅·釋草》"地葵,地膚也"。《本草綱目》釋名説:"地葵,因其苗味似也。"

〔四〕生平澤及田野:《證類本草》引《名醫别録》"生荆州平澤及田野"。

076 景天〔一〕 **味苦,平。主大熱,火創**〔二〕**,身熱煩,邪惡氣。華,主女人漏下赤白,輕身**〔三〕**,明目。一名戒火,一名慎火**〔四〕。《御覽》引云"一名水母〔五〕",《大觀本》作黑字,"水"作"火"。**生川谷**〔六〕。

《名醫》曰:一名火母,一名救火,一名據火。生太山。四月四日、七月七日采,陰乾。

【案】陶宏景云:"今人皆盆養之於屋上,云以辟火。"

箋　疏

景天爲常見物種,《本草圖經》云:"春生苗,葉似馬齒而大,作層而上,莖極脆弱。夏中開紅紫碎花,秋後枯死,亦有宿根者。"此即景天科植物景天 *Sedum erythrostictum*。傳説種植景天可以辟火,此俗不知因何而來,《荆楚歲時記》云:"春分日,民並種戒火草於屋上。"景天的别名如戒火、火母、救火、據火、慎火,皆與此有關,可見歷史悠久。又因爲辟火,所以擣涂治療各種與"火"有關的瘡癰腫毒,比如丹毒、赤游丹之類,體徵上可見皮膚紅斑、紅線的感染性淋巴管炎等疾病。

注 釋

〔一〕景天:《本草經集注》謂"衆藥之名,此最爲麗",《本草經考注》解釋説:"則景天之名,蓋謂其花葉長大,景光掩天也。"

〔二〕火創:《證類本草》作"火瘡"。指燒傷,《外科啓玄》卷九火瘡條云:"貧窮之人及卑弱病夫向火避寒,久炙皮膚,火氣入而成瘡,有汗作痛。"

〔三〕輕身:《本草經集注》説"其花入服食",《名醫别録》乃謂"久服通神不老"。

〔四〕一名慎火:《本草經集注》云:"今人皆盆盛養之於屋上,云以辟火。"《本草圖經》亦説:"人家多種於中庭,或以盆盎植於屋上,云以辟火,謂之慎火草。"

〔五〕一名水母:《太平御覽》卷九九八引《本草經》,《事類賦》卷二四注引本草,皆有"一名水母"。馬繼興輯本據此取爲《本草經》文,但作"一名水母花",則誤將下文"花,主明目輕身"之"花"字上連。

〔六〕生川谷:《證類本草》引《名醫别録》"生太山川谷"。

077 因陳〔一〕《御覽》作"茵蒿"①。 **味苦,平。主風濕寒熱邪氣,熱結**〔二〕**、黄疸**〔三〕**。久服輕身、益氣、耐老**〔四〕。《御覽》作"能老"。**生邱陵阪岸上**〔五〕。

《吴普》曰:因塵,神農、岐伯、雷公:苦,無毒;黄

① 茵蒿:《周氏醫學叢書》光緒本、《四部備要》本改作"茵蔯",黄奭輯本作"因塵蒿"。四部叢刊景宋本《太平御覽》卷九九三引《本草經》作"因塵蒿"。

帝：辛，無毒。生田中，葉如藍。十一月采。《御覽》。

《名醫》曰：白兔食之僊。生太山。五月及立秋采，陰乾。

【案】《廣雅》云："因塵，馬先也。"陶宏景云："仙經云'白蒿，白兔食之僊'，而今因陳乃云此，恐非耳。"陳藏器云："茵蔯經冬不死，因舊苗而生，故名茵陳，後加蒿字也。"據此，知舊作"茵蔯蒿"，非。又按，《廣雅》云"馬先"，疑即馬新蒿，亦白蒿之類。

箋疏

因陳今通作"茵陳"或稱"茵陳蒿"。此物之得名，《本草拾遺》說："苗細經冬不死，更因舊苗而生，故名因陳，後加蒿字也。"按如此說，其本名當作"因陳"。《太平御覽》引《本草經》作"因塵蒿"，引《吴普本草》亦作"因塵"，蓋作陳舊、陳腐之意，"陳"與"塵"相通用。《書・盤庚中》"陳于兹"句，孔穎達疏："古者陳、塵同也，故陳爲久之義。"如《證類本草》榆皮條引《食療本草》謂榆仁可作醬食之，"塵者尤良"，爲醫書中使用實例。《本草經考注》認爲，"因陳"乃與《漢書・食貨志》"太倉之粟陳陳相因，充溢露積於外，腐敗不可食"同義，形容新舊枝條交疊"滿地相亂，因陳然也"。

至於《廣雅・釋草》"因塵，馬先也"，恐指馬先蒿，與茵陳蒿同名異物。根據《本草經》說茵陳主"黄疸，通身發黄"，《傷寒論》茵陳蒿湯治療"一身面目俱黄"，結合藥理學和資源學研究,這種茵陳蒿,當是菊科蒿屬的某一類含有茵陳香豆素等利膽成分的植物,如今用之正品茵陳蒿 *Artemisia capillaris*。

注　釋

〔一〕因陳:《證類本草》作"茵蔯蒿",《玉篇》"蔯,茵蔯也",爲晚出藥名專用字。

〔二〕熱結:指熱氣在體内鬱結。《傷寒論·辨太陽病脉證并治下第七》云:"傷寒十餘日,熱結在裏,復往來寒熱者,與大柴胡湯。"

〔三〕黄疸:《名醫别録》謂其治"通身發黄",《本草經集注》云:"惟入療黄疸用。"

〔四〕久服輕身益氣耐老:《名醫别録》謂"白兔食之仙"。陶弘景有不同意見云:"仙經云'白蒿,白兔食之仙',而今茵蔯乃云此,恐是誤爾。"按,茵陳與白蒿皆是菊科蒿屬植物,此或異物同名,或一類二種,不得而知矣。

〔五〕生邱陵阪岸上:《證類本草》引《名醫别録》"生太山及丘陵坡岸上",《本草經集注》云:"今處處有。"

078 杜若〔一〕　**味辛,微温。主胸脇下逆氣,温中,風入𡿺户**〔二〕**,頭腫痛,多涕淚**〔三〕**出。久服益精,**《藝文類聚》引作"益氣"。**明目,輕身。一名杜衡**〔四〕。《藝文類聚》引作"蘅",非。**生川澤**〔五〕。

《名醫》曰：一名杜連，一名白連，一名白芩[①]，一名若芝。生武陵及冤句。二月、八月采根，暴乾。

【案】《説文》云："若，杜若，香艸。"《廣雅》云："楚蘅，杜蘅也。"《西山經》云："天帝之上有艸焉，其狀如葵，其臭如蘼蕪，名曰杜蘅。"《爾雅》云"杜，土鹵"，郭璞云："杜蘅也，似葵而香。"《楚詞》云："采芳州兮杜若。"《范子計然》云："杜若，生南郡漢中。"又云："秦蘅，出於隴西天水。"沈括《補筆談》云："杜若即今之高良薑，後人不識，又别出高良薑條。"按，經云"一名杜蘅"，是《名醫》别出杜蘅條，非也。"衡"正字，俗加艸。

箋　疏

據《説文》，"若"除"擇菜"義外，還是一種香草杜若的專名。《本草經集注》謂杜若"葉似薑而有文理，根似高良薑而細，味辛香"，如此頗似薑科植物，後世本草皆沿用其説。《新修本草》云："杜若苗似廉薑，生陰地，根似高良薑，全少辛味。"《蜀本草·圖經》云："苗似山薑，花黄赤，子赤色，大如棘子，中似豆蔻。今出硤州、嶺南者甚好。"按如其説，杜若即薑科植物高良薑 *Alpinia officinarum*。

《本草經》又以杜蘅爲杜若的别名，而《名醫别録》别有杜蘅條，載《證類本草》卷八，謂能"香人衣體"，二物各

---

① 芩：《證類本草》作"芩"。

别。《本草圖經》云:“杜衡,《爾雅》所謂土鹵者也;杜若,《廣雅》所謂楚衡者也。其類自别,然古人多相雜引用。《九歌》云‘采芳洲兮杜若’,又《離騷》云‘雜杜衡與芳芷’,王逸輩皆不分别,但云香草也。”按,杜蘅即《爾雅·釋草》“杜,土鹵”,郭璞注“杜蘅也,似葵而香”,亦即《山海經·西山經》“其狀如葵,其臭如蘼蕪”者。《本草經集注》謂杜蘅“根葉都似細辛,惟氣小異爾”,《新修本草》説:“杜衡葉似葵,形如馬蹄,故俗云馬蹄香。”此當爲馬兜鈴科植物杜衡 *Asarum forbesii* 之類,與細辛同屬,形狀相似,葉多爲腎狀心形,似馬蹄,故名馬蹄香。

《本草經》杜若别名杜蘅,與《名醫别録》之杜蘅屬同名異物,即陶弘景所言“此者一名杜衡,今復别有杜衡,不相似”也。正比如《本草經》沙參一名知母,另有知母條,無足爲怪。故杜若與杜蘅本是兩物,並不串亂,不應責備《名醫别録》重出杜蘅條。

注　釋

〔一〕杜若:香草,即《楚辭·九歌》“采芳洲兮杜若”者。在《九歌》中杜若與杜蘅爲二物,如《湘夫人》既有“搴汀洲兮杜若”,又言“芷葺兮荷屋,繚之兮杜衡”;《山鬼》云“山中人兮芳杜若”,又云“被石蘭兮帶杜衡”。

〔二〕㛴户:即“腦户”,經穴名,屬督脈,在枕骨上,通於腦中。《黄帝内經素問·刺禁論》云:“刺頭中腦户,入腦立死。”《黄帝内經素問·至真要大論》云:“熱反上行,頭項囟頂腦户中痛。”

〔三〕涕淚：鼻涕眼淚。本條後文《名醫别録》接"眩倒目肮肮"，則針對眼疾立言。他如百合條，《名醫别録》亦有"止涕淚"之説。

〔四〕一名杜衡：《證類本草》作"杜蘅"，二孫謂是俗字，去艸作"衡"。《廣雅·釋草》云："楚蘅，杜蘅也。"

〔五〕生川澤：《證類本草》引《名醫别録》"生武陵川澤及冤句"，《本草經集注》云："今處處有。"

079 沙參〔一〕 味苦，微寒。主血積〔二〕，驚氣，除寒熱，補中，益肺氣。久服利人。一名知母〔三〕。生川谷〔四〕。

《吴普》曰：白沙參，一名苦心，一名識美，一名虎須，一名白參，一名志取，一名文虎。神農、黄帝、扁鵲：無毒；岐伯：鹹；李氏：大寒。生河内川谷，或般陽瀆山。三月生，如葵，葉青，實白如芥，根大，白如蕪菁。三月采。《御覽》。

《名醫》曰：一名苦心，一名志取，一名虎鬚，一名白參，一名識美，一名文希。生河内及冤句、般陽續山，二月、八月采根，暴乾。

【案】《廣雅》云："苦心，沙參①也；其蒿，青蓑也。"《范子計然》云："白沙參出洛陽，白者善。"

箋疏

《本草經》載有六種以"參"爲名的藥物，陶弘景説：

① 參：《廣雅》作"葠"。

"此沙参並人参是爲五参,其形不盡相類,而主療頗同,故皆有参名。又有紫参,正名牡蒙,在中品。"之所以將紫参屏除在外,乃是以前五種對應五行的緣故。沙参一名白参,一名白沙参,五行屬金,故經言"益肺氣"。《本草圖經》描述沙参的形態云:"苗長一二尺以來,叢生崖壁間,葉似枸杞而有叉牙,七月開紫花,根如葵根,筯許大,赤黄色,中正白實者佳。"其原植物與今用南沙参即桔梗科植物輪葉沙参 *Adenophora tetraphylla* 或沙参 *Adenophora stricta* 基本一致。

《廣雅·釋草》"苦心,沙参也"與"其蒿,青蘘也"相連,無論錢大昭《疏義》或王念孫《疏證》皆作兩條,《疏義》還專門引盧文弨的意見説:"此别一種,不與沙参爲同物,但未詳其形狀所出耳。"按,"蒿"通常是菊科蒿屬(*Artemisia*)或傘形科部分植物的泛稱,桔梗科沙参植株的地上部分完全不具備"蒿"的特徵,不應連屬,二孫引入沙参條爲不妥。

注　釋

〔一〕沙参:《本草綱目》釋名説:"沙参色白,宜於沙地,故名。"《廣雅疏證》别有解釋云:"沙之言斯白也。《詩·小雅·瓠葉》箋云:'斯,白也。'今俗語'斯白'字作'鮮',齊魯之間聲近'斯',斯、沙古音相近,實與根皆白,故謂之白参,又謂之沙参。"

〔二〕血積:瘀血凝結成積,如《本草經》䗪蟲主"血積癥瘕"。

〔三〕一名知母:《本草綱目》釋名項李時珍説:"與知母同名,

不知所謂也。”《本草經考注》注意到,《本草經》知母一名地參、一名水參,《名醫别録》一名水須,與沙參《本草經》一名知母,《名醫别録》一名虎鬚,或許存在某種聯繫。

〔四〕生川谷:《證類本草》引《名醫别録》“生河内川谷及冤句、般陽續山”,《本草經集注》云:“今出近道。”

080 白兔藿〔一〕　味苦,平。主蛇、虺、蜂、蠆〔二〕、猘狗〔三〕、菜、肉、蠱毒、鬼[①]注。一名白葛〔四〕。生山谷〔五〕。

《吴普》曰:白菟藿,一名白葛穀。《御覽》。

《名醫》曰:生交州。

【案】陶宏景云:都不聞有識之者,想當似葛耳,《唐本》注云:此艸荆襄山谷大有,俗謂之白葛。

箋　疏

從功效看,白兔藿乃是作用强大的解毒藥,《本草經》謂其能主“蛇、虺、蜂、蠆、猘狗、菜、肉、蠱毒、鬼注”,《名醫别録》補充説“諸大毒不可入口者,皆消除之”“毒入腹者,煮飲之即解”。其解毒範圍,幾乎涵蓋古人能認知的所有類型生物毒素,所以陶弘景説:“此藥療毒,莫之與敵。”

陶弘景不識此物,遺憾地表示:“都不聞有識之者,想當似葛爾。須别廣訪交州人,未得委悉。”後人根據《新修本草》説“此草荆襄間山谷大有,苗似蘿摩,葉圓厚,莖俱有

① 鬼:底本缺,據《證類本草》補。除二孫本外,諸家輯本皆有此字,《神農本草經校證》判斷説:“孫本無‘鬼’字,乃係脱誤。”

白毛,與衆草異,蔓生,山南俗謂之白葛,用療毒有效",認爲可能是蘿藦科牛皮消 *Cynanchum auriculatum* 之類。

但從名稱來看,本品名"藿",據《文選》李善注引《説文》釋作"豆之葉也"。豆葉通常爲三出複葉,别名之"葛"也是三出複葉,而牛皮消則爲單葉,似難吻合。故也有研究認爲,白兔藿或許是豆科葛屬物種,結合産地交廣,將原植物推定爲越南葛藤 *Pueraria montana*。

注 釋

〔一〕白兔藿:《本經經釋》云:"似豆葉曰藿而蔓生,兔食也。"《神農本經校注》云:"葛根稱鹿藿,故此藥稱兔藿。"

〔二〕蠆:蝎子一類毒蟲。《廣雅·釋蟲》云:"蠆,蝎也。"《一切經音義》引《字林》云:"關西謂蝎爲蠆。"

〔三〕猘狗:狂犬。《説文》正寫作"狾",《廣雅·釋詁》云:"狾,狂也。"

〔四〕一名白葛:《神農本經校注》云:"今白毛藤,風科用之,形絶似葛,故稱白葛。"

〔五〕生山谷:《證類本草》引《名醫别録》"生交州山谷"。

081 徐長卿〔一〕 味辛,温。主鬼物、百精,蠱毒,疫疾〔二〕,邪惡氣,温瘧。久服强悍、輕身。一名鬼督郵〔三〕。生山谷〔四〕。

《吴普》曰:徐長卿,一名石下長卿。神農、雷公:辛。或生隴西。三月采。《御覽》。

《名醫》曰:生太山及隴西。三月采。

【案】《廣雅》云："徐長卿，鬼督郵也。"陶宏景云："鬼督郵之名甚多，今俗用徐長卿者，其根正如細辛，小短扁扁爾，氣亦相似。"

箋　疏

《本草經》有徐長卿，又有石下長卿，後者被《新修本草》退入"有名未用"中，《證類本草》在卷三〇。石下長卿條說："石下長卿，味咸，平，有毒。主鬼疰，精物，邪惡氣，殺百精，蠱毒，老魅注易，亡走，啼哭，悲傷恍惚。一名徐長卿。生隴西池澤山谷。"石下長卿與徐長卿條文内容大同小異，且明言"石下長卿一名徐長卿"，《吴普本草》則説"徐長卿一名石下長卿"，陶弘景對此亦感疑惑，注釋説："此又名徐長卿，恐是誤爾，方家無用，此處俗中皆不復識也。"因二者功效相近，故《本草綱目》合併爲一條，釋名項李時珍説："徐長卿，人名也，常以此藥治邪病，人遂以名之。《名醫别録》於有名未用復出石下長卿條，云一名徐長卿。陶弘景注云'此是誤爾，方家無用，亦不復識'。今考二條功療相似，按《吴普本草》云'徐長卿一名石下長卿'，其爲一物甚明，但石間生者爲良。前人欠審，故爾差舛。"

從陶弘景注釋來看，儘管其對此二條有所疑惑，但在他校訂的《神農本草經》中，兩物依然各自一條。森立之、尚志鈞、王筠默、馬繼興輯本等，皆以徐長卿列上品，另有石下長卿在下品；二孫本則删去石下長卿，僅保留徐長卿在上品；姜國伊輯本采用《本草綱目》之"神農古本草目録"，兩藥亦各自一條，但姜國伊在"《本經》舊目補正"項專門提出建議："考《吴普本》並無石下長卿，陶宏景謂與徐長卿是一物，神農時亦無徐姓，自應併徐長卿入石下長卿條，以升麻補之。"曹元宇輯本似受此啓發，乃删去徐長卿條，在下品保留石下長卿條。

《新修本草》描述徐長卿的形態："此藥葉似柳，兩葉相當，有光潤，所在川澤有之。根如細辛微粗長，而有臊氣。"《蜀本草·圖經》補充説："七月八月著子，似蘿摩子而小，九月苗黄，十月凋。"其原植物當爲蘿藦科徐長卿 *Cynanchum paniculatum*。

注　釋

〔一〕徐長卿：《本草綱目》釋名項李時珍説："徐長卿人名也，常以此藥治邪病，人遂以名之。"按，"長卿"多作人名，著名者如漢代司馬長卿，唐代劉長卿。但檢《抱朴子内篇·黄白》云："（俗人）見用胡王使者、倚姑新婦、野丈人、守田公、戴文浴、徐長卿，則謂人之姓名也。近易之草或有不知，玄秘之方孰能悉解。"似葛洪並不認可徐長卿爲人名之説。

〔二〕疫疾：《本草綱目》發明項云："《抱朴子》言上古辟瘟疫有徐長卿散，良效。今人不知用此。"按，説見《抱朴子内篇·雜應》。

〔三〕一名鬼督郵：《本草綱目》鬼督郵條釋名説："因其專主鬼病，猶司鬼之督郵也。古者傳舍有督郵之官主之。徐長卿、赤箭皆治鬼病，故並有鬼督郵之名，名同而物異。"

〔四〕生山谷:《證類本草》引《名醫别録》“生太山山谷及隴西”。

082 石龍芻〔一〕 味苦,微寒。主心腹邪氣,小便不利,淋閉〔二〕,風濕,鬼注,惡毒。久服補虚羸,輕身,耳目聰明,延年。一名龍鬚〔三〕,一名草續斷〔四〕,一名龍珠。生山谷〔五〕。

《吴普》曰:龍蒭,一名龍多,一名龍鬚,一名續斷,一名龍本,一名艸毒,一名龍華,一名懸莞。神農、李氏:小寒;雷公、黄帝:苦,無毒;扁鵲:辛,無毒。生梁州。七月七日采。《御覽》此條誤附續斷。

《名醫》曰:一名龍華,一名懸莞,一名艸毒。生梁州濕地。五月、七月采莖,暴乾。

【案】《廣雅》云:“龍木,龍須也。”《中山經》云“賈超之山,其中多龍修”,郭璞云:“龍須也。似莞而細,生山石穴中,莖列垂,可以爲席。”《别録》云:“一名方賓。”鄭樵云:“《爾雅》所謂‘蔨,鼠莞’也。”舊作“蒭”,非。

箋 疏

石龍芻的别名甚多,多數都與“龍”有關,似淵源於黄帝升天傳説。《古今注》云:“孫興公問曰:世稱皇帝鑿峴山得仙,乘龍上天,群臣援龍鬚,鬚墜地而生草,世名曰龍鬚,有之乎?答曰:非也。有龍鬚草,一名縉雲草,故世人爲之傳,非也。"《太平御覽》九九四引《遊名山志》亦説:"龍鬚草惟東陽永嘉有,永嘉有縉雲堂,意者謂鼎湖攀龍鬚時,有墜落化而爲草,故有龍鬚之稱。"石龍芻可以編織爲席,《蜀本草·圖經》説:"莖如綖,叢生,俗名龍鬚草,今人以爲席者,所在有之。"

按,《説文》稱席草爲"莞",謂"可以作席",按照《爾雅·釋草》"莞,苻蘺,其上萬",郭璞注:"今西方人呼蒲爲莞蒲;萬謂其頭臺首也。今江東謂之苻蘺,西方亦名蒲。中莖爲萬,用之爲席。"此則香蒲科植物如水燭香蒲 *Typha angustifolia*、東方香蒲 *Typha orientalis* 之類。石龍芻亦可織席,《爾雅》名"蔨",釋爲"鼠莞",較莞蒲細弱,郭璞注:"亦莞屬也,纖細似龍須,可以爲席,蜀中出好者。"其原植物則是燈心草科野燈心草 *Juncus setchuensis* 之類。

至於《名醫别録》謂石龍芻"九節多味者良",陶弘景説"今出近道水石處,似東陽龍鬚以作席者,但多節爾",則似木賊科木賊 *Equisetum hyemale* 一類。

注　釋

〔一〕石龍芻:《證類本草》作"石龍蒭"。《本草綱目》釋名項李時珍説:"刈草包束曰芻,此草生水石之處,可以刈束養馬,故謂之龍芻。《述異記》周穆王東海島中養八駿處,有草名龍芻,是矣。故古語云'一束龍芻,化爲龍駒',亦《孟子》'芻豢'之義。"

〔二〕淋閉:《黄帝内經素問·六元正紀大論》作"淋閟",小便滴瀝澀痛謂之淋,小便急滿不通謂之閉。

〔三〕一名龍鬚:《通志·昆蟲草木略》云:“生被崖垂下,故得龍鬚之名。”

〔四〕一名草續斷:《太平御覽》卷九九四龍鬚條引《本草經》曰:“西超山多龍循,(小字注:龍鬚也。)一名續斷。”按,此似引《山海經·中山經》誤注爲《本草經》,“一名續斷”或是郭璞注之佚文。

〔五〕生山谷:《證類本草》引《名醫别録》“生梁州山谷濕地”,《本草經集注》云:“今出近道水石處。”

083 薇銜〔一〕 **味苦,平。主風濕痹、歷節痛**〔二〕**,驚癇、吐舌**〔三〕**,悸氣**〔四〕**,賊風**〔五〕**,鼠瘻,癰腫。一名糜銜**〔六〕**。生川澤**〔七〕。

《吴普》曰:薇蘅,一名糜蘅,一名無顛,一名承膏,一名醜,一名無心。《御覽》。

《名醫》曰:一名承膏,一名承肌,一名無心,一名無顛。生漢中及冤句、邯鄲。七月采莖葉,陰乾。

箋疏

薇銜一名麋銜,是《黄帝内經》提到的少數藥物之一。《黄帝内經素問·病能論》治療“酒風”,岐伯曰:“以澤瀉、朮各十分,麋銜五分合,以三指撮,爲後飯。”《本經逢原》云:“鹿銜,《本經》專主風濕痹,歷節痛,《素問》同澤、朮治酒風身熱懈惰,汗出如浴,惡風少氣之病,亦取其能除痹著血脈之風濕也。”又云:“陝人名爲鹿胞草,言鹿食此,即能成胎。其性温補下元可知。今吴興山中間亦産此。每於初夏，群鹿引子銜食乃去，洵爲確真無疑。”

各家對薇銜形態描述不一，原植物不詳。《滇南本草》別有鹿銜草，一名鹿含草，《植物名實圖考》卷一七紫背鹿銜草條説：“生昆明山石間。如初生水竹子葉細長，莖紫，微有毛；初生葉背亦紫，得濕即活。人家屋瓦上多種之。夏秋間，梢端葉際作扁苞，如水竹子，中開三圓瓣碧藍花。絨心一簇，長三四分，正如翦繒綃爲之；上綴黄點，耐久不斂；藓花苔繡，長伴階除；秋雨蕭條，稍堪拈笑。”此則爲鹿蹄草科植物鹿蹄草 *Pyrola calliantha* 之類，與《黄帝内經》《本草經》以來的薇銜，似非一物。

注 釋

〔一〕薇銜：不詳“薇銜”得名之緣由。《太平御覽》卷四二引道書《福地志》云：“天心之山方圓百里，形如城，四面有門，上有石牆，長十餘丈。山高谷深，多生微蘅，其草有風不偃，無風獨摇。”卷九九四引《水經》云：“魏興錫義山，山高谷深，多生薇蘅草。其草有風不偃，無風獨摇。”所言“微蘅”“薇蘅”，恐與《本草經》之“薇銜”同是一物，但不知孰爲正寫。

〔二〕歷節痛：又稱“歷節風”，四肢關節劇烈疼痛。《諸病源候論》卷二“歷節風候”云：“歷節風之狀，短氣，白汗出，歷節疼痛不可忍，屈伸不得是也。”《聖濟總録》卷一〇論歷節風云：“歷節風者，由血氣衰弱，爲風寒所侵，血氣凝澀，不得流通關節，諸筋無以滋養，真邪相搏，所歷之節，悉皆疼痛，故爲歷節風也。”

〔三〕吐舌：是驚癇的症狀之一，舌體伸出口外不能收回。本書蚤休條主"驚癇摇頭弄舌"，與之近似。

〔四〕悸氣：心悸動不安。

〔五〕賊風：《黄帝内經素問·上古天真論》云："夫上古聖人之教下也，皆謂之虚邪賊風，避之有時。"《諸病源候論》卷一"賊風候"云："賊風者，謂冬至之日，有疾風從南方來，名曰虚風。此風至能傷害於人，故言賊風也。"

〔六〕一名麋銜：《新修本草》云："南人謂之吴風草，一名鹿銜草，言鹿有疾，銜此草差。"《本草綱目》釋名説："據蘇説，則薇銜、麋銜當作鹿銜也。鹿、麋一類也。"

〔七〕生川澤：《證類本草》引《名醫别録》"生漢中川澤及冤句、邯鄲"。

084 雲實〔一〕 **味辛，温。主洩利**舊作"痢"，《御覽》作"泄利"。**腸澼，殺蟲蠱毒，去邪惡結氣，止痛，除熱。華，主見鬼精物**〔二〕，**多食令人狂走**〔三〕。**久服輕身、通神明**〔四〕。**生川谷**〔五〕。

《吴普》曰：雲實，一名員實，一名天豆。神農：辛，小温；黄帝：鹹；雷公：苦。葉如麻，兩兩相值，高四五尺，大莖空中，六月花，八月、九月實，十月采。《御覽》。

《名醫》曰：一名員實，一名雲英，一名天豆。生河間。十月采，暴乾。

【案】《廣雅》云："天豆，雲實也。"

箋　疏

《新修本草》説雲實“叢生澤傍，高五六尺，葉如細槐，亦如苜蓿，枝間微刺”，《蜀本草·圖經》也説：“葉似細槐，花黄白，其莢如大豆，實青黄色，大若麻子。”《本草綱目》描述更詳：“此草山原甚多，俗名粘刺。赤莖中空，有刺，高者如蔓，其葉如槐。三月開黄花，累然滿枝。莢長三寸許，狀如肥皂莢，内有子五六粒，正如鵲豆，兩頭微尖，有黄黑斑紋，厚殼白仁，咬之極堅，重有腥氣。”後人乃結合《植物名實圖考》所繪圖例，將其原植物考訂爲豆科雲實 *Caesalpinia decapetala*。但《本草經》謂雲實花“主見鬼精物，多食令人狂走”，《名醫别録》説“燒之致鬼”，這些描述也見於莨菪子、麻蕡等具有明確致幻作用的藥物項下。

李時珍注意到這一現象，《本草綱目》莨菪條發明項説：“莨菪、雲實、防葵、赤商陸皆能令人狂惑見鬼，昔人未有發其義者。蓋此類皆有毒，能使痰迷心竅，蔽其神明，以亂其視聽故耳。”又舉例説：“唐安禄山誘奚契丹，飲以莨菪酒，醉而坑之。又嘉靖四十三年二月，陝西游僧武如香，挾妖術至昌黎縣民張柱家，見其妻美。設飯間，呼其全家同坐，將紅散入飯内食之。少頃舉家昏迷，任其姦污。復將魘法吹入柱耳中。柱發狂惑，見舉家皆是妖鬼，盡行殺死，凡一十六人，並無血跡。官司執柱囚之，十餘日柱吐痰二碗許，聞其故，乃知所殺者皆其父母兄嫂妻子姊侄也。柱與如香皆論死。世宗肅皇帝命榜示天下。觀此妖藥，亦是莨菪之流爾。方其痰迷之時，視人皆鬼矣。”

迄今爲止，未見豆科雲實屬植物含有致幻物質的報告，因此恐怕不是《本草經》所提到的物種。可堪注意的是，《太平御覽》卷九九二引《吴氏本草經》説雲實"葉如麻，兩兩相值，高四五尺，大莖空中，六月花"，與《新修本草》的描述並不相似，《本草經集注》也説雲實"子細如葶藶子而小黑，其實亦類莨菪"。或許《本草經》雲實乃是莨菪一類的植物，所含莨菪鹼、東莨菪鹼具有致幻作用。

注　釋

〔一〕雲實：《廣雅·釋草》云："天豆，雲實也。"《新修本草》説："雲實大如黍及大麻子等，黄黑似豆，故名天豆。"

〔二〕主見鬼精物：乃是主治"見鬼精物"，故《名醫别録》補充"殺精物"功效，但後文又説"多食令人狂走"，因知其本身亦具有令人精神錯亂作用。

〔三〕多食令人狂走：《證類本草》此句之後仍有《名醫别録》文"殺精物，下水，燒之致鬼"，然後才是"久服"云云。故知"多食"云云，乃是專指花而言。

〔四〕久服輕身通神明：《本草綱目》發明項云："雲實花既能令人見鬼發狂，豈有久服輕身之理，此古書之訛也。"

〔五〕生川谷：《證類本草》引《名醫别録》"生河間川谷"，《本草經集注》云："今處處有。"

085 王不留行〔一〕　**味苦，平。主金創，止血，逐痛**〔二〕**，出刺**〔三〕**，除風痹，内寒**〔四〕**。久服輕身、耐老、**《御覽》作"能老"。**增壽。生山谷**〔五〕。

《吴普》曰：王不留行，一名王不流行。神農：苦，平；岐伯、雷公：甘。三月、八月采。《御覽》。

【案】鄭樵云："王不留行，曰禁宫花，曰剪金花。葉似槐[1]，實作房。"

箋疏

王不留行因爲名字有趣，古人常作調笑語，如《世説新語·儉嗇》云："衛江州在尋陽，有知舊人投之，都不料理，唯餉王不留行一斤。此人得餉，便命駕。李弘范聞之，曰：家舅刻薄，乃復驅使草木。"這是借"不留"二字拒客。劉孝標注云："本草曰：王不留行，生太山，治金瘡，除風，久服之輕身。"所引用者皆是《本草經》的内容，可資校勘。

二孫按語引鄭樵《通志·昆蟲草木略》云云，其原始材料皆見於《證類本草》：别名禁宫花、剪金花，出自《日華子本草》；葉似槐的説法出於《本草圖經》，謂"葉尖如小匙頭，亦有似槐葉者"；"實作房"未見出處。從"葉似槐"來看，與今用王不留行爲石竹科麥藍菜 *Vaccaria segetalis* 葉形差别甚大，應該不是一種。按，王不留行古今品種頗有不同，《本草經集注》云"葉似酸漿，子似菘子"，《蜀本草·圖經》謂"葉似菘藍等，花紅白色，子殼似酸漿，實圓黑似菘子，如黍粟"者，似爲茄科酸漿 *Physalis alkekengi* 一類，《本草圖經》繪江寧府王不留行即似此。《本草圖經》又提到

---

① 槐：底本作"花"，據《通志·昆蟲草木略》改。《周氏醫學叢書》光緒本、《四部備要》本亦改作"槐"。

有“河北生者，葉圓花紅，與此小别”，所繪成德軍王不留行可能是蓼科蓼屬（*Polygonum*）植物。明確爲石竹科麥藍菜 *Vaccaria segetalis* 的王不留行，應以明代《救荒本草》記載最早。

本條脱漏“名醫曰”部分，循體例當取“生太山山谷，二月、八月采”補入。

注 釋

〔一〕王不留行：王不留行不知因何得名，《本草綱目》釋名説：“此物性走而不住，雖有王命不能留其行，故名。《吴普本草》作一名‘不流行’，蓋誤也。”《本草經考注》云：“王不留行名義蓋取於金創止血，即王師不留行步之義。”大約都出臆測，聊備一説耳。

〔二〕逐痛：《本草經》皆言“止痛”，獨此條言“逐痛”。《廣韻》“逐，驅也”，與“止痛”義小有不同。

〔三〕出刺：排出扎入皮肉中的竹木刺。如《證類本草》引《梅師方》治竹木針刺在肉中不出疼痛：“以王不留行爲末，熟水調方寸匕，即出。”

〔四〕内寒：《本草綱目》引作“内塞”，《神農本經校注》即取“内塞”爲正。《本草正義》云：“惟《本經》‘内寒’二字殊不可解。李氏《綱目》引作‘内塞’，當即瀕湖所改，似非僞字。然别本皆作‘寒’，是當存疑，不必强解。”

〔五〕生山谷：《證類本草》引《名醫别録》“生太山山谷”，《本草經集注》云：“今處處有。”按，《世説新語》劉孝標注引本草亦言王不留行“生太山”，此亦郡縣地名出自《本草經》的佐證。

086 升麻〔一〕　**味甘，辛**〔二〕。《大觀本》作："甘，平。"**主解百毒**〔三〕**，殺百老物殃鬼**〔四〕**，辟温疾障邪毒蠱**〔五〕。**久服不夭**〔六〕。《大觀本》作："主解百毒，殺百精老物殃鬼，辟瘟疫、瘴氣、邪氣、蠱毒。"此用《御覽》文。**一名周升麻**〔七〕。《大觀本》作："周麻。"**生山谷**〔八〕。舊作黑字，據《吴普》有云"神農甘"，則《本經》當有此，今增入。

《吴普》曰：升麻，神農：甘。《御覽》。

《名醫》曰：生益州。二月、八月采根，曬乾。

【案】《廣雅》云："周麻[1]，升麻也。"此據《御覽》。

箋　疏

在所有版本的《證類本草》中，升麻整條都被刻成黑字《名醫别録》文，甚至上溯到《新修本草》，升麻也是按《名醫别録》藥計數。二孫注意到，《吴普本草》謂升麻"神農甘"，故認爲《神農本草經》應載此藥，且《太平御覽》卷九九〇升麻條引有《本草經》云云，遂據《太平御覽》輯録經文，但删去末句"生益州"。森立之亦認同此意見，在輯本考異中專門説明理由："此條原黑字，按《御覽》引《本草經》有升麻條，其文載《證類》之半及一名，是全白字原文，故今據《御覽》自《證類》中分析拔出，以復舊觀。"

---

① 周麻：《太平御覽》卷九九〇引《廣雅》作"周升麻"；今本《廣雅》則作"周麻"，但脱其後之"升麻也"三字，故《廣雅疏義》與《廣雅疏證》皆補作"周麻，升麻也"。二孫既云"據《御覽》"，則當作"周升麻，升麻也"。

但與二孫不同，森立之輯本只是利用《太平御覽》引文作爲參考，從《證類本草》升麻條黑字中甄别出白字《本草經》文，其文曰："升麻，一名周麻。味甘，平。生山谷。解百毒，殺百精老物殃鬼，辟温疫、鄣邪、蠱毒。久服不夭，輕身長年。"此後輯本多採納森立之的意見，只是文字取捨上略有參差，以尚志鈞《神農本草經輯校》較爲完備，録文備參："升麻，味甘，平。解百毒，殺百精老物殃鬼，辟温疫、瘴氣、邪氣、蠱毒。久服不夭。一名周麻。生益州山谷。"

《漢書・地理志》益州郡有收靡縣，李奇注："靡，音麻。即升麻，殺毒藥所出也。"《續漢書・郡國志》寫作"牧靡"，引李奇注："靡音麻。出升麻。"從字形來看，"收"與"牧"相似，很可能是傳寫之誤，二者應該是一正一訛。究竟原文是"牧靡"，訛成"收靡"，再轉音成"升麻"；還是原文是"收靡"，亦作"升麻"，訛寫成"牧靡"。因爲早期文獻中"牧靡"與"收靡"兩見，故説法有二。一説"牧靡"是"牡麻"之音轉，即大麻科大麻 *Cannabis sativa* 的雄性植株；多數學者則認爲"收靡"爲藥物升麻，即毛茛科植物升麻 *Cimicifuga foetida*。今以後説爲妥當，還可結合本草記載補充證據。文獻强調"收（牧）靡"是一種解毒藥，如《水經注》卷三六："繩水又東，涂水注之。水出建寧郡之牧靡南山。縣、山並即草以立名。山在縣東北烏句山南五百里，山生牧靡，可以解毒，百卉方盛，烏多誤食烏喙，口中毒，必急飛往牧靡山，啄牧靡以解毒也。"此則與本草謂升麻"主解百毒"，各種毒物毒氣"入口皆吐出"的功效相吻合。

注　釋

〔一〕升麻：如《漢書》李奇注所言，升麻以産益州郡收靡縣得名，其地在今雲南省昆明市尋甸回族彝族自治縣一帶。《本草綱目》釋名謂"其葉似麻，其性上升，故名"，當爲誤説。

〔二〕辛：二孫據《太平御覽》取"辛"字爲《本草經》文，如此則本條藥味兼甘辛，而缺藥性，與全書體例不合。檢《證類本草》黑字藥性"平、微寒"，循例當取排第一位的"平"爲《本草經》文，森立之如此處理爲妥當。

〔三〕主解百毒：《太平御覽》引作"治辟百毒"，二孫此處據《證類本草》黑字。按，升麻"主解百毒"，與李奇注稱"殺毒藥所出"相合。

〔四〕殺百老物殃鬼：此據《太平御覽》引文，顯然是《證類本草》"殺百精老物殃鬼"之訛。徐長卿主"鬼物百精"，石下長卿"殺百精蠱毒"，皆與之同，可爲佐證。

〔五〕辟温疾障邪毒蠱：此亦據《太平御覽》引文，顯然不辭，當依《證類本草》作"辟温疫、瘴氣、邪氣、蠱毒"。

〔六〕久服不夭：不夭折之意。《證類本草》引文"不夭"後尚有"輕身長年"四字，森立之輯本取之，參考《太平御覽》引文則不當取。

〔七〕一名周升麻：《證類本草》引作"周麻"，當取爲正。

〔八〕生山谷：《證類本草》引《名醫别録》"生益州山谷"，《本草經集注》云："今惟出益州，好者細削，皮青緑色，謂之雞骨升麻；北部間亦有，形又虚大，黄色；建平間亦有，形大味薄，不堪用。”

087 青蘘〔一〕 **味甘，寒。主五藏邪氣，風寒濕痹，益氣，補匘髓，堅筋骨。久服耳目聰明，不饑、不老、增壽**〔二〕。**巨勝苗也**〔三〕。**生川谷**〔四〕。舊在米穀部，非。

《吴普》曰：青襄，一名夢神〔五〕。神農：苦；雷公：甘。《御覽》。

《名醫》曰：生中原。

【案】《抱朴①子·僊藥篇》云：“《孝經援神契》曰‘巨勝延年’。”又云：“巨勝一名胡麻，餌服之不老，耐風濕，補衰老也。”

箋　疏

《本草經》既有胡麻，又有青蘘，胡麻是脂麻科植物脂麻 *Sesamum indicum* 的種子，青蘘爲其苗葉。胡麻條經文明言“葉名青蘘”，青蘘條亦説“巨勝苗也”，應該是同一植株的不同部分，何以分載兩條，且胡麻“生上黨川澤”，青蘘“生中原川谷”，何以分生兩地，皆不得而知者。

《證類本草》青蘘在卷二四米穀部上品胡麻之後，本條《新修本草》有注云：“青蘘，本經在草部上品中，既堪啖，今從胡麻條下。”故二孫將其移回到草部。顧觀光輯本則根據《本草綱目》中的“神農古本草目録”，將青蘘併在胡麻條下，有注釋説：“《本經》目録有胡麻無青蘘，考據經文

① 朴：底本作“樸”，據本書前後引《抱朴子》改。

通例，無有以一物而分爲二種者，此文上云‘葉名青蘘’，下云‘巨勝苗也’，名本是一條矣。其析爲二，蓋自陶氏《别録》始，而《唐本草》復合之，注云‘青蘘本經在草部上品中，既堪啖，今從胡麻條下’。”按，顧的判斷顯然不妥，《本草經》與胡麻青蘘類似的情況，“一物而分爲二種”者還有芎藭與蘼蕪，蜀漆與恒山，酸棗與白棘。

注　釋

〔一〕青蘘：胡麻苗葉。“蘘”據《説文》是蘘荷之專名，讀若“穰”；《證類本草》青蘘字後注“音襄”，恐是晚出讀音；至於《集韻》“蘘，青蘘，藥草，或從相”，則將青蘘與青葙混爲一談矣。

〔二〕久服耳目聰明不饑不老增壽：《本草經集注》云：“仙方並無用此法，正法當陰乾，擣爲丸散爾。”《本草圖經》云：“苗梗如麻，而葉圓鋭光澤，嫩時可作蔬，道家多食之。”

〔三〕巨勝苗也：《本草經集注》引《五符序》巨勝丸方云：“葉名青蘘，本生大宛，度來千年爾。”

〔四〕生川谷：《證類本草》引《名醫别録》“生中原川谷”。

〔五〕一名夢神：據《太平御覽》卷九八九胡麻條引《吴氏本草》作“一名蔓”；《證類本草》胡麻條掌禹錫引吴氏則云“秋採青蘘，一名夢神”，二孫當是據後者改字，仍注出處爲《御覽》也。

088 **姑活**〔一〕　**味甘，温。主大風邪氣，濕痹寒痛。久**

服輕身、益壽、耐老。一名冬葵子〔二〕。舊在"《唐本》退"中，無毒，今增。

《名醫》曰：生河東〔三〕。

【案】《水經注》解縣引《神農本艸》云："地有固活、女疏、銅芸、紫苑之族也。"陶宏景云："方藥亦無用此者，乃有固活丸，即是野葛一名。此又名冬葵子，非葵菜之冬葵子，療體乖異。"

箋　疏

蘇敬編《新修本草》時，有六味《本草經》藥，十四味《名醫別録》藥屬於"陶弘景不識，今醫博識人亦不者"，乃將此二十味安排在《本草經集注》"有名無用"藥物之後，姑活亦其中之一。因爲姑活、別羈、屈草、淮木黑字皆有"無毒"字樣，故二孫將其安排在草部上品之末。

陶弘景已不識姑活，《本草經集注》說："方藥亦無用此者，乃有固活丸，即是野葛一名爾。此又名冬葵子，非葵菜之冬葵子，療體乖異。"所言"固活"，乃是鉤吻的別名，《名醫別録》云："折之青烟出者名固活。"因爲鉤吻《本草經》別名野葛，所以陶弘景也不肯定固活丸中所用的究竟是鉤吻（野葛），還是姑活；同樣的道理，《水經注》引《神農本草》提到的固活，也未必就是此處的姑活。

注　釋

〔一〕姑活：名實不詳。《新修本草》云："《別録》一名雞精也。"

〔二〕一名冬葵子：與《本草經》菜部冬葵子爲同名異物。

〔三〕生河東：循《本草經》體例，郡縣地名之後一般都有"山谷""川澤"字樣，檢《新修本草》卷二〇姑活條作"生河東川澤"，乃知《證類本草》脱漏，應據補。

089 別羇〔一〕 **味苦，微温。主風寒濕痹，身重，四肢疼酸，寒邪，歷節痛。生川谷**〔二〕。舊在"《唐本》退"中，無毒，今增。

《名醫》曰：一名別枝，一名別騎，一名鼈羇。生藍田。二月、八月采。

【案】陶宏景云："方家時有用處，今俗亦絶耳。"

箋 疏

陶弘景不識此物，《本草經集注》説："方家時有用處，今俗亦絶爾。"與姑活條一樣，《新修本草》將其退置《本草經集注》"有名無用"藥物之後，二孫本因黑字有"無毒"字樣，遂安排在草部上品。按，別羇雖無毒，但經文無"久服"字樣，似當以中品或下品爲宜。

關於別羇的名實，《本草經考注》引岡邨氏的意見説："別羇當作鼈羇，'羇'與'綦'通。'鼈綦'猶'蕨綦'，即茈綦也，《爾雅》謂之'月爾'。月爾即蕨萁之訛轉，而別枝亦鼈綦之訛轉也。"此以別羇爲蕨類植物如紫萁 *Osmunda japonica* 之類，亦可備一家之言。

注　釋

〔一〕別羈：名實不詳。《名醫别録》一名鷩羈，據《爾雅·釋草》"蕨，虌"，疑爲某種蕨類植物。

〔二〕生川谷：《證類本草》引《名醫别録》"生藍田川谷"。

090 屈艸〔一〕　味苦〔二〕。主胸脇下痛，邪氣，腹間寒熱，陰痹〔三〕。久服輕身、益氣、耐老。《御覽》作："補益、能老。"**生川澤〔四〕。**舊在"《唐本》退"中，無毒，今增。

《名醫》曰：生漢中，五月采。

【案】陶宏景云："方藥不復用，俗無識者。"

箋　疏

陶弘景不識此物，《本草經集注》説："方家時有用處，今俗亦絶爾。"

注　釋

〔一〕屈艸：名實不詳。

〔二〕味苦：《證類本草》其後有"微寒"爲黑字《名醫别録》文，循體例應是《本草經》文，且《太平御覽》卷九九一引《本草經》亦作"味苦，微寒"。

〔三〕陰痹：《黄帝内經靈樞·五邪》云："陰痺者，按之而不得，腹脹腰痛，大便難，肩背頸項痛，時眩。"

〔四〕生川澤：《證類本草》引《名醫别録》"生漢中川澤"。

091 淮木〔一〕　味苦，平。主久欬上氣，腸中虚羸，女子陰蝕，漏下赤白沃。一名百歲城中木。生山谷〔二〕。舊在

"《唐本》退"中,無毒,今增。

《吴普》曰:淮木,神農、雷公:無毒。生晉平陽河東平澤。治久欬上氣,傷中,羸虚,補中益氣。《御覽》。

《名醫》曰〔三〕:一名炭木。生太山。采無時。

【案】李當之云:"是樟樹上寄生,樹大,銜枝在肌肉,今人皆以胡桃皮當之,非也。"桐君云:"生上洛,是木皮,狀如厚朴,色似桂白,其理一縱一横。今市人皆削,乃以①厚朴,而無正縱横理,不知此復是何物,莫測真假,何者爲是也。"

箋　疏

陶弘景不識此物,《本草經集注》説:"方藥亦不復用。"與姑活條一樣,《新修本草》將其退置《本草經集注》"有名無用"藥物之後,二孫本因黑字有"無毒"字樣,遂安排在草部上品。按,淮木雖無毒,但經文無"久服"字樣,似當以中品或下品爲宜。且本品以"木"爲名,更應居木部中。

《本草綱目》卷三七將《名醫别録》有名未用之城裹赤柱併入淮木條,釋名項説:"按《吴普本草》,淮木生晉平陽、河東平澤,與《别録》城裹赤柱出處及主治相同,乃一物也。即古城中之木,晉人用之,故云生晉平陽及河東。今

① 乃以:《證類本草》作"乃似"。《周氏醫學叢書》光緒本、《周氏醫學叢書》宣統本、《四部備要》本皆作"以充"。

併爲一,但‘淮木’字恐有差訛耳。”此李時珍一家之言,録出備參。

需説明者,《證類本草》淮木、占斯兩條毗鄰,二孫輯本“名醫曰”乃占斯條文字,其後按語之全部内容皆占斯條陶弘景注釋,此二孫誤看本草所致。

注　釋

〔一〕淮木:名實不詳。

〔二〕生山谷:二孫誤看爲次條占斯“生太山山谷”,故取“生山谷”;據《證類本草》引《名醫别録》淮木“生晉陽平澤”,此處當作“生平澤”。

〔三〕名醫曰:二孫誤取占斯條,循例應改作“《名醫》曰:生晉陽”。

右艸上品七十三種,舊七十二種。考六芝當爲一;升麻當白字;米穀部誤入青蘘;《唐本》退六種,姑活、屈艸、淮木,皆當入此。

092 牡桂〔一〕　味辛,温,主上氣欬逆,結氣〔二〕,喉痹吐吸〔三〕,利關節,補中益氣。久服通神、輕身、不老〔四〕。生山谷〔五〕。

《名醫》曰:生南海。

【案】《説文》云:“桂,江南木,百藥之長。”“梫,桂也。”《南山經》云“招摇之山多桂”,郭璞云:“桂,葉似枇杷,長二尺餘,廣數寸,味辛,白花,叢生山峰，冬夏常青，間無雜木。"《爾雅》云"梫，木桂"，郭璞云"今人呼桂皮厚者爲木桂"，及單名桂者是也。一名肉桂，一名桂枝，一名桂心。

箋　疏

《本草經》有牡桂、菌桂，漢末已經不能分辨名實，所以《名醫别録》另立"桂"條，此與在《本草經》消石、朴消以外，《名醫别録》另立"芒消"條的原因近似。

唐以前文獻所談論的與"桂"有關的物種，幾乎都是樟科樟屬（*Cinnamomum*）植物。理由如下：《吕氏春秋》已經注意到"桂枝之下無雜木"，《異物志》也説"桂之灌生，必粹其類"，《廣志》云："桂出合浦，其生必高山之嶺，冬夏常青。其類自爲林，林間無雜樹。"《夢溪筆談》謂："《楊文公談苑》記江南後主患清暑閣前草生，徐鍇令以桂屑布磚縫中，宿草盡死。"又引《雷公炮炙論》："以桂爲丁，以釘木中，其木即死。"《本草綱目》云："《爾雅》謂之梫者，能梫害他木也。"這是樟屬植物所含桂皮醛之類芳香物質，産生的植物排他現象。郭璞注《山海經》説"間無雜木"，也是這個道理。又從桂的字形來看，《説文》云："從木，圭聲。"《酉陽雜俎》續集卷九云："大凡木脉皆一脊，唯桂葉三脊。"《桂海虞衡志·志草木》亦云："凡木葉心皆一縱理，獨桂有兩紋，形如圭，製字者意或出此。葉味辛甘，與皮無别，而加芳美，人喜咀嚼之。"《植物名實圖考》也説：蒙自桂樹"緑葉光勁，僅三直勒道，面凹背凸，無細紋，尖方如圭，始知古人桂以圭名之説，的實有據。"按古"桂"字之右文“圭”是否因象葉形而來,不可確知,但《酉陽雜俎》以降所討論的葉有三脊云云,的確是在描述樟屬植物的特徵三出葉脉,如《本草圖經》所繪“桂”藥圖,便十分强調其三出葉脉。不僅如此,馬王堆三號墓出土的醫書中多處使用桂,而更幸運的是,一號墓出土有小片的桂,已除去粗皮(木栓層),經鑒定爲此屬植物浙樟 *Cinnamomum chekiangensis*。

但牡桂、菌桂所指代的具體物種則不清楚。或説“牡桂”乃是“壯桂”之訛,《五十二病方》稱“美桂”。按,《五十二病方》有囷桂、美桂、桂,與《本草經》等的著録情況對照,故推測美桂即是牡桂。《新修本草》名“大桂”。按,牡、壯、美、大皆可形容濃厚芳烈,視“牡桂”爲滋味更濃厚的桂,應無不妥。再研究早期文獻對牡桂形態的描述,《南方草木狀》説:“其葉似枇杷葉者爲牡桂。”郭璞注《爾雅》“木桂”云:“今江東呼桂厚皮者爲木桂。桂樹葉似枇杷而大,白華,華而不著子,叢生巖嶺,枝葉冬夏長青,間無雜木。”邢昺疏云:“本草謂之牡桂是也。”從郭説來看,此種最接近於今之肉桂 *Cinnamomum cassia*,至於説“華而不著子”,《新華本草綱要》認爲或是該種花後幼果被果托包圍而産生的誤會。

二孫按語引《爾雅·釋木》“梫,木桂”,郭璞注云云有誤。核查原書,郭璞此注與所注《山海經》大同小異,據《證類本草》引文云:“今南人呼桂厚皮者爲木桂。桂樹葉似枇杷而大,白華,華而不著子。叢生巖嶺,枝葉冬夏常青，間無雜木。”《爾雅正義》同此，《爾雅義疏》“今南人”作“今江東”，皆不與二孫引文相合。二孫引文乃是剪裁《新修本草》《本草圖經》關於《爾雅》“梫，木桂”的意見而成，慮後人以訛傳訛，説明如次。《新修本草》牡桂條注，先引《爾雅》云“梫，木桂”，然後評論説：“古方亦用木桂，或云牡桂即今木桂，及單名桂者是也。此桂花子與菌桂同，惟葉倍長，大小枝皮俱名牡桂。然大枝皮肉理粗虛如木，肉少味薄，不及小枝皮肉多，半卷，中必皺起，味辛美。一名肉桂，一名桂枝，一名桂心。出融州、桂州、交州甚良。”《本草圖經》亦從《爾雅》入説，涉及《新修本草》，云：“《爾雅》但言‘梫，木桂’一種，郭璞云：‘南人呼桂厚皮者爲木桂。’蘇恭以謂牡桂即木桂，及單名桂者是也。今嶺表所出，則有筒桂、肉桂、桂心、官桂、板桂之名，而醫家用之罕有分別者。”

注 釋

〔一〕牡桂：或釋爲《爾雅》之“木桂”，或説是“壯桂”之訛，意見不一。原植物應該是樟科肉桂 *Cinnamomum cassia* 一類。

〔二〕結氣：爲氣病之一種，亦稱“氣結”。《黄帝内經素問·舉痛論》：“思則氣結。”又云：“思則心有所存，神有所歸，正氣留而不行，故氣結矣。”《諸病源候論》卷一三“結氣候”：“結氣病者，憂思所生也。心有所存，神有所止，氣留而不行，故結於内。”

〔三〕喉痹吐吸：《本草經考注》云：“喉痺吐吸者，蓋謂咽喉閉塞妨礙吐吸也。”

〔四〕久服通神輕身不老：《本草經集注》桂條説："仙經乃並有三桂，常服食，以葱涕合和雲母，蒸化爲水者，正是此種爾。"《抱朴子内篇·仙藥》云："桂可以葱涕合蒸作水，可以竹瀝合餌之，亦可以先知君腦，或云龜，和服之，七年，能步行水上，長生不死也。"又云："趙他子服桂二十年，足下生毛，日行五百里，力舉千斤。"

〔五〕生山谷：《證類本草》引《名醫别録》"生南海山谷"，《本草經集注》云："南海郡即是廣州。"

093 菌桂〔一〕　味辛，温。主百病，養精神，和顔色，爲諸藥先聘通使〔二〕。久服輕身、不老〔三〕，面生光華，媚好常如童子。生山谷〔四〕。

《名醫》曰：生交阯、桂林巖崖間。無骨，正圓如竹。立秋采。

【案】《楚詞》云"雜申椒與菌桂兮"，王逸云："菌、桂，皆香木。"《列僊傳》云："范蠡好服桂。"

箋　疏

菌桂在《離騷》中兩見："雜申椒與菌桂兮，豈維紉夫蕙茝""矯菌桂以紉蕙兮，索胡繩之纚纚"。但句中之"菌桂"，"菌"與"桂"是一是二，歷代説者紛紜，不繁録；馬王堆《五十二病方》《養生方》均用到此物，寫作"囷桂"，此不僅可以證明"菌桂"是專名，而且對闡明菌桂的來歷大有幫助。

菌桂亦寫作"箘桂"，而且很可能"箘"才是正寫。如

《新修本草》仁和寺寫本、《醫心方》、《本草和名》皆作"箘桂"。蘇敬説:"箘者竹名,古方用筒桂者是。"《本草拾遺》乃進一步懷疑《本草經》"箘桂"是"筒桂"之訛,有云:"古方有筒桂,字似箘字,後人誤而書之,習而成俗,至於書傳,亦復因循。"《本草經考注》注意到《千金要方》卷二治妊娠胎死腹中,用"筒桂四寸",遂認爲此"是蘇敬所云古方之遺"。今證以馬王堆文獻作"困桂",則知前人的推測没有道理;至於《千金要方》之"筒桂",實係"箘桂"之訛,而非相反。

無論寫作"菌桂"還是"箘桂",其本字都是"困桂",對此王念孫《廣雅疏證·釋草》中的解釋最有見地:"箘之言圓也。《説文》云:圜謂之囷,方謂之京。是囷、圓聲近義同。箭竹小而圓,故謂之箘也。竹圓謂之箘,故桂之圓如竹者,亦謂之箘。《名醫别録》云菌桂正圓如竹是也。"據《名醫别録》云菌桂"生交阯、桂林山谷巖崖間,無骨,正圓如竹,立秋採",《山海經》"南海之内有衡山、有菌山、有桂山",郭璞注"桂山"云:"有菌桂,桂員似竹,見本草。"由此知王念孫對"箘桂"的解釋並非望文生義者,但在植物學的立場,樟屬植物的確没有符合"正圓如竹"的標準者,故陶弘景説:"《蜀都賦》云'菌桂臨崖',俗中不見正圓如竹者,惟嫩枝破卷成圓,猶依桂用,非真菌桂也。仙經有用菌桂,云三重者良,則明非今桂矣,必當别是一物,應更研訪。"

陶弘景以前的"菌桂",其來源於樟科樟屬也應該没有問題,馬王堆醫書中同時出現"菌桂""美桂"與"桂",則表明在當時人概念裏三桂各是一物，至於出土的實物浙樟 *Cinnamomum chekiangensis*，藥材爲板片狀，與"囷"的本義和後世所談"筒桂"皆不吻合，似不應該視爲"菌桂"。又從菌桂與牡桂的關係來看，牡桂或説爲"木桂"，或説爲"大桂"，或説爲"壯桂"，或即《五十二病方》之"美桂"；則菌桂或可以認爲是"牝桂""竹桂""小桂""弱桂"，故推測菌桂應該是一種外觀形性或内在品質（如辛香氣味）都弱於牡桂的藥物，但這種菌桂究竟是指一種特定的樟屬植物，還是一類樟屬植物的特殊加工品，不得而知。

注　釋

〔一〕菌桂：馬王堆出土醫書皆寫作"囷桂"，《説文》"囷，廩之圜者"，與《名醫别録》説菌桂"正圓如竹"相合。

〔二〕爲諸藥先聘通使："先聘通使"即聘問使者之意，《本草綱目》引《埤雅》云："桂猶圭也，宣導百藥，爲之先聘通使，如執圭之使也。"《本草經》以此比喻菌桂在處方中能夠先達病所，猶如後世之引經藥，故《神農本草經百種録》解爲"辛香四達，引藥以通經絡"。按，《説文》"桂，江南木，百藥之長"，郭璞《桂贊》"氣王百藥，森然雲挺"也用此意，但小學家引《本草經》此句注《説文》，如徐鍇謂"菌桂爲諸藥先聘通使，是爲江南百藥之長也"，段玉裁云"爲諸藥先聘通使，故許云百藥之長"，似有未安。"百藥之長"，乃是統率百藥之意，焉有屈尊爲聘使之理。此則醫藥家與文字學家各用取譬，形容桂之重要則一。

〔三〕久服輕身不老:《本草經集注》云:"仙經乃有用菌桂,云三重者良。"《證類本草》引《列仙傳》云:"范蠡好食桂,飲水討藥,人世世見之。"又云:"桂父,象林人,常服桂皮葉,以龜腦和服之。"又引韓終《採藥詩》云:"闇河之桂,實大如栗,得而食之,後天而老。"

〔四〕生山谷:《證類本草》引《名醫別録》"生交阯、桂林山谷巖崖間",《本草經集注》云:"交阯屬交州,桂林屬廣州。"

094 松脂〔一〕　**味苦,温。主疽**〔二〕**,惡創,頭瘍,白秃**〔三〕**,疥搔,風氣**〔四〕**,安五藏,除熱。久服輕身、不老、延年**〔五〕**。一名松膏,一名松肪。生山谷**〔六〕**。**

《名醫》曰:生太山。六月采。

【案】《説文》云:"松,木也,或作檬。"《范子計然》云:"松脂出隴西,如①膠者善。"

箋　疏

松脂是松科多種植物如馬尾松 *Pinus massoniana*、油松 *Pinus tabuliformis*、赤松 *Pinus densiflora*、黑松 *Pinus thunbergii* 等木材中的油樹脂,經自然或人工手段除去揮發油後的固體樹脂。

《本草經集注》説"採鍊松脂法並在服食方中"。其采法如《千金要方》卷二七云:"凡取松脂,老松皮自有聚脂

① 如:底本作"松",據《太平御覽》卷九五三引《范子計然》改。《周氏醫學叢書》光緒本、《四部備要》本亦作"如"。

者最第一,其根下有傷折處,不見日月者得之,名曰陰脂,彌良。惟衡山東行五百里有大松,皆三四十圍,乃多脂。”服餌需“鍊之令白”,《本草圖經》載其鍊法云:“其法用大釜加水置甑,用白茅藉甑底,又加黄砂於茅上,厚寸許可矣。然後布松脂於上,炊以桑薪,湯減即添熱水,常令滿。候松脂盡入釜中,乃出之,投於冷水,既凝又蒸,如此三過,其白如玉,然後入藥,亦可單服。”道書載松脂服食法甚多,單餌以外,“或合茯苓、松柏實、菊花作丸”,《證類本草》引《野人閑話》伏虎尊師鍊服松脂法云:“十斤松脂,五度以水煮過,令苦味盡,取得後,每一斤鍊了松脂,入四兩茯苓末。每晨水下一刀圭,即終年不食,而復延齡,身輕清爽。”

注　釋

〔一〕松脂:松脂是松類植物木材中的油樹脂經自然或人工手段形成的固體樹脂,狀如凝脂,故有松脂、松膏、松肪諸名。

〔二〕疽:《證類本草》作“疽”,《新修本草》作“癰疽”,故森立之、尚志鈞、王筠默、曹元宇、馬繼興輯本皆作“癰疽”。

〔三〕白秃:一般認爲是頭部真菌感染所致脱髮。《諸病源候論》卷二七云:“凡人皆有九蟲在腹内,值血氣虚則能侵食。而蟯蟲發動,最能生瘡,乃成疽、癬、瘑、疥之屬,無所不爲。言白秃者,皆由此蟲所作,謂在頭生瘡,有蟲,白痂,甚癢,其上髮並秃落不生,故謂之白秃。”

〔四〕風氣:古病名。《黄帝内經素問·三部九候論》云:“七診雖見,九候皆從者,不死。所言不死者,風氣之病及經月之病,似七診之病而非也,故言不死。"

〔五〕久服輕身不老延年:松脂爲道仙家服食之品,《抱朴子内篇·仙藥》謂趙瞿病癩歷年,山中遇仙人傳授服食方,瞿病愈乞方,仙人曰:"此是松脂耳,此山中便多此物,汝煉之服,可以長生不死。"瞿依言長服,"身體轉輕,氣力百倍,登危越險,終日不極,年百七十歲,齒不墮,髮不白"。

〔六〕生山谷:《證類本草》引《名醫别録》"生太山山谷"。

095 槐實〔一〕 味苦,寒。主五内〔二〕邪氣熱,止涎唾,補絶傷,五痔,火創,婦人乳瘕〔三〕,子藏〔四〕急痛。生平澤〔五〕。

《名醫》曰:生河南。

【案】《説文》云:"槐,木也。"《爾雅》云"櫰,槐大葉而黑",郭璞云:"槐樹葉大色黑者,名爲櫰。"又"守宫槐,葉晝聶宵炕",郭璞云:"槐葉晝日聶合而夜炕布者,名爲守宫槐。"

箋　疏

《爾雅·釋木》"櫰,槐大葉而黑;守宫槐,葉晝聶宵炕",郭璞注:"槐樹葉大色黑者名爲櫰。"又云:"槐葉晝日聶合而夜炕布者,名爲守宫槐。"槐樹是常見的庭院植物,其主要品種爲豆科槐 *Sophora japonica*。

《本草經》未言槐實具有久服功效,《名醫别録》補充説:"久服明目,益氣,頭不白,延年。"但據《本草經集注·序録》之畏惡七情表槐子(實)在草木部上品,提示其在

《本草經集注》中即是上品藥,故諸家《本草經》輯本皆取爲上品。森立之在《本草經考注》因此懷疑此處的"久服"字樣乃是《本草經》文竄入《名醫别録》中者。

事實上,槐實一直爲神仙服食家重視,《本草經集注》謂槐子"服之令腦滿,髮不白而長生",具體操作方法見於《抱朴子内篇·仙藥》,其略云:"槐子以新甕合泥封之,二十餘日,其表皮皆爛,乃洗之如大豆,日服之。此物主補腦,久服之,令人髮不白而長生。"《太上靈寶五符序》卷中亦載有服食槐子處方數首,如延年益壽方云:"槐子熟者,置牛腸中,陰乾百日。於後飯,旦夕吞一枚,十日輕身,三十日髮白更黑,百日面有光,二百日奔馬不及其行。"這些功效頗與"久服明目益氣頭不白延年"相合,目爲《本草經》佚文,不爲無因。

注　釋

〔一〕槐實:槐實爲槐的果實。《本草經集注·序録》之畏惡七情表作"槐子",陶弘景注釋亦稱"槐子以相連多者爲好";《新修本草》寫本則與後來《證類本草》一樣,以"槐實"爲標題;故森立之、尚志鈞、王筠默、馬繼興輯本皆以"槐實"立條,曹元宇輯本則作"槐子"。

〔二〕五内:即五臟。如蔡琰《悲憤詩》句:"見此崩五内,恍惚生狂癡。"

〔三〕乳瘕:"乳"有兩説,一指産乳,一指乳房;故一説爲産後癥瘕,一説爲乳房腫塊。

〔四〕子藏:即子宫。以槐實療子藏急痛,《名醫别録》補充說:"以七月七日取之,擣取汁,銅器盛之,日煎令可作丸,大如鼠屎,内竅中,三易乃愈。"

〔五〕生平澤:《證類本草》引《名醫别録》"生河南平澤"。

096 枸杞〔一〕 **味苦,寒。主五内邪氣,熱中**〔二〕**,消渴,周痹**〔三〕**。久服堅筋骨,輕身、不老**〔四〕。《御覽》作:"耐老。"**一名杞根,一名地骨**〔五〕**,一名枸忌,一名地輔。生平澤**〔六〕。

《吴普》曰:枸杞,一名枸己,一名羊乳。《御覽》。

《名醫》曰:一名羊乳,一名卻暑,一名仙人杖,一名西王母杖。生常山及諸邱陵阪岸。冬采根,春夏采葉,秋采莖實,陰乾。

【案】《説文》云:"檵,枸杞也。""杞,枸杞也。"《廣雅》云:"地筋,枸杞也。"《爾雅》云"杞,枸檵",郭璞云:"今枸杞也。"《毛詩》云"集於苞杞",《傳》云:"杞,枸檵也。"陸璣云:"苦杞秋熟,正赤,服之輕身益氣。"《列僊傳》云:"陸通食槖盧木實。"《抱朴①子·僊藥篇》云:"象柴一名托盧是也。或名僊人杖,或云西王母杖,或名天門精,或名卻老,或名地骨,或名枸杞也。"

箋 疏

《爾雅·釋木》"杞,枸檵",郭璞注:"今枸杞也。"《説文》檵、杞皆訓作"枸杞也"。《詩經·四牡》"集於苞杞",

① 朴:底本作"樸",據本書前後引《抱朴子》改。

陸璣疏云："杞，其樹如樗。一名苦杞，一名地骨。春生作羹茹，微苦。其莖似莓，子秋熟，正赤。莖葉及子，服之輕身益氣。"所描述的即是茄科枸杞 *Lycium chinense* 及同屬近緣植物，古今物種基本没有混淆。枸杞别名見於《本草經》《名醫别録》有杞根、地骨、枸忌、地輔、羊乳、卻暑、仙人杖、西王母杖等。

二孫按語引《抱朴子内篇・仙藥》云云，《嘉祐本草》亦引《抱朴子》云："家柴一名托盧，或名天精，或名却老，或名地骨。"皆將"象（家）柴，一名托盧"作爲枸杞别名，二孫按語更與《列仙傳》"陸通食槖盧木實"相連。但檢《抱朴子内篇・仙藥》原文作："仙藥之上者丹砂，次則黄金……次則松柏脂、茯苓、地黄、麥門冬、木巨勝、重樓、黄連、石韋、楮實。象柴，一名托盧是也。或云仙人杖，或云西王母杖，或名天精，或名卻老，或名地骨，或名苟杞也。"句中"象柴一名托盧是也"，是否與"或云仙人杖"等連讀，前人有不同意見。《通志》《救荒本草》《本草品匯精要》取"托盧"爲枸杞别名，《本草綱目》則不取此。

按，"象柴"不可考，陸通所食之"槖盧"尚有線索可尋。《周禮・地官》"染草"鄭玄注："茅蒐、槖蘆、豕首、紫茢之屬。"孫詒讓《正義》云："槖蘆者，《説文・木部》曰：'櫨，一曰宅櫨木，出弘農山也。'《文選・南都賦》李注引郭璞注《上林賦》云：'櫨，槖盧。'《玉篇・木部》又作杔櫨。槖、宅、杔，蘆、盧、櫨，聲並相近，皆即一物。槖蘆蓋木類，其葉可染，故通謂之染草。"枸杞不能爲染，與托盧顯然不是一物。

注　釋

〔一〕枸杞：《本草綱目》釋名項李時珍説："枸、杞二樹名。此物棘如枸之刺，莖如杞之條，故兼名之。道書言千載枸杞，其形如犬，故得枸名，未審然否。"

〔二〕熱中：古病名，指内熱。《黄帝内經靈樞·五邪》云："陽氣有餘，陰氣不足，則熱中善飢。"

〔三〕周痹：痺症及於全身。《黄帝内經靈樞·周痺》云："周痺者，在於血脉之中，隨脉以上，隨脉以下，不能左右，各當其所。"

〔四〕久服堅筋骨輕身不老：《抱朴子内篇·仙藥》所記仙藥有此。陸璣《詩疏》云："莖葉及子，服之輕身益氣。"《本草經集注》云："枸杞根實，爲服食家用，其説甚美，仙人之杖，遠有旨乎。"

〔五〕一名地骨：地骨爲枸杞根名。《本草衍義》云："枸杞當用梗皮，地骨當用根皮，枸杞子當用其紅實，是一物有三用。"

〔六〕生平澤：《證類本草》引《名醫别録》"生常山平澤及諸丘陵阪岸"，《本草經集注》云："今出堂邑，而石頭烽火樓下最多。"

097 柏實〔一〕　味甘，平。主驚悸，安五藏，益氣，除濕痹[①]。久服令人悦[②]澤、美色，耳目聰明，不飢、不老，輕

---

① 除濕痹：《證類本草》作"除風濕痹"，二孫輯本脱漏"風"字。

② 悦：《證類本草》作"潤"，二孫輯本誤字。

身、延年〔二〕。生山谷〔三〕。

《名醫》曰：生太山。柏葉尤良〔四〕，四[①]時各依方面采，陰乾。

【案】《説文》云："柏，鞠也。"《廣雅》云："栝，柏也。"《爾雅》云"柏，椈"，郭璞云："《禮記》曰'鬯臼以椈'。"《范子計然》云："柏脂出三輔，上升價七千，中三千一斗。"

箋　疏

柏實今稱柏子仁，是柏科多種植物的成熟種仁。後世多遵《蜀本草》"用偏葉者"的講究，主要使用側柏屬的物種，如側柏 *Platycladus orientalis* 之類，其生鱗葉的小枝向上直展或斜展，扁平，排成一平面，因此得名。

二孫按語引《范子計然》提到柏脂，《抱朴子内篇·仙藥》所記仙藥有松柏脂，《真誥》卷六紫微夫人《服朮序》云："松柏脂實，巨勝茯苓，並養生之具，將可以長年矣。"其按語謂柏脂"上升價七千，中三千一斗"，檢《太平御覽》卷九五四引《范子計然》云："柏枝脂出[三]輔，上升價七十，中三十，下十。"《事類賦》"脂傳京輔之價"句，注引《范子計然》亦云："柏脂出三輔，上價升七十。"故疑按語引文有誤。

注　釋

〔一〕柏實：今稱柏子仁。《本草綱目》釋名項李時珍説："按

---

① 四：底本此前有一"田"字，疑是因上一"良"字牽連致誤，《周氏醫學叢書》光緒本、《周氏醫學叢書》宣統本、《四部備要》本皆改作"由"，亦不通，檢《證類本草》無此字，故删。黄奭輯本亦無此字。

魏子才《六書精藴》云：'萬木皆向陽，而柏獨西指，蓋陰木而有貞德者，故字從白。白者，西方也。'陸佃《埤雅》云：'柏之指西，猶針之指南也。'柏有數種，入藥惟取葉扁而側生者，故曰側柏。"

〔二〕不飢不老輕身延年：柏實爲神仙家服食之品，《本草經集注》説："柏葉實，亦爲服餌所重，服餌别有法。"《列仙傳》云："赤松子好食柏實，齒落更生。"《太平御覽》引《仙經》云："服柏子人長年。"

〔三〕生山谷：《證類本草》引《名醫别録》"生太山山谷"，《本草經集注》云："柏處處有，當以太山爲佳，並忌取塚墓上者。"

〔四〕柏葉尤良：此四字《證類本草》作黑字《名醫别録》文，但柏實條内附載有《名醫别録》柏葉條文，故疑與乾地黄、乾薑條之"生者尤良"一樣，屬於白字《本草經》文錯簡爲黑字者。《本草經考注》亦存此疑惑。

098 伏苓〔一〕 **味甘，平。主胸脇逆氣，**《御覽》作"疝氣"。**憂恚，驚邪恐①悸**〔二〕**，心下結痛，寒熱，煩滿，欬逆，口焦舌乾，利小便。久服安魂、養神，不飢、延年**〔三〕**。一名茯菟**〔四〕。《御覽》作"茯神"。案，元本云"其有抱根者名茯神"，作黑字。**生山谷**〔五〕。

《吴普》曰：茯苓通神。桐君：甘；雷公、扁鵲：

① 恐：底本缺，據《證類本草》補。《周氏醫學叢書》光緒本、《周氏醫學叢書》宣統本、《四部備要》本、黄奭輯本皆有此字。

甘，無毒。或生茂州大松根下，入地三丈一尺。二月七日采。《御覽》。

《名醫》曰：其有抱根者名茯神〔六〕。生太山大松下。二月、八月采，陰乾。

【案】《廣雅》云："茯神，茯苓也。"《范子計然》云："茯苓，出嵩高、三輔。"《列僊傳》云："昌容采茯苓，餌而食之。"《史記》褚先生云："《傳》曰'下有伏靈，上有兔絲'，所謂伏靈者，在兔絲之下，狀似飛鳥之形。伏靈者，千歲松根也，食之不死。"《淮南子·説林訓》云："伏苓掘，兔絲死。"舊作"茯"，非。

箋疏

"茯苓"一詞異寫甚多，《五十二病方》治乾騷方作"服零"，據《莊子·徐無鬼》稱豬苓爲"豕零"，則"服零"大約是此物的最早寫法。褚先生所補《史記·龜策列傳》作"伏靈"，按"伏"與"服"音同相假借，説見《説文通訓定聲》，"靈"可與"零"相通，見《隸釋》卷九《漢熹平元年故民吴仲山碑》。《廣雅》寫作"茯蕶"，則是"伏零"兩字各加草頭而成。至於後世通行之"茯苓"，其"苓"字疑是"蕶"之省寫。二孫輯本改爲"伏苓"，尚未完全反映本品的原初名稱。

茯苓爲真菌類生物，常寄生於松科植物馬尾松、赤松等樹的根上，《本草經》謂其"生太山山谷大松下"，《本草圖經》兖州茯苓藥圖已準確刻畫其生長狀態，至於傳説茯苓爲松脂所化，高誘注《淮南子》云："茯苓，千歲松脂也。"《典術》云："茯苓者，松脂入地，千歲爲茯苓。望松樹赤者下有之。"其説固然荒謬，而據各家對茯苓形態的描述，其爲多孔菌科茯苓 *Poria cocos* 毫無問題。

需説明者，許多文獻都提到茯苓與菟絲共生，先秦文獻即有"或謂兔絲無根也，其根不屬於地也，茯苓是也"之説，見《藝文類聚》引《吕氏春秋》。《淮南子》尤多引申，有云"千年之松，下有茯苓，上有兔絲"，又云"兔絲無根而生，茯苓抽，兔絲死"。至於《抱朴子》的描述則更加形象："如兔絲之草，下有伏兔之根，無此兔在下，則絲不得生於上，然實不屬也。"又："兔絲初生之根，其形似兔，掘取，剖其血以和丹，服之立變化，任意所作。"（均見《藝文類聚》卷八一所引，與今傳本文字略有不同。）按菟絲爲旋花科 *Cuscuta chinensis*，該植物爲寄生纏繞性草本，無根亦無葉緑素，靠著絲狀莖上的吸器從宿主植物吸收養分，但菟絲主要寄生在豆科植物上，完全無關於生長松科植物根下的茯苓。古人注意到菟絲無根，但卻誤認茯苓爲其根。按，生有茯苓的松樹基部地面上往往有白色菌絲，早晨松樹上也可見有從地面纏繫到樹幹上的毛狀長絲，或是周圍泥土長出一層淡白色雲霧狀的菌絲，這其實是茯苓的菌絲體，這些情況至今仍是藥農尋找野生茯苓的標誌。古人其實也注意到這種現象，《史記·龜策列傳》褚先生曰："所謂伏靈者，在兔絲之下，狀似飛鳥之形。新雨已，天清静無風，以夜捎兔絲去之，即以籌燭此地，燭之火滅，即記其處，以新布四丈環置之，明即掘取之。入四尺至七尺得矣，過七尺不可得。伏靈者，千歲松根也，食之不死。”按其所述之“兔絲”，仍是指菌絲體，而非指菟絲植物。

茯苓《本草經》别名“茯菟”，大約是取“其形似兔”之意，所謂“兔絲”，當是指“茯菟”上的遊絲，即前述菌絲體。由於大多數古代作者没有實地觀察經驗，他們想當然地把此“兔絲”理解爲“施於松上”的“女蘿”，即松蘿科植物松蘿 *Usnea diffracta*。《詩經·頍弁》“蔦與女蘿”，《毛傳》：“女蘿、菟絲，松蘿也。”《爾雅·釋草》云：“唐蒙，女蘿。女蘿，兔絲。”“唐蒙”即《詩經·鄘風·桑中》“爰採唐矣”之“唐”，論植物即旋花科菟絲子 *Cuscuta chinensis*，《名醫别録》亦言：“菟絲子一名唐蒙。”松蘿、菟絲雖宿主不同，但都是寄生植物，故詩人比興往往混爲一談，如《古詩十九首》有句“與君爲新婚，菟絲附女蘿”。

由此一來，本指茯苓菌絲體的“兔絲”，先誤爲松蘿科的女蘿菟絲，再轉義爲旋花科唐蒙菟絲，遂有“下有茯苓，上有菟絲”之説。但對此古人早有提出懷疑者，如菟絲子條陶弘景注：“舊言下有茯苓，上生菟絲，今不必爾。”《本草圖經》云：“今人未見其如此者。”《本草衍義》也説：“其上有兔絲下有茯苓之説，甚爲輕信。”至《本草綱目》乃有正確結論，李時珍云：“下有茯苓，則上有靈氣如絲之狀，山人亦時見之，非兔絲子之兔絲也。注《淮南子》者以兔絲子及女蘿爲説，誤矣。茯苓有大如斗者，有堅如石者，絶勝，其輕虚者不佳，蓋年淺未堅故爾。劉宋王微《茯苓贊》云：'皓苓下居，彤絲上薈。中狀雞鳧，其容龜蔡。神侔少司，保延幼艾。終志不移，柔紅可佩。'觀此彤絲，即兔絲之證也。"

注　釋

〔一〕伏苓：《證類本草》寫作"茯苓"，《説文》"絥，車絥也"，或從艸作"茯"，二孫因改作"伏"。《新修本草》寫本亦作"伏苓"，故森立之、王筠默、曹元宇輯本亦作"伏苓"。按，"苓"《説文》釋爲卷耳，亦與茯苓義無關，故《本草綱目》釋名項李時珍説："茯苓，《史記·龜策傳》作伏靈。蓋松之神靈之氣，伏結而成，故謂之伏靈、伏神也。仙經言'伏靈大如拳者，佩之令百鬼消滅'，則神靈之氣，亦可徵矣。俗作'苓'者，傳寫之訛爾。"

〔二〕驚邪恐悸：即人參、柏實條"驚悸"之繁言。

〔三〕久服安魂養神不飢延年：《本草經集注》云："俗用甚多，仙經服食，亦爲至要。云其通神而致靈，和魂而煉魄，明竅而益肌，厚腸而開心，調榮而理胃，上品仙藥也。善能斷穀不飢。"《證類本草》引《孫真人枕中記》云："茯苓久服，百日百病除，二百日夜晝不眠，二年後役使鬼神，四年後玉女來侍。"

〔四〕一名茯菟：二孫按語既云"舊作'茯'非"，此處亦應改作"伏菟"或"伏兔"；《新修本草》寫本即作"伏菟"。

〔五〕生山谷：《證類本草》引《名醫别録》"生太山山谷大松下"，《本草經集注》云："今出鬱州，彼土人乃假研松作之,形多小虚赤不佳。”

〔六〕其有抱根者名茯神:《證類本草》注爲黑字《名醫别録》文。按,《太平御覽》卷九八九引《本草經》,與《證類本草》作“一名茯菟”不同,作“一名茯神”。故《本草經考注》疑此句亦是《本草經》文混入黑字《名醫别録》者。陶弘景注:“其有銜松根對度者爲茯神,是其次茯苓後結一塊也。仙方惟云茯苓而無茯神,爲療既同,用之亦應無嫌。”

099 榆皮〔一〕 **味甘,平。主大小便不通,利水道,除邪氣。久服輕身、不飢**〔二〕。**其實尤良**〔三〕。**一名零榆**〔四〕。**生山谷**〔五〕。

《名醫》曰:生潁川。三月采皮,取白,暴乾;八月采實。

【案】《説文》云:“榆,白枌。”“枌,榆也。”《廣雅》云:“柘榆,梗榆也。”《爾雅》云“榆,白枌”,郭璞云:“枌榆,先生葉,卻著莢,皮色白。”又“藲荎”,郭璞云:“今云刺榆。”《毛詩》云“東門之枌”,《傳》云:“枌,白榆也。”又“山有樞”,《傳》云:“樞,荎也。”陸璣云:“其鍼刺如柘,其葉如榆,瀹爲茹,美滑如白榆之類。有十種,葉皆相似,皮及木理異矣。”

箋　疏

榆是榆科榆屬(*Ulmus*)多種植物的泛稱,一般將 *Ul-*

mus pumila 訂名爲榆樹，此即《爾雅·釋木》"榆，白枌"，郭璞注"枌榆先生葉，卻著莢，皮色白"者。陶弘景説"初生莢人以作糜羹，令人多睡，嵇公所謂榆令人瞑也"，《博物志》言"啖榆則眠不欲覺"，嵇康《養生論》因此説："豆令人重，榆令人瞑，合歡蠲忿，萱草忘憂，愚智所共知也。"

榆樹的嫩葉、榆錢、幹皮、根皮自古便是窮苦人救渡荒年常食之品，故《本草圖經》説："榆皮，荒歲農人食之以當糧，不損人。"《本草綱目》非常不同意《本草經》"久服輕身不飢"的神仙功效，在發明項批評説："榆皮、榆葉，性皆滑利下降，手足太陽、手陽明經藥也。故人小便不通，五淋腫滿，喘嗽不眠，經脈胎産諸證宜之。本草十劑云'滑可去著，冬葵子、榆白皮之屬'，蓋亦取其利竅滲濕熱，消留著有形之物爾，氣盛而壅者宜之。若胃寒而虚者，久服滲利，恐泄真氣，《本經》所謂久服輕身不饑，蘇頌所謂榆粉多食不損人者，恐非確論也。"

注　釋

〔一〕榆皮：《本草經集注》説："此即今榆樹，剥取皮，刮除上赤皮，亦可臨時用之。"據《名醫別録》"三月采皮，取白"，即剥取韌皮部入藥，故亦稱榆白皮。

〔二〕久服輕身不飢：《本草經集注》云："斷穀乃屑其皮並檀皮服之，即令人不飢。"

〔三〕其實尤良：榆的果實稱榆莢，亦稱榆錢。《本草拾遺》云："榆莢主婦人帶下，和牛肉作羹食之。四月收實作醬，似蕪荑殺蟲，以陳者良。嫩葉作羹食之，壓丹石，消水腫。"《名醫别録》謂"八月采實",《新修本草》批評説:"榆三月實熟,尋即落矣。今稱八月採實,恐本經誤也。"

〔四〕一名零榆:《本草綱目》釋名項引《字説》云:"其莢飄零,故曰零榆。"

〔五〕生山谷:《證類本草》引《名醫别録》"生潁川山谷"。

100 酸棗〔一〕 味酸,平。主心腹寒熱,邪結氣聚,四肢酸疼,濕痹。久服安五藏,輕身、延年。生川澤〔二〕。

《名醫》曰:生河東。八月采實〔三〕,陰乾,四十日成。

【案】《説文》云:"樲,酸棗也。"《爾雅》云"樲,酸棗",郭璞云:"樹小實酢。"①《孟子》云"養其棘",趙岐云:"棘,小棘,所謂酸棗是也。"

箋 疏

《爾雅·釋木》"樲,酸棗",郭璞注:"樹小實酢,《孟子》曰'養其樲棗'。"《本草經》有酸棗,下品又有白棘一名棘針,後世注釋者對棗與酸棗,酸棗與白棘的關係頗爲糾結。按,酸棗即《新修本草》所説:"樹大如大棗,實無常形,但大棗中味酸者是。"實爲鼠李科棗的變種 *Ziziphus jujuba* var. *spinosa*,較棗樹略矮小,多爲灌木狀,小枝成之字形,其托葉刺有直伸和彎曲兩種,核果較小,近球形或短矩圓形。酸棗與白棘的關係,當以《本草衍義》所説較爲準

① 樹小實酢:底本作"味小實酢",據《爾雅》改。《周氏醫學叢書》光緒本、《周氏醫學叢書》宣統本、《四部備要》本皆誤改爲"實小味酢"。

確,即“小則爲棘,大則爲酸棗”。

二孫按語引《孟子·告子上》“養其棘”,郭璞注《爾雅》則引作“養其樲棗”。《本草圖經》云:“《爾雅》辨棗之種類曰:‘實小而酸,曰樲棗。’《孟子》曰‘養其樲棗’,趙岐注:‘所謂酸棗是也。’”可證今本《孟子》誤“棗”爲“棘”。

注　釋

〔一〕酸棗:《新修本草》云:“此即樲棗實也,樹大如大棗,實無常形,但大棗中味酸者是。”《本草拾遺》引嵩陽子則説:“余家於滑臺,今酸棗縣即滑之屬邑也,其地名酸棗焉。其樹高數丈,徑圍一二尺,木理極細,堅而且重,其樹皮亦細文似蛇鱗。其棗圓小而味酸,其核微圓,其人稍長,色赤如丹。此醫之所重,居人不易得,今市之賣者,皆棘子爲之。”後説認爲酸棗是酸棗縣産出之特别物種,然從植物學角度考察,所説爲非。

〔二〕生川澤:《證類本草》引《名醫别録》“生河東川澤”,《本草經集注》云:“今出東山間,云即是山棗樹。”

〔三〕八月采實:酸棗今以除去果肉和核殼的成熟種子入藥,稱“酸棗仁”,唐以前則用果實,故《新修本草》説:“本經惟用實,療不得眠,不言用人;今方用其人,補中益氣。”

101 蘗木〔一〕　**味苦,寒。主五藏腸胃中結熱**〔二〕**,黄疸,腸痔**〔三〕**,止洩利,女子漏下赤白,陰陽蝕創**〔四〕**。一名檀桓**〔五〕**。生山谷**〔六〕**。**

《名醫》曰:生漢中及永昌。

【案】《説文》云："檗，黄木也。"蘖木也，司馬相如賦有"糵"，張揖云："檗，木可染者。"顏師古云："糵，黄薜也。"

箋　疏

檗木色黄，故稱黄檗，今則寫作黄柏。《説文》"檗，黄木也"，徐鍇云："黄木，即今藥家用黄檗也。"二孫按語引司馬相如賦有"糵"云云，所指當是《子虚賦》"桂椒木蘭，檗離朱楊"句中的"檗"，《文選》李善注引張揖云："檗，皮可染者。"以及《漢書·司馬相如列傳》同句顏師古注："檗，黄檗也。"至於按語作"糵"，恐是誤字。按，"糵"在《説文》中是"櫱"的或體，意思是"伐木餘也"，即樹木砍伐後再生出來的枝芽，楷書以"蘖"爲正寫，音 niè。在《類篇》中"蘖"亦音 bò，釋爲黄木，其實是"蘗"字的訛寫。

儘管《説文》未收"蘗"字，但東漢確用此字來指代檗木藥材，《考工記》鄭玄引鄭司農云："薜，讀爲藥黄蘗之蘗。"段玉裁的解釋頗有道理："黄木者，《本艸經》之檗木也，一名檀桓，俗加艸作蘗。"

但將檗木寫作"蘗木"，不僅是文字正俗之分，甚至可能直接涉及本品的名實。檗木古來皆用爲染料，即張揖所言"檗皮可染者"。曾慥《類説》卷四七雌黄條云："古人寫書皆用黄紙，以檗染之，所以辟蠹，故曰黄卷。"其原植物爲芸香科黄皮樹 *Phellodendron chinense*，樹皮中含有可以染黄的小檗鹼。但黄皮樹爲高大喬木，可達 15—20 米，很難想像作爲喬木的"檗木"字，在既有形符"木"的基礎上，還會被加上“艸”頭,寫成“蘗木”。這種可能性確實不大,如果東漢確用“蘗”來指代檗木,其原植物則可能包含有同樣含有小檗鹼的小檗科小檗屬(*Berberis*)植物在内,因爲後者一般爲1—3米的小灌木,“檗”字加“艸”作“蘗”,方具有合理性。

兩種“檗木”混淆的情況在陶弘景時代仍然存在,《本草經集注》云:“其根於道家入木芝品,今人不知取服之。又有一種小樹,狀如石榴,其皮黄而苦,俗呼爲子蘗,亦主口瘡。又一種小樹,多刺,皮亦黄,亦主口瘡。”陶弘景提到“道家入木芝品”的那種檗木,亦見《抱朴子内篇·仙藥》:“千歲黄蘗木下根,有如三斛器,去本株一二丈,以細根相連狀如縷,得末而服之,盡一枚則成地仙不死也。”這種檗木應該是芸香科黄檗屬(*Phellodendron*)植物,而陶説植株低矮,如石榴樹,有刺的檗木則是小檗科小檗屬(*Berberis*)植物。

注　釋

〔一〕檗木:《證類本草》寫作“蘗木”,《廣韻》云:“檗,黄檗,俗作蘗。”《本草綱目》釋名項李時珍説:“檗木名義未詳。《本經》言檗木及根,不言檗皮,豈古時木與皮通用乎? 俗作黄柏者,省寫之謬也。”

〔二〕結熱:體内熱氣鬱結。《傷寒論》甘草瀉心湯證有“醫見心下痞,謂病不盡,復下之,其痞益甚;此非結熱,但以胃中虚,客氣上逆,故使鞕也”之論。

〔三〕腸痔:痔病之一種,《諸病源候論》卷三四“腸痔候”云:“肛邊腫核痛,發寒熱而血出者,腸痔也。”

〔四〕陰陽蝕創:《證類本草》作“陰傷蝕瘡”,《新修本草》作

"陰陽蝕瘡"。"蝕瘡(創)"又稱"陰蝕",通常指女性外生殖器瘡瘍,或外陰白斑;"陰陽蝕瘡(創)"當指男女生殖器瘡瘍。

〔五〕一名檀桓:《本草拾遺》云:"此百歲蘗之根,如天門冬,長三四尺,别在一旁以小根綴之。一名檀桓芝。"

〔六〕生山谷:《證類本草》引《名醫别録》"生漢中山谷及永昌",《本草經集注》云:"今出邵陵者,輕薄色深爲勝;出東山者,厚而色淺。"

102 乾漆〔一〕 味辛,温,無毒〔二〕。主絶傷,補中,續筋骨,填髓惱,安五藏,五緩六急〔三〕,風寒濕痹。生漆,去長蟲。久服輕身、耐老〔四〕。生川谷〔五〕。

《名醫》曰:生漢中。夏至後采,乾之。

【案】《説文》云:"桼,木汁,可以鬃物。象形。桼如水滴而下。"以漆爲漆水字。《周禮·載師》云"漆林之征",鄭元①云:"故書'漆林'爲'桼林'。杜子春云:'當爲漆林。'"

箋疏

漆樹爲漆樹科漆樹 *Toxicodendron vernicifluum*,是重要經濟植物,《史記·貨殖列傳》説"陳夏千畝漆,齊魯千畝桑麻"等,"其人皆與千户侯等"。古代多有種植,《本草圖

① 鄭元:即鄭玄,避諱作此,此後皆同。但"故書'漆林'爲'桼林'"一句,實出於鄭司農注,不詳二孫何以歸在鄭玄名下。且此句清人引述,亦有與二孫相反者,如《説文解字注》即作"故書'桼林'爲'漆林',杜子春云'當爲桼林'",仍不詳以孰爲正。

經》描述説："木高三二丈，皮白，葉似椿，花似槐，子若牛李，木心黄。六月、七月以竹筒釘入木中取之。崔豹《古今注》曰'以剛斧斫其皮開，以竹管承之，汁滴則成漆'是也。"

據《説文》"桼"是象形字，徐鍇云："六點皆象水而非水也。"段玉裁注："謂左右各三皆象汁自木出之形也。"水旁的"漆"乃是水名，《説文》云："出右扶風杜陵岐山，東入渭。一曰入洛。"漢代嚴格區分"桼""漆"二字，故按語引《周禮・地官・載師》"唯其漆林之征，二十而五"句中"漆"或"桼"字的寫法。既然如此，循輯本體例，"乾漆"似宜寫作"乾桼"。

注　釋

〔一〕乾漆：即漆之自然乾燥者。《本草圖經》云："舊云用漆桶中自然乾者，狀如蜂房，孔孔隔者。今多用筒子内乾者，以黑如瑿，堅若鐵石爲佳。"

〔二〕無毒：《證類本草》白字"無毒"，黑字爲"有毒"，即《本草經》記載乾漆無毒，《名醫别録》改爲有毒。《本草經集注》云："生漆毒烈，人以雞子和服之去蟲，猶有齧腸胃者，畏漆人乃致死；外氣亦能使身肉瘡腫，自别有療法。"

〔三〕五緩六急：古病名，似指風病肢體麻痺不仁諸症狀。如《千金要方》卷八有石南湯"治六十四種風注走入皮膚中如蟲行，腰脊强直、五緩六急、手足拘攣"等；《外臺秘要》卷一九有八風湯"療五緩六急不隨，身體不仁，下重，腹中雷鳴，失小便”。

〔四〕久服輕身耐老：《本草經集注》云：“仙方用蟹消之爲水，鍊服，長生。”《抱朴子内篇·仙藥》云：“淳漆不沾者，服之令人通神長生。”

〔五〕生川谷：《證類本草》引《名醫别録》“生漢中川谷”，《本草經集注》云：“今梁州漆最勝，益州亦有，廣州漆性急易燥。”

103 五加皮〔一〕　味辛，温。主心腹疝氣〔二〕，腹痛，益氣，療躄〔三〕，小兒不能行，疽①創、陰蝕。一名豺漆〔四〕。

《名醫》曰：一名豺②節。生漢中及冤句〔五〕。五月、十月采莖，十月采根，陰乾。

【案】《大觀本艸》引《東華真人煮石經》云：“舜常登蒼梧山，曰：厥金玉之香艸，朕用③偃息正道，此乃五加也④。魯定公母單服五加酒，以致不死。”

箋　疏

《證類本草》五加皮，《本草經集注·序録》、《新修本

---

① 疽：底本作“疸”，據《證類本草》改。《周氏醫學叢書》光緒本、《周氏醫學叢書》宣統本、《四部備要》本，黄奭輯本皆作“疸”。

② 豺：底本作“犲”，據《證類本草》改。《周氏醫學叢書》光緒本、《周氏醫學叢書》宣統本、《四部備要》本，黄奭輯本皆作“犲”。

③ 用：底本作“刑”，據《證類本草》改。《周氏醫學叢書》光緒本、《四部備要》本亦作“用”。

④ 此乃五加也：劉甲本《大觀本草》無“乃”字，上句末“正道”二字當下屬，應作：“舜常登蒼梧山，曰‘厥金玉之香草，朕用偃息’，正道此五加也。”

草》寫本、《醫心方》、《本草和名》皆無“皮”字，證以《名醫别録》“五月七月採莖，十月採根”，《本草經集注》“煮根莖釀酒，主益人”，均不專言用皮，故知“皮”字是宋人所添。至於《本草經集注·序録》《新修本草》作“五茄”，則是俗寫，不足爲據者。

五加大致都是五加科五加屬植物，《名醫别録》强調“五葉者良”，《蜀本草·圖經》所言“樹生小叢，赤蔓，莖間有刺，五葉生枝端，根若荆根，皮黄黑，肉白骨硬”，當即今用之細柱五加 *Acanthopanax gracilistylus* 之類。

注 釋

〔一〕五加皮：《本草綱目》釋名云：“此藥以五葉交加者良，故名五加。”

〔二〕心腹疝氣：心腹氣痛。《説文》“疝，腹痛”，段玉裁注：“《釋名》曰：心痛曰疝。疝，詵也。氣詵詵然上而痛也。陰腫曰隤，氣下隤也。又曰：疝亦言詵也，詵詵引小腹急痛也。”

〔三〕躄：足跛不能行。《黄帝内經素問·痿論》云：“肺熱葉焦，則皮毛虚弱急薄，著則生痿躄也。”王冰注：“躄，謂攣躄，足不得伸以行也。”

〔四〕一名豺漆：《證類本草》寫作“犲漆”，二孫改用《説文》正寫。《本草綱目》釋名項云：“本草豺漆、豺節之名，不知取何義也。”又，《三國志·華佗傳》“漆葉青黏散”之漆葉，醫家本草皆以漆樹之葉當之，《冷廬醫話》則據《本草經》五加一名豺漆，疑爲五加葉，可備一説。

〔五〕生漢中及冤句：本條産地《證類本草》引《名醫别録》即作"生漢中及冤句"，缺"山谷""川澤"字樣，檢《新修本草》寫本亦如此，則唐代已付闕如，無從彌補矣。《本草經集注》云："今近道處處有，東間彌多。"

104 蔓荆實〔一〕 味苦，微寒。主筋骨間寒熱，濕[①]痺，拘攣，明目，堅齒，利九竅，去白蟲〔二〕。久服輕身、耐老〔三〕。小荆實亦等〔四〕。生山谷〔五〕。

《名醫》曰：生河間、南陽、冤句，或平壽都鄉高岸上及田野中。八月、九月采實，陰乾。

【案】《廣雅》云："牡荆，蔓荆也。"《廣志》云："楚，荆也。牡荆，蔓荆也。"據牡、曼聲相近，故《本經》于蔓荆不載所出州土，以其見牡荆也。今或别爲二條，非。

箋 疏

按照段玉裁的意見，《説文》"荆"與"楚"爲轉注。《廣雅·釋木》云："楚，荆也。"荆的種類亦多，儘管《廣雅》言"牡荆，曼荆也"，本草則分作兩條。蔓荆實載《本草經》，牡荆實則載《名醫别録》。二孫對此不以爲然，懷疑蔓荆、牡荆本是一條，後析分爲兩條者，其重要理由是"《本經》於蔓荆不載所出州土，以其見牡荆也"。今檢《證類本草》，蔓荆實條止於"小荆實亦等"，其後無産地信息；牡荆

① 濕：底本缺，據《證類本草》補。

實則記有“生河間、南陽、冤句山谷,或平壽都鄉高岸上及田野中”。故二孫輯本將“生山谷”取入蔓荆實的《本草經》文,把“生河間、南陽、冤句,或平壽都鄉高岸上及田野中”,以及其後的“八月、九月採實,陰乾”云云,一起作爲蔓荆實條的“《名醫》曰”。

據《本草圖經》云“蔓荆實舊不載所出州土”,乃知在《證類本草》之前,蔓荆實條已無産地信息;但檢《新修本草》卷一二寫本,“小荆實亦等”句之後尚有“生益州”字樣;不僅如此,蔓荆實、牡荆實條後各有獨立的陶弘景注釋,從《本草經集注》體例來看,也不可能是由一條析分者;故二孫的意見顯然不能成立。

涉及蔓荆、牡荆的名實,陶弘景表示“莫詳虛實”,《蜀本草》批評他“既惟不别蔓荆,亦不知牡荆爾”,通常以《新修本草》的意見爲準。關於牡荆,《新修本草》説:“此即作棰杖荆是也。實細,黄色,莖勁作樹,不爲蔓生,故稱之爲牡,非無實之謂也。”《本草綱目》集解項李時珍説:“牡荆處處山野多有,樵采爲薪。年久不樵者,其樹大如碗也。其木心方,其枝對生,一枝五葉或七葉。葉如榆葉,長而尖,有鋸齒。五月杪間開花成穗,紅紫色。其子大如胡荽子,而有白膜皮裹之。蘇頌云葉似蓖麻者,誤矣。有青、赤二種:青者爲荆,赤者爲楛。嫩條皆可爲筥囤。古者貧婦以荆爲釵,即此二木也。”按此意見,這種枝幹粗大的牡荆爲馬鞭草科植物黄荆 *Vitex negundo*,灌木或小喬木,小枝方形,葉對生,掌狀五出複葉,小葉邊緣有鋸齒,圓錐花序頂生及側生。至於蔓荆,《新修本草》説:"蔓荆苗蔓生,故名蔓荆。生水濱,葉似杏葉而細,莖長丈餘,花紅白色。"按其所言,則是與牡荆同屬的植物蔓荆 *Vitex trifolia*,及其變種單葉蔓荆 *Vitex trifolia* var. *simplicifolia* 之類。

二孫按語引《廣志》云云,實出自《太平御覽》卷九五九引《廣雅》,與今本《廣雅》亦合。《太平御覽》引《廣雅》後,即引《廣志》曰:"赤莖大實者名曰牡荆,又有山荆。"此屬二孫誤看《太平御覽》致誤。

注　釋

〔一〕蔓荆實:《新修本草》云:"蔓荆苗蔓生,故名蔓荆。"

〔二〕白蟲:寄生蟲之一,《諸病源候論》卷一八"九蟲候"謂"三曰白蟲,長一寸",故又稱"寸白蟲",同卷寸白蟲候云:"寸白者,九蟲内之一蟲也,長一寸而色白,形小褊,因府藏虚弱而能發動。"

〔三〕久服輕身耐老:神仙家關於服食蔓荆的記載甚少,提到更多的是牡荆,如陶弘景謂"仙方用牡荆,云能通神見鬼,非惟其實,乃枝葉並好",但牡荆實條則没有久服功效,不詳何以如此。

〔四〕小荆實亦等:意即小荆實的功效與蔓荆實等同。據《本草經集注》云:"小荆即應是牡荆。牡荆子大於蔓荆子,而反呼爲小荆,恐或以樹形爲言,復不知蔓荆樹若高大爾。"

〔五〕生山谷:《證類本草》蔓荆實條缺産地信息,《新修本草》寫本尚存"生益州"三字,其後無"山谷""川澤"字樣,此或是《本草經集注》流傳過程中缺佚。二孫誤以蔓荆實、牡荆實爲一條，故移牡荆實《名醫别録》"生河間、南陽、冤句山谷"，截取"生山谷"在此。森立之、王筠默輯本或受二孫影響，亦取"生山谷"爲《本草經》文。按，本條當如五加皮條處理方式，以付闕爲宜。

105 辛夷〔一〗 **味辛，温。主五藏身體寒熱**①**，風頭，腦痛，面皯。久服下氣，輕身，明目，增年、耐老。一名辛矧**〔二〗，《御覽》作"引"。**一名侯桃**〔三〗**，一名房木**〔四〗**。生川谷**〔五〗。

《名醫》曰：九月采實〔六〕，暴乾。

【案】《漢書·揚雄賦》云"列新雉於林薄"，師古云："新雉，即辛夷耳。爲樹甚大，其木枝葉皆芳，一名新矧。"《史記·司馬相如傳》"雜以流夷"，注："《漢書音義》曰：流夷，新夷也。"陶宏景云："小時氣辛香，即《離騷》所呼辛夷者。"陳藏器云："初發如筆，北人呼爲木筆。其花最早，南人呼爲迎春。"按，唐人名爲玉蕊，又曰玉蘭。

箋 疏

《九歌》"乘赤豹兮從文狸，辛夷車兮結桂旗"，注："辛夷，香草也。言山鬼出入乘赤豹從神狸，結桂與辛夷以爲車旗，言其香潔也。"《本草經》一名辛矧、一名侯桃、一名

---

① 熱：底本缺，據《證類本草》補。

房木，陶弘景注："今出丹陽近道，形如桃子，小時氣辛香，即《離騷》所呼辛夷者。"

一般而言，辛夷泛指木蘭科木蘭屬（*Magnolia*）多種植物，但在唐宋詩歌中的尤其指花冠爲紅色或紅紫色的物種。如王維《辛夷塢》説"木末芙蓉花，山中發紅萼"，白居易《題靈隱寺紅辛夷花戲酬光上人》説"紫粉筆含尖火焰，紅胭脂染小蓮花"，皮日休《揚州看辛夷花》説"應爲當時天女服，至今猶未放全紅"，陸游《東園小飲》説"高枝濯濯辛夷紫，密葉深深躑躅紅"。但也包括白花者，白居易《代春贈》説"山吐晴嵐水放光，辛夷花白柳梢黄"，王安石《讀書堂》説"辛夷花發白如雪，萬國春風慶曆時"。

從本草記載來看，宋代特别强調以紫色者入藥，如《本草圖經》云："木高數丈，葉似柿而長。正月二月生花，似著毛小桃子，色白帶紫，花落無子，至夏復開花，初出如筆，故北人呼爲木筆花。"《本草衍義》更説："有紅、紫二本，一本如桃花色者，一本紫者，今入藥當用紫色者。"所指代的物種可能是紫玉蘭 *Magnolia liliiflora*、望春玉蘭 *Magnolia biondii*、武當木蘭 *Magnolia sprengeri* 之類。正因爲此，晚近乃以這類花冠帶紫色者爲"辛夷"。

二孫按語提到"唐人名爲玉蕊，又曰玉蘭"。其"玉蕊"，以長安唐昌觀最有名，詩人贊詠亦多，如武元衡"琪樹芊芊玉蕊新，洞宫長閉彩霞春"，劉禹錫"玉女來看玉蕊花，異香先引七香車"等，所指代的物種説法不一，或認爲是山礬科白檀 *Symplocos paniculata*，或認爲是忍冬科聚八仙 *Vi-*

burnum macrocephalum，但幾乎可以肯定不是木蘭科木蘭屬植物，畢竟辛夷之類作爲園林植物唐以前已經有悠久歷史，與唐昌觀玉蕊花所顯示的“珍稀物種”身份不符。所言“玉蘭”則是辛夷一類，既然言“玉”，應該主要指花冠白色的物種，如同屬之玉蘭 *Magnolia denudata*。

有意思的是，明代藥用的辛夷，也開始包括白色的玉蘭在内。如《本草品匯精要》所繪的辛夷，則完全是白花。《本草綱目》集解項李時珍也説：“辛夷花初出枝頭，苞長半寸，而尖鋭儼如筆頭，重重有青黄茸毛順鋪，長半分許。及開則似蓮花而小如盞，紫苞紅焰，作蓮及蘭花香。亦有白色者，人呼爲玉蘭。又有千葉者。諸家言苞似小桃者，比類欠當。”言下之意，白花、紫花皆可以作辛夷藥用。

注 釋

〔一〕辛夷：《本草綱目》釋名項李時珍説：“夷者荑也，其苞初生如荑而味辛也。”

〔二〕一名辛矧：《甘泉賦》“列新雉于林薄”，服虔注：“新雉，香草也。雉、夷聲相近。”顔師古注：“新雉，即辛夷耳。爲樹甚大，其木枝葉皆芳，一名新矧。”《本草綱目》因取“辛雉”爲《本草經》别名，認爲：“今本草作辛矧，傳寫之誤矣。”

〔三〕一名侯桃：《本草經考注》認爲即言“猴桃”，以其“未發花時如小桃子有毛”，所謂“猴桃者，似桃而非之稱，牛李、豬椒之例耳”。所見甚是。

〔四〕一名房木：《本草經考注》云：“此物秋後每枝頭皆成房

結實，故名房木也。”

〔五〕生川谷：《證類本草》引《名醫别録》“生漢中川谷”，《本草經集注》云：“今出丹陽近道。”本條“《名醫》曰”脱漏“生漢中”字樣，循例應補足。

〔六〕九月采實：辛夷以未開的花蕾入藥，故《名醫别録》亦言，用之需“去心及外毛，毛射入肺，令人欬”，此云“采實”，恐有誤。《新修本草》云：“此是樹，花未開時收之，正月二月好採，今見用者是。其九月採實者，恐誤。”

106 桑上寄生〔一〕 **味苦，平。主腰痛，小兒背强**〔二〕**，癰腫，安胎，充肌膚，堅髪齒**〔三〕**，長鬚眉。其實，明目、輕身、通神。一名寄屑**〔四〕**，一名寓木**〔五〕**，一名宛童。生川谷**〔六〕。

《名醫》曰：一名蔦。生宏農桑樹上。三月三日采莖，陰乾。

【案】《説文》云：“蔦，寄生也。《詩》曰‘蔦與女蘿’。或作樢。”《廣雅》云：“宛童，寄生，樢也。”又，“寄屏，寄生也”。《中山經》云“龍山上多寓木”，郭璞云：“寄生也。”《爾雅》云“寓木，宛童”，郭璞云：“寄生樹，一名蔦。”《毛詩》云“蔦與女蘿”，《傳》云：“蔦，寄生也。”陸璣云：“蔦，一名寄生，葉似當盧，子如覆盆子，赤黑甜美。”

箋疏

張衡《思玄賦》云“桑末寄夫根生兮，卉既凋而已毓”，這是對寄生植物生態的準確刻畫。寄生的雅名爲"蔦",據《説文》"從艸鳥聲",爲形聲字,《蜀本草》説:"諸樹多有寄生,莖葉並相似,云是烏鳥食一物,子、糞落樹上,感氣而生。"其右文"鳥"或許因此而來。

諸家本草對桑上寄生的意見並不一致,但所指稱者爲桑寄生科的植物無疑。桑寄生科植物種類極多,中國分佈有11個屬66個種及10餘個變種,較難準確指認品種。桑寄生科下分桑寄生亞科與槲寄生亞科,《通志·昆蟲草木略》卷七六云:"寄生生於木上,有兩種:一種大者,葉如石榴;一種小者,葉如麻黄。其實皆相似。云是烏糞感木而生。"葉大者爲桑寄生類,小葉者爲槲寄生類。不過古人的立場與今天不太一樣,除了植株的分類學特性外,更多的文獻强調寄生植物的宿主,大都以桑樹上的寄生爲正品,此如《本草衍義》所説:"古人當日惟取桑上者,實假其氣耳。"李時珍亦云:"人言川蜀桑多,時有生者,他處鮮得。須自采或連桑采者乃可用。世俗多以雜樹上者充之,氣性不同,恐反有害也。"如此看來,似乎還是應該以桑樹爲寄主的桑寄生亞科的品種爲正。

注 釋

〔一〕桑上寄生:《本草經集注》云:"桑上者名桑上寄生爾,詩人云'施於松上'。"後世多省稱爲"桑寄生"。《本草綱目》釋名云:"此物寄寓他木而生,如鳥立於上,故曰寄生、寓木、蔦木。"

〔二〕小兒背强:"强"讀若"絳",僵硬狀。《本草經考注》云:

“小兒背强者,謂痓也。小兒癇症甚者,以背反張爲驗也。下品衣魚下云‘小兒中風項强’,與此相類。”

〔三〕堅髮齒:謂堅固牙齒頭髮不脱落也。《本草經集注·序録》諸病通用藥“髮秃落”下有桑上寄生。

〔四〕一名寄屑:《廣雅·釋草》云:“寄屑,寄生也。”

〔五〕一名寓木:《爾雅·釋木》“寓木,宛童”,郭璞注:“寄生樹,一名蔦。”按,《説文》“寓,寄也”,故寓木即是寄生樹之意。

〔六〕生川谷:《證類本草》引《名醫别録》“生弘農川谷桑樹上”,《本草經集注》云:“今處處皆有,以出彭城爲勝。”

107 杜仲〔一〕　味辛,平。主要脊痛〔二〕,補中,益精氣,堅筋骨,强志,除陰下痒濕〔三〕,小便餘瀝〔四〕。久服輕身、耐老。一名思僊〔五〕。生山谷〔六〕。

《吴普》曰:杜仲,一名木緜,一名思仲。《御覽》。

《名醫》曰:一名思仲,一名木緜〔七〕。生上虞及上黨、漢中。二月、五月、六月、九月采皮。

【案】《廣雅》云:“杜仲,曼榆也。”《博物志》云:“杜仲皮中有緜,折之則見。”

箋疏

《廣雅·釋草》“杜仲,曼榆也”,王念孫《疏證》説:“‘綿’與‘曼’古同聲,故杜仲謂之檰,或謂之木綿,或謂之曼榆也。”《名醫别録》記其别名木綿,《玉篇》合寫作“檰”,則是因爲枝葉内含有橡膠,折斷拉開可見多數細絲的緣故，此如《古今注》説："杜仲，皮中有絲，折之則見。"結合《蜀本草·圖經》的描述："樹高數丈，葉似辛夷。折其皮多白綿者好。"由此確定其原植物爲杜仲科杜仲 *Eucommia ulmoides*。

注　釋

〔一〕杜仲：《本草綱目》釋名項李時珍説："昔有杜仲服此得道，因以名之。"此或因思仙、思仲的别名附會而來，未見文獻出處，聊備一説。

〔二〕要脊痛：《證類本草》作"腰脊痛"。《藥性論》謂杜仲"能治腎冷臀腰痛也"。按，"臀"專指腰痛，《廣韻》："臀，腰忽痛也。"《諸病源候論》云："臀腰者，謂卒然傷損於腰而致痛也。"

〔三〕陰下痒濕：五加皮條《名醫别録》云："（主）男子陰痿，囊下濕，小便餘瀝；女人陰痒及腰脊痛。"此言"陰下痒濕"即包括男子囊下濕及女子陰痒在内。

〔四〕小便餘瀝：小便點滴不盡。《諸病源候論》卷四"虚勞小便餘瀝候"云："腎主水，勞傷之人，腎氣虚弱，不能藏水，胞内虚冷，故小便後水液不止，而有餘瀝。尺脈緩細者，小便餘瀝也。"

〔五〕一名思僊：《本草經考注》云："此物補中益精，堅筋强志之效最著，故名曰思仙，言肢體清虚，使人有欲仙之思。"

〔六〕生山谷：《證類本草》引《名醫别録》"生上虞山谷及上黨、漢中"，《本草經集注》云："上虞在豫州，虞、虢之虞，非會稽上虞縣也。今用出建平、宜都者。"

〔七〕一名木緜:《證類本草》寫作"木綿"。《本草綱目》釋名云:"其皮中有銀絲如綿,故曰木綿。"

108 女貞實〔一〕 味苦,平。主補中,安五藏,養精神,除百疾〔二〕。久服肥健,輕身、不老〔三〕。生川①谷〔四〕。

《名醫》曰:生武陵。立冬采。

【案】《説文》云:"楨,剛木也。"《東山經》云:太山上多楨木。郭璞云:"女楨也,葉冬不凋。"《毛詩》云"南山有杞",陸璣云:"木杞,其樹如樗。陳藏器作"栗"。一名狗骨,理白滑,其子爲木虻子,可合藥。"司馬相如賦有女貞,師古曰:"女貞樹冬夏常青,未嘗凋落,若有節操,故以名爲焉。"陳藏器云:"冬青也。"

箋疏

《山海經·東山經》"又東二百里曰太山,上多金玉、楨木",郭璞注:"女楨也,葉冬不凋。"《漢書》引司馬相如《子虚賦》"豫章女貞",顔師古注:"女貞樹冬夏常青,未嘗凋落,若有節操,故以名焉。"《本草圖經》描述説:"其葉似枸骨及冬青,木極茂盛,陵冬不凋,花細青白色。九月而實成,似牛李子。立冬採實,暴乾。"結合所繪女貞實圖例,所指代的應該就是木犀科植物女貞 *Ligustrum lucidum*,或同屬近緣植物。

---

① 川:底本作"山",據《證類本草》改。

二孫按語引《毛詩》"南山有杞"陸璣《詩疏》云云,乃整合《經典釋文·毛詩音義》"有杞"條引《草木疏》"其樹如樗,一名狗骨",與《證類本草》陳藏器引《詩義疏》"木杞,其樹似栗,一名枸骨,理白滑,其子爲木虻子,可合藥"而成。兩條材料都取自唐代文獻,可信度較高。

檢丁晏校正之《毛詩草木鳥獸蟲魚疏》無"南山有杞"條,而將"其樹如樗"四字補在"集于苞杞"條,注釋中提到"'南山有杞'《釋文》又引'一名狗骨'四字"。另在"南山有枸"條注釋説:"《詩釋文》引'其樹如樗,一名狗骨'。"這樣處理顯然不當,而且影響《詩疏》涉及物種的判斷。按照陸璣的意思,"南山有杞"爲木杞,别名枸骨,應該也是女貞屬(*Ligustrum*)植物;"集于苞杞"爲枸杞,别名地骨,爲茄科枸杞 *Lycium chinense*。

再看"南山有枸"條,丁晏校正本云:"枸樹,山木,其狀如櫨,一名枸骨。高大如白楊,所在山中皆有。理白可爲函板。枝柯不直,子著枝端,大如指,長數寸,噉之甘美如飴。八九月熟,江南特美。今官園種之,謂之木蜜。古語云'枳枸來巢',言其味甘,故飛鳥慕而巢之。本從南方來,能令酒味薄,若以爲屋柱,則一屋之酒皆薄。"從"高大如白楊"句開始,主要出自《齊民要術》卷一〇枳柜條引《義疏》,和《太平御覽》卷九七四引《詩義疏》,所指代的植物是鼠李科枳椇 *Hovenia acerba*。但"其狀如櫨,一名枸骨",以及"理白可爲函板"數句,顯然與"南山有杞"句的《詩疏》雷同。但檢女貞實條《本草圖經》云:"《詩·小雅》

云'南山有枸',陸機云'山木,其狀如櫨,一名枸骨,理白可爲函板者'是此也。"乃知原屬"南山有杞"的《詩疏》,宋代已經混入"南山有枸"條中了。《續通志》卷一七六已注意及此,認爲"坊刻《草木疏》誤合兩條爲一",所見甚是。

注 釋

〔一〕女貞實:司馬相如《子虚賦》"豫章女貞",顔師古注:"女貞樹冬夏常青,未嘗凋落,若有節操,故以名焉。"《本草綱目》釋名項李時珍説:"此木淩冬青翠,有貞守之操,故以貞女狀之。《琴操》載魯有處女見女貞木而作歌者,即此也。蘇彦《(女貞)頌序》云:'女貞之木,一名冬青。負霜葱翠,振柯淩風。故清士欽其質,而貞女慕其名。'是矣。"

〔二〕百疾:與百病同,泛指各種疾病。《本草經》藕實莖、女菀條亦言"除百疾"。《黄帝内經靈樞·五變》云:"余聞百疾之始期也,必生於風雨寒暑,循毫毛而入腠理。"

〔三〕久服肥健輕身不老:《本草經集注》云:"仙經亦服食之。"

〔四〕生川谷:《證類本草》引《名醫别録》"生武陵川谷"。

109 木蘭〔一〕 味苦,寒。主身大熱在皮膚中,去面熱、赤皰、酒皶〔二〕,惡風,瘨疾〔三〕,陰下痒濕,明耳目。一名林蘭〔四〕。生川谷〔五〕。

《名醫》曰:一名杜蘭〔六〕。皮似桂而香。生零陵及太山。十二月采皮,陰乾。

【案】《廣雅》云："木欄，桂欄也。"劉逵注《蜀都賦》云："木蘭，大樹也，葉似長生，冬夏榮，常以冬華。其實如小柿，甘美。南人以爲梅，其皮可食。"顏師古注《漢書》云："皮似椒而香，可作面膏藥。"

箋　疏

《離騷》中多次以木蘭起興，著名的句子如"朝飲木蘭之墜露兮，夕餐秋菊之落英""朝搴阰之木蘭兮，夕攬洲之宿莽"。王逸注："木蘭去皮不死，宿莽遇冬不枯。"木蘭也是重要的建材，《三輔黄圖》謂阿房宫前殿以木蘭爲梁，磁石爲門。司馬相如《長門賦》云："刻木蘭以爲榱兮，飾文杏以爲梁。"李善注曰："木蘭，似桂木。"《述異記》云："木蘭川在潯陽江中，多木蘭樹。昔吴王闔閭植木蘭於此，用構宫殿也。七里洲中有魯班刻木蘭爲舟，舟至今在洲中，詩家云木蘭舟出於此。"本草家描述中，大多提到木蘭與桂相似，《名醫别録》謂"皮似桂而香"，尤其《本草圖經》説"木高數丈，葉似菌桂葉，亦有三道縱文，皮如板桂，有縱横文，香味劣於桂"，結合所繪春州木蘭，推斷其原植物爲樟科天竺桂 *Cinnamomum japonicum* 之類。

唐代白居易有詠木蓮三絶句，其前小序云："木蓮樹生巴峽山谷間，巴民亦呼爲黄心樹，大者高五丈，涉冬不凋。身如青楊，有白文；葉如桂，厚大無脊；花如蓮，香色豔膩皆同，獨房蕊有異。四月初始開，自開迨謝，僅二十日。忠州西北十里有鳴玉溪，生者濃茂尤異。”詩云：“如折芙蓉栽旱地，似抛芍藥掛高枝。雲埋水隔無人識，唯有南賓太守知。”又：“紅似燕支膩如粉，傷心好物不須臾。山中風起無時節，明日重來得在無。”又：“已愁花落荒巖底，復恨根生亂石間。幾度欲移移不得，天教抛擲在深山。”白居易説的木蓮，當即木蘭科木蓮屬植物木蓮 *Manglietia fordiana* 之類，《本草綱目》以此對應前代文獻之木蘭，後漸成定論。

注　釋

〔一〕木蘭：《本草經集注》謂木蘭“狀如楠樹，皮甚薄而味辛香”，《説文》“蘭，香草也”，此當形容其香味如菊科澤蘭屬（*Eupatorium*）之蘭草，“木”則是喬木的意思。

〔二〕赤皰酒皶：《諸病源候論》卷二七“酒皶候”云：“此由飲酒，熱勢衝面，而遇風冷之氣相搏所生，故令鼻面生皶，赤皰帀帀然也。”

〔三〕瘨疾：《證類本草》作“癲疾”，二孫改字。《新修本草》作“癩疾”，森立之、尚志鈞、王筠默、曹元宇輯本從之。按，若取“癩疾”爲正，則應與前句“惡風”連讀，作“惡風癩疾”，即麻風一類疾病。

〔四〕一名林蘭：《廣雅·釋木》“木欄，桂欄也”，王念孫《疏證》引《本草經》一名林蘭，謂“林蘭，猶言木蘭也”。

〔五〕生山谷：《證類本草》引《名醫别録》“生零陵山谷及太山”，《本草經集注》云：“零陵諸處皆有，狀如楠樹，皮甚薄而味辛香；今益州有，皮厚，狀如厚朴，而氣味爲勝。”

〔六〕一名杜蘭：《廣雅疏證》引《名醫别録》“一名杜蘭，似桂而香",謂"杜"當爲"桂"字之誤。

110 蕤核〔一〕　味甘,温。主心腹邪結[①]氣,明目,目赤痛傷〔二〕,淚出。久服輕身、益氣、不飢〔三〕。生川谷〔四〕。

《吴普》曰:蕤核,一名菨。神農、雷公:甘,平,無毒。生池澤。八月采。補中,强志,明目,久服不飢。《御覽》。

《名醫》曰:生函谷及巴西。

【案】《説文》云:"桵,白桵,棫。"《爾雅》云"棫,白桵",郭璞云:"桵,小木,叢生有刺,實如耳璫,紫赤可啖。"《一切經音義》云:"本艸作蕤,今桵核是也。"

箋　疏

"蕤"是草木花下垂的樣子,或説爲草木繁盛的樣子,《本草經》蕤核涉及的物種,依《説文》正寫作"桵"或"棫",皆訓作"白桵"。《爾雅·釋木》"棫,白桵",郭璞注:"桵,小木,叢生有刺,實如耳璫,紫赤可啖。"《西京賦》"梓棫楩楓"句薛綜注:"棫,白蕤也。"可見"桵"寫作"蕤",也是淵源有自。《太平御覽》卷九九二引《吴氏本草》謂"蕤核一名菨",此字《説文》訓爲艸,與白桵無關,恐誤。

白桵的植物特徵以《本草圖經》描述最詳,其略云:"其木高五七尺,莖間有刺。葉細似枸杞而尖長,花白,

---

① 結:底本缺,據《證類本草》補。黄奭輯本有此字。

子紅紫色,附枝莖而生,類五味子。六月成熟,五月、六月採實,去核殼陰乾。"《救荒本草》蕤核樹條略同,結合兩書所繪圖例,可確定其原植物爲薔薇科蕤核 *Prinsepia uniflora*。

注 釋

〔一〕蕤核:《本草綱目》釋名項李時珍説:"《爾雅》'棫,白桵'即此也。其花實蕤蕤下垂,故謂之桵,後人作蕤。"藥用其果核,故言蕤核。但據《本草經集注》云:"今人皆合殼用爲分兩,此乃應破取人秤之。"實際應以種仁入藥,故又稱"蕤核人"或"蕤仁"。

〔二〕目赤痛傷:《新修本草》作"目痛赤傷"。《本草經集注》云:"醫方惟以療眼。"

〔三〕久服輕身益氣不飢:《本草經集注》云:"仙經以合守中丸也。"

〔四〕生川谷:《證類本草》引《名醫别録》"生函谷川谷及巴西",《本草經集注》云:"今從北方來,云出彭城間。"按,《太平御覽》引《吴氏本草》言"生池澤",若非訛誤,則别是一種水生或沼生植物,與《本草經》以來主流物種不同。

111 橘柚〔一〕 **味辛,温。主胸中瘕熱,逆氣**〔二〕**,利水穀。久服去臭、下氣,通神。一名橘皮**〔三〕**。生川谷**〔四〕**。**舊在果部,非。

《名醫》曰:生南山、江南。十月采。

【案】《説文》云:“橘,果,出江南。”“柚,條也,似橙而酢。”《爾雅》云“柚,條”,郭璞云:“似橙實酢,生江南。”《禹貢》云“厥包橘柚”,僞孔云:“大曰橘,小曰柚。”《列子·湯問篇》云:“吴楚之國有木焉,其名爲櫾,碧樹而冬生,實丹而味酸,食其皮汁,已憤厥之疾。”司馬相如賦有“橘柚”,張揖曰:“柚即橙也,似橘而大,味酢皮厚。”

箋疏

芸香科柑橘屬的果實,是古人很早就認識的水果。橘柚爲兩物,果實也很容易區别。《説文》:“橘,果,出江南。”“柚,條也,似橙而酢。”《本草經》橘柚駢聯,當是沿用舊説,如《尚書·禹貢》有“厥苞橘柚”之言,段玉裁《説文》“柚”字注云:“《(爾雅·)釋木》‘柚,條’,郭云‘似橙、實酢,生江南’。《列子》曰:‘吴楚之國有大木焉,其名爲櫾,碧樹而冬生,實丹而味酸,食其皮汁已憤厥之疾。’按,今橘橙柚三果,莫大於柚,莫酢於橙汁,而橙皮甘可食。《本草經》合橘柚爲一條,渾言之也。”

《本草經》以“橘柚”爲一條,包括芸香科柑橘屬多種植物的果實,後世本草漸漸分化爲橘、柑、橙、柚等不同種類。《本草綱目》橘條集解項李時珍説:“橘實小,其瓣味微酢,其皮薄而紅,味辛而苦。柑大於橘,其瓣味甘,其皮稍厚而黄,味辛而甘。柚大小皆如橙,其瓣味酢,其皮最厚而黄,味甘而不甚辛。如此分之,即不誤矣。按《事類合壁》云：橘樹高丈許，枝多生刺。其葉兩頭尖，緑色光面，大寸餘，長二寸許。四月著小白花，甚香。結實至冬黄熟，大者如杯，包中有瓣，瓣中有核也。"此即芸香科橘 *Citrus reticulata*，有若干栽培品種。柚條説："柚，樹、葉皆似橙。其實有大小二種：小者如柑如橙；大者如瓜如升，有圍及尺餘者，亦橙之類也。今人呼爲朱欒，形色圓正，都類柑、橙。但皮厚而粗，其味甘，其氣臭，其瓣堅而酸惡不可食，其花甚香。南人種其核，長成以接柑、橘，云甚良也。蓋橙乃橘屬，故其皮皺厚而香，味苦而辛；柚乃柑屬，故其皮粗厚而臭，味甘而辛。如此分柚與橙、橘自明矣。"此爲芸香科植物柚 *Citrus grandis*。

《證類本草》橘柚在卷二三果部上品，目録下有小字注釋説："自木部今移。"此爲《開寳本草》所作的調整，檢《新修本草》寫本，橘柚列木部上品最後一位。二孫輯本將其調整回木部，處理正確。

注 釋

〔一〕橘柚：橘柚爲兩物，段玉裁認爲："《本草經》合橘柚爲一條，渾言之也。"《本草衍義》則認爲經文訛誤，有論云："橘、柚自是兩種，故曰一名橘皮，是元無'柚'字也。豈有兩等之物，而治療無一字别者，即知'柚'字爲誤。後人不深求其意，謂'柚'字所惑，妄生分别，亦以過矣。"

〔二〕逆氣：氣逆上衝。《名醫别録》補充説："主脾不能消穀，氣衝胸中。"此即《列子·湯問》所言"食其皮汁已憤厥之疾"。

〔三〕一名橘皮：《本草經考注》云："《禹貢》連言橘柚以來，古書往往有橘柚並稱，而單指橘者。如《楚辭》'斬伐橘柚，列樹苦桃'，《蜀都賦》'家有鹽泉之井，户有橘柚之園'是也。白字橘柚亦此例，柚是帶言耳。'一名橘皮'，可以徵也。"《本草經集注》謂橘皮"以陳者爲良"，故自《食療本草》開始，即稱本品爲"陳皮"。

〔四〕生川谷：《證類本草》引《名醫别録》"生南山川谷，生江南"。

右木上品二十種，舊一十九種。考果部橘柚當入此。

112 髮髲〔一〕　味苦，温。主五癃〔二〕，關格不通〔三〕，利小便水道，療小兒癇、大人痓〔四〕。仍自還神化〔五〕。

【案】《説文》云："髮，根也。""髲，鬄也。""鬄，髲也，或作髢。"《毛詩》云"不屑髢也"，《箋》云："髢，髲也。"《儀禮》云"主婦被錫"，注云："被錫，讀爲髲鬄。古者或剔賤者、刑者之髮，以被婦人之紒爲飾，因名髲鬄焉。"李當之云是童男髮。據漢人説，髮髲當是剃刑人髮，或童男髮。《本經》不忍取人髮用之，故用剃餘也。方家至用天靈蓋，害及枯骨，卒不能治病，古人所無矣。

箋　疏

《本草經》人部有髮髲，《名醫别録》又列亂髮，陶弘景對此表示不理解，髮髲條注釋説："李（當之）云是童男髮。神化之事，未見別方。今俗中嫗母，爲小兒作雞子煎，用髮雜熬，良久得汁與兒服，去痰熱，療百病；而用髮皆取其父梳頭亂者爾。不知此髮髲審是何物，且'髲'字書記所無，或作蒜音，人今呼斑髮爲蒜髮；書家亦呼亂髮爲'鬈'，恐'髲'即舜音也。"亂髮條注釋説："此常人頭髮爾，與髮髲療體相似。"按，陶弘景説"髲字書記所無"爲誤。《説文》"髲，鬄也"，《釋名・釋首飾》云："髲，被也。髮少者得以被助其髮。鬄，鬄也，剔刑人之髮爲之也。"則"髮髲"乃是用舊的假髮。

二孫按語提到後世方家乃至以天靈蓋入藥云云，與《本草綱目》卷五二人部李時珍按語感慨相同，録出備參："《神農本草》人（物）[部]惟髮髲一種，所以别人於物也。後世方伎之士，至於骨、肉、膽、血，咸稱爲藥，甚哉不仁也。"

注 釋

〔一〕髮髲：《本草綱目》釋名項李時珍説："髮髲，乃剪髢下髮也；亂髮，乃梳櫛下髮也。按許慎《説文》云：'大人曰髡，小兒曰剃。'顧野王《玉篇》云：'髲，鬄也。鬄，髮髲也。'二説甚明。古者刑人鬄髮，婦人以之被髻，故謂之髮髲。《周禮》云王后、夫人之服，有以髮髢爲首飾者是矣。"

〔二〕五癃：《武威醫簡》云："治諸癃，石癃出石，血癃出血，膏癃出膏，泔癃出泔。此五癃皆同藥治之。"後世文獻多作“五淋”，具體説法各異，通常以石淋、氣淋、膏淋、勞淋、熱淋爲五淋，皆小便不暢的泌尿系統症狀。

〔三〕關格不通：《諸病源候論》卷一四“關格大小便不通候”云：“關格者，大小便不通也。大便不通，謂之内關；小便不通，謂之外格；二便俱不通，爲關格也。由陰陽氣不和，榮衛不通故也。陰氣大盛，陽氣不得榮之，曰内關；陽氣大盛，陰氣不得榮之，曰外格；陰陽俱盛，不得相榮，曰關格。關格則陰陽氣痞結，腹内脹滿，氣不行於大小腸，故關格而大小便不通也。”

〔四〕療小兒癇大人痓：大人小兒癲癇發作狀態。《千金要方》卷一四引徐嗣伯謂風眩“大人曰癲，小兒則爲癇，其實則一”。本書龍骨條謂龍齒主“小兒大人驚癇、癲疾”，與此同義。

〔五〕仍自還神化：《蜀本草》云：“《本經》云‘仍自還神化’，李云‘神化之事，未見别方’。按，《異苑》云‘人髮變爲鱔魚’，神化之異，應此者也。”

右人一種，舊同。

113 龍骨〔一〕 **味甘，平。主心腹鬼注**〔二〕**，精物老魅**〔三〕**，欬逆，洩利膿血，女子漏下，癥瘕堅結，小兒熱氣驚癇。齒，主小兒、大人驚癇、瘨疾、狂走，心下結氣，不能喘息，諸痓，殺精物。久服輕身，通神明，延年。生川**①**谷**〔四〕**。**

① 川：底本作“山”，據《證類本草》改。

《吴普》曰：龍骨，生晉地山谷陰大水所過處，是龍死骨也。青白者善。十二月采，或無時。龍骨[1]，畏乾漆、蜀椒、理石。龍齒，神農、李氏：大寒。治驚癇，久服輕身。《御覽》《大觀本》節文。

《名醫》曰：生晉地及太山巖水岸土穴中死龍處，采無時。

【案】《范子計然》云："龍骨生河東。"

箋　疏

《説文》云："龍，鱗蟲之長，能幽能明，能細能巨，能短能長，春分而登天，秋分而潛淵。"龍是傳説中的神奇動物，而《本草經》的龍骨則是客觀藥物。按照古代人的想法，龍骨是龍的遺蜕，故《名醫别録》説龍骨"生晉地及生太山巖水岸土穴中死龍處"。其説畢竟與神龍不死的觀念有些抵牾，所以《本草經集注》委婉解釋説："云皆是龍蜕，非實死也。"《本草衍義》則主張存而不論，謂"萬物所稟各異，造化不可盡知，莫可得而詳矣"。李時珍支持死龍的看法，《本草綱目》集解項説："竊謂龍神物也，似無自死之理。然觀蘇氏所引鬥死之龍，及《左傳》云豢龍氏醢龍以食；《述異記》云漢和帝時大雨，龍墮宫中，帝命作羹賜群臣；《博物志》云張華得龍肉鮓，言得醋則生五色等説；是龍固有自死者矣，當以《本經》爲正。"

雖然傳説紛紜，本質上龍骨主要是犀、象、鹿、羚羊等

① 骨：《太平御覽》卷九八八引《吴氏本草經》作"角"。

大型古生物骨骼、牙齒等的化石，所以各地都有發現，並不局限於本草所言晉地、太山等數處。如《史記·河渠書》説：漢武帝開龍首渠，“穿渠得龍骨”，張守節《正義》引《括地志》云：“伏龍祠在同州馮翊縣西北四十里。故老云漢時自徵穿渠引洛，得龍骨，其後立祠，因以伏龍爲名。今祠頗有靈驗也。”《太平御覽》卷九八八引《荆州記》云：“始安駭鹿山室，鑿室内輒得龍骨，下有伏滔。”又引《華陽國志》云：“蜀五城縣，其上值天門，天門龍升天不達，死墜此地，故掘取龍骨。冬夏無已。”

注釋

〔一〕龍骨：古代哺乳類動物骨骼化石。《本草經集注》云：“骨欲得脊腦作白地錦文，舐之著舌者良。齒小强，猶有齒形；角强而實；又有龍腦，肥軟，亦斷痢。云皆是龍蜕，非實死也。比來巴中數得龍胞，吾自親見，形體具存，云療産後餘疾，正當末服之。”

〔二〕心腹鬼注：據《諸病源候論》卷二四“鬼注候”謂鬼注症狀“當時或心腹刺痛，或悶絶倒地，如中惡之類”，故此言“心腹鬼注”。

〔三〕精物老魅：《外臺秘要》卷一三療鬼魅精魅方引《集驗方》療“男子得鬼魅欲死，所見驚怖欲走，時有休止，皆邪氣所爲，不能自絶”之“九物牛黄丸方”，其中有龍骨代表“水精”，與荆實、曾青、玉屑、牛黄等九物合爲九精，“上通九天，下通九地”。

〔四〕生川谷：《證類本草》引《名醫别録》“生晉地川谷及太山

巖水岸土穴中死龍處”。《本草經集注》云:“今多出梁、益間,巴中亦有。”

114 麝香〔一〕 味辛,温。主辟惡氣,殺鬼精物,温瘧,蠱毒,癇痓,去三蟲。久服除邪,不夢寤厭寐〔二〕。生川谷〔三〕。

《名醫》曰:生中臺及益州、雍州山中。春分[①]取之,生者益良。

【案】《説文》云:“麝,如小麋,臍有香,黑色麞也。”《御覽》引多三字[②]。《爾雅》云“麝父,麕足”,郭璞云:“脚似麕,有香。”

箋 疏

麝爲麝科動物原麝 *Moschus moschiferus*、馬麝 *Moschus sifanicus* 之類,其雄體生殖器與肚臍之間有分泌腺,分泌貯存麝香。《説文》云:“麝如小麋,臍有香。”《山海經·西山經》“翠山其陰多麝”,郭璞注:“麝似麞而小,有香。”故一名香麞。

《爾雅·釋獸》“麝父,麕足”,郭璞注:“脚似麕,有香。”《説文》:“麕,麞也。”《本草圖經》因此認爲“《爾雅》謂麝爲麝父”,其説爲不妥。“麝父”當指雄麝,有香囊産麝香,雌麝則無。

① 分:底本作“風”,據《證類本草》改。《周氏醫學叢書》光緒本、《四部備要》本、黄奭輯本皆作“分”。

② 多三字:《太平御覽》卷九八一引《説文》多“黑色麞也”四字。

注　釋

〔一〕麝香：《本草綱目》釋名項李時珍説："麝之香氣遠射，故謂之麝；或云麝父之香來射，故名，亦通。其形似麞，故俗呼香麞。"

〔二〕久服除邪不夢寤厭寐：《名醫别録》補充"通神仙"。《本草經集注》云："帶麝非但香，亦辟惡。以真者一子，置頸間枕之，辟惡夢及尸疰鬼氣。"

〔三〕生川谷：《證類本草》引《名醫别録》"生中臺川谷及益州、雍州山中"，《本草經集注》云："今出隨郡，義陽、晉熙諸蠻中者亞之；出益州者形扁，仍以皮膜裹之。"

115 牛黄〔一〕 **味苦，平。主驚癎，寒熱，熱盛狂痓，除邪逐鬼**〔二〕**。生平澤**〔三〕**。**

《吴普》曰：牛黄，味苦，無毒。牛出入呻《御覽》作"鳴吼"。者有之。夜有光《御覽》作"夜視有光"。走《御覽》有"牛"字。角中，牛死入膽中。如雞子黄。《後漢書·延篤傳》注。

《名醫》曰：生晉地。於牛得之，即陰乾百日，使時躁，無令見日月光。

箋　疏

牛黄是牛的膽結石，歷來貴重。《本草經集注》云："舊云神牛出入鳴吼者有之，伺其出角上，以盆水承而吐之，即墮落水中。今人多皆就膽中得之。多出梁、益。一子如雞子黄大，相重疊。藥中之貴，莫復過此。一子及三二分，好者直五六千至一萬。”

早期文獻對牛黄的形成認識不足，故有種種傳説。《本草圖經》説："凡牛有黄者，毛皮光澤，眼如血色，時復鳴吼。又好照水，人以盆水承之，伺其吐出，乃喝迫，即墮水中。"《本草綱目》不以此説爲然，發明項李時珍説："牛之黄，牛之病也。故有黄之牛，多病而易死。諸獸皆有黄，人之病黄者亦然。因其病在心及肝膽之間，凝結成黄，故還能治心及肝膽之病。正如人之淋石，復能治淋也。按《宋史》云：宗澤知萊州，使者取牛黄。澤云：方春疫癘，牛飲其毒則結爲黄。今和氣流行，牛無黄矣。觀此，則黄爲牛病，尤可徵矣。"這是比較正確的認識。

注　釋

〔一〕牛黄：牛黄是牛的膽結石。《漢語大字典》爲"黄"字單獨列一義項指牛黄，例句用《格物粗談·獸類》"牛有黄在膽"，及《宋史·宗澤傳》"牛飲其毒則結爲黄"，似不妥。按，藥名牛黄、蒲黄命名方式一致，爲偏正結構，前者是牛的結石，後者是蒲的花粉，因特定指代對象的顔色特徵明顯，故以"黄"作爲語素。單獨的"黄"只有在包含牛黄的語境下才能指代牛黄，"黄"字本身並不具有"牛黄"的意思。與牛黄、蒲黄同例，"蛋黄"也是如此。

〔二〕除邪逐鬼：邪氣、鬼物皆爲病因，《諸病源候論》卷二"鬼邪候"云："凡邪氣鬼物所爲病也，其狀不同。或言語錯謬，或啼哭驚走，或癲狂惛亂，或喜怒悲笑，或大怖懼如人來逐，或歌謡詠嘯，或不肯語。”

〔三〕生平澤：《證類本草》引《名醫别録》“生晉地平澤”，《太平御覽》卷九八八引《本草經》謂“生隴西平澤特牛膽中”，《本草經集注》云：“多出梁、益。”

116 熊脂〔一〕　味甘，微寒。主風痹不仁〔二〕，筋急〔三〕，五藏腹中積聚，寒熱，羸瘦，頭瘍、白秃、面皯皰。久服强志、不飢，輕身〔四〕。生山谷〔五〕。

《名醫》曰：生雍州。十一月取。

【案】《説文》云：“熊，獸似豕，山居，冬蟄。”

箋　疏

熊、羆經常並稱，《詩經·小雅》“維熊維羆，男子之祥”。《本草綱目》説：“熊、羆、魋，三種一類也。如豕色黑者，熊也；大而色黄白者，羆也；小而色黄赤者，魋也。建平人呼魋爲赤熊，陸璣謂羆爲黄熊，是矣。羆，頭長脚高，猛憨多力，能拔樹木，虎亦畏之，遇人則人立而攫之，故俗呼爲人熊，關西呼豭熊。羅願《爾雅翼》云：熊有豬熊，形如豕；有馬熊，形如馬，即羆也。”熊通常指熊科動物黑熊 *Selenarctos thibetanus*；羆應該是棕熊 *Ursus arctos*，體型較黑熊爲大，棕黑色；魋則不詳。

《本草經》以熊脂立條，後世多用熊膽，始載於《新修本草》，謂：“熊膽，味苦，寒，無毒。療時氣熱盛變爲黄疸，暑月久痢，疳䘌，心痛，疰忤。”

注　釋

〔一〕熊脂:熊脂是熊的脂肪油。《本草經集注》云:"此脂即是熊白,是背上膏,寒月則有,夏月則無。其腹中肪及身中膏,煎取可作藥,而不中噉。"

〔二〕不仁:肢體麻木,活動不便。《黄帝内經素問·逆調論》云:"榮氣虚則不仁,衛氣虚則不用,榮衛俱虚,則不仁且不用。"

〔三〕筋急:筋肉痙攣。《黄帝内經素問·痿論》云:"筋膜乾,則筋急而攣。"

〔四〕久服强志不飢輕身:《名醫别録》增補"長年"。

〔五〕生山谷:《證類本草》引《名醫别録》"生雍州山谷",《本草經集注》云:"今東西諸山縣皆有之,自是非易得物爾。"

117 白膠〔一〕　味甘,平。主傷中勞絶〔二〕,要痛,羸瘦,補中益氣,婦人血閉無子,止痛,安胎。久服輕身、延年〔三〕。一名鹿角膠〔四〕。

《名醫》曰:生雲中。煮鹿角作之。

【案】《説文》云:"膠,昵也,作之以皮。"《考工記》云"鹿膠青白,牛膠火赤",鄭云:"皆謂煮,用其皮,或用角。"

箋　疏

白膠用鹿角或麋角熬製,《本草經集注》云:"今人少復煮作,惟合角弓猶言用此膠爾。方藥用亦稀,道家時須之。作白膠法:先以米瀋汁漬七日令軟,然後煮煎之,如作阿膠爾。更一法:即細剉角,與一片乾牛皮,角即消爛矣。不爾,相厭百年,無一熟也。"

據《藥性論》"白膠又名黄明膠",但約在唐宋之際,阿膠改用驢皮熬製,原來用牛皮熬製的"阿膠"只得佔用白膠的别名,改稱爲"黄明膠",遂將原來用鹿角熬製的白膠專稱爲"鹿角膠"。

注　釋

〔一〕白膠:《考工記》謂"鹿膠青白",或因此得名白膠。

〔二〕傷中勞絶:《本草經考注》云:"傷中勞絶者,亦謂五勞七傷也。'勞絶'與阿膠條'勞極'同義,而血不足之證也。"

〔三〕久服輕身延年:《本草經集注》謂"道家時須之"。《證類本草》引《外臺秘要》"補虚勞,益髓長肌,悦顔色,令人肥健方"云:"鹿角膠炙,搗爲末,以酒服方寸匕,日三服。"

〔四〕一名鹿角膠:據《名醫别録》白膠"煮鹿角作之",故名。《新修本草》云:"麋角、鹿角,但煮濃汁重煎,即爲膠矣。"則除鹿角外,亦可用麋角。

118 阿膠〔一〕　味甘,平。主心腹内崩〔二〕,勞極〔三〕,灑灑〔四〕如瘧狀,要腹痛,四肢酸疼,女子下血,安胎。久服輕身、益氣。一名傅致膠〔五〕。

《名醫》曰：生東平郡。煮牛皮作之。出東阿。

【案】二膠《本經》不著所出，疑《本經》但作“膠”，《名醫》增“白”字、“阿”字，分爲二條。

箋疏

阿膠出東阿，因産地得名。《太平御覽》卷九八八引《東水經》云：“東阿縣有大井，其巨若輪，深六十丈，歲常煮膠以貢天府，本草所謂阿膠也。故世俗有阿井之名。”如《名醫别録》所言，阿膠“煮牛皮作之”，可能是唐宋禁止屠牛的緣故，漸漸改用驢皮，據《開寶本草》引《本草拾遺》云：“凡膠，俱能療風止洩補虚，驢皮膠主風爲最。”當是驢皮膠見於文獻之較早者。宋代熬膠已經以驢皮爲正宗，即《本草圖經》説“阿井水煎烏驢皮，如常煎膠法”，並將牛皮膠改稱作“黄明膠”。《本草綱目》集解項李時珍説：“凡造諸膠，自十月至二三月間，用𤛓牛、水牛、驢皮者爲上，豬、馬、騾、駝皮者次之，其舊皮、鞋、履等物者爲下。俱取生皮，水浸四五日，洗刮極凈。熬煮，時時攪之，恒添水。至爛，濾汁再熬成膠，傾盆内待凝，近盆底者名坌膠。煎膠水以鹹苦者爲妙。大抵古方所用多是牛皮，後世乃貴驢皮。若僞者皆雜以馬皮、舊革、鞍、靴之類，其氣濁臭，不堪入藥。當以黄透如琥珀色，或光黑如瑿漆者爲真。真者不作皮臭，夏月亦不濕軟。”

白膠“生雲中”，阿膠“生東平郡”，原是《本草經》文，唐代始被修改爲《名醫别録》，説見丹沙條“生山谷”注釋。故二孫按語説白膠、阿膠“《本經》不著所出”爲誤，更不必懷疑本是一條，拆分爲二者。按，此兩條皆無“山谷”“川澤”字樣，乃因爲二膠都是人力造作之物的緣故。至於阿膠條“煮牛皮作之”之後“出東阿”三字，方爲《名醫别録》所添補。

注　釋

〔一〕阿膠：《本草經集注》云：“出東阿，故曰阿膠也。”《夢溪筆談》云：“東阿亦濟水所經，取井水煮膠，謂之阿膠。”

〔二〕心腹内崩：《黄帝内經素問・陰陽别論》“陰虚陽摶謂之崩”，王冰注：“陰脈不足，陽脈盛摶，則内崩而血流下。”此言“心腹内崩”，《神農本草經輯注》謂與“心下崩”症候相類。《黄帝内經素問・痿論》云：“悲哀太甚，則胞絡絶，胞絡絶則陽氣内動，發則心下崩，數溲血也。”王冰注：“心下崩，謂心包内崩而下血也。”

〔三〕勞極：爲虚勞之重症。《金匱要略・血痹虚勞病脈證并治》云：“五勞虚極，羸瘦腹滿，不能飲食。”《脈經》云：“男子平人脈大爲勞極，虚亦爲勞。”

〔四〕灑灑：《證類本草》作“洒洒”。此兩字音義有别，二孫誤改。《説文》“洒，滌也”，讀若“洗”。古醫書常以“洒洒”表畏寒戰慄貌。《黄帝内經素問・診要經終論》云：“秋刺冬分，病不已，令人洒洒時寒。”《疏五過論》“氣虚無精，病深無氣，洒洒然時驚”，王冰注：“洒洒，寒貌。”亦寫作“洗洗”，如《本草經》磁石條“洗洗酸痟”，秦皮條“洗洗寒氣”。《説文》“灑，汛也”，爲灑掃義。故“洒洒”不當作“灑灑”，後牡蠣條同此。

〔五〕一名傅致膠：阿膠别名，不解其意，《本草經集注》謂“厚而清者名爲盆覆膠，作藥用之”，或許是“盆覆膠”之訛傳。

右獸上品六種，舊同。

119 **丹雄雞〔一〕　味甘，微温。主女人崩中漏下〔二〕，赤白沃，補虚，温中，止血，通神，殺毒，辟不祥。頭，主殺鬼，東門上者尤良〔三〕。肪，主耳聾。腸，主遺溺。肶胵裏黄皮〔四〕，主洩利。尿白〔五〕，主消渴，傷寒，寒熱。黑雌雞，主風寒濕痹，五緩六急，安胎〔六〕。翮羽〔七〕，主下血閉。雞子，主除熱，火瘡，癇痓，可作虎魄神物〔八〕。雞白蠹〔九〕，肥脂〔一〇〕。生平澤〔一一〕。**

《吴普》曰：丹雞卵，可作琥珀。《御覽》。

《名醫》曰：生朝鮮。

【案】《説文》云：“雞，知時畜也，籀文作鷄[①]。”“肪，肥也。”“腸，大小腸也。”“膍，鳥胵。”“胵，鳥胃也。”“菌，糞也。”“翮，羽莖也。”“羽，鳥長毛也。”此作“肶”，省文。“尿”即“尿[②]”字古文。“徙”，亦“菌”假音字也。

箋　疏

家雞皆由雉科動物原雞 *Gallus gallus* 馴化而來，大小、

---

① 鷄：底本作“雞”，據《説文》“籀文雞從鳥”改。

② 尿：底本作“尿”，誤字。《説文》“尿，人小便也，從尾從水”，隸定作“尿”，因據改。

形態、毛色各異。所謂“丹雄雞”,《本草衍義》謂“今言赤雞者是也,蓋以毛色言之”,即家雞之毛色紅赤者。至於本草取丹雄雞立條,《藝文類聚》卷九一引《春秋説題辭》云:“雞爲積陽,南方之象,火陽精,物炎上。故陽出雞鳴,以類感也。”正與《本草經》丹雄雞“通神、殺毒、辟不祥”的功效相呼應。

《本草經》以丹雄雞立條,合併《名醫別録》文後,内容比較複雜,二孫從《證類本草》輯録的《本草經》文也存在嚴重異文,皆需要加以辨析。查丹雄雞條《新修本草》寫本的文字順序與《證類本草》相同,故《本草經集注》本條順序大致也應該如此。本條中的“雞子”亦是白字《本草經》文,故知標題“丹雄雞”只是爲了引領全條,並非條内所有内容都屬於丹雄雞。

《證類本草》中“頭”及“主殺鬼”白字接在丹雄雞正文之後,而在黑字“白雄雞肉”“烏雄雞肉”之前,説明“頭”特指丹雄雞的頭。不僅如此,“白雄雞肉”“烏雄雞肉”與“丹雄雞”並列,明“丹雄雞”其實是“丹雄雞肉”的省略。“烏雄雞肉”之後而“黑雌雞”之前,是“膽”“心”“血”“肪”“腸”“肝及左翅毛”“冠血”“肶胵裹黄皮”“屎白”,其中“肪”“腸”“肶胵裹黄皮”“屎白”爲白字。因爲“冠血”爲雄雞所有,故判斷從“膽”至“屎白”皆取自雄雞;“肪”“腸”“肶胵裹黄皮”“屎白”白字,屬於丹雄雞。其後是“黑雌雞”,同理是“黑雌雞肉”的省略,其下有“血”“翮羽”兩條,應該是取自黑雌雞,其中“翮羽”爲白字,理應指黑雌雞的翮羽。再以後是"黄雌雞",同理是"黄雌雞肉"的省略,其下有"肋骨"一條,應該是取自黄雌雞。其後是"雞子""卵白""卵中白皮",屬於雌雞,其中"雞子"爲白字,應指黑雌雞的雞子。最後是白字"雞白蠹",陶弘景已不識,不知是只有雌雞才有,還是通屬於雞。需要注意的是"黑雌雞主風寒濕痹五緩六急安胎"十四字,《大觀本草》都刻作白字《本草經》文,多數《政和本草》刻作黑字《名醫别録》文,森立之、尚志鈞、王筠默、曹元宇輯本皆不取爲《本草經》文,二孫、馬繼興輯本取之。如上分析,"黑雌雞"十四字理應是《本草經》文,不然"翮羽"白字就無所依靠。既然有《大觀本草》白字爲佐證,其屬《本草經》文無疑,森立之等的處理方式爲不妥。

二孫按語提到《説文》"菌,糞也",又説:"'徙',亦'菌'假音字也。"輯本正文則既無"菌"字亦無"徙"字,此可能是對《證類本草》"屎白"二字處理失當留下的痕跡,請參考本條"屎白"注釋。

注　釋

〔一〕丹雄雞:《本草衍義》云:"丹雄雞今言赤雞者是也,蓋以毛色言之。"

〔二〕崩中漏下:簡稱"崩漏"。《諸病源候論》卷三八"崩中漏下候"云:"崩中之病,是傷損衝任之脈。衝任之脈皆起於胞内,爲經脈之海。勞傷過度,衝任氣虚,不能約制經血,故忽然崩下,謂之崩中。崩而内有瘀血,故時崩時止,淋瀝不斷,名曰崩中漏下。"

〔三〕東門上者尤良：此六字《大觀本草》刻作白字《本草經》文，多數《政和本草》刻作黑字《名醫别録》文。按，《太平御覽》卷九一八引《四民月令》云："十二月，東門磔白雞頭，可以合藥。"又引《風俗通》云："東門雞頭治蠱，信善也。"《千金要方》卷二五治卒死方云："若卒不能語，取東門上雞頭爲末，以酒服之。"

〔四〕肶胵裏黄皮：《説文》"膍，牛百葉也。一曰鳥膍胵。"此用後一義，指禽類的肫，省寫作"肶"。在《證類本草》不同版本中，"肶胵裏黄皮"亦寫作"肶胵裏黄皮"，意思不變，都指雞的沙囊内壁，通常稱作"雞内金"者。

〔五〕屎白：《證類本草》作"屎白"，當是二孫誤看，故按語中亦據"尿"字立言。屎白是糞便中的白色部分，主要爲尿液中尿酸的結晶。除雞屎白外，見於本草還有雁屎白、雀屎白、鷹屎白等。

〔六〕黑雌雞主風寒濕痹五緩六急安胎：此十四字《大觀本草》刻作白字《本草經》文，多數《政和本草》刻作黑字《名醫别録》文。

〔七〕翮羽：《説文》"翮，羽莖也"，翮羽指覆蓋禽類體表的大型羽片。

〔八〕可作虎魄神物：《太平御覽》卷九一八引《博物志》云："《神農本草經》曰'雞卵可以作虎魄'，法：取伏苓、雞瞉黄白混雜者熟煮之，及尚軟，隨意刻作物形，以苦酒漬數宿，既堅，内著粉中，假者乃亂真。"《本草經集注》

云:"雞子作虎魄用,欲毈卵黄白混雜煮作之,亦極相似,惟不拾芥爾。"

〔九〕雞白蠹:陶弘景不識此,《本草經集注》説:"今云'白蠹',不知是何物,别恐一種爾。"

〔一〇〕肥脂:《證類本草》作此,意思不明。《新修本草》寫本作"肥腯","腯"爲"豬"的異體,當是飼豬肥大的意思。

〔一一〕生平澤:《證類本草》引《名醫别録》"生朝鮮平澤",《本草經集注》云:"朝鮮乃在玄兔、樂浪,不應總是雞所出。"

120 雁肪〔一〕 **味甘,平。主風攣拘急**〔二〕**,偏枯**〔三〕**,氣不通利。久服益氣、不飢,輕身、耐老。一名鶩肪**〔四〕**。生池澤**〔五〕**。**

《吴普》曰:鴈肪,神農、岐伯、雷公:甘,無毒。《御覽》有"鶩肪"二字,當作"一名鶩肪"。殺諸石藥毒。《御覽》引云"采無時"。

《名醫》曰:生江南。取無時。

【案】《説文》云:"鴈,鵝也。""鶩,舒鳧也。"《廣雅》云:"鴚鵝、倉鴚,鴈也。""鳧、鶩,鴨也。"《爾雅》云"舒鴈,鵝",郭璞云:"《禮記》曰'出如舒鴈',今江東呼鴚。"又"舒鳧,鶩",郭璞云:"鴨也。"《方言》云:"鴈自關而東謂之鴚鵝;南楚之外謂之鵝,或謂之倉鴚。"據《説文》云:别有雁,以爲鴻雁字;無鴨字,鴨即雁之急音。此雁肪,即鵝鴨脂也，當作“鴈[①]”字。《名醫》不曉，别出鶩肪條，又出白鴨、鵝條，反疑此爲鴻雁，何其謬也。陶、蘇皆亂説之。

箋疏

《本草經》有鴈肪，《名醫别録》有鶩肪，又有白鵝膏、白鴨屎，涉及鴨科的多種野生或馴化禽鳥，其名實歷來糾結不清。

鴈爲水禽，經常鴻、鴈並稱，《爾雅翼》卷一七云：“鴻、鴈乃一物爾，初無其别，至《詩》注乃云：大曰鴻，小曰鴈。”鴻爲鴻鵠，一般認爲是天鵝，鴈即是大鴈。《本草綱目》集解項李時珍説：“鴈狀似鵝，亦有蒼、白二色。今人以白而小者爲鴈，大者爲鴻，蒼者爲野鵝，亦曰鴚鵝，《爾雅》謂之鵱鷜也。鴈有四德：寒則自北而南，止於衡陽，熱則自南而北，歸於鴈門，其信也；飛則有序，而前鳴後和，其禮也；失偶不再配，其節也；夜則群宿而一奴巡警，晝則銜蘆以避繒繳，其智也。而捕者豢之爲媒，以誘其類，是則一愚矣。南來時瘠瘦不可食，北嚮時乃肥，故宜取之。又《漢》《唐書》，並載有五色鴈云。”李時珍特以色白者爲鴈，所指當是鴨科雪鴈 *Anser caerulescens*，而蒼色之野鵝則是同科鴻鴈 *Anser cygnoides*，中國家鵝即由鴻鴈馴化而來。

《説文》鶩與鳧轉注，“鶩，舒鳧也”“鳧，舒鳧，鶩也”。

---

① 鴈：《周氏醫學叢書》光緒本、《周氏醫學叢書》宣統本、《四部備要》本皆改爲“雁”。

兩者都是鴨，但孰爲家鴨孰爲野鴨，頗有不同意見。《本草拾遺》引《尸子》云："野鴨爲鳧，家鴨爲鶩。"《本草綱目》同意此説，鶩條注别名"鴨"，鳧條注别名"野鴨"。《本草綱目》集解項李時珍説："案《格物論》云：鴨，雄者緑頭文翅，雌者黄斑色。但有純黑、純白者。又有白而烏骨者，藥食更佳。鴨皆雄瘖雌鳴。重陽後乃肥腯味美。清明後生卵，則内陷不滿。伏卵聞礱磨之聲，則毈而不成。無雌抱伏，則以牛屎嫗而出之。此皆物理之不可曉者也。"此即家鴨，乃是由鴨科緑頭鴨 *Anas platyrhynchos* 和斑嘴鴨 *Anas poecilorhyncha* 馴養而來。但按照陶弘景的意思，白鴨屎條"專是家鴨"，鴈肪條"鶩作木音，云是野鴨"，則此鶩肪便是野鴨之肪，故《本草衍義》引王勃落霞孤鶩名句，結論説"故知鶩爲野鴨明矣"。如此則是指野生之緑頭鴨 *Anas platyrhynchos* 之類。

《説文》以"雁"與"鴈"爲兩字，"雁，鳥也""鴈，鵝也"。段玉裁注："鴈與雁各字，鵝與鴚鵝各物。許意隹部雁爲鴻雁，鳥部鴈爲鵝，鴚鵝爲野鵝，單呼鵝爲人家所畜之鵝。今字雁、鴈不分久矣。"段玉裁的看法非常正確。二孫應該也注意到這一點，故按語説："此雁肪，即鵝鴨脂也，當作'鴈'字。《名醫》不曉，别出鶩肪條，又出白鴨、鵝條，反疑此爲鴻雁，何其謬也。陶、蘇皆亂説之。"從《本草經》"一名鶩肪"來看，確實以作"鴈肪"爲合適。但無論寫作"雁肪"還是"鴈肪"，所指代的應該都是鴨科多種野生禽鳥的脂肪，但究竟是特指雁屬（*Anser*）還是鴨屬（*Anas*）禽鳥，或者兼而有之，不得而詳矣。

注 釋

〔一〕雁肪：《證類本草》及《新修本草》寫本皆作"鴈肪"。

〔二〕風攣拘急：因風濕引起手足拘攣症狀。

〔三〕偏枯：即半身不遂。《黄帝内經靈樞·熱病》云："偏枯，身偏不用而痛，言不變，志不亂，病在分腠之間。"

〔四〕一名鶩肪：《本草經集注》云："今此一名鶩肪，則鴈、鶩皆相類爾。"

〔五〕生池澤：《證類本草》引《名醫别録》"生江南池澤"。

右禽上品二種，舊同。

121 石蜜〔一〕 味甘，平。主心腹邪氣，諸驚癇痓，安五藏，諸不足，益氣補中，止痛，解毒，除衆病，和百藥〔二〕。久服强志，輕身、不飢、不老〔三〕。一名石飴〔四〕。生山谷〔五〕。

《吴普》曰：石蜜，神農、雷公：甘，氣平。生河源或河梁。《御覽》又一引云〔六〕"生武都山谷"。

《名醫》曰：生武都、河源及諸山石中。色白如膏者良。

【案】《説文》云："䗋[①]，蠭甘飴也。一曰螟子。或作蜜。"《中山經》云"平逢之山多沙石，實惟蜂蜜

① 䗋：底本作"𧖅"，據《説文》此字"從䖵鼏聲"，因據改。《四部備要》本亦作"䗋"。

之廬”,郭璞云:“蜜,赤蜂名。”《西京雜記》云:“南越王獻高帝石蜜五斛。”《玉篇》云:“䗅,螽[1]甘飴也。”蘇恭云:“當去‘石’字。”

箋　疏

石蜜應該就是蜂蜜,但何以稱作“石”,本草家則有不同看法。《本草經集注》云:“石蜜即崖蜜也,高山巖石間作之,色青赤,味小醶,食之心煩。其蜂黑色似宝。”《新修本草》不同意此意見,有云:“今京下白蜜如凝酥,甘美耐久,全不用江南者。説者今自有以水牛乳煎沙糖作者,亦名石蜜。此既蜂作,宜去‘石’字。”《本草拾遺》又以此説爲非,有論云:“崖蜜别是一蜂,如陶所説出南方巖嶺間,生懸崖上,蜂大如宝,房著巖窟,以長竿刺令蜜出,承取之,多者至三四石,味醶色緑,入藥用勝於凡蜜。蘇恭是荆襄間人,地無崖險,不知之者,應未博聞。今云石蜜,正是巖蜜也,宜改爲‘巖’字。”復引張華《博物志》云:“遠方山郡幽僻處出蜜,所著巉巖石壁,非攀緣所及。惟於山頂,籃輿自懸掛下,遂得採取。蜂去,餘蠟著石,鳥雀群飛來啄之盡。至春蜂歸如故,人亦占護其處。”而《本草衍義》又樹立新説云:“本經以謂‘白如膏者良’,由是知‘石蜜’字,乃‘白蜜’字無疑。去古既遠,亦文字傳寫之誤。故今人尚言白沙蜜,蓋經久則陳白而沙,新收者惟稀而黄。”

從《本草經》説石蜜“一名石飴”,産地項提到“生諸山

---

① 螽:底本作“螽”,據《玉篇》改。

石中"來看,"石"字既非蘇敬説爲衍文當删,也非寇宗奭説爲"白"字當改,恐怕還是陶弘景説"石蜜即崖蜜也"爲得體。杜甫《發秦州》句"充腸多薯蕷,崖蜜亦易求",應該就是這種蜜。石蜜是多在崖岩構巢的野蜂如排蜂 *Apis dorsata* 之類的蜂蜜。李賀《南園十三首》中説:"長巒谷口倚嵇家,白晝千峰老翠華。自履藤鞋收石蜜,手牽苔絮長蓴花。"此處所言"石蜜",正與前詩之"崖蜜"同義。

注　釋

〔一〕石蜜:《名醫别録》謂石蜜生"諸山石中,色白如膏者良",或因此得名,亦稱崖蜜。

〔二〕和百藥:《本草經考注》云:"凡丸藥多以煉蜜合和者,所以除衆病、和百藥也。甘草解百藥毒,大棗和百藥,並與蜜其性味相類也。"

〔三〕久服强志輕身不飢不老:《本草經集注》云:"道家丸餌莫不須之,仙方亦單煉服之,致長生不老也。"

〔四〕一名石飴:"飴"指飴糖,《説文》謂蜜"蜂甘飴也",遂得稱"石飴"。

〔五〕生山谷:《證類本草》引《名醫别録》"生武都山谷、河源山谷及諸山石中",《本草經集注》云:"今出晉安檀崖者多土蜜,云最勝;出東陽臨海諸處多木蜜;出於潛、懷安諸縣多崖蜜。"

〔六〕御覽又一引云:本條《吴普本草》内容引自《太平御覽》卷九八八,小字部分則引自《太平御覽》卷八五七蜜條,原文作"《吴氏本草》曰:食蜜生武都谷"。

122 蜂子〔一〕 味甘，平。主風頭，除蠱毒，補虚羸，傷中。久服令人光澤、好顏色〔二〕，不老。大黄蜂子〔三〕，主心腹張[①]滿痛。輕身，益氣。土蜂子〔四〕，主癰腫。一名蜚零〔五〕。生山谷〔六〕。

《名醫》曰：生武都。

【案】《説文》云："䗬，飛蟲螫人者。古文省作蠭。"《廣雅》云："蠓螉，蜂也。"又："土[②]蜂，蠮螉也。"《爾雅》云"土䗬"，郭璞云："今江東[③]大䗬在地中作房者爲土䗬，啖其子。即馬䗬，今荆巴間呼爲蟺。"又"木䗬"，郭璞云："似土䗬而小，在樹上作房，江東亦呼爲木䗬。又食其子。"《禮記·檀弓》云"范則冠"，鄭云："范，䗬也。"《方言》云："䗬，燕趙之間謂之蠓螉。其小者謂之蠮螉，或謂之蚴蜕；其大而蜜，謂之壺䗬。"郭璞云："今黑䗬穿竹木作孔，亦有蜜者，或呼笛師。"按：䗬名爲范者，聲相近，若司馬相如賦以"氾"爲"楓"，《左傳》"渢渢"即"汎汎"[④]也。

箋　疏

《説文》："䗬，飛蟲螫人者。"《本草經》所稱"蜂子"，當

① 張：底本作"復"，《證類本草》作"脹"，循本書體例改爲"張"。《周氏醫學叢書》光緒本、《周氏醫學叢書》宣統本、《四部備要》本皆作"張"。

② 土：底本作"上"，據《廣雅·釋蟲》改。《周氏醫學叢書》光緒本、《四部備要》本、黄奭輯本皆作"土"。

③ 東：底本作"南"，據《爾雅·釋蟲》郭璞注改。

④ 汎汎：底本作"汛汛"，與前文言"聲相近"不符，檢玄應《音義》、慧琳《音義》，皆謂《左傳》"渢渢"即"汎汎"，因據改。

指蜜蜂的幼蟲體。《本草綱目》蜜蜂條集解項李時珍説:"其蜂有三種:一種在林木或土穴中作房,爲野蜂;一種人家以器收養者,爲家蜂,並小而微黄,蜜皆濃美;一種在山岩高峻處作房,即石蜜也,其蜂黑色似牛虻。三者皆群居有王。王大於衆蜂,而色青蒼。皆一日兩衙,應潮上下。凡蜂之雄者尾鋭,雌者尾歧,相交則黄退。嗅花則以鬚代鼻,採花則以股抱之。按王元之《蜂記》云:蜂王無毒。窠之始營,必造一臺,大如桃李。王居臺上,生子於中。王之子盡復爲王,歲分其族而去。其分也,或鋪如扇,或圓如罌,擁其王而去。王之所在,蜂不敢螫。若失其王,則衆潰而死。其釀蜜如脾,謂之蜜脾。"根據《本草綱目》所説,蜜蜂群居,采花蜜爲生,有分群現象,其中家養者當是蜜蜂科中華蜜蜂 *Apis cerana*、意大利蜂 *Apis mellifera* 之類,野生者當爲排蜂 *Apis dorsata* 之類。至於大黄蜂,應該是馬蜂科黄星長脚黄蜂 *Polistes mandarinus*,以及胡蜂科大胡蜂 *Vespa crabro*、黑尾胡蜂 *Vespa ducalis* 之類。

《本草圖經》説:"本經有蜂子、黄蜂、土蜂,而土蜂下云'生武都山谷',今處處皆有之"。其實這是蘇頌對《本草經》體例的錯誤理解。如《證類本草》卷一九丹雄雞條,包括了白雄雞、烏雄雞、黑雌雞、黄雌雞等,最末爲"雞白蠹",此後則言"生朝鮮平澤"。根據陶弘景注:"朝鮮乃在玄兔、樂浪,不應總是雞所出。"這是指諸雞"生朝鮮平澤",而非特指雞白蠹的産地。同樣的道理,"一名蜚零"因爲接續在土蜂子之後,《本草綱目》將其作爲土蜂的别名,恐怕也有問題。《本草經考注》認爲“蜚零”急呼爲“蜂”,乃是“蜂類之總稱”,其説可參。

注　釋

〔一〕蜂子:蜜蜂的幼蟲體,《本草經集注》云:“前直云蜂子,即應是蜜蜂子也,取其未成頭足時炒食之。”

〔二〕久服令人光澤好顔色:《本草經集注》云:“酒漬以傅面,令面悦白。”

〔三〕大黄蜂子:《本草經集注》云:“黄蜂則人家屋上者及㼇甂蜂也。”可能是胡蜂科長脚黄蜂屬(*Polistes*)的某些物種。

〔四〕土蜂子:《本草拾遺》云:“其穴居者名土蜂,最大,螫人至死。”可能是胡蜂科胡蜂屬(*Vespula*)的某些物種。

〔五〕一名蜚零:《本草綱目》以蜚零爲土蜂别名,故郝懿行《爾雅義疏》亦云:“土蜂者,本草云一名蜚零。”《本草經考注》則謂蜚零爲“蜂類之總稱”。從《本草經》體例來看,當以後説爲是。

〔六〕生山谷:《證類本草》引《名醫别録》“生武都山谷”。

123 蜜臘①〔一〕　味甘,微温。主下利膿血,補中,續絶傷,金創,益氣,不飢,耐老〔二〕。生山谷〔三〕。

《名醫》曰:生武都蜜房木石間。

【案】《西京雜記》云:“南越王獻高帝蜜燭二百

① 臘:底本作“蠟”,與按語説“舊作‘蠟’今據改”牴牾,因改。《周氏醫學叢書》光緒本、《周氏醫學叢書》宣統本、《四部備要》本皆作“臘”。

枚。”《玉篇》云：“蠟，蜜滓。”陶宏景云：“白蠟生於蜜中，故謂蜜蠟。”《説文》無“蠟”字，張有云：“‘臘’别作①‘蠟’，非。”舊作“蠟”，今據改。

箋疏

蜜蠟即蜂蠟，由工蜂腹部的四對蠟腺分泌出來的一種脂肪性物質，主要用來修築巢脾和蜂房封蓋，收采的蜜蠟略呈黄色，故又稱“黄蠟”。

本條《證類本草》作“蜜蠟”，森立之輯本作“蠟蜜”，《本草經考異》云：“‘蠟蜜’，原作‘蜜蠟’，今據《醫心方》《真本千金》《本草和名》正。‘蠟’《醫心方》作‘蝎’，《本草和名》作‘臈’，並俗字。”檢《本草經集注·序録》此藥兩見，藥不宜入湯酒作“蜜蠟”，諸藥畏惡七情表作“蝎蜜”。另據本條陶弘景注：“此蜜蠟爾，生於蜜中，故謂蜜蠟。”若藥名是“蜜蠟”，則首句“此蜜蠟爾”爲多餘，故判斷《本草經》《本草經集注》《新修本草》皆以“蠟蜜”立條，宋代《開寶本草》或《嘉祐本草》始改爲“蜜蠟”。

注釋

〔一〕蜜臘：《證類本草》作“蜜蠟”，二孫以《説文》無“蠟”字，據張有《復古編》“‘臘’别作‘蠟’‘鑞’非”，改爲“臘”。《本草經集注》云：“此蜜蠟爾，生於蜜中，故謂蜜蠟。”

〔二〕不飢耐老：《本草經》不言久服，《名醫别録》增補白蠟，

① 作：底本缺，據《復古編》補。

謂其“久服輕身不飢”。《本草經集注》云:“仙經斷穀最爲要用,今人但嚼食方寸者,亦一日不飢也。”《太平御覽》卷三五引《博物志》云:“荒年暫辟穀法,但食蠟半斤,輒支十日不飢。”

〔三〕生山谷:《證類本草》引《名醫别録》“生武都山谷”。

124 牡蠣〔一〕 味鹹,平。主傷寒寒熱,温瘧灑灑〔二〕,驚恚怒氣,除拘緩〔三〕,鼠瘻,女子帶下赤白。久服强骨節,殺邪鬼①〔四〕,延年。一名蠣蛤〔五〕。生池澤〔六〕。

《名醫》曰:一名牡蛤。生東海。采無時。

【案】《説文》云:“蠇,蚌屬,似螊微大,出海中,今民食之。讀若賴。”又云:“蜃屬有三,皆生於海。蛤厲,千歲雀所化,秦謂之牡厲。”

箋 疏

《本草圖經》云:“牡蠣生東海池澤,今海傍皆有之,而南海、閩中及通、泰間尤多。此物附石而生,磈礧相連如房,故名蠣房,一名蠔山,晉安人呼爲蠔莆。初生海邊纔如拳石,四面漸長,有一二丈者,嶄巖如山。每一房内有蠔肉一塊,肉之大小隨房所生,大房如馬蹄,小者如人指面。每潮來,則諸房皆開,有小蟲入,則合之以充腹。”牡蠣以牡蠣科多種生物的貝殼入藥,常用品種以長牡蠣 *Ostrea gigas*、大連灣牡蠣 *Ostrea talienwhanensis* 或近江牡蠣 *Ostrea rivu-*

---

① 鬼:底本作“氣”,據《證類本草》改。

laris 爲主。

二孫按語引《説文》"蠇"云云,似以此爲牡蠣之正字,段玉裁不以爲然,《説文解字注》云:"蠊即上文長寸而白者。據《本草經》牡蠣條注,則此物有絶大者,不得云'似蠊微大'也。且'蛤'下作'厲',云'秦謂之牡厲'。似蛤屬有厲,蚌屬有蠇,其字不必同,不煩以本草牽合也。許所聞或與後人不盡合,讀書不貴盡信。"按,許慎所言"蠊",乃是蛤蜊一類,與牡蠣完全不同。故段玉裁認爲,《説文》以"牡厲"爲正寫,"蠇"則另是一種海洋生物。《本草經考注》注意到:"《醫心方》作'厲',古字;李唐遺卷多皆作'厲'。"此亦證明段玉裁的看法爲正確。

二孫又引"蜃屬有三"云云,出自《説文》"蝁"字條。《説文》此句可能有奪誤,《説文解字注》校改爲:"蝁,蜃屬。有三,皆生於海。厲,千歲雀所化,秦人謂之牡厲。海蝁者,百歲燕所化也。魁蝁,一名復絫,老服翼所化也。"

注釋

〔一〕牡蠣:《本草經集注》云:"道家方以左顧者是雄,故名牡蠣,右顧則牝蠣爾。"《酉陽雜俎》以此説爲非,有云:"牡蠣言牡,非謂雄也。介蟲中唯牡蠣是鹹水結成也。"

〔二〕灑灑:《證類本草》作"洒洒",二孫誤改,見阿膠條注。

〔三〕拘緩:《本草經考注》云:"拘緩者,拘急縱緩之略言,亦驚恚、怒氣、癇證之見徵耳。"

〔四〕殺邪鬼:底本作"殺邪氣",不辭。《本草經考注》云:"道家用左顧牡蠣,及治邪瘧小兒驚證,並是殺邪鬼之理也。"

〔五〕一名蠣蛤：《名醫別録》一名牡蛤。《本草經集注》石蠶條陶弘景注："猶如海中蠣蛤輩，附石生不動，亦皆活物也。"

〔六〕生池澤：《證類本草》引《名醫別録》"生東海池澤"，《本草經集注》云："今出東海，永嘉、晉安皆好。"

125 龜甲〔一〕 味鹹，平。主漏下赤白，破癥瘕，痎瘧〔二〕，五痔，陰蝕，濕痹，四肢重弱，小兒顖〔三〕不合。久服輕身、不飢〔四〕。一名神屋〔五〕。生池澤〔六〕。

《名醫》曰：生南海及湖水中。采無時。

【案】《廣雅》云："介，龜也。"高誘注《淮南》云："龜殼，龜甲也。"

箋疏

《本草經集注》云："此用水中神龜，長一尺二寸者爲善。厭可以供卜，殼可以充藥，亦入仙方。"《爾雅·釋魚》將龜別爲十類，所謂："一曰神龜，二曰靈龜，三曰攝龜，四曰寶龜，五曰文龜，六曰筮龜，七曰山龜，八曰澤龜，九曰水龜，十曰火龜。"《易經》"十朋之龜，弗克違"，虞翻云："十謂神、靈、攝、寶、文、筮、山、澤、水、火之龜也。"陶弘景在秦龜條説："龜類雖多，入藥正有兩種爾。"按，占卜用龜甲，《淮南子·説山訓》云："牛蹏彘顱亦骨也，而世弗灼，必問吉凶於龜者，以其歷歲久矣。"此即陶弘景説之"水中神龜"，大致是龜科的烏龜 *Chinemys reevesii*。另一種入藥的龜是秦龜，載《名醫別録》，主要是陸龜科的某些種類，如緬甸陸龜

Indotestudo elongata、凹甲陸龜 *Manouria impressa* 等。

龜既有靈，故龜甲别名神屋，《名醫别録》又説龜甲"益氣資智"，陶弘景言"帶秦龜前臑骨，令人入山不迷"，皆因爲此。《本草衍義》也説："以其靈於物，方家故用以補心，然甚有驗。"

注　釋

〔一〕龜甲：早期龜甲入藥包括龜的背甲與腹甲，故高誘注《淮南子》謂"龜殼，龜甲也"。至元代《本草衍義補遺》以"敗龜板"取代"龜甲"立條目，尤其强調腹甲補陰之功，此後遂專以腹甲爲用，棄背甲不用矣。

〔二〕痎瘧：《黄帝内經素問·四氣調神大論》云："逆之則傷心，秋爲痎瘧。"馬蒔注："痎瘧者，瘧之總稱也。"

〔三〕顖：即"囟"，囟門。

〔四〕久服輕身不飢：《抱朴子内篇·仙藥》云："千歲靈龜五色具焉，其雄額上兩骨起似角，以羊血浴之，乃剔取其甲，火炙擣服方寸匕，日三，盡一具，壽千歲。"

〔五〕一名神屋：龜甲用神龜之甲殼，故言"神屋"。《本草經考注》云："所謂'神'者，即神靈之義；謂之'屋'者，四柱屋蓋之義。"

〔六〕生池澤：《證類本草》引《名醫别録》"生南海池澤及湖水中"。

126 桑螵蛸〔一〕　味鹹，平。主傷中，疝瘕，陰痿，益精，生子，女子血閉，要痛，通五淋，利小便水道。一名蝕

肬〔二〕。生桑枝上〔三〕，采蒸之。

《吴普》曰：桑蛸條，一名今本脱此二字。蝕肬，一名害焦，一名致。神農：鹹，無毒。《御覽》。

《名醫》曰：螳蜋子也。二月、三月采，火炙〔四〕。

【案】《説文》云："蟲，蟲蛸也。"或作"蜱蛸"。蟲蛸，蟷蜋子。《廣雅》云："蟳蟭、烏洟、冒焦，螵蛸也。"《爾雅》云"不過，蟷蠰，其子蜱蛸"，郭璞云："一名蟳蟭，蟷蠰卵也。"《范子計然》云："螵蛸出三輔，上價三百。"舊作"螵"，聲相近，字之誤也。《玉篇》云："蜱，同螵。"

箋　疏

《爾雅·釋蟲》"莫貈，蟷蜋，蛑"，郭璞注："螗蜋，有斧蟲，江東呼爲石蜋。"郝懿行《義疏》云："蟷蜋，《説文》作堂蜋，云堂蜋一名蚚父。按，蚚父即拒斧也。高誘注《吕覽·仲夏紀》云：'螳蜋一曰天馬，一曰齕疣。兖州謂之拒斧。'《淮南》注作巨斧，義俱通耳。此蟲有臂如斧，故《莊子·人間世》篇云：'螳蜋怒其臂以擋車軼，不知不勝任也。'《韓詩外傳》云：'此爲天下勇蟲矣。'螳蜋，今呼爲刀螂，聲之轉也。"《爾雅·釋蟲》又云："不過，蟷蠰。其子蜱蛸。"郭注："蟷蠰，螗蜋别名也。一名蟳蟭，蟷蠰卵也。"《月令》云"小暑至，螳蜋生"，鄭玄注："螵蛸母也。"至於"莫貈"與"蟷蠰"是一是二，注釋家莫衷一是。《藝文類聚》卷九七引《鄭志·答王瓚問》曰："《爾雅》云'莫貉，螳蜋'，同類物也。今沛魯以南謂之蟷蠰，三河之域謂之螳蜋，燕趙之際謂之食肬，齊濟以東謂之馬敫。然名其子則同云螵蛸，是以注云'螳螂，螵蛸母也'。"按，桑螵蛸爲螳螂目多種昆蟲所産卵鞘，一般以螳螂科中華緑螳螂 *Paratenodera sinensis*、南方刀螂 *Tenodera aridifolia* 爲主流，故鄭玄將螳螂釋爲"螵蛸母"，而不加以分别。

注　釋

〔一〕桑蜱蛸：《證類本草》作"桑螵蛸"。二孫按語説："舊作'螵'，聲相近，字之誤也。"因據《説文》"蟲，蟲蛸也"改字。如《本草經集注》所言，螳螂"逢樹便産，以桑上者爲好，是兼得桑皮之津氣"，故得名桑螵蛸。

〔二〕一名蝕肬：《廣雅疏證》注意到，《鄭志・答王瓚問》謂螳蜋"燕趙之際謂之食肬"，高誘注《吕氏春秋》謂其"一曰齕疣"，"疣"與"肬"同，"食肬"與"齕肬"皆疊韻字。針對《本草經》"桑螵蛸一名蝕肬"，王念孫説："'蝕'與'食'同。食肬，螳蜋别名，非螵蛸也，本草誤耳。"

〔三〕生桑枝上：螵蛸以生桑枝上爲正，《本草圖經》謂"不載所出州土"。

〔四〕火炙：《名醫别録》在《本草經》"采蒸之"句後補充"當火炙，不爾令人泄"，乃是針對《本草經》意見立言，割裂開則難明所以。

127 海蛤〔一〕　**味苦，平。主欬逆上氣，喘息，煩滿，胸痛，寒熱。一名魁蛤**〔二〕**。**

《吴普》曰：海蛤，神農：苦；岐伯：甘；扁鵲：鹹。大節頭有文，文如磨齒。采無時。

《名醫》曰：生東[1]海。

【案】《説文》云："盒，蜃屬。海盒者，百歲燕所化；魁盒，一名復纍，老服翼所化。"《爾雅》云"魁陸"，郭璞云："本艸云'魁狀如海蛤，圓而厚，外[2]有理縱横，即今之蚶也'。"《周禮》"鼈人供蠯"，鄭司農云："蠯，蛤也。"杜子春云："蠯，蚌也。"《周書·王會》云"東越海蛤"，孔鼂云："蛤，文蛤。"按，《名醫》别出海蛤條，云一名魁陸，一名活東，非。

箋 疏

文獻家對海蛤的名實説法不一，《説文》謂海蛤乃"百歲燕所化"，當然是無稽之談，本草家的看法相對客觀。《本草經集注》云："海蛤至滑澤，云從鴈屎中得之，二三十過方爲良。今人多取相摝，令磨蕩似之爾。"循此意見，《新修本草》説："此物以細如巨勝，潤澤光浄者好，有粗如半杏人者，不入藥用。"《本草拾遺》也説："海蛤是海中爛殼，久在泥沙，風波淘漉，自然圓浄，有大有小，以小者久遠爲佳，亦非一一從鴈腹中出也。"如此看來，海蛤其實是海灘上各種貝類的碎殼，大小形狀不一，並不特指某一品種。因爲長期海浪沖刷，邊角鈍圓，遂傳説是從海鳥的糞便中淘洗

① 東：底本作"南"，據《證類本草》改。
② 外：底本作"朴"，據《爾雅義疏》改。

而得,乃至附會成"百歲燕所化"者。《本草綱目》集解項李時珍的意見可爲定論:"按沈存中《筆談》云:海蛤即海邊沙泥中得之。大者如棋子,小者如油麻粒,黄白色,或黄赤相雜。蓋非一類,乃諸蛤之殻,爲海水礲礪,日久光瑩,都無舊質。蛤類至多,不能分别其爲何蛤,故通謂之海蛤也。"

二孫按語云:"《名醫》别出海蛤條,云一名魁陸,一名活東,非。"此説不準確,《名醫别録》在海蛤之外另立魁蛤條,其略云:"魁蛤,味甘,平,無毒。主痿痹,泄痢便膿血。一名魁陸、一名活東。生東海。正圓兩頭空,表有文,取無時。"此魁蛤與《本草經》言"海蛤一名魁蛤"不同,據陶弘景注:"形似紡軖,小狹長,外有縱横文理,云是老蝙蝠化爲,用之至少。而本經'海蛤一名魁蛤',與此爲異也。"二者顯然不是一物,《名醫别録》新增之魁蛤,據《爾雅·釋魚》"魁陸",郭璞注:"本草云:魁狀如海蛤,圓而厚,外有理縱横。即今之蚶也。"《嶺表録異》云:"瓦屋子,蓋蚌蛤之類也。南中舊呼爲蚶子頭。因盧鈞尚書作鎮,遂改爲瓦屋子,以其殻上有棱如瓦壟,故名焉。殻中有肉,紫色而滿腹,廣人尤重之。多燒以薦酒,俗呼爲天臠炙,吃多即壅氣,背膊煩疼,未測其本性也。"陶弘景説魁蛤"形似紡軖",所謂"紡軖",本意是紡車,《説文》云:"軖,紡車也。"《農書》卷二〇云:"軖必以牀,以承軖軸。"軖軸即繅輪上的轉軸,故"紡軖"疑當爲一種橄欖毬形的物件,《蜀本草》説"形圓長,似大腹檳榔,兩頭有孔",大約也是如此。此當是魁蛤科的多種貝類。

《名醫别録》記魁蛤一名魁陸，一名活東。魁陸之名與《爾雅》相合；活東據《爾雅·釋魚》"科斗，活東"，郭注："蝦蟆子。"今本《爾雅》"科斗，活東"與"魁陸"兩條相連，疑《名醫别録》作者誤看《爾雅》，遂以活東與魁陸連讀。《本草綱目》釋名項亦説："《名醫别録》云一名活東，誤矣。活東，蝌斗也。見《爾雅》。"

注　釋

〔一〕海蛤：《本草綱目》釋名項李時珍説："海蛤者，海中諸蛤爛殼之總稱，不專指一蛤也。"

〔二〕一名魁蛤：《本草經》海蛤既然是海灘上貝類的碎殼，與《名醫别録》所稱的魁蛤顯然不是一類，故《本草綱目》認爲："舊本云一名魁蛤，則又指是一物矣。係是誤書，今削之。"其説可參。

128 文蛤〔一〕　**主惡瘡，蝕**《御覽》作"除陰蝕"。**五痔**〔二〕。《御覽》下有"大孔出血"，《大觀本》作黑字。

《名醫》曰：生東海。表有文。采無時。

箋　疏

海蛤是海灘上各種貝類的碎殼，文蛤則特指一種貝類，如《新修本草》云："文蛤，大者圓三寸，小者圓五六分。若今婦人以置燕脂者，殊非海蛤之類也。"《本草綱目》集解項説："按沈存中《筆談》云：文蛤即今吴人所食花蛤也。其形一頭小，一頭大，殼有花斑的便是。"此即簾蛤科文蛤

Meretrix meretrix,或同科小眼花簾蛤 *Ruditapes variegatus*,後者貝殼表面有明顯的花紋。

需要説明的是,《本草經集注》文蛤條下陶弘景注釋説:"此既異類而同條,若别之則數多,今以爲附見,而在副品限也。凡有四物如此。"檢《太平御覽》卷九八八海蛤條引《本草經》,也是在海蛤條内續接文蛤云云,此即"副品"之證。蓋《本草經》收載藥物三六五種,以應一年三六五日,爲了滿足此要求,有少數藥物被合併計數。如此拘泥於數字,故《新修本草》嘲笑説:"夫天地間物,無非天地間用,豈限其數爲正副耶。"二孫可能没有留意陶弘景關於副品的意見,所以輯本海蛤與文蛤各自一條,而森立之、尚志鈞、王筠默、曹元宇、馬繼興輯本都將文蛤作爲副品,附録在海蛤條中。

注　釋

〔一〕文蛤:文蛤一名花蛤,《本草綱目》釋名説:"皆以形名也。"

〔二〕蝕五痔:《證類本草》如此。《太平御覽》卷九八八海蛤條引《本草經》亦云:"文蛤,主惡瘡,蝕五痔,生東海。"但同書卷九四二蛤條引《本草經》云:"文蛤表文,味鹹,無毒。主(際)[除]陰蝕,惡創,五痔,大孔盡血。生東海。"引文除混有部分《名醫别録》文外,由"主(際)[除]陰蝕,惡創,五痔",不排除《證類本草》"蝕五痔"乃是"陰蝕、五痔"之脱訛。

129 蠡魚〔一〕《初學記》引作“鱧魚”。 **味甘，寒。主濕痹，面目浮腫，下大水**〔二〕。**一名鮦魚**〔三〕。**生池澤**〔四〕。

《名醫》曰：生九江。采無時。

【案】《説文》云：“鱶，鮦也。”“鮦，鱶也，讀若絝襱。”《廣雅》云：“鱺、鰑，鮦也。”《爾雅》云“鱧”，郭璞注：“鮦也。”《毛詩》云“魴鱧”，《傳》云：“鱧，鮦也。”據《説文》云“鱧，鱯也”，與鱶不同。而毛萇、郭璞以鮦釋鱧，與許不合。然《初學記》引此亦作鱧，蓋二字音同，以致譌舛，不可得詳。《廣雅》又作“鱺”，亦音之譌。又，《廣志》云“豚魚，一名鮦”，《御覽》。更異解也。又，陸璣云：“鱧即鮑魚也，似鱧狹厚，今京東人猶呼醴魚。”又，《本艸衍義》曰：“蠡魚，今人謂之黑鯉魚，道家以爲頭有星爲厭。”據此諸説，若作“鱶”字，《説文》所云鮦，《廣志》以爲江豚，《本艸衍義》以爲黑鯉魚；若作“鯉①”字，《説文》又以爲鱯，《廣雅》以爲鰻鱺，陸璣以爲鮑魚，説各不同，難以詳究。

箋疏

《説文》魚部有鱶、鱧、鯉三字，讀音相近，分指不同的魚類。“鱶，鮦也”，並與鮦爲轉注；“鱧，鱯也”；“鯉，鱣也”。許慎的訓釋與《爾雅》《毛詩》的詮解頗有不同，段玉

① 鯉：按文意，似當作“鱧”，方與後文“《説文》又以爲鱯”云云相合。

裁在《説文解字注》"鱧"字條下説:"《釋魚》《毛傳》鱧鯇爲一,許鱧鱯爲一,各有所受之也。"二孫於此也頗感糾結,故按語説:"説各不同,難以詳究。"

《本草經》蠡魚一名鮦魚,這與《説文》的意見相合,而從《本草經集注》開始,本草家採納《爾雅·釋魚》郭璞注"鱧,鮦也"的意見,將其等同於鱧魚。如二孫所見,《初學記》引《本草經》即作"鱧魚",陶弘景也説:"今皆作'鱧'字。"陶又描述説:"舊言是公蠣蛇所變,然亦有相生者。至難死,猶有蛇性。"此即《廣雅·釋魚》所言"鱺、鰑,鮦也",據王念孫疏證:"今人謂之烏魚,首有班文,鱗細而黑,故名鱺魚。鱺之言驪也。"《本草綱目》集解項説:"形長體圓,頭尾相等,細鱗玄色,有斑點花文,頗類蝮蛇,有舌有齒有肚,背腹有鬣連尾,尾無歧。形狀可憎,氣息鮏惡,食品所卑。南人有珍之者,北人尤絶之。"此即鱧科烏鱧 *Ophiocephalus argus*,俗名黑魚、烏棒,爲常見淡水魚種。烏鱧皮有斑狀花紋,故傳説與蛇有淵源,一名蛇皮魚。二孫將《廣雅》"鱺"理解成鰻鱺,即鰻鱺科鰻鱺 *Anguilla japonica* 一類,其爲不妥。

關於此條按語尚有需要説明者。按語引陸璣云云,出自《本草圖經》,但二孫誤看文獻。蘇頌原文作:"《詩·小雅》云'魚麗于罶,魴鱧',《毛傳》云:'鱧,鯇也。'《正義》云:'諸本或作鱧,鱯也。'陸機謂'鯇即鱧魚也,似鱧,狹而厚',今京東人猶呼鱯魚,其實一類也。"蘇頌引陸璣(機)只有"鯇即鱧魚也,似鱧,狹而厚"一句,其後"今京東人"

云云，乃是蘇頌所加議論。《本草圖經》約有二十餘處提到京東、京西的情況，且檢《太平御覽》卷九三七鱧魚條引陸機《毛詩疏義》云："魴鱧，《爾雅》曰：'鱧，鮦也。'許以爲鯉魚，機以爲鯉狹而厚。"雖有異文，亦止於"狹而厚"，皆可爲證明。至於二孫引文謂"鱧即鮑魚也"，似亦緣於《本草圖經》本條後文提到"又下鮑魚條"云云，二孫閲讀錯行所致。

按語又引《本草衍義》云："蠡魚，今人謂之黑鯉魚，道家以爲頭有星爲厭。"按，《本草衍義》所言"道家以謂頭有星爲厭，世有知之者，往往不敢食"，與鴈肪條説"世或謂之天厭，亦道家之一説爾"一致。其道教依據見《上清靈寶大法》，該書卷九禁忌條説："鴈、犬、黑蠡魚，此名三厭。"並特别注釋説："鯉字非也。"恰好針對《本草衍義》"今人謂之黑鯉魚"立言。這種"黑蠡魚"，即《本草圖經》所言"黑鱧魚"，蠡魚條説："似今俗間所謂黑鱧魚者，亦至難死，形近蛇類，浙中人多食之。"二孫引文不誤，但《本草衍義》所言黑鯉魚，仍然是烏鱧 *Ophiocephalus argus*。

注　釋

〔一〕蠡魚："蠡"字應是"鱺"的省寫，但從《本草經集注》開始即與"鱧"混用。《本草綱目》以鱧魚立條，解釋説："鱧首有七星，夜朝北斗，有自然之禮，故謂之鱧。"

〔二〕下大水：指强利尿作用。《本草經集注》云："合小豆白煮以療腫滿，甚效。"

〔三〕一名鮦魚：依《説文》鮦魚即鱺魚，依《爾雅》郭注鮦魚爲鱧魚，説法各異。《本草綱目》形容烏鱧"形長體圓，頭尾相等"，故《本草經考注》説："此物首尾同等，大口圓尾如竹筒然，故名。"

〔四〕生池澤：《證類本草》引《名醫别録》"生九江池澤"。

130 鯉魚膽〔一〕 味苦，寒。主目熱赤痛，青盲，明目。久服强悍，益志氣。生池澤〔二〕。

《名醫》曰：生九江。采[①]無時。

【案】《説文》云："鯉，鱣也。""鱣，鯉也。"《爾雅》云"鯉，鱣"，舍人云："鯉，一名鱣。"郭璞注鯉云："今赤鯉魚。"注鱣云："大魚似鱏。"《毛詩》云"鱣鮪發發"，《傳》云："鱣，鯉也。"據此知郭璞别爲二，非矣。《古今注》云："兗州人呼赤鯉爲赤驥，謂青鯉爲青馬，黑鯉爲元駒，白鯉爲白騏，黄鯉爲黄雉。"

箋 疏

《説文》云："鯉，鱣也。"《爾雅·釋魚》"鯉"郭璞注："今赤鯉魚。"鯉魚頗有神奇性，《太平御覽》卷九三六引《河圖》云："黄帝遊於洛，見鯉魚，長三尺，青身無鱗，赤文成字。"故《本草經集注》説："鯉魚，最爲魚之主，形既可愛，又能神變，乃至飛越山湖，所以琴高乘之。"琴高乘赤鯉，見《列仙傳》。

---

① 采：《證類本草》作"取"。

《本草圖經》云:“今處處有之,即赤鯉魚也。其脊中鱗一道,每鱗上皆有小黑點,從頭數至尾,無大小皆三十六鱗。古語云‘五尺之鯉與一寸之鯉,大小雖殊,而鱗之數等’是也。”此即即鯉科淡水魚類鯉 *Cyprinus carpio*,體呈紡錘形,略側扁,背蒼黑,腹淡黄,尾鰭橙紅色,口邊有鬚兩對。

如二孫按語所言,《説文》“鯉”與“鱣”互訓,舍人注《爾雅》亦同此意見,獨郭璞將兩者别爲二物。雖然二孫以郭璞的意見爲非,但本草家則確實將鯉魚與鱣魚各自立條。按,《爾雅·釋魚》“鱣”郭璞注云:“鱣,大魚,似鱏而短鼻,口在頷下,體有斜行甲,無鱗,肉黄。大者長二三丈,今江東呼爲黄魚。”《詩經·潛》“有鱣有鮪,鰷鱨鰋鯉”句,陸璣疏:“鱣,出江海,三月中從河下頭來上。身形似龍,鋭頭,口在頷下,背上腹下皆有甲,縱廣四五尺。今於盟津東石磧上鈞取之,大者千餘斤。”《本草綱目》集解項李時珍説:“鱣出江淮、黄河、遼海深水處,無鱗大魚也。其狀似鱘,其色灰白,其背有骨甲三行,其鼻長有鬚,其口近頷下,其尾歧。”此則爲鱘科之鰉魚 *Huso dauricus*。

注　釋

〔一〕鯉魚膽:《本草綱目》釋名云:“鯉鱗有十字文理,故名鯉。”《本草經》以膽入藥,主療眼疾,《藥性論》云:“鯉魚膽亦可單用,味大苦,點眼治赤腫翳痛。”

〔二〕生池澤:《證類本草》引《名醫别録》“生九江池澤”。

右蟲魚上品一十種，舊同。

131 **藕實莖〔一〕　味甘，平。主補中，養神，益氣力，除百疾。久服輕身、耐老、不飢、延年〔二〕。一名水芝丹〔三〕。生池澤〔四〕。**

《名醫》曰：一名蓮。生汝南。八月采。

【案】《説文》云："藕，夫渠根。""蓮，夫渠之實也。""茄，夫渠莖。"《爾雅》云"荷，芙渠"，郭璞云："别名芙蓉，江東呼荷。"又，"其莖茄，其實蓮"，郭璞云："蓮謂房也。"又，"其根藕"。

箋　疏

蓮花爲睡蓮科植物蓮 *Nelumbo nucifera*，種植歷史悠久，植株的不同部位在《爾雅》中皆有專名，《爾雅·釋草》云："荷，芙蕖。其莖茄，其葉蕸，其本蔤，其華菡萏，其實蓮，其根藕，其中的，的中薏。"芙蕖應該是此植物的總名，故《説文》"藕，芙蕖根""荷，芙蕖葉""茄，芙蕖莖""蔤，芙蕖本"。江淹《蓮花賦》"若其華實各名，根葉異辭，既號芙渠，亦曰澤芝"，仍以"芙蕖"爲主要名稱。此外，"荷"本是芙蕖葉的專名，"蓮"是芙蕖實的專名，也用爲芙蕖的總名。

但《本草經》爲何以"藕實莖"立條，頗爲費解，陶弘景亦表示疑惑説："此即今蓮子，八月、九月取堅黑者乾擣破之。花及根並入神仙用。今云莖，恐即是根，不爾不應言甘也。"意即此三字斷句爲"藕實、莖"，而"莖"又指根，分别指代蓮子與藕兩物。《本草經考注》别有解説："藕實莖者，謂藕實在蓮房連莖者也。”按其所言，則是帶梗的蓮房，從《名醫别録》云“八月采”來看，此確可以備一説。

注 釋

〔一〕藕實莖：《證類本草》作“藕實莖”，二孫據《説文》“藕，芙蕖根，從艸、水，禺聲”改字。

〔二〕久服輕身耐老不飢延年：《本草經集注》云：“花及根並入神仙用。”《證類本草》引《太清諸草木方》云：“七月七日採蓮花七分，八月八日採根八分，九月九日採實九分，陰乾擣篩，服方寸匕，令人不老。”

〔三〕一名水芝丹：《古今注》云：“芙蓉一名荷華，生池澤，中實曰蓮，花之最秀異者。一名水芝，一名水花。”《蓮花賦》謂“既號芙渠，亦曰澤芝”，其言“澤芝”，亦水芝之意。《本草經考注》云：“一名水芝丹者，葉似菌芝，華丹赤而在水之義。”

〔四〕生池澤：《證類本草》引《名醫别録》“生汝南池澤”。

132 大棗〔一〕 味甘，平。主心腹邪氣，安中養脾，助①十二經，平胃氣，通九竅，補少氣，少津液，身中不足，大驚，四肢重，和百藥〔二〕。久服輕身、長年〔三〕。葉覆麻黄，能令出汗〔四〕。生平澤〔五〕。

《吴普》曰：棗，主調中，益脾氣，令人好顔色，美志氣。《大觀本艸》引《吴氏本艸》。

① 助：底本作“肋”，據《證類本草》改。《周氏醫學叢書》光緒本、《周氏醫學叢書》宣統本、《四部備要》本、黄奭輯本皆作“助”。

《名醫》曰：一名乾棗，一名美棗，一名良棗。八月采，暴乾。生河東。

【案】《説文》云："棗，羊棗也。"《爾雅》云"遵，羊棗"，郭璞云："實小而圓，紫黑色，今俗呼之爲羊矢棗。"又，"洗，大棗"，郭璞云："今河東猗氏縣出大棗，子如雞卵。"

箋　疏

棗爲常見經濟植物，即鼠李科植物棗 *Ziziphus jujuba*，栽培品種甚多。《爾雅·釋木》"棗，壺棗"，郭注："今江東呼棗大而鋭上者爲壺。壺猶瓠也。""邊，要棗"，郭注："子細腰，今謂之鹿盧棗。""櫅，白棗"，郭注："即今棗子白熟。""樲，酸棗"，郭注："樹小實酢。《孟子》曰：'養其樲棗。'""楊徹，齊棗"，郭注："未詳。""遵，羊棗"，郭注："實小而圓，紫黑色，今俗呼之爲羊矢棗。《孟子》曰：'曾晳嗜羊棗。'""洗，大棗"，郭注："今河東猗氏縣出大棗，子如雞卵。""煮，填棗"，郭注："未詳。""蹶泄，苦棗"，郭注："子味苦。""晳，無實棗"，郭注："不著子者。""還味，棯棗"，郭注："還味，短味。"大多爲本種的栽培品或變種。

《本草經》以大棗立條，《名醫别録》一名乾棗，條内又附生棗，明其以成熟果實的乾燥品入藥，"生棗"則是鮮品。

注　釋

〔一〕大棗：《本草綱目》釋名説："按陸佃《埤雅》云：大曰棗，小曰棘。棘，酸棗也。棗性高，故重朿；棘性低，故並朿。朿音次。棗、棘皆有刺鍼,會意也。"

〔二〕和百藥:石蜜條亦云"和百藥",《食療本草》謂大棗能"和百藥毒",明言解毒義。

〔三〕久服輕身長年:《名醫别録》補充"不飢神仙"四字,《本草經集注》説:"道家方藥以棗爲佳餌。"

〔四〕葉覆麻黄能令出汗:本意似指棗葉用作炮炙輔料,用於麻黄藥材的前處理。"出汗"即"發汗",將檢净以後的藥材堆置,其上可用輔料覆蓋,使其中的水分蒸發。後世醫方亦據此引申,如《本草綱目》引《聖濟總録》治療小兒傷寒五日已後熱不退者:"用棗葉半握,麻黄半兩,葱白、豆豉各一合,童子小便二鍾,煎一鍾,分二服,取汗。"

〔五〕生平澤:《證類本草》引《名醫别録》"生河東平澤",《本草經集注》云:"舊云河東猗氏縣棗特異,今青州出者,形大、核細、多膏,甚甜。鬱州互市亦得之,而鬱州者亦好,小不及爾。江東臨沂金城棗,形大而虚,少脂,好者亦可用。南棗大惡,殆不堪噉。"

133 蒲萄〔一〕 **味甘,平。主筋骨濕痹,益氣,倍力,强志,令人肥健,耐飢**〔二〕**,忍風寒。久食輕身、不老、延年。可作酒**〔三〕**。生山谷**〔四〕**。**

《名醫》曰:生隴西、五原、敦煌。

【案】《史記·大宛列傳》云:"大宛左右以蒲萄爲酒,漢使取其實來,於是天子始種苜蓿、蒲萄肥饒地。"或疑此《本經》不合有蒲萄,《名醫》所增,當爲黑字。然《周禮·場人》云"樹之果蓏珍異之物",鄭元云:"珍異,葡萄、枇杷之屬。"則古中國本有此,大宛種類殊常,故漢特取來植之。舊作"葡",據《史記》作"蒲"。

箋　疏

葡萄本寫作"蒲陶",《史記·大宛列傳》云:"宛左右以蒲陶爲酒,富人藏酒至萬餘石,久者數十歲不敗。俗嗜酒,馬嗜苜蓿。漢使取其實來,於是天子始種苜蓿、蒲陶肥饒地。"《本草經》記葡萄"生隴西、五原、敦煌山谷",知東漢時葡萄在漢地已經引種成功。

葡萄爲葡萄科植物葡萄 *Vitis vinifera*,非中國原産,中國産者爲蘡薁,是同屬山葡萄 *Vitis amurensis* 之類,此即《詩經·豳風》"食鬱及薁"之"薁",亦即二孫按語所言"古中國本有此"者。蘡薁植株與葡萄相似,果實較小而酸澀,故文獻談論葡萄時,經常牽連蘡薁,如《本草經集注》說:"(葡萄)不植淮南,亦如橘之變於河北矣。人説即此間蘡薁,恐如彼之枳類橘耶。"《本草圖經》說:"江東出一種,實細而味酸,謂之蘡薁子。"

注　釋

〔一〕蒲萄:《證類本草》作"葡萄",二孫據《史記》改"葡"字而未改"萄"字;《新修本草》寫本作"蒲陶"。

〔二〕令人肥健耐飢:《本草經集注》云:"北國人多肥健耐寒,

蓋食斯乎。”

〔三〕可作酒:《本草經集注》云:“狀如五味子而甘美,可作酒。”《新修本草》云:“葡萄作酒法,總收取子汁釀之自成酒。蘡薁、山葡萄,並堪爲酒。”

〔四〕生山谷:《證類本草》引《名醫别録》“生隴西、五原、敦煌山谷”,《本草經集注》云:“魏國使人多齎來。”

134 蓬蘽〔一〕 味酸,平。主安五藏,益精氣,長陰令堅〔二〕,强志,倍力,有子。久服輕身、不老〔三〕。一名覆盆〔四〕。生平澤〔五〕。

《吴普》曰:缺盆,一名決盆。《御覽》。《甄氏本艸》曰:覆葐子,一名馬瘻,一名陸荆。同上。

《名醫》曰:一名陵蘽,一名陰蘽①。生荆山及冤句。

【案】《説文》云:“蘽,木也。”“堇,缺盆也。”《廣雅》云:“蒛盆,陸英,苺也。”《爾雅》云“堇,蒛盆”,郭璞云:“覆盆也。實似苺而小,亦可食。”《毛詩》云“葛藟藟之”,陸璣云:“一名巨瓜。似燕薁,亦連蔓,葉似艾,白色,其子赤,可食。”《列僊傳》云:“昌容食蓬蘽根。”李當之云:“即是人所食苺。”陶宏景云:“蓬蘽是根名,覆盆是實名。”

① 蘽:底本作“藥”,據《證類本草》改。

箋疏

《本草經》有蓬虆一名覆盆,《名醫别録》又單列覆盆子條,陶弘景覺得難解,《本草經集注》説:"蓬虆是根名,方家不用,乃昌容所服以易顔者也。覆盆是實名,李云是莓子,乃似覆盆之形,而以津汁爲味,其核微細。藥中用覆盆子小異,此未詳孰是。"《新修本草》認爲蓬虆與覆盆爲同物異名,皆指果實,並不如陶所言"蓬虆是根名"而"覆盆是實名",責備陶弘景"重出子條,殊爲孟浪"。

後世糾結不清,但所指代的應該都是薔薇科懸鉤子屬(*Rubus*)植物,則毫無問題。據《本草綱目》釋名項解釋説:"蓬虆與覆盆同類,故《别録》謂一名覆盆。此種生於丘陵之間,藤葉繁衍,蓬蓬累累,異於覆盆,故曰蓬虆、陵虆,即藤也。其實八月始熟,俚人名割田藨。"從《本草圖經》所繪成州蓬虆來看,應該就是植物蓬虆 *Rubus hirsutus*。至於覆盆,李時珍説:"蓬虆子以八九月熟,故謂之割田藨。覆盆以四五月熟,故謂之插田藨,正與《别録》五月採相合。二藨熟時色皆烏赤,故能補腎。其四五月熟而色紅者,乃薅田藨也,不入藥用。陳氏所謂以茅莓當覆盆者,蓋指此也。"從《本草綱目》所繪圖例來看,構圖與所繪蓬虆近似,但作複葉,傘房花序,所表現的大約是插田泡 *Rubus coreanus* 之類。

就《本草經》而言,"蓬虆"一詞不見於經傳,名義未詳,但此名字應該指代一種植物,而非植物的某一部分,故《列仙傳》説昌容"食蓬虆根",需加"根"字來特指;"覆盆"

亦即《説文》《爾雅》《廣雅》所言的"缺(蒛)盆(蓋)",顯然是因果實特徵獲得的别名,同樣用來指代植物,故談論果實則需稱"覆盆子"。所以《新修本草》指責陶弘景"重出子條",可能是正確的。

二孫按語引《詩經》"葛藟藟之",又陸璣云云,爲不妥當。"藟"即"虆",陸璣所言乃是千歲虆,原植物爲葡萄科植物葛藟 *Vitis flexuosa* 一類,與本條蓬虆無關。特别需要指出的是,本條《新修本草》寫本及《本草和名》《醫心方》皆作"蓬蘽",故森立之、尚志鈞、王筠默、曹元宇輯本都寫作"蓬蘽"。《本草經考注》認爲:"《證類本草》作蓬虆者,宋人所改,不可從也。"由此知《本草經》蓬(虆)[蘽]與《詩經》之葛藟無關。

注　釋

〔一〕蓬虆:《説文》"虆,木也",《爾雅》"山櫐"郭璞注:"今江東呼櫐爲藤,似葛而粗大。"故《本草綱目》釋名謂蓬虆乃是因其"藤葉繁衍,蓬蓬累累"而得名。但宋以前文獻此藥皆寫作"蓬蘽",故李時珍的解説不能成立。

〔二〕長陰令堅:壯陽作用,促使陰莖勃起。《藥性論》謂覆盆子"主陰痿,能令堅長"。

〔三〕久服輕身不老:《列仙傳》謂昌容"食蓬虆根,往來上下,見之者二百餘年,而顔色如二十許人"。《醫心方》卷二九引崔禹云:"覆盆子,味酸美香,主益氣力,安五臟,是烈真常啖之,遂登仙矣。"

〔四〕一名覆盆:《本草經集注》謂其果實"乃似覆盆之形"。

至於《本草衍義》言“益腎藏，縮小便，服之當覆其溺器，如此取名”，似望文生義者。

〔五〕生平澤：《證類本草》引《名醫别録》“生荆山平澤及冤句”。

135 雞頭實〔一〕 **味甘，平。主濕痹，要脊膝痛，補中，除暴疾**〔二〕**，益精氣，强志，令耳目聰明。久服輕身、不飢，耐老、神僊**〔三〕**。一名鴈喙**[①]**實**〔四〕**。生池澤**〔五〕**。**

《名醫》曰：一名芡。生雷澤。八月采。

【案】《説文》云：“芡，雞頭也。”《廣雅》云：“葰、芡，雞頭也。”《周禮·籩人》“加籩之實，芡”，鄭元云：“芡，雞頭也。”《方言》云：“葰、芡，雞頭也。北燕謂之葰；青徐淮泗之間謂之芡；南楚江湘之間謂之雞頭，或謂之雁頭，或謂之烏頭。”《淮南子·説山訓》云“雞頭已瘻”，高誘云：“水中芡，幽州謂之雁頭。”《古今注》云：“葉似荷而大，葉上蹙縐如沸，實有芒刺，其中有米，可以度飢。即今蔦子也。”

箋　疏

雞頭實即《莊子·徐無鬼》所言“雞壅”，入藥時間甚早。《説文》“芡，雞頭也”，今則以芡實作通名，爲睡蓮科水生植物芡 *Euryale ferox*。芡是常見物種，葉盾形，革質，

① 喙：底本作“啄”，據《證類本草》改。《周氏醫學叢書》光緒本、《周氏醫學叢書》宣統本、《四部備要》本皆作“喙”。

多皺褶，即《古今注》形容的"葉上蹙縐如沸"，《本草圖經》描述更詳："葉大如荷，皺而有刺，俗謂之雞頭盤。花下結實，其形類雞頭，故以名之。其莖菽之嫩者名蒍菽，人採以爲菜茹，八月採實。服餌家取其實並中子，擣爛暴乾，再擣下篩，熬金櫻子煎和丸服之，云補下益人，謂之水陸丹。經傳謂其子爲芡。"

注 釋

〔一〕雞頭實：《本草經集注》云："此即今蒍子，(形)[莖]上花似雞冠，故名雞頭。"《埤雅·釋草》云："一名雞頭，蓋其蓬鐏似雞首，故曰雞頭。"

〔二〕除暴疾：《史記·平津侯主父列傳》"故倒行暴施之"句，《索隱》云："暴者，卒也，急也。"此言疾病猝然而起，亦詳天門冬條"主諸暴風濕偏痹"注釋。

〔三〕久服輕身不飢耐老神僊：《本草經集注》云："仙方取此並蓮實合餌，能令小兒不長，正爾食之，亦當益人。"

〔四〕一名鴈喙實：如按語引《方言》，芡因象形而有雞頭、鴈頭、烏頭諸名，《本草經考注》云："鴈喙之名，他書無所考，蓋鴈喙即鴈頭，無二義也，猶烏頭一名烏喙之例耳。"

〔五〕生池澤：《證類本草》引《名醫别録》"生雷澤池澤"。

右果上品五種，舊六種，今以橘柚入木。

136 **胡麻**〔一〕 **味甘，平。主傷中，虚羸，補五内，**《御覽》作"藏"。**益氣力，長肌肉，填髓㛴。久服輕身、不老**〔二〕。

一名巨勝〔三〕。**葉名青蘘**〔四〕。**生川澤**〔五〕。

《吴普》曰：胡麻，一名方金。神農、雷公：甘，無毒。一名狗蝨。立秋采。

《名醫》曰：一名狗蝨，一名方莖，一名鴻藏。生上黨。

【案】《廣雅》云："狗蝨、巨勝、藤弦，胡麻也。"《孝經援神契》云"鉅勝延年"，宋均云："世以鉅勝爲苟杞子。"陶宏景云："本生大宛，故曰胡麻。"按，《本經》已有此，陶説非也。且與麻蕡並列，胡之言大，或以葉大於麻，故名之。

箋　疏

胡麻載《本草經》，一名巨勝，後人加以分别，如《本草經集注》説："莖方名巨勝，莖圓名胡麻。"《新修本草》云："此麻以角作八棱者爲巨勝，四棱者名胡麻。"至《本草衍義》始言："胡麻，諸家之説參差不一，止是今脂麻，更無他義。"《本草綱目》亦云："按沈存中《筆談》云：胡麻即今油麻，更無他説。古者中國止有大麻，其實爲蕡，漢使張騫始自大宛得油麻種來，故名胡麻，以别中國大麻也。寇宗奭《衍義》亦據此釋胡麻，故今併入油麻焉。巨勝即胡麻之角巨如方勝者，非二物也。方莖以莖名，狗蝨以形名，油麻、脂麻謂其多脂油也。按張揖《廣雅》胡麻一名藤弘，弘亦巨也。《别録》一名鴻藏者，乃藤弘之誤也。又杜寶《拾遺記》云：隋大業四年，改胡麻曰交麻。"故《本草綱目》將青囊、白油麻、胡麻油皆併入胡麻條。按，李時珍所言甚是，胡麻、巨勝，皆是今脂麻科植物脂麻 *Sesamum indicum*。至於二孫按語謂胡麻即是大麻，其説爲非。

二孫按語引《廣雅》云："狗蝨、巨勝、藤茲，胡麻也。"今本《廣雅·釋草》亦如此。但檢《本草圖經》云："謹按，《廣雅》云：'狗蝨，巨勝也'；'藤茲，胡麻也'。陶隱居云'其莖方者名巨勝，圓者名胡麻'。蘇恭云'其實作角八稜者名巨勝，六稜、四稜者名胡麻'。如此巨勝、胡麻爲二物矣。"從文意來看，蘇頌所見《廣雅》，"狗蝨，巨勝也"與"藤茲，胡麻也"顯然各自成條。此後世治《廣雅》諸家未曾留意者。按語又引《孝經援神契》"鉅勝延年"，宋均云："世以鉅勝爲苟杞子。"出自《太平御覽》卷九八九引文，其中"苟杞子"作"狗杞子"，盧文弨、錢大昭、王念孫皆以此爲非，《廣雅疏證》云："諸書無言枸杞子名'巨勝'者，狗杞當爲'狗蝨'，後人改之也。"

注　釋

〔一〕胡麻：胡麻傳説是張騫通西域帶回，故《本草經集注》説"本生大宛，故名胡麻"。

〔二〕久服輕身不老：《名醫別録》補充："明耳目，耐飢渴，延年。"《本草經集注》云："服食家當九蒸九暴，熬擣，餌之斷穀、長生、充飢。雖易得，俗中學者猶不能常服，而況餘藥耶。"《抱朴子内篇·仙藥》云："巨勝一名胡麻，餌服之不老，耐風濕，補衰老也。"

〔三〕一名巨勝：《本草經集注》云："八穀之中，惟此爲良，淳黑者名巨勝，巨者大也，是爲大勝。”

〔四〕葉名青蘘：參青蘘條箋疏。

〔五〕生川澤：《證類本草》引《名醫别録》“生上黨川澤”。

137 麻蕡〔一〕 味辛，平。主五勞七傷，利五藏，下血，寒氣。多食令人見鬼狂走〔二〕；久服通神明、輕身〔三〕。一名麻勃〔四〕。麻子〔五〕，味甘，平。主補中益氣，肥健、不老、神僊〔六〕。生川谷〔七〕。

《吴普》曰：麻子中仁①，神農、岐伯：辛；雷公、扁鵲：無毒。不欲牡厲、白薇。先藏地中者，食殺人。麻藍，一名麻蕡，一名青欲②，一名青葛。神農：辛；岐伯：有毒；雷公：甘。畏牡厲、白薇。葉上有毒，食之殺人。麻勃，一名麻③花。雷公：辛，無毒。畏牡厲。《御覽》。

《名醫》曰：麻勃，此麻花上勃勃者。七月七日采，良。子，九月采。生太山。

【案】《説文》云：“麻與𣏟同，人所治，在屋下。”“枲，麻也。”“萉，枲實也，或作䕇。”“荸④，麻母也。”“萁，芓也。”以“蕡”爲雜香艸。《爾雅》云

---

① 仁：據《太平御覽》卷九九五引《吴氏本草經》作“人”。

② 欲：據《太平御覽》卷九九五引《吴氏本草經》作“羊”。

③ 麻：底本缺，據《太平御覽》卷九九五引《吴氏本草經》補。《周氏醫學叢書》光緒本、《四部備要》本、黄奭輯本亦有此字。

④ 荸：《説文解字》作“芓”，《玉篇》謂“荸”同“芓”。

“蕡，枲實”“枲，麻”，孫炎云：“蕡，麻子也。”郭璞云：“别二名。”又，“苧[①]，麻母”，郭璞云：“苴麻盛子者。”《周禮·籩人[②]》“朝事之籩，其實麷蕡”，鄭云：“蕡，枲實也。”鄭司農云：“麻[③]曰蕡。”《淮南子·齊俗訓》云“胡人見蕡，不知其可以爲布”，高誘云：“蕡，麻實也。”據此則宏景以爲牡麻無實，非也。《唐本》以爲麻實，是。

箋疏

《説文》“麻”與“枲”互訓。“麻，枲也，與𣏟同。人所治在屋下”。段玉裁注：“説從广之意，𣏟必於屋下績之，故從广。然則未治謂之枲，治之謂之麻。以已治之稱加諸未治，則統謂之麻。”《説文》又有“萉”字，謂“枲實也，或作𧃹”，此“𧃹”隸定多取上下結構作“蕡”，《爾雅·釋草》云：“蕡，枲實。”至於《本草經》麻蕡之“蕡”，《説文》本意爲“雜香艸”，依段玉裁爲“雜艸香”，用在此處則是“蕡”的借字，二孫因此將麻蕡考訂爲麻實。

但《本草經》麻蕡條内又記有麻子，與麻實顯然重複，且《本草經》麻蕡一名麻勃，《名醫别録》謂“此麻花上勃勃者”，諸家因此聚訟。此處的“麻”即桑科植物大麻 *Cannabis sativa* 應當没有問題。先看麻勃，此名不見於經傳，殊

① 苧：《爾雅·釋草》作“苧”。疑二孫將《説文》《爾雅》苧、苧兩字弄反。

② 人：底本缺，文意不通，此句引自《周禮·天官·籩人》，因據補。

③ 麻：底本衍一“麻”字，據《周禮注疏》删。《周氏醫學叢書》光緒本、《周氏醫學叢書》宣統本、《四部備要》本、黄奭輯本皆改作“麻實曰蕡”。

爲費解。疑"勃"是"芓"之訛誤,《爾雅·釋草》"芓,麻母",郭璞注:"苴麻盛子者。"《齊民要術》卷二引崔寔亦云:"苴麻,麻之有藴者,芓麻是也,一名䵝。"大麻雌雄異株,雌株稱爲"苴麻",亦即本條之麻蕡。

至魏晉時代,如《名醫别録》所言之"麻勃",則專指大麻的花,故言"七月七日采",至九月方采其子。

注釋

〔一〕麻蕡:依《説文》正寫作"麻䵝",本指大麻的種子,此或指雌株,即苴麻。

〔二〕多食令人見鬼狂走:大麻含大麻酚(cannabinol),有强烈的致幻作用,此言"令人見鬼狂走",應即指此。《本草經》序例謂上品藥"多服久服不傷人",此則多服傷人之實例。也因爲此,馬繼興輯本將麻蕡改列爲中品。

〔三〕久服通神明輕身:此即《本草經集注》説"術家合人參服,令逆知未來事",其法載《肘後方》:"上黨人參半斤,七月七日麻勃一升,合擣,蒸,使氣盡遍,服一刀圭,暮卧,逆知未然之事。"應該也是利用其致幻作用。

〔四〕一名麻勃:《名醫别録》補充"此麻花上勃勃者"。

〔五〕麻子:爲大麻的種子,即本條《吴普本草》所言之"麻子中仁",今稱火麻仁。

〔六〕肥健不老神僊:此前《證類本草》有"久服"作黑字《名醫别録》文,"神仙"二字亦作黑字《名醫别録》文,諸家《本草經》輯本對此數字取捨不一。

〔七〕生川谷:《證類本草》引《名醫别録》"生太山川谷"。

右米穀上品二種,舊三種,今以青蘘入艸。

138 **冬葵子**〔一〕 **味甘,寒。主五藏六府寒熱,羸瘦,五癃,利小便。久服堅骨**〔二〕**、長肌肉,輕身、延年。**

《名醫》曰:生少室山〔三〕。十二月采之。

【案】《説文》云:“夂,古文終。”“葵,菜也。”《廣雅》云:“蘬,葵也。”考“夂”與“終”形相近,當即《爾雅》蔠葵。《爾雅》云“蔠葵,蘩露”,郭璞云:“承露也。大莖小葉,華紫黄色。”《本艸圖經》云:“吴人呼爲繁露,俗呼胡燕支,子可婦人塗面及作口脂。”按,《名醫》别有落葵條,一名繁露,亦非也。陶宏景以爲終冬至春作子,謂之冬葵,不經甚矣。

箋 疏

冬葵之得名,據《本草經集注》云:“以秋種葵,覆養經冬,至春作子,謂之冬葵。”此説源於《博物志》:“陳葵子秋種,覆蓋令經冬不死,春有子也。”《本草綱目》集解項李時珍説:“四五月種者可留子,六七月種者爲秋葵,八九月種者爲冬葵,經年收採。正月復種者爲春葵。然宿根至春亦生。”此正冬葵之意,其原植物爲錦葵科冬葵 *Malva verticillata* var. *crispa*,至今仍是常見菜蔬。

二孫另立新説,以爲冬葵即《爾雅·釋草》之蔠葵。檢《爾雅·釋草》“蔠葵,蘩露”,郭璞注:“承露也。大莖小葉,華紫黄色。”《名醫别録》載落葵,一名繁露,《本草經集注》説:“又名承露,人家多種之。”又云:“其子紫色,女人以漬粉傅面爲假色,少入藥用。”《蜀本草·圖經》描述植物形態云:“蔓生,葉圓,厚如杏葉。子似五味子,生青熟黑,所在有之。”《開寶本草》説:“一名藤葵,俗呼爲胡燕脂。”因此,二孫所引《本草圖經》云云,雖然寫在冬葵子條下,其内容乃是綜述前代本草關於落葵的議論。這種落葵即落葵科植物落葵 *Basella alba*,至今仍是常見菜蔬,通常稱作豆腐菜、木耳菜。

至於本草落葵與《爾雅》蔠葵的關係,《本草綱目》落葵條釋名項李時珍云:“落葵葉冷滑如葵,故得葵名。釋家呼爲御菜,亦曰藤兒菜。《爾雅》云‘蔠葵,繁露也’。一名承露,其葉最能承露,其子垂垂亦如綴露,故得露名;而蔠、落二字相似,疑‘落’字乃‘蔠’字之訛也。案《考工記》云‘大圭,終葵首也’,注云:齊人謂椎曰蔠葵,圭首六寸爲椎。然則此菜亦以其葉似椎頭而名之乎。”由此瞭解,《名醫别録》落葵即是《爾雅》蔠葵,《本草經》冬葵則别是一物。

注 釋

〔一〕冬葵子:《本草經集注》云:“以秋種葵,覆養經冬,至春作子,謂之冬葵。”

〔二〕久服堅骨:《醫心方》卷三〇引《神農經》云:“久食利骨氣。”

〔三〕生少室山:《新修本草》作“生少室”,其後亦無“山谷”“川澤”字樣,《本草經考注》循大棗、白瓜子、葱實、大豆之例,補“生平澤”三字。有謂:“蓋園生者,謂之平澤,乃爲本書之通例耳。”

139 莧實〔一〕　**味甘,寒。主青盲,明目,除邪,利大小便,去寒熱。久服益氣力,不飢、輕身**〔二〕**。一名馬莧**〔三〕**。**

《名醫》曰:一名莫實。生淮陽及田中〔四〕。葉如藍。十一月采。

【案】《説文》云:"莧,莧菜也。"《爾雅》云"蕢,赤莧",郭璞云:"今莧菜[1]之赤莖者。"李當之云:"莧實當是今白莧。"《唐本》注云:"赤莧,一名蕢,今名莫實,字誤。"

箋　疏

《説文》云:"莧,莧菜也。"莧是莧科莧屬多種植物的泛稱,《蜀本草・圖經》謂"有赤莧、白莧、人莧、馬莧、紫莧、五色莧,凡六種"。《本草經集注》認爲"其莧實當是白莧",原植物爲白莧 *Amaranthus albus*;又説"細莧即是糠莧",《本草綱目》補充"細莧即野莧也,北人呼爲糠莧,柔莖細葉,生即結子",原植物或即凹頭莧 *Amaranthus lividus*;又説"赤莧,莖純紫,能療赤下,而不堪食",此即《爾雅・釋草》"蕢,赤莧",原植物是莧 *Amaranthus tricolor*,植株含有莧菜紅色素,特徵性甚强,文獻所稱紫莧、紅莧、五色莧,亦當是此種。

《本草經》莧實一名馬莧,《本草經集注》特別指出:

---

① 菜:底本作"葉",據《爾雅正義》改。《周氏醫學叢書》光緒本、《四部備要》本亦作"菜"。

"今馬莧别一種,布地生,實至微細,俗呼爲馬齒莧,亦可食,小酸,恐非今莧實。"《本草圖經》同意此説,謂"馬莧即馬齒莧也",原植物爲馬齒莧科馬齒莧 *Portulaca oleracea*。從常理推度,《本草經》馬莧應該也是莧屬植物,"馬"亦訓作"大",此或指莧類中植株較大者,陶弘景誤解爲馬齒莧。且《名醫别録》在"一名馬莧"之後補充"細莧亦同"四字,"細莧"正與"馬莧"爲反對,亦證明"馬莧"爲"大莧"。故《本草拾遺》説:"陶以馬齒與莧同類,蘇亦於莧條出馬齒功用。按此二物,厥類既殊,合從别品。"確有一定道理。

二孫按語引《唐本》注云云,檢《新修本草》云:"赤莧一名蕢,今莧實一名莫實,疑莫字誤矣。"其中"蕢",原注"音匱",此爲"蕢"的異體,按語作"蹟"爲誤。

注　釋

〔一〕莧實:《本草綱目》釋名説:"陸佃《埤雅》云:莧之莖葉皆高大而易見,故其字從見,指事也。"《本草經考注》云:"'莧'即'見'字加艸冠者,此物專有明目之效,故名見實。"兩説皆望文生義者,録此備參。

〔二〕久服益氣力不飢輕身:《本草經集注》云:"藥方用莧實甚稀,斷穀方中時用之。"《太上靈寶五符序》卷中《黄帝受黄輕四物仙方》,四物者,"一曰鴻光,二曰千秋,三曰萬歲,四曰慈墨實",其"慈墨者,莧實也",合丸常服,"令人長存,不飢渴"。

〔三〕一名馬莧:《本草經集注》謂即馬齒莧,其説或非。

〔四〕生淮陽及田中:《證類本草》引《名醫别録》"生淮陽川澤

及田中”，循輯本之例，當取“生川澤”爲正文，脱漏應補入。

140 瓜蒂〔一〕 味苦，寒。主大水身面四肢浮腫，下水，殺蠱毒，欬逆上氣，及食諸果病在胸腹中，皆吐下之〔二〕。生平澤〔三〕。

《名醫》曰：生嵩高。七月七日采，陰乾。

【案】《説文》云：“瓜，㼌也，象形。”“蒂[①]，瓜當也。”《廣雅》云：“水芝，瓜也。”陶宏景云：“甜瓜蒂也。”

箋　疏

《説文》“蔕，瓜當也”，徐鍇云：“當，底也。”段玉裁云：“《聲類》曰：蔕，果鼻也。瓜當、果鼻正同類。”故知“蔕”即是瓜蔕之專名，俗寫作“蒂”。《本草經集注》云：“瓜蒂，多用早青蒂，此云七月採，便是甜瓜蒂也。”按此意見，瓜蒂爲甜瓜的瓜蒂。甜瓜又名甘瓜、果瓜，原植物爲葫蘆科甜瓜 *Cucumis melo* 之類。

注　釋

〔一〕瓜蒂：《證類本草》作“瓜蔕”，《新修本草》寫本作“苽蔕”，二孫輯本改用俗字。

〔二〕食諸果病在胸腹中皆吐下之：瓜蒂爲催吐要藥，《金匱要略·腹滿寒疝宿食病脉證治第十》云：“宿食在上脘，

① 蒂：《説文》作“蔕”。

當吐之，宜瓜蔕散。”

〔三〕生平澤：《證類本草》引《名醫别録》“生嵩高平澤”。

141 瓜子〔一〕 **味甘，平。主令人説澤**〔二〕**，好顔色，益氣，不飢。久服輕身、耐老。一名水芝**〔三〕。《御覽》作“土芝”。**生平澤**〔四〕。

《吴普》曰：瓜子，一名瓣。七月七日采，可作面脂。《御覽》。

《名醫》曰：一名白瓜子。生嵩高。冬瓜仁[①]也。八月采。

【案】《説文》云：“瓣，瓜中實。”《廣雅》云：“冬瓜，𦼮也。其子謂之瓤。”陶宏景云：“‘白’當爲‘甘’。”舊有“白”字，據《名醫》云“一名白瓜子”，則本名當無。

箋 疏

《證類本草》卷二七菜部上品載有《名醫别録》藥白冬瓜，又載有《本草經》藥白瓜子，檢《新修本草》寫本亦如此。但據白瓜子條下蘇敬注：“且朱書論白瓜之效，墨書説冬瓜之功，功異條同，陶爲深誤。”乃知在《本草經集注》中，白冬瓜附録在白瓜子條内，《新修本草》始分爲兩條。因此，陶弘景關於《本草經》白瓜子的議論，其實在《證類本草》白冬瓜條下，陶説：“被霜後合取，置經年，破取核，水

① 仁：《證類本草》作“人”。

洗，燥，乃檑取人用之。"《新修本草》不認可陶的看法，批評意見在白瓜子條下，蘇敬説："經云'冬瓜人也，八月採之'。已下爲冬瓜人説，非謂冬瓜别名。據經及下條瓜蔕，並生嵩高平澤，此即一物，但以'甘'字似'白'字，後人誤以爲'白'也。若其不是甘瓜，何因一名白瓜，此即甘瓜不惑。且朱書論白瓜之效，墨書説冬瓜之功，功異條同，陶爲深誤。按，《廣雅》'冬瓜一名地芝'，與甘瓜全别，墨書宜附冬瓜科下。瓜蔕與甘瓜共條。《别録》云：甘瓜子，主腹内結聚，破潰膿血，最爲腸胃脾内壅要藥。本草以爲冬瓜，但用蔕，不云子也。今腸癰湯中用之，俗人或用冬瓜子也。又按，本草云瓜子或云甘瓜子，今此本誤作'白'字，當改從'甘'也。"

按照陶弘景的主張，白瓜子乃是取白冬瓜的種子入藥。蘇敬對此不以爲然，認爲條内《名醫别録》補充"冬瓜人也，八月采"，乃是專説冬瓜的種子，與《本草經》白瓜子無關。針對《本草經》以白瓜子立條，《名醫别録》又補充"一名白瓜子"的奇怪現象，蘇敬進一步猜測，《本草經》原本是甘瓜子，傳寫過程中，誤"甘"爲"白"。二孫完全没有理解前後因果，誤以"'白'當爲'甘'"是陶弘景的意見；輯本處理結果則是删去"白"字，徑以"瓜子"立條。

按，本條既以白瓜子爲正名，《名醫别録》又説"一名白瓜子"，確實令人費解。從《太平御覽》卷九八七引《吴氏本草》徑稱"瓜子"來看，不排除《本草經》原本就是以瓜子立條，後人妄添"白"字的可能。不過如《本草經考注》

所言，既然唐代蘇敬所見已有"白"字，"則不得妄删，姑存考耳"。

又可説明者，《證類本草》白瓜子條《名醫别録》"一名白瓜子"，寫作"白爪子"，並在"爪"字下注音："側絞切。"因爲《新修本草》寫本尚在，可知"爪"是宋人爲調和此矛盾所改，二孫輯本引《名醫别録》，將其恢復爲"瓜"是正確的。

注　釋

〔一〕瓜子：《證類本草》作"白瓜子"，輯本删"白"字。

〔二〕令人説澤：《證類本草》作"令人悦澤"。二孫改用《説文》本字，《周氏醫學叢書》光緒本、《周氏醫學叢書》宣統本、《四部備要》本、黄奭輯本皆當作誤字，改回"悦"。又，《證類本草》引《食療本草》云："取冬瓜人七升，以絹袋盛之，投三沸湯中，須臾出暴乾，如此三度止。又，與清苦酒漬，經一宿，暴乾爲末，日服之方寸匕。令人肥悦，明目，延年不老。又，取子三五升，退去皮，擣爲丸。空腹服三十丸，令人白浄如玉。"

〔三〕一名水芝：《藝文類聚》卷八七引《本草經》曰："水芝者，是白瓜、甘瓜也。"同卷引嵇含《瓜賦》曰："世云三芝，瓜處一焉。故植根玉巖，潤葉飛泉，攬之者壽，食之者仙，是謂雲芝。芙蕖振采，濯莖玄瀨，流葩映川，莫此爲最，是謂水芝。甘瓜普植，用薦神祇，其名龍膽，其味亦奇，是謂土芝。"（字句據《全晉文》校訂）則瓜爲土芝，芙蕖爲水芝，與《本草經》不同。

〔四〕生平澤：《證類本草》引《名醫别録》"生嵩高平澤"。

142 苦菜〔一〕　味苦,寒。主五藏邪氣,厭穀〔二〕,胃痹〔三〕。久服安心、益氣,聰察〔四〕、少卧,輕身、耐老。一名荼艸,一名選〔五〕。生川谷〔六〕。

《名醫》曰:一名游冬。生益州山陵道旁,凌冬不死。三月三日采,陰乾。

【案】《説文》云:"荼,苦菜也。"《廣雅》云:"游冬,苦菜也。"《爾雅》云:"荼,苦菜。"又"檟,苦荼",郭璞云:"樹小如梔子,冬生葉,可煮作羹。今呼早采①者爲荼,晚取者爲茗,一名荈。蜀人名之苦菜②。"陶宏景云:"此即是今茗。茗一名荼,又令人不眠,亦凌冬不凋,而嫌③其止生益州。"《唐本》注駁之,非矣。"選"與"荈"音相近。

箋　疏

苦菜也是《本草經》名實争論非常大的一味藥物。陶弘景懷疑其爲茗荼,即山茶科植物茶 *Camellia sinensis*。《本草經集注》説:"疑此即是今茗。茗一名荼,又令人不眠,亦凌冬不凋,而嫌其止生益州。益州乃有苦菜,正是苦蘵爾,上卷上品白英下已注之。《桐君録》云:'苦菜,三月生扶疏,六月華從葉出,莖直黄,八月實黑,實落根復生,冬

① 采:底本作"菜",據《爾雅義疏》改。《周氏醫學叢書》光緒本、《四部備要》本、黄奭輯本皆作"采"。

② 菜:《爾雅義疏》作"荼"。

③ 嫌:底本作"兼",據《證類本草》改。黄奭輯本亦作"嫌"。

不枯。’今茗極似此，西陽、武昌及廬江、晉熙皆好，東人正作青茗。茗皆有浡，飲之宜人。”

蘇敬則則認爲是菊科苦苣、苦蕒之類，如菊苣 *Cichorium endivia*、苦苣 *Sonchus oleraceus*，或近緣植物。《新修本草》説：“苦菜，《詩》云‘誰謂荼苦’，又云‘堇荼如飴’，皆苦菜異名也。陶謂之茗，茗乃木類，殊非菜流。茗，春採爲苦荼。音遲遐反，非途音也。按，《爾雅·釋草》云‘荼，苦菜’，《釋木》云‘檟，苦荼’，二物全别，不得爲例。又《顔氏家訓》按《易通卦驗玄圖》曰：苦菜，生於寒秋，經冬歷春，得夏乃成。一名游冬。葉似苦苣而細，斷之有白汁，花黄似菊。此則與《桐君》略同，今所在有之。苦蘵乃龍葵爾，俗亦名苦菜，非荼也。”

陶、蘇兩家的争論各執一端，從《本草經》記載苦菜的功效久服“聰察少卧”來看，確實像茶葉中所含咖啡因中樞興奮作用，陶弘景因此推測其爲山茶科茶 *Camellia sinensis*，不爲無因。但所引《桐君録》以及《名醫别録》添附的部分，更像是菊科苦蕒菜屬（*Ixeris*）或苦苣菜屬（*Sonchus*）植物，更何況苦菜被安排在菜部，正如《新修本草》所批評：“陶謂之茗，茗乃木類，殊非菜流。”所以《新修本草》另立“茗苦𣘻”一條，而在苦菜條内只討論菊科物種。

二孫按語讚同陶弘景的意見，補充“選”與“荈”音相近作爲證據，《本草經考注》進一步發揮説：“‘選’是‘荈’字。《説文》無‘荈’字，則‘選’‘荈’古今字可知也。”這些意見不失爲一家之言，但按語引《爾雅·釋木》“檟，苦荼”

郭注末句作“蜀人名之苦菜”,與《爾雅》作“蜀人名之苦荼”不同,似二孫爲符己意故意篡改者,故正文不予改動,僅備注説明。

注　釋

〔一〕苦菜:《爾雅》“荼,苦菜”,此即苦菜的專名,《詩經》“誰謂荼苦”“堇荼如飴”,句中的“荼”都指苦菜,爲菊科苦蕒菜屬(*Ixeris*)或苦苣菜屬(*Sonchus*)植物。但本條文字的主體部分,從功效和别名來看,更像是針對山茶科茶立言。

〔二〕厭穀:指食慾減退,不思飲食。韓愈詩:“馬厭穀兮,士不厭糠籺。”

〔三〕胃痹:《神農本草經輯注》注意到,《漢書·藝文志》有《五臟六腑痹十二病》三十卷,認爲“其中‘六腑痹’應該包括‘胃痹’在内,惜書已早佚”,猜測“胃痹應屬胃病之類”。按,若將“厭穀胃痹”連讀,似指消化不良、食慾減退的一系列消化系統症狀。

〔四〕聰察:明察。《論衡·譴告》云:“譽天之聰察也,反以聰察傷損於天德。”若將“聰察少卧”連讀,乃形容覺醒狀態。

〔五〕一名選:無論是菊科苦菜還是山茶科茶皆無别名爲“選”,二孫按語認爲“選”與“荈”音相近。

〔六〕生川谷:《證類本草》引《名醫别録》“生益州川谷”。

右菜上品五種,舊同。

神農本艸經卷第一

中醫典籍叢刊

神農本草經箋注

王家葵 撰

下

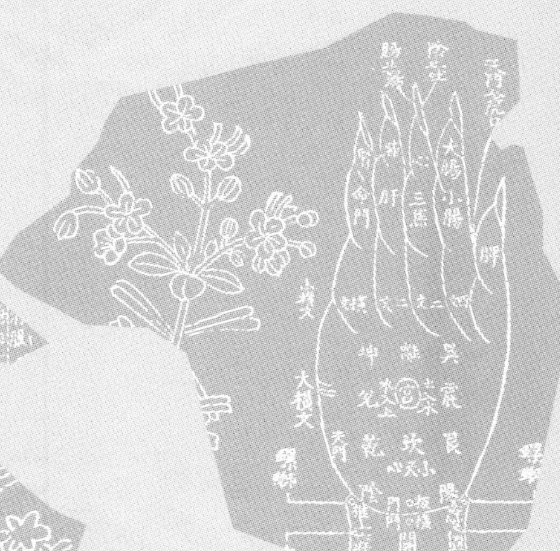

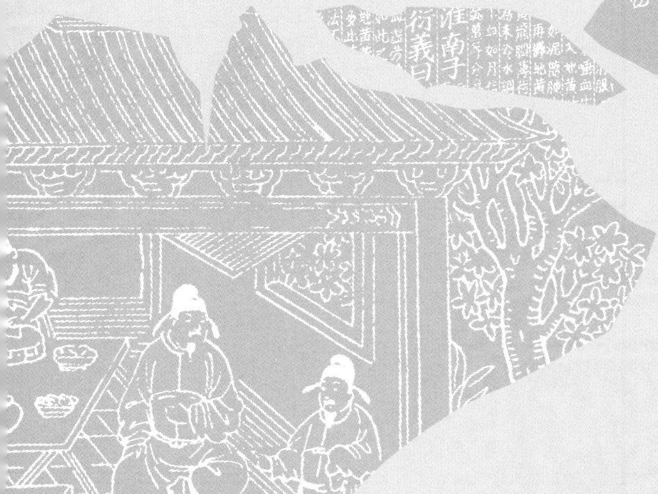

中華書局

神農本艸經卷第二

吴普等述　孫星衍、孫馮翼同輯

中　經

中藥一百二十種爲臣，主養性以應人。無毒、有毒，斟酌其宜，欲遏病補羸者本中經。

雄黄　石流黄　雌黄　水銀　石膏　慈石　凝水石　陽起石　孔公孽　殷孽　鐵精落　理石　長石　膚青右玉石中品十四種，舊十六種。

乾薑　枲耳實　葛根　括樓　苦參　當歸　麻黄　通艸　芍藥　蠡實　瞿麥　元參　秦艽　百合　知母　貝母　白茝　淫羊藿　黄芩　狗脊　石龍芮　茅根　紫菀　紫艸　敗醬　白鮮皮　酸醬　紫參　稾本　石韋　萆薢　白薇　水萍　王瓜　地榆　海藻　澤蘭　防己　款冬華　牡丹　馬先蒿　積雪艸　女菀　王孫　蜀羊泉　爵牀　假蘇　翹根右艸中品四十九種，舊四十六種。

桑根白皮　竹葉　吴茱萸　巵子　蕪荑　枳實

厚朴　秦皮　秦茮　山茱萸　紫葳①　豬苓②　白棘　龍眼　松蘿　衛矛　合歡右木中品一十七種，舊同。

白馬莖　鹿茸　牛角鰓　羖羊角　狗陰莖　麢羊角　犀角右獸中品七種，舊同。

燕屎　天鼠屎右禽中品二種，舊三種。

蝟皮　露蜂房　鼈甲　蟹　柞蟬　蠐螬　烏賊魚骨　白僵蠶　鮀魚甲　樗雞　活蝓　石龍子　木寅　蜚寅　蜚廉　䗪蟲　伏翼右蟲魚中品一十七種，舊十六種。

梅實右果中品一種，舊同。

大豆黄卷赤小豆　粟米　黍米右米穀中品三種，舊二種。

蓼實　葱實䪥　水蘇右菜中品三種，舊同。

143 雄黄〔一〕　**味苦，平、寒**〔二〕**。主寒熱，鼠瘻，惡創，疽痔，死肌，殺精物、惡鬼、邪氣、百蟲毒，勝五兵**〔三〕**。鍊食之，輕身、神仙**〔四〕**。一名黄食石**〔五〕**。生山谷**〔六〕**。**

《吴普》曰：雄黄，神農：苦。山陰有丹，雄黄生山之陽，故曰雄，是丹之雄，所以名雄黄也。

《名醫》曰：生武都、敦煌山之陽。采無時。

【案】《西山經》云"高山其下多雄黄"，郭璞云："晋太興三年，高平郡界有山崩，其中出數千斤

① 葳：底本缺，據本書正文補。

② 苓：底本缺，據本書正文補。

雄黄。"《抱朴子·僊藥篇》云:"雄黄當得武都山所出者,純而無雜,其赤如雞冠,光明曄曄,乃可用耳。其但純黄似雄黄色,無赤光者,不任以作仙藥,可以合理病藥耳。"

箋　疏

雄黄、雌黄皆是砷礦石。雄黄 realgar 爲二硫化二砷 As_2S_2,礦石多呈橘紅色;雌黄 orpiment 爲三硫化二砷 As_2S_3,礦石多呈檸檬黄色。雄黄常與雌黄共生,最初或許是因爲顏色的差異,而被分别命名爲"雄"與"雌"。至於説雄黄生山之陽名"雄",雌黄生山之陰而名"雌",如《名醫别録》言"(雌黄)與雄黄同山,生其陰",則是傳聞之訛。不僅雄黄、雌黄共生,砷礦還與輝銻礦、辰砂礦共生。因爲雄黄與丹砂顏色相近,又存在共生關係,早期認識不足,乃有混淆現象。《吴普本草》解釋雄黄的得名説:"山陰有丹,雄黄生山之陽,故曰雄,是丹之雄,所以名雄黄也。"

據《證類本草》雄黄在玉石部中品,上溯《新修本草》目録亦如此,《名醫别録》言其有毒,則在《本草經集注》中也應該屬於"有毒無毒斟酌其宜"的中品藥。但考《抱朴子内篇·仙藥》引《神農四經》"上藥令人身安命延,昇爲天神,遨遊上下,使役萬靈,體生毛羽,行厨立至",其中專門提到雄黄、雌黄"各可單服之,皆令人飛行長生"。曹元宇輯本部分接受此意見,將雄黄列爲上品,其餘各家輯本仍以雄黄爲中品,畢竟《神農本草經》經陶弘景整理規範,應該以《本草經集注》爲準。不僅如此，雌黄條陶弘景注釋説："仙經無單服法，惟以合丹砂、雄黄共飛煉爲丹爾。"與葛洪言"各可單服之"相牴牾，此應該歸於葛、陶教派不同，傳授不同的原因。至於馬繼興輯本將雄黄、雌黄置於下品，則毫無道理。

雄黄主要出産於武都、敦煌，在南朝屬難得之品，故《本草經集注》説："晉末已來，氐羌中紛擾，此物絶不復通，人間時有三五兩，其價如金，合丸皆用石門、始興石黄之好者爾。始以齊初凉州互市，微有所得，將至都下。"據《宋書·五行志》記，晉元帝太興三年"南平郡山崩，出雄黄數千斤"。按，南平郡爲晉武帝置，相毗鄰的天門郡正陶弘景所言石門雄黄産地。《山海經·西山經》謂高山"其下多青碧、雄黄"，郭璞拈此事爲注釋，但南平郡誤作高平郡，後者今山東菏澤，東晉尚爲高平國，劉宋受禪，始除國爲高平郡，二孫不察，按語仍襲誤作高平郡。

注釋

〔一〕雄黄：《吴普本草》云："山陰有丹，雄黄生山之陽，故曰雄，是丹之雄，所以名雄黄也。"

〔二〕味苦平寒：《證類本草》白字如此，但對《本草經》而言，一藥之藥性不可能既"平"且"寒"，此必有《名醫别録》文混入。一般而言，當取先出現者爲《本草經》文，故森立之、王筠默、曹元宇、馬繼興輯本皆只取"苦平"爲《本草經》文。

〔三〕勝五兵：五兵爲五種兵器，具體所指則説者不一，《周禮·夏官·司兵》"掌五兵五盾"句鄭司農云:"五兵者,戈、殳、戟、酋矛、夷矛。"《本草經考注》云:"勝者,壓勝之義。言常帶雄黃,則五兵凶器不能害也。"

〔四〕鍊食之輕身神仙:《本草經集注》云:"煉服之法皆在仙經中。"《抱朴子内篇·仙藥》云:"雄黃當得武都山所出者,純而無雜,其赤如雞冠,光明曄曄者,乃可用耳。其但純黃似雄黃色,無赤光者,不任以作仙藥,可以合理病藥耳。餌服之法,或以蒸煮之,或以酒餌,或先以硝石化爲水乃凝之,或以玄胴腸裹蒸之於赤土下,或以松脂和之,或以三物煉之,引之如布,白如冰,服之皆令人長生,百病除,三尸下,瘢痕滅,白髮黑,墮齒生,千日則玉女來侍,可得役使,以致行厨。"

〔五〕一名黃食石:《新修本草》云:"出石門名石黃者,亦是雄黃,而通名黃食石,而石門者最爲劣爾。"《本草拾遺》不以爲然,批評說:"石黃今人敲取中精明者爲雄黃,外黑者爲熏黃。蘇云通名,未之是也。"或許是黃食石無確解,《本草綱目》篡改爲"黃金石",釋名說:"雄黃入點化黃金用,故名黃金石,非金苗也。"

〔六〕生山谷:《證類本草》引《名醫别録》"生武都山谷,燉煌山之陽"。

144 石流黃〔一〕"流",舊作"硫",《御覽》引作"流",是。**味酸,温。主婦人陰蝕,疽痔,惡血,堅筋骨,除頭秃。能化金銀銅鐵奇物**〔二〕。《御覽》引云:"石流青,白色,主益肝氣,明目。""石流赤,生羌道山谷。"**生山谷**〔三〕。

《吴普》曰：硫黄，一名石留黄。神農、黄帝、雷公：鹹，有毒；醫和、扁鵲：苦，無毒。或生易陽，或河西。或五色黄，是潘水石液也，“潘”即“礬”古字。燒令有紫焰者。八月、九月采。治婦人血結。《御覽》云：“治婦人絶陰。能合金銀銅鐵。”

《名醫》曰：生東海牧羊山，及太山、河西山。礬石液也。

【案】《范子計然》云：“石流黄出漢中。”又云①：“劉馮餌石流黄而更少。”劉逵注《吴都賦》云：“流黄，土精也。”

箋　疏

“硫”字在字書爲晚出，《玉篇》云：“硫，硫黄，藥名。”故《太平御覽》引《本草經》、《本草經集注·序録》殘卷、《新修本草》寫本，都作“石流黄”；《名醫别録》還有石流青、石流赤，直到《證類本草》都還部分保留“流”字寫法；由此知“石流黄”確實是本條的正名，故二孫輯本改題“石流黄”，非常合理。至於《文選》卷四《南都賦》“赭堊流黄”句，李善注引《本草經》曰：“石流黄，生東海牧陽山谷中。”不僅顯示石流黄的早期寫法，還證明産地“生東海牧陽山谷中”也是《本草經》文，而其後的“及太山、河西山”字樣，才是魏晉名醫所添，故不爲李善所取。或許是覺得石流黄

① 又云：此出自《太平御覽》卷九八七引《神仙傳》，因接在《范子計然》之後，二孫誤以爲同出《范子計然》。

是石而非水，所以後世造"硫"作爲"石流黄"的專用字，更極端者，則將藥名中的"黄"也改爲石旁，寫作"硫磺"。而按照《説文》本意，"磺"乃是"銅鐵樸石"，略相當於"礦"字。

從名稱來看，石流黄、石流青、石流赤似乎也是由五行得名，甚至可能還有"石流白"和"石流黑"，如《雷公炮炙論》提到："凡使，勿用青赤色及半白半青、半赤半黑者。"這或許就是所謂的"石流白""石流黑"，但既然"陶弘景不識，今醫博識人亦不識"，自然也就無從推考了。《本草綱目》將石硫赤、石硫青安排在金石部卷一一石硫黄之後，並分别解釋説："此即硫黄之多赤者，名石亭脂。""此硫黄之多青色者。"未免强作解人。

注　釋

〔一〕石流黄：《證類本草》作"石硫黄"，二孫據《太平御覽》引文改字。《本草綱目》釋名項李時珍説："硫黄秉純陽火石之精氣而結成，性質通流，色賦中黄，含其猛毒，爲七十二石之將，故藥品中號爲將軍。"

〔二〕能化金銀銅鐵奇物：外丹家多用之，《本草經集注》云："仙經頗用之，所化奇物，並是黄白術及合丹法。"《海藥本草》云："仙方謂之黄硇砂，能壞五金，亦能造作金色，人能制伏歸本色，服而能除萬病。"

〔三〕生山谷：《證類本草》引《名醫别録》"生東海牧羊山谷中，及太山、河西山"，《本草經集注》云："東海郡屬北徐州，而箕山亦有。今第一出扶南、林邑，色如鵝子初出殼，名昆侖黄；次出外國，從蜀中來，色深而煌煌。”

145 雌黄〔一〕 味辛，平。主惡創，頭禿〔二〕，痂疥，殺毒蟲、蝨，身痒，邪氣，諸毒。鍊之〔三〕，久服輕身、增年、不老〔四〕。生山谷〔五〕。

《名醫》曰：生武都。與雄黄同山，生其陰。山有金，金精熏則生雌黄。采無時。

箋 疏

雄黄、雌黄皆是砷礦石，因爲存在共生關係，煉丹家認爲雌黄可以化爲雄黄。《太平御覽》卷九八八引《典術》云："天地之寶，藏於中極，命曰雌黄。雌黄千年化爲雄黄，雄黄千年化爲黄金。"《黄帝九鼎神丹經訣》卷一四沿襲此説而有發揮："雄黄者，與雌黄同山，雌黄之所化也。天地大藥，謂之雌黄，經八千歲，化爲雄黄，一名帝男精。又經千歲，化爲黄金，一名真人飯。此乃至神之石也。"《本草綱目》也提到雄黄與雌黄的關聯性，釋名項引《土宿本草》云："陽石氣未足者爲雌，已足者爲雄，相距五百年而結爲石。造化有夫婦之道，故曰雌雄。"發明項又説："雌黄、雄黄同産，但以山陽山陰受氣不同分别。故服食家重雄黄，取其得純陽之精也；雌黄則兼有陰氣故爾。"

《本草圖經》説雌黄："今出階州，以其色如金，又似雲母甲錯可析者爲佳，其夾石及黑如鐵色者不可用。或云一塊重四兩者，析之可得千重，此尤奇好也。"所言似雲母甲錯可析者，當是純度較高的呈片狀的雌黄（As_2S_3）集合體。

注　釋

〔一〕雌黄:《本草綱目》釋名云:"生山之陰,故曰雌黄。"

〔二〕頭秃:《諸病源候論》卷二七"鬼舐頭候"云:"人有風邪在於頭,有偏虚處,則髮秃落,肌肉枯死。或如錢大,或如指大,髮不生,亦不癢,故謂之鬼舐頭。"《本草經考注》引此,謂"此頭秃,蓋亦鬼舐頭之類"。其説可參。

〔三〕錬之:《黄帝九鼎神丹經訣》卷一四云:"煉雌黄法,與雄黄不殊。"

〔四〕久服輕身增年不老:《抱朴子内篇·仙藥》謂雌黄"可單服之,皆令人飛行長生"。

〔五〕生山谷:《證類本草》引《名醫别録》"生武都山谷",《本草經集注》云:"今雌黄出武都仇池者,謂爲武都仇池黄,色小赤。扶南、林邑者,謂昆侖黄,色如金而似雲母甲錯,畫家所重。"

146 水銀〔一〕　味辛,寒。主疥瘻〔二〕,痂瘍〔三〕,白秃,殺皮膚中蝨〔四〕,墮胎,除熱,殺金銀銅錫毒〔五〕。鎔化還復爲丹〔六〕。久服神仙、不死〔七〕。生平土〔八〕。

《名醫》曰:一名汞〔九〕。生符陵。出於丹砂。

【案】《説文》云:"澒,丹沙所化爲水銀也。"《廣雅》云:"水銀謂之汞。"《淮南子·地形訓》云"白礜九百歲生白澒,白澒九百歲生白金",高誘云:"白澒,水銀也。"

箋疏

《説文》"澒，丹沙所化爲水銀也"，段玉裁注："《本艸經》曰'鎔化還復爲丹'，然則本丹之所化明矣，後代燒煅粗次朱砂爲之。《淮南書》高注曰：'白澒，水銀也。'《廣雅》曰：'水銀謂之澒。'字一作'汞'，説者分別之云：'汞，水銀滓。'"

自然界中，汞可以單獨存在，即天然水銀礦，更多的時候則是與丹砂礦共生，需要提煉。《本草經》記水銀"生符陵平土"，而説丹砂"生符陵山谷"，如《本草經考注》在冬葵子條所言："蓋園生者，謂之平澤，乃爲本書之通例耳。"《本草經》只有水銀、白頸蚯蚓兩條説"生平土"，後者是平原土壤的意思，前者的"平土"則與冬葵子等的"平澤"一樣，意味著人工干預。換言之，《本草經》記載産於符陵（今重慶涪陵地區及周邊）的水銀，主要是從丹砂礦中提取。《本草經集注》云："今水銀有生熟。此云生符陵平土者，是出朱砂腹中，亦别出沙地，皆青白色，最勝。出於丹砂者，是今燒粗末朱砂所得，色小白濁，不及生者。"《新修本草》補充説："水銀出於朱砂，皆因熱氣，未聞朱砂腹中自出之者。火燒飛取，人皆解法。南人蒸取之，得水銀雖少，而朱砂不損，但色少變黑爾。"按，此即"抽砂煉汞"之法，具體操作見於《本草圖經》："經云'出於丹砂'者，乃是山石中採粗次朱砂，作爐置砂於中，下承以水，上覆以盎，器外加火煅養，則煙飛於上，水銀溜於下，其色小白濁。"

注　釋

〔一〕水銀:《本草綱目》釋名説:"其狀如水似銀,故名水銀。"

〔二〕疥瘻:《證類本草》如此,文義難通,《新修本草》寫本作"疥瘙",疥瘡瘙癢也。森立之、尚志鈞、王筠默、曹元宇、馬繼興輯本皆作"疥瘙"。

〔三〕痂瘍:《説文》"痂,疥也",段玉裁注:"按痂本謂疥,後人乃謂瘡所蜕鱗爲痂,此古義今義之不同也。蓋瘡鱗可曰介,介與痂雙聲之故耳。"《本草經考注》與疥瘙連讀,解釋説:"凡有鱗介之瘡謂之疥,又謂之痂。此疥瘙專言癢,痂瘍專言形。"其説合理,但認爲"即今俗呼'肥前瘡'者是也",肥前瘡即楊梅瘡,則爲謬説。

〔四〕殺皮膚中蝨:《本草經集注》云:"燒時飛著釜上灰,名汞粉,俗呼爲水銀灰,最能去蝨。"

〔五〕殺金銀銅錫毒:水銀可溶解多種金屬元素如金銀等,並形成合金,被稱爲"汞齊",此即《本草經》説"殺金銀銅錫毒"。故《本草經集注》云:"甚能消化金銀使成泥,人以鍍物是也。"

〔六〕鎔化還復爲丹:丹砂條言"能化爲汞",正與本條"鎔化還復爲丹"相對。丹砂化汞,加熱即能獲得;水銀還復爲丹,則需要繁瑣的步驟。《本草經集注》云:"還復爲丹,事出仙經。"遵照今天多數化學史研究者的意見,早期煉丹術文獻所説的"還復爲丹",其實是水銀氧化生成的紅色的氧化汞 HgO,而非真正的丹砂(硫化汞),古人不識,遂認爲成功地"還復爲丹"了。

〔七〕久服神仙不死:《本草經集注》云:"酒和日暴,服之長生。"

〔八〕生平土:《證類本草》引《名醫别録》"生符陵平土"。

〔九〕一名汞:據《説文》正寫爲"澒",俗字作"汞"。但《廣韻》將汞釋爲"水銀滓"。《本草圖經》則云:"《廣雅》'水銀謂之澒',丹竈家乃名'汞',蓋字亦通用耳。"

147 石膏〔一〕 味辛,微寒。主中風寒熱,心下逆氣,驚喘,口乾舌①焦,不能息,腹中堅痛,除邪鬼,產乳〔二〕,金創。生山谷〔三〕。

《名醫》曰:一名細石。生齊山及齊盧山、魯蒙山。采無時。

箋疏

本草中石膏與長石、理石、方解石相混淆,《本草經集注》以來聚訟紛紜,莫衷一是。關於石膏的名實爭論至明代纔逐漸平息。《本草綱目》集解項李時珍在引録綜述各家意見後,有結論説:"石膏有軟、硬二種。軟石膏,大塊生於石中,作層如壓扁米糕形,每層厚數寸。有紅白二色,紅者不可服,白者潔浄,細文短密如束針,正如凝成白蠟狀,鬆軟易碎,燒之即白爛如粉。其中明潔,色帶微青,而文長細如白絲者,名理石也。與軟石膏乃一物二種,碎之則形色如一,不可辨矣。硬石膏,作塊而生,直理起稜,如馬齒

① 舌:底本作"苦",據《證類本草》改。《周氏醫學叢書》光緒本、《四部備要》本、黄奭輯本皆作"舌"。

堅白，擊之則段段横解，光亮如雲母、白石英，有牆壁，燒之亦易散，仍硬不作粉。其似硬石膏成塊，擊之塊塊方解，牆壁光明者，名方解石也，燒之則妊散亦不爛。與硬石膏乃一類二種，碎之則形色如一，不可辨矣。自陶弘景、蘇恭、大明、雷斅、蘇頌、閻孝忠皆以硬者爲石膏，軟者爲寒水石；至朱震亨始斷然以軟者爲石膏，而後人遵用有驗，千古之惑始明矣。蓋昔人所謂寒水石者，即軟石膏也；所謂硬石膏者，乃長石也。石膏、理石、長石、方解石四種，性氣皆寒，俱能去大熱結氣；但石膏又能解肌發汗爲異爾。理石即石膏之類，長石即方解之類，俱可代用，各從其類也。今人以石膏收豆腐，乃昔人所不知。"其説與今之軟石膏、硬石膏相合，硬石膏爲無水硫酸鈣 $CaSO_4$，在適當地質條件下可轉化成軟石膏 $CaSO_4 \cdot 2H_2O$。

關於石膏的名實，還可以引丹經的使用情況爲證。《本草綱目》引朱震亨提到："火煅細研醋調，封丹竈，其固密甚於脂膏。"《上洞心丹經訣》是唐末的一部外丹著作，卷中"神仙九轉秘方"中提到固濟用泥，專門説"古用石膏固則難開，泥固易開故也"。又説："不若依古法用石膏爲妙，緩開之可也。"此應該是熟石膏粉加水調和作密封劑，由此證明唐代的石膏也是硫酸鈣類礦物。

注　釋

〔一〕石膏：《本草綱目》釋名項引朱震亨云："火煅細研醋調，封丹竈，其固密甚於脂膏。此蓋兼質與能而得名，正與石脂同意。"

〔二〕產乳：指分娩前後，約相當於現代所言"圍產期"。《北史·琉球國傳》云："婦人產乳，必食子衣，產後以火自炙，令汗出，五日便平復。"

〔三〕生山谷：《證類本草》引《名醫别録》"生齊山山谷及齊盧山、魯蒙山"，《本草經集注》云："二郡之山，即青州、徐州也。今出錢塘縣，皆在地中，雨後時時自出，取之皆如棋子，白澈最佳。彭城者亦好，近道多有而大塊，用之不及彼。"

148 慈石〔一〕 **味辛，寒。主周痺，風濕，肢節中痛，不可持物，洗洗酸消**〔二〕**，除大熱煩滿及耳聾。一名元石**〔三〕**，生川**①**谷**〔四〕**。**

《吴普》曰：慈石，一名磁君。

《名醫》曰：一名處石。生太山及慈山山陰，有鐵處則生其陽。采無時。

【案】《北山經》云"灌題之山，其中多磁石"，郭璞云："可以取鐵。"《管子·地數篇》云："山上有慈石者，下必有銅。"《吕氏春秋·精通篇》云："慈石召鐵。"《淮南子·説山訓》云："慈石能引鐵。"只作"慈"，舊作"磁"，非。《名醫》别出元石條，亦非。

① 川：底本作"山"，據《證類本草》改。

箋　疏

磁石本名"慈石","慈"是慈母之意。《吕氏春秋·精通》云:"慈石召鐵,或引之也。"高誘注:"石,鐵之母也。以有慈石,故能引其子。石之不慈者,亦不能引也。"郭璞《慈石贊》也説:"慈石吸鐵,母子相戀也。"《名醫别録》説磁石"生慈山山陰,有鐵處則生其陽",看似無稽之談,卻是古人對事物認識方式之真實寫照。

磁石是磁鐵礦 magnetite 的礦石,主要成分爲 Fe_3O_4,此毫無疑問者。而《本草經》磁石一名玄石,《名醫别録》另列有玄石條,謂"主大人、小兒驚癇,女子絶孕,小腹冷痛,少精身重,服之令人有子",别名玄水石、處石,並説"生太山之陽,山陰有銅,銅者雌,黑者雄"。二孫按語謂"《名醫》别出元(玄)石條,亦非",但據《武威醫簡》"大風方"中,同時使用兹(即"慈"的省文)石、玄石,則證明漢代磁石與玄石確爲兩物。今天通常以没有磁性的鐵礦石爲玄石,應該没有問題。不過,《名醫别録》説玄石"生太山之陽,山陰有銅,銅者雌,玄者雄",與磁石條説"生太山川谷及慈山山陰,有鐵處則生其陽"對觀,是否暗示玄石是一種傳説中能吸銅的物質,没有確證,且備一説。

注　釋

〔一〕慈石:《證類本草》作"磁石",《新修本草》寫本作"慈石",二孫改字爲正確。《本草綱目》釋名項引陳藏器云:"慈石取鐵,如慈母之招子,故名。"《本草經考注》認爲："生慈山，故名慈石，與陽起石同義。"其説可疑，慈山未必不是因爲出産慈石得名。

〔二〕洗洗酸消：《證類本草》作"洗洗酸痟"。按，"洗洗"即"洒洒"，見阿膠條注。《説文》"痟，酸痟，頭痛也"，段玉裁注："《周禮·疾醫》'春時有痟首疾'，注云：'痟，酸削也。首疾，頭痛也。'疏曰：'春時陽氣將盛，惟金沴木，故有痟首之疾。'"《本草經考注》云："此云洗洗酸痟，蓋古語之偶存者，而謂周身麻痺之證也。似痛非痛，似癢非癢，其狀不可名，謂之酸痟也。"二孫改"痟"爲"消"，屬多餘之舉。

〔三〕一名元石：《證類本草》作"玄石"，二孫輯本避諱改字。《本草經集注》云："《本經》磁石一名玄石，《别録》各一種。"《本草綱目》云："石之不慈者，不能引鐵，謂之玄石，而《别録》復出玄石於後。"據《一切經音義》卷五一磁石條引本草云："磁石一名玄石，一名處石。若有孔，孔中赤色者名慈石，無孔青黑色名玄石。"此則别是一説，録之備參。

〔四〕生川谷：《證類本草》引《名醫别録》"生太山川谷及慈山山陰，有鐵處則生其陽"，《本草經集注》云："今南方亦有。"

149 凝水石〔一〕　**味辛，寒。主身熱，腹中積聚，邪氣，皮中如火燒，煩滿。水飲之**〔二〕**。久服不飢。一名白水石。生山谷**〔三〕**。**

《吴普》曰：神農：辛；岐伯、醫和、扁鵲：甘，無毒;李氏:大寒。或生邯鄲。采無時。如雲母色。《御覽》引云:"一名寒水石[1]。"

《名醫》曰:一名寒水石,一名凌水石。鹽之精也。生常山,又中水縣及邯鄲。

【案】《范子計然》云:"凝水石出河東,色澤者善。"

箋　疏

凝水石一名寒水石,應該是對同一物理現象的刻畫,此物在溶解過程中能夠吸熱,使溶液温度下降,若投入的量足夠大,甚至可以觀察到結冰現象,所以《本草經集注》説:"此石末置水中,夏月能爲冰者佳。"《名醫别録》謂凝水石"色如雲母,可析者良",乃是"鹽之精也"。陶弘景注意到,凝水石産地皆屬冀州,"此處地皆鹹鹵,故云鹽精,而碎之亦似朴消"。循此意見,這種凝水石恐是含結晶水的硝酸鹽礦石。硝酸鹽溶解時能夠吸熱,正符合"凝水""寒水"的特徵。

但這種硝酸鹽礦石因爲少見,漸漸被其他礦物代替,如《新修本草》所説:"此石有兩種,有縱理、横理,色清明者爲佳。或云縱理爲寒水石,横理爲凝水石。"則可能是石膏、方解石之類。李時珍則堅持凝水石是鹽根的主張,將之列在鹽鹵類,並説:"諸家不詳本文鹽精之説,不得其説,

① 一名寒水石:《太平御覽》卷九八七引《吴氏本草》作:"凝水石,一名白水石,一名寒水石。"

遂以石膏、方解石指爲寒水石。唐宋以來,相承其誤,通以二石爲用。”今日本正倉院寒水石標本果然爲方解石$CaCO_3$,可見李時珍的判斷是正確的。儘管如此,藥用凝水石的名實卻没有因爲李時珍的發明而改變,今天入藥的寒(凝)水石有南北兩種,北寒水石爲硫酸鈣(石膏),南寒水石爲碳酸鈣(方解石)。

注　釋

〔一〕凝水石:《本草綱目》釋名項李時珍説:“拆片投水中,與水同色,其水凝動;又可夏月研末,煮湯入瓶,倒懸井底,即成凌冰,故有凝水、白水、寒水、凌水諸名。”

〔二〕水飲之:當是溶於水中飲用之的意思。此句後尚插入有《名醫别録》文,故不與“久服不飢”連讀。《本草經考注》與前句“煩滿”連讀,作“煩滿水飲之”,並引《名醫别録》療“煩滿止渴”爲注,姑備一説。

〔三〕生山谷:《證類本草》引《名醫别録》“生常山山谷,又中水縣及邯鄲”,《本草經集注》云:“常山屬并州,中水縣屬河間郡,邯鄲即趙郡,並屬冀州域。”

150 陽起石〔一〕　**味鹹,微温。主崩中漏下,破子藏中血**〔二〕**,癥瘕結氣,寒熱,腹痛,無子,陰痿不起,**《御覽》引作“陰陽不合”。**補不足。**《御覽》引有“句[①]攣”二字。**一名白**

① 句:《太平御覽》卷九八七引《本草經》作“内”,從文義看,二孫輯本作“句”爲是,《周氏醫學叢書》光緒本、《周氏醫學叢書》宣統本、《四部備要》本改作“拘”亦通。

石〔三〕。**生山谷**〔四〕。

《吴普》曰：陽起石，神農、扁鵲：酸，無毒；桐君、雷公、岐伯：鹹，無毒；李氏：小寒。或生太山。《御覽》引云："或陽起山。采無時。"

《名醫》曰：一名石生，一名羊起石。雲母根也。生齊山及琅邪，或雲山、陽起山。采無時。

箋　疏

陽起石治療陽痿，除《本草經》所記功效外，《名醫别録》還補充"療男子莖頭寒，陰下濕癢"，以及"久服不飢，令人有子"等作用。陽起石生陽起山，山在濟南，一名盧山、雲山、藥山、陽起山。究竟是山因産陽起石得名，還是石因出陽起山得名，已經難於索考。

《名醫别録》説陽起石爲雲母根，《雲笈七籤》卷七五《神仙煉服雲母秘訣序》説："又赤色厚重名陽起石，是五雲之根，别將入藥用，不可服。凡五雲之根，厚一寸，有一千八百年，重以土沙埋新盆，蓋，著陰地，歲月既久，便自生長。"《枕中記》謂雲母有八種，其中"赤色而重厚者名陽起石，是五雲之根，别入藥用，不可服"，皆用陽起石爲雲母根之意。《五雜組》卷三提到陽起石的一項特徵："山東有陽起石，煅爲粉，著紙上，日中暴熱，便能飛起。蓋此石爲陽精相感之理，固宜爾也。其石入藥，能壯陽道。"這其實是石棉纖維在空氣中飄蕩的樣子，由此確定其原礦物確爲陽起石石棉 actinolite asbestos。

注　釋

〔一〕陽起石：因功效得名，即《本草綱目》釋名項所言“以能命名”。

〔二〕破子藏中血：“子藏”即子宫，婦人子宫瘀血致月水不調。《藥性論》謂陽起石“能暖女子子宫久冷，冷癥寒瘕，止月水不定”。

〔三〕一名白石：《新修本草》云：“此石以白色、肌理似殷孽，仍夾帶雲母緑潤者爲良，故本經一名白石，今有用純黑如炭者，誤矣。”

〔四〕生山谷：《證類本草》引《名醫别録》“生齊山山谷及琅邪或雲山、陽起山”，《本草經集注》云：“今用乃出益州，與礬石同處，色小黄黑，即礬石。”《新修本草》云：“經言生齊山，齊山在齊州歷城西北五六里，採訪無陽起石，陽起石乃齊山西北六七里盧山出之。本經云‘或雲山’，雲、盧字訛矣。”

151 孔公孽〔一〕　**味辛，温。主傷食不化，邪結氣，惡創，疽，瘻，痔，利九竅，下乳汁。**《御覽》引云“一名通石”，《大觀本》作黑字。**生山谷**〔二〕。

《吴普》曰：孔公孽，神農：辛；岐伯：鹹；扁鵲：酸，無毒。色青黄。

《名醫》曰：一名通石。殷孽根也。青黄色。生梁山。

箋疏

《本草經》石鍾乳、孔公孽、殷孽三種，顯然都是鍾乳石一類，如果結合《名醫别録》的意見，孔公孽是殷孽根應在最下，殷孽是鍾乳根爲其次，石鍾乳最上，所以陶弘景在《本草經集注》中解釋説："凡鍾乳之類，三種同一體，從石室上汁溜積久盤結者，爲鍾乳床，即此孔公孽也；其次以小巃嵸者爲殷孽，今人呼爲孔公孽；殷孽復溜輕好者爲鍾乳。"又説："雖同一類，而療體爲異，貴賤相殊。此二孽不堪丸散，人皆擣末酒漬飲之，甚療脚弱。其前諸療，恐宜水煮爲湯也。"《蜀本草》更細分爲五類："凡鍾乳之類有五種：一鍾乳、二殷孽、三孔公孽、四石床、五石花，雖一體而主療有異。"

但因爲孔公孽一名"通石"，則其名稱中的"孔"是中通有孔的意思，就不應該居最下，所以陶弘景説"今人呼（殷孽）爲孔公孽"。《新修本草》又别有説法，根據殷孽一名"薑石"，乃是盤結如薑的意思，於是説殷孽是"石堂下孔公孽根"，鍾乳從洞頂懸垂向下，下方石盤即是殷孽。《本草綱目》集解項綜述説："按范成大《桂海志》所説甚詳明。云桂林接宜、融山洞穴中，鍾乳甚多。仰視石脉湧起處，即有乳床，白如玉雪，石液融結成者。乳床下垂，如倒數峰小山，峰端漸鋭且長如冰柱，柱端輕薄中空如鵝翎。乳水滴瀝不已，且滴且凝，此乳之最精者，以竹管仰承取之。煉治家又以鵝管之端，尤輕明如雲母爪甲者爲勝。"又云："以薑石、通石二名推之，則似附石生而粗者，爲殷孽；

接殷孽而生，以漸空通者，爲孔公孽；接孔公孽而生者，爲鍾乳。當從蘇恭之説爲優。蓋殷孽如人之乳根，孔公孽如乳房，鍾乳如乳頭也。”又云：“石花是鍾乳滴於石上迸散，日久積成如花者。”

按，《説文》“孽，庶子也”，段玉裁注：“凡木萌旁出皆曰糵，人之支子曰孽，其義略同。”由此引申，樹木再生的枝節也稱爲“孽”。《文選》劉琨《答盧諶》“二族偕覆，三孽並根”，李善注引《漢書音義》云：“孽，木斬而復特生。”詳《本草經》石鍾乳“生少室山谷”，孔公孽“生梁山山谷”，殷孽“生趙國山谷”，按照陶弘景的説法，“今三種同根，而所生各處，當是隨其土地爲勝爾”。或許石鍾乳、孔公孽、殷孽本來就是一物，只是梁山、趙國出産者較劣，所以用“孽”命名，後來才變成指同一塊鍾乳的不同部位。因爲殷孽、孔公孽在醫方幾乎没有使用，這種争論本身没有現實意義，但有助於瞭解這些藥物的文化淵源。

注　釋

〔一〕孔公孼：《證類本草》作“孔公孽”，二孫依《説文》正寫作“孼”。《名醫别録》一名通石，《新修本草》解釋説：“此孽次於鍾乳，如牛羊角者，中尚孔通，故名通石。”故《本草綱目》釋名説：“孔竅空通，附垂於石，如木之芽糵，故曰孔空糵，而俗訛爲孔公爾。”但檢道書《神仙服餌丹石行藥法》神仙服食石鍾乳條提到：“石鍾乳，味甘，無毒，温，一名孔公乳。”《本草經考注》也注意到《本草和名》引《神仙服餌方》也説石鍾乳一名孔公乳，如此看來,“孔公”也可能是專有名詞,即孔公之乳、孔公之孽。異説備參。

〔二〕生山谷:《證類本草》引《名醫别録》“生梁山山谷”,《本草經集注》云:“梁山屬馮翊郡,此即今鍾乳床也,亦出始興,皆大塊打破之。”又説:“按今三種同根,而所生各處,當是隨其土地爲勝爾。”

152 殷孽〔一〕 **味辛,温。主爛傷**〔二〕**,瘀血,洩利,寒熱,鼠瘻,癥瘕,結氣。一名薑石**〔三〕**。生山谷**〔四〕**。**按,此當與孔公孽爲一條。

《名醫》曰:鍾乳根也。生趙國,又梁山及南海。采無時。

箋疏

殷孽與孔公孽、石鍾乳的關係詳孔公孽條,至於二孫疑“此當與孔公孽爲一條”則非。從《本草經》體例來看,凡有産地記載者,必然是單獨一條,孔公孽“生梁山山谷”,而殷孽“生趙國山谷”,陶弘景還專門提到:“按今三種同根,而所生各處,當是隨其土地爲勝爾。”再結合《本草經集注》體例,殷孽與孔公孽條下各自有陶弘景注釋,這也是單獨成條的證據。

注釋

〔一〕殷孽:《證類本草》作“殷蘗”,二孫依《説文》正寫作“孽”。《本草綱目》釋名云:“殷,隱也。生於石上,隱然如木之蘗也。”

〔二〕爛傷：即湯火傷，熱湯猛火所致燒燙傷。

〔三〕一名蕫石：《新修本草》云："此即石堂下孔公孽根也，盤結如蕫，故名蕫石。"

〔四〕生山谷：《證類本草》引《名醫别録》"生趙國山谷，又梁山及南海"，《本草經集注》云："趙國屬冀州。"

153 鐵精〔一〕 **平。主明目。化銅**〔二〕**。鐵落**〔三〕**，味辛，平。主風熱，惡創，瘍疽，創痂，疥氣在皮膚中**〔四〕**。鐵**〔五〕**，主堅肌**〔六〕**，耐痛**〔七〕**。生平澤**〔八〕**。**舊爲三條，今并。

《名醫》曰：鐵落，一名鐵液。可以染皁。生牧羊及祊城或析城。采無時。

【案】《説文》云："鐵，黑金也。或省作銕[①]，古文作銕。"

箋 疏

《證類本草》鐵精、鐵落、鐵爲三條，陶弘景注釋僅出現在鐵精條下，産地"生牧羊平澤及祊城或析城"僅出現在鐵落條下，鐵條無性味毒性，僅"主堅肌耐痛"一句，皆提示《本草經》原屬一條，後世分割爲三，二孫將之合併爲合理。至於三者的順序，查《新修本草》寫本已經分爲三條，但順序與《證類本草》不同，依次爲鐵落、鐵、鐵精。森立之輯本因此以鐵落立條，條内包含鐵、鐵精，這種處理似較二孫更加接近《本草經》原貌。

---

① 鐡：底本作"鐵"，據《説文》改。《周氏醫學叢書》光緒本、《四部備要》本删去"黑金也"之後的文字。

《本草經》以鐵落立條，可能是因爲鐵落藥用歷史最爲悠久的緣故。《黄帝内經素問·病能論》治怒狂之病，"使之服以生鐵洛爲飲"，謂："夫生鐵洛者，下氣疾也。"王冰注："鐵洛，味辛，微温、平。主治下氣，方俗或呼爲鐵漿，非是生鐵液也。"此句亦見《黄帝内經太素》卷三〇，楊上善注也説："生鐵洛，鐵漿也。"在楊上善、王冰之前，陶弘景也是此意見，《本草經集注》説："鐵落是染皂鐵漿。"但《新修本草》不認同此，别立一説云："鐵落是鍛家燒鐵赤沸，砧上鍛之，皮甲落者。夫諸鐵療病，並不入丸散，皆煮取漿用之。若以漿爲鐵落，鋼生之汁，復謂何等？落是鐵皮滋液，黑於餘鐵。陶謂可以染皂，云是鐵漿，誤矣。"此以鐵煮水所得爲鐵漿，而以鍛造過程中散落的鐵屑爲鐵落。《本草拾遺》則支持陶弘景的説法，並揭出鐵漿的製法："按鐵漿，取諸鐵於器中，以水浸之，經久色青沫出，即堪染皂，兼解諸毒入腹，服之亦鎮心。"從《名醫别録》鐵落"一名鐵液，可以染皂"來看，當以陶弘景、陳藏器所言爲是。

注　釋

〔一〕鐵精：《本草經集注》説："鐵精出鍛竈中，如塵，紫色輕者爲佳，亦以摩瑩銅器用之。"

〔二〕化銅：鐵精按陶弘景的説法，乃是鍛竈中鐵的殘渣，以鐵的氧化物爲主。《本草經考注》引陶説鐵精"摩瑩銅器用之"，謂即"化銅"。檢唐代道書《道體論》提到"亦譬鐵精之與垢膩，俱是鏡外之物，而鐵精答鏡，垢膩損鑒"，正以鐵精磨銅鏡之實例。但以打磨抛光銅器爲

“化銅”,不免牽强,曹元宇輯本解釋説:“化銅當指石膽與鐵精可成銅也。”或可以備一家之言。

〔三〕鐵落:《黄帝内經素問·病能論》作“鐵洛”。《本草經集注》云:“鐵落是染皂鐵漿。”

〔四〕疥氣在皮膚中:《説文》云:“疥,搔也。”《釋名·釋疾病》云:“疥,齘也。癢搔之齒類齘也。”此言皮下瘙癢感。

〔五〕鐵:《新修本草》云:“單言鐵者,鍒鐵也。”按,鍒鐵即熟鐵,《本草圖經》説:“初鍊去礦,用以鑄瀉器物者爲生鐵;再三銷拍,可以作鍱者爲鑐鐵,亦謂之熟鐵。”

〔六〕堅肌:肌肉充實飽滿。《吕氏春秋·貴信》云:“秋之德雨,雨不信,其穀不堅;穀不堅,則五種不成。”

〔七〕耐痛:忍耐疼痛。《黄帝内經靈樞·論痛》云:“人之骨强筋弱肉緩皮膚厚者耐痛。”

〔八〕生平澤:《證類本草》引《名醫别録》“生牧羊平澤及祊城或析城”。

154 理石〔一〕　**味辛,寒。主身熱,利胃,解煩,益精,明目,破積聚,去三蟲。一名立制石**〔二〕**。生山谷**〔三〕**。**

《名醫》曰:一名肌①石。如石膏,順理而細。生漢中及盧山。采無時。

箋　疏

石膏與長石、理石三者都見於《本草經》。《名醫别

① 肌:底本作“飢”,據《證類本草》改。《周氏醫學叢書》光緒本、《四部備要》本、黄奭輯本皆作“肌”。

録》説理石"一名肌石,如石膏,順理而細",這種理石應該是呈纖維集合體的天然石膏,因作纖維狀解理而得名。理石的成分爲硫酸鈣,屬於軟石膏 $CaSO_4 \cdot 2H_2O$ 一類。

注 釋

〔一〕理石:《本草綱目》釋名項李時珍説:"理石即石膏之順理而微硬有肌者,故曰理石、肌石。"

〔二〕一名立制石:《本草經集注》云:"石膽一名立制,今此又名立制,疑必相類。"按,《本草經》礜石一名立制石,理石一名立制石,石膽據陶弘景説"仙經一名立制石",三者未必同理。理石之别名"立制石",恐如《本草經考注》言:"此云'立制'者,蓋'理'之緩言爲'立制'也。"

〔三〕生山谷:《證類本草》引《名醫别録》"生漢中山谷及盧山",《本草經集注》云:"漢中屬梁州,盧山屬青州,今出寧州。"

155 長石〔一〕 味辛,寒。主身熱,四肢寒厥,利小便,通血脈,明目,去翳眇〔二〕,下三蟲,殺蠱毒。久服不飢。一名方石。生山谷〔三〕。

《吴普》曰:長石,一名方石,一名直石。生長子山谷。如馬齒,潤澤,玉色長鮮。服之不飢①。《御覽》。

《名醫》曰:一名土石,一名直石。理如馬齒,方而潤澤,玉色。生長子山及太山、臨淄,采無時。

---

① 長鮮服之不飢:《太平御覽》卷九八八引《吴氏本草》作"長服不飢"。

箋　疏

長石一名方石,《名醫别録》説:"理如馬齒,方而潤澤,玉色。"日本正倉院保存有長石標本,爲硬石膏 $CaSO_4$ 之成層片狀者。關於長石,李時珍的意見可能是正確的:"長石即俗呼硬石膏者,狀似軟石膏而塊不扁,性堅硬潔白,有粗理起齒稜,擊之則片片横碎,光瑩如雲母、白石英,亦有牆壁,似方解石,但不作方塊爾。"

有意思的是,《新修本草》同意長石似石膏,卻堅持説理石不似石膏。長石條蘇敬説:"此石狀同石膏而厚大,縱理而長,文似馬齒,今均州遼坂山有之。土人以爲理石者,是長石也。"理石條説:"皮黄赤,肉白,作針理紋,全不似石膏。"又説:"市人或刮削去皮,以代寒水石,並以當礜石,並是假僞。"礜石條蘇敬提到這種理石的特徵:"今市人乃取潔白細理石當之,燒即爲灰,非也。"究竟是《新修本草》的石膏别是一物,還是《新修本草》的理石、長石各是一物,不好斷言。

注　釋

〔一〕長石:《新修本草》云:"此石狀同石膏而厚大,縱理而長,文似馬齒,今均州遼坂山有之,土人以爲理石者,是長石也。"

〔二〕去翳眇:《證類本草》作"去瞖眇",《新修本草》寫本作"目翳眇"。按,《説文》"翳,華蓋也",引申爲翳障遮目。"瞖"爲後起專字,《玉篇》"瞖,眼疾也",《正字通》

"瞖,目障也"。故二孫改用"翳"字。"翳眇"言翳障遮目,視力減退。

〔三〕生山谷:《證類本草》引《名醫别録》"生長子山谷及太山、臨淄",《本草經集注》云:"長子縣屬上黨郡,臨淄縣屬青州。"

156 膚青〔一〕 味辛,平。主蠱毒及蛇、菜、肉諸毒,惡創。生川谷〔二〕。

《名醫》曰:一名推青〔三〕,一名推石。生益州。

【案】陶宏景云:"俗方及僊經並無用此者,亦相與不復識。"

箋 疏

膚青雖載《本草經》,但陶弘景已不識其物,乃云:"俗方及仙經並無用此者,亦相與不復識。"《本草經考注》有考證云:"膚青,黑字'生益州',與空青同産地。又,《本草和名》引《稽疑》出土緑、鴨屎緑二名。考《説文》'臚,皮也,籀文作膚'。《紹興本草》目六'地膚子'作'地盧子'。《范子計然》曰:'盧青出弘農、豫章。'據此則膚青蓋空青、扁青類之未成形而凝著於石上者歟。推土緑、鴨屎等之名,亦可以爲證也。李時珍引范成大《桂海志》云:'石緑一種脆爛如碎土者,名泥緑,品最下。'所謂泥緑,疑是膚青歟。"《本草綱目》將膚青附在白青條,稱爲"緑膚青",或許可以據以認爲是藍銅礦石之劣者。

又按,《太平御覽》卷九九一藥部有盧精,引《本草經》

曰："盧精，治蠱毒。味辛，平。生益州。"因爲排在草木類藥物中，《本草綱目》作爲《名醫别録》藥物收録在卷二一草部有名未用中，尚志鈞據此收入《名醫别録》輯本。但取《太平御覽》盧精條引文與《本草經》膚青條對觀，"盧精"顯然是"膚青"的異寫，《太平御覽》編輯者誤以爲草木藥，遂被李時珍當作《名醫别録》佚文收録。

注　釋

〔一〕膚青：不詳得名之由。

〔二〕生川谷：《證類本草》引《名醫别録》"生益州川谷"。

〔三〕一名推青：此四字晦明軒本《政和本草》作白字，其他版本多數爲黑字，曹元宇、馬繼興輯本取爲《本草經》文。

右玉石中品一十四種，舊十六種。考鐵落、鐵宜與鐵精爲一。

157 乾薑〔一〕　**味辛，温。主胷滿**〔二〕**，欬逆上氣，温中，止血，出汗，逐風濕痹，腸澼下利。生者尤良**〔三〕**。久服去臭氣，通神明**〔四〕**。生川谷**〔五〕**。**

《名醫》曰：生犍①爲及荆州、揚州。九月采。

【案】《説文》云："薑②，禦濕之菜也。"《廣雅》云："葰，廉薑也。"《吕氏春秋·本味篇》云"和之美者，陽樸之薑"，高誘注："陽樸，地名，在蜀郡。"司

---

① 犍：底本作"楗"，據《證類本草》改。《周氏醫學叢書》光緒本、《周氏醫學叢書》宣統本、《四部備要》本、黄奭輯本皆作"犍"。以下"犍爲"字徑改不復出注。

② 薑：據《説文》當作"薑"。

馬相如《上林賦》有“茈薑”云云。

箋疏

薑的原植物爲薑科 *Zingiber officinale*,品種古今皆無變化。薑藥用、食用其根莖,現代按採用部位、乾燥程度、加工方法的不同,大致分嫩薑、生薑、乾薑三類:嫩薑,爲薑的嫩芽,主要用作蔬茹,又稱仔薑、紫薑、茈薑、薑芽;生薑,爲薑的新鮮根莖,烹飪、入藥皆用之,又稱菜薑、母薑、老薑;乾薑,爲薑根莖的乾燥品,藥用爲主,可進一步加工爲薑炭、炮薑。薑的品種雖古今無變化,但具體藥材規格,尤其“乾薑”的定義,則頗有不同。

早期文獻之“乾薑”,其實並不是生薑的直接乾燥品,而别有一套製作工藝。《本草經集注》説:“乾薑今惟出臨海、章安,兩三村解作之。蜀漢薑舊美,荆州有好薑,而並不能作乾者。凡作乾薑法,水淹三日畢,去皮置流水中六日,更去皮,然後曬乾,置甆缸中,謂之釀也。”就工藝本身而言,的確不是簡單的乾燥,這種“乾薑”的作法,直到宋代依然存在,《本草圖經》載“漢州乾薑法”云:“以水淹薑三日,去皮,又置流水中六日,更刮去皮,然後曝之令乾,釀於甆中,三日乃成也。”李石《續博物志》卷六“作乾薑法”略同:“水淹三日畢,置流水中六日,更去皮,然後曝乾,入甆瓶,謂之釀也。”這種“乾薑”的作法甚至流傳外邦,日本稻田宣義《炮炙全書》卷二有“造乾薑法”,其略云:“以母薑水浸三日,去皮,又置流水中六日,更刮去皮,然後曬乾,置甆缸中釀三日乃成也。”

畢竟“乾薑”的作法太過繁瑣，商家不免偷工省料，《炮炙全書》“造乾薑法”中專門告誡說：“藥肆中以母薑略煮過，然後暴之令乾，名之乾薑售，非是。”而事實上，將生薑稍加處理後曝乾充作“乾薑”的情況，宋代已然，《本草圖經》說：“秋採根，於長流水洗過，日曬爲乾薑。”在蘇頌看來，這種“乾薑”的作法與前引“漢州乾薑法”並行不悖。

但宋代醫家似乎也注意到這兩種作法的“乾薑”藥效有所不同，於是在處方中出現“乾生薑”這一特殊名詞，如《婦人良方》卷一二引《博濟方》“醒脾飲子”，原方用“乾薑”，其後有論云：“後人去橘皮，以乾生薑代乾薑，治老人氣虛大便秘，少津液，引飲，有奇效。”宋元之際用“乾生薑”的處方甚多，不煩例舉，《湯液本草》則對以乾生薑代替“乾薑”專有解釋：“薑屑比之乾薑不熱，比之生薑不潤，以乾生薑代乾薑者，以其不僭故也。”這裏所說的“乾生薑”，正是生薑的乾燥品，亦即今用之乾薑。

明代《本草綱目》在生薑條後雖然附載“乾生薑”，但語焉不詳，乾薑條說：“以母薑造之。今江西、襄、均皆造，以白淨結實者爲良，故人呼爲白薑，又曰均薑。凡入藥並宜炮用。”這樣的記載看不出“乾薑”的來歷。相反，年代稍晚的《本草乘雅半偈》論“乾生薑”與“乾薑”的製作，最不失二者本意：“社前後新芽頓長，如列指狀，一種可生百指，皆分岐而上，即宜取出種薑，否則子母俱敗。秋分採芽，柔嫩可口，霜後則老而多筋，乾之，即曰乾生薑。乾薑者，即所取薑種，水淹三日，去皮，放置流水中漂浸六日，更刮去皮，然後曬乾，入甆缸中，覆釀三日乃成，以白淨結實者爲良，故人呼爲白薑，入藥則宜炮用。”

大約清代開始，醫家藥肆逐漸忘記“乾薑”的本意，原來繁瑣的“乾薑”製作工藝逐漸淘汰，宋元尚被稱爲“乾生薑”的藥材，成爲“乾薑”的主要來源，名字也變成了“乾薑”。《本草崇原》云：“乾薑用母薑曬乾，以肉厚而白淨、結實明亮如天麻者爲良，故又名白薑。”這與此前《本草乘雅半偈》以乾薑爲白薑的説法截然不同，同時期的《本草求真》《本草從新》《本草思辯録》《得配本草》等諸家本草皆用“母薑曬乾爲乾薑”之説，這也是今天藥用乾薑的標準製法。

注　釋

〔一〕乾薑：“薑”依《説文》作“薑”，許慎釋云：“禦溼之菜也，從艸，彊聲。”《五十二病方》寫作“薑”“薑”“彊”“畺”“橿”，其後則多省寫作“薑”，《武威醫簡》亦作“薑”。薑之得名，王安石《字説》云：“薑，彊我者也，於毒邪臭腥寒熱皆足以禦之。”又云：“薑能禦百邪，故謂之薑。”其説或有未妥，薑本字疑當寫爲“畺”，《説文》原義：“畺，界也。從畕，三其界畫也。”此則借用指代植物薑，蓋象其根莖肥大駢連若指掌之形也。

〔二〕胷滿：指胸部悶脹不適感。

〔三〕生者尤良：《開寶本草》從乾薑條内分出生薑條，《嘉祐本草》引蕭炳《四聲本草》謂“生薑，一名母薑”，此即薑的新鮮根莖，本無歧義。《説文解字注》亦引“生者尤良"，並解釋云："謂乾薑中之不孰而生者耳。今人謂不乾者爲生薑，失之矣。"所謂"不孰而生者"，當指茈薑、薑芽一類。按，此屬未理解《本草經》通例，想當然之説。如乾地黄條亦有"生者尤良"字樣，皆指未經炮炙加工之生品。

〔四〕久服去臭氣通神明：《開寶本草》拆出生薑條，《本草經》"久服"云云落在生薑條内，其實仍屬於乾薑，而非指生薑。菜部韭條陶弘景談到生薑久服問題云："生薑歸五藏，去痰下氣，止嘔吐，除風邪寒熱。久服少志少智，傷心氣。如此則不可多食長御，有病者是所宜爾。今人噉諸辛辣物，惟此最常，故《論語》云'不徹薑食'，言可常噉，但勿過多爾。"《新修本草》不同意此看法，駁斥説："薑久服通神明，主風邪，主痰氣。生者尤良。經云'久服通神明'，即可常噉也，今云少智少志，傷心氣，不可多食者，謬爲此説，檢無所據。"按，陶弘景專門談到乾薑的特殊處理加工，此處乃强調生薑不宜久服，與《本草經》乾薑"久服去臭氣通神明"並無矛盾，《新修本草》的批評意見屬强詞奪理。

〔五〕生川谷：《證類本草》引《名醫别録》"生楗爲川谷及荆州、揚州"，《本草經集注》云："乾薑今惟出臨海、章安，兩三村解作之。蜀漢薑舊美，荆州有好薑，而並不能作乾者。"

158 枲耳實〔一〕 味甘，温。主風頭寒痛，風濕周痹，四肢拘攣痛，惡肉〔二〕，死肌。久服益氣，耳目聰明，强志、

輕身。一名胡枲[三],一名地葵[四]。生川谷[五]。

《名醫》曰:一名葹,一名常思。生安陸及六安田野。實熟時采。

【案】《説文》云:"菣①,卷耳也。""苓,卷耳也。"《廣雅》云:"苓耳、葹、常枲、胡枲,枲耳也。"《爾雅》云"菤耳,苓耳",郭璞云:"江東呼爲常枲,形似鼠耳,叢生如盤。"《毛詩》云"采采卷耳",《傳》云:"卷耳,苓耳也。"陸璣云:"葉青白色,似胡荽,白華,細莖,蔓生。可煮爲茹,滑而少味。四月中生子,正如婦人耳璫,今或謂之耳璫艸。鄭康成謂是白胡荽,幽州人謂之爵耳。"《淮南子·覽冥訓》云"位賤尚枲",高誘云:"葈者,葈耳,菜名也。幽、冀謂之檀菜,雒下謂之胡枲。"

箋　疏

《詩經·周南》"采采卷耳,不盈頃筐",《毛傳》云:"卷耳,苓耳也。"《爾雅·釋草》"菤耳,苓耳",郭注云:"《廣雅》云枲耳也,亦云胡枲。江東呼爲常枲,或曰苓耳。形似鼠耳,叢生如盤。"檢《廣雅·釋草》云:"苓耳、葹、常枲、胡枲,枲耳也。"《本草經》枲耳實,"一名胡葈、一名地葵",《名醫别録》補充"一名葹、一名常思",對照名稱來看,與《詩經》的卷耳應該同是一物。

---

① 菣:據《説文》當作"䓘"。

《本草經集注》説："此是常思菜，傖人皆食之，以葉覆麥作黄衣者。一名羊負來，昔中國無此，言從外國逐羊毛中來，方用亦甚稀。""羊負來"的典故見於《博物志》："洛中人有驅羊入蜀者，胡葸子著羊毛，蜀人取種，因名羊負來。"菊科蒼耳 *Xanthium sibiricum* 的果實爲瘦果，總苞外面疏生鉤狀的刺，很容易粘在衣服或者頭髮上，完全符合"羊負來"的特徵；所謂"以葉覆麥作黄衣"，黄衣是釀酒、作醬發酵過程中表面所生的黄色霉塵，民間至今仍用蒼耳葉、黄花蒿來製作酒麴；所以從《新修本草》開始，就直接將枲耳實稱作"蒼耳"了。

但菊科蒼耳植株各部位，尤其是幼芽，含有蒼耳毒素，可引起中毒性肝損傷，乃至有死亡風險，與《本草經》枲耳實"久服益氣，耳目聰明，强志輕身"功效不符。不僅如此，按照陶弘景的説法，蒼耳是外來物種，似乎不可能是先秦詩人詠歎的物件，所以古代除了以蒼耳爲卷耳的主流觀點外，也有一些其他説法。

一種意見是從"耳"附會。《説文》"苓，卷耳也"，徐鍇云："《爾雅》'苓耳，卷耳也'，注：'形似鼠耳，叢生如盤。'臣鍇曰：菌屬，生朽潤木根。"這是將卷耳視爲木耳之類的真菌。牟應震《毛詩物名考》也説："卷耳，腐草所生也。狀如木耳而小，淫雨後出，俗名草耳。"因爲《本草經》枲耳實使用卷耳的果實或者種子，顯然不相符合。

還有一種説法見於《齊民要術》，該書卷一五"穀果蓏菜茹非中國産者"有胡荾子，條目下所引，則是《爾雅》《毛詩》《博物志》關於卷耳、羊負來的文字。"葈"同"葸",按照賈思勰的意見,這種卷耳其實是傘形科的芫荽 *Coriandrum sativum* 之類。據《博物志》説"張騫使西域,得大蒜、胡荽",所以也不應該是《詩經》的卷耳。

陸璣《毛詩草木鳥獸蟲魚疏》説:"卷耳一名枲耳,一名胡枲,一名苓耳。葉青白色,似胡荽。白華、細莖,蔓生。可鬻爲茹,滑而少味。四月中生子,正如婦人耳中璫,今或謂之耳璫草。鄭康成謂是白胡荽,幽州人呼爲爵耳。"這顯然不是蒼耳,而像是石竹科的狹葉卷耳 *Cerastium arvense* var. *angustifolium*,或粘毛卷耳 *Cerastium viscosum* 之類。此則比較接近《詩經》之卷耳,其種子可能就是《本草經》之枲耳實。

别有需要説明者,二孫按語引《説文》"菽,卷耳也",有誤。據《説文》"菽,細艸叢生也,從艸敄聲",段玉裁注:"菽與茂音義同。《廣雅》曰:'務務,茂也。'務即菽之譌。"《廣雅·釋言》"菽,葆也",王念孫疏證:"菽之言茂,葆之言苞也。"此由細草叢生引申出茂盛義,與卷耳無關。《説文》别有"蓩,卷耳也",二孫所引當是此字。但有關此字的訓釋,《説文》家頗有不同意見。段玉裁鑒於《説文》"蔘,毒艸也"之後,又出"蓩,卷耳也",徵引諸書,認爲當以"蓩,毒艸也"爲正。錢坫《説文解字斠詮》意見大致相同。至於二孫此處引作"菽,卷耳也",究竟是别有主張,或者純出筆誤,難於遽斷,故予保留,説明如上。

注　釋

〔一〕枲耳實:《證類本草》作"葈耳實"。《本草綱目》釋名説："其葉形如枲麻，又如茄，故有枲耳及野茄諸名。"

〔二〕惡肉：指腐敗的組織。如《周禮·瘍醫》"凡療瘍以五毒攻之"句，鄭玄注："以（五毒）注創，惡肉破，骨則盡出。"

〔三〕一名胡枲：《證類本草》作"胡菓"。《廣雅·釋草》云："苓耳、葹、常枲、胡枲，枲耳也。"

〔四〕一名地葵：《本草綱目》釋名云："其味滑如葵，故名地葵，與地膚同名。"

〔五〕生川谷：《證類本草》引《名醫别録》"生安陸川谷及六安田野"。

159 葛根〔一〕 **味甘，平。主消渴，身大熱，嘔吐，諸痹，起陰氣**〔二〕**，解諸毒。葛穀**〔三〕**，主下利十歲已上。一名雞齊根。生川谷**〔四〕**。**

《吴普》曰：葛根，神農：甘。生太山。《御覽》。

《名醫》曰：一名鹿藿，一名黄斤。生汶山。五月采根，暴乾。

箋　疏

葛在上古是重要的經濟作物，纖維可以紡布，根葉則供食用，此即《周書》所言："葛，小人得其葉以爲羹，君子得其材以爲絺綌，以爲君子朝廷夏服。"本草主要以根入藥，兼用其花、實、葉。葛的種類複雜，大致都是豆科葛屬植物。陶弘景已經注意到葛根食用與藥用品種的不同，《本草經集注》云："即今之葛根，人皆蒸食之，當取入土深大者，破而日乾之，生者擣取汁飲之，解温病發熱。其花並小豆花乾末，服方寸匕，飲酒不知醉。南康、廬陵間最勝，多肉而少筋，甘美，但爲藥用之，不及此間爾。”雖無植物特徵的記載，但大意説江西南康、廬陵所出葛根，味甘美宜於食用，“此間”當指陶弘景所在的茅山一帶，入藥佳而食用非宜。按野葛 *Pueraria lobata* 根中黄酮類物質含量可達12%，有豆腥氣，滋味不佳，而甘葛藤 *Pueraria thomsonii* 根中黄酮類物質遠較野葛低，一般在 2%左右，至於食用葛 *Pueraria edulis*，含量更可低至 1%。因此，藥用葛根的確應該以 *Pueraria lobata* 爲主流。

注 釋

〔一〕葛根：《説文》“葛，絺綌艸也”。如《本草圖經》所言，“古方多用根”，故《本草經》以葛根立條。

〔二〕起陰氣：諸家詮解各執一詞。檢《名醫別録》青琅玕、澤瀉功效皆有“起陰氣”字樣，此外，曾青“盛陰氣”，牛膝、黄耆、白薇、艾葉“利陰氣”，澤瀉葉“强陰氣”，遠志葉、石龍芮“補陰氣”，天雄“長陰氣”，酸棗“助陰氣”，龍常草“益陰氣”。所言“陰氣”大致都是一義，而《本草經》澤漆條明言主“丈夫陰气不足”，《名醫別録》阿膠主“丈夫小腹痛，虚勞羸瘦，陰气不足”，羊髓“主男女傷中，陰气不足”。如此看來，“陰氣”主要指生殖功能，尤其多指男性生殖功能，則“起陰氣”當與白馬莖條主“陰不起”意思接近，指促進陰莖勃起。

〔三〕葛穀：葛的種子。《新修本草》云：“葛穀，即是實爾。”

〔四〕生川谷:《證類本草》引《名醫别録》"生汶山川谷"。

160 括樓根〔一〕 味苦,寒。主消渴,身熱,煩滿,大熱,補虚,安中〔二〕,續絶傷。一名地樓〔三〕。生川谷及山陰〔四〕。

《吴普》曰:括樓,一名澤巨,一名澤姑[①]。《御覽》。

《名醫》曰:一名果蠃,一名天瓜,一名澤姑。實名黄瓜。二月、八月采根,暴乾,三十日成。生宏農。

【案】《説文》云:"䓨,䓨蔞,果蓏也。"《廣雅》云:"王白,菩也。"當爲"王䓨"。《爾雅》云"果蠃之實,括樓",郭璞云:"今齊人呼之爲天瓜。"《毛詩》云"果蠃之實,亦施于宇",《傳》云:"果蠃,括樓也。"《吕氏春秋》云"王善生",高誘云:"善,或作瓜,瓠瓢也。"案,《吕氏春秋》"善"字,乃"䓨"之誤。

箋疏

《本草圖經》云:"栝樓生洪農山谷及山陰地,今所在有之。實名黄瓜,《詩》所謂'果蓏之實'是也。根亦名白藥,皮黄肉白。三四月内生苗,引藤蔓,葉如甜瓜葉,作叉,有細毛。七月開花,似葫蘆花,淺黄色。實在花下,大如拳,生青,至九月熟,赤黄色。二月、八月採根,刮去皮,曝

① 澤姑:《太平御覽》卷九九二引《吴氏本草》作"澤冶"。

乾，三十日成。其實有正圓者，有鋭而長者，功用皆同。”此即葫蘆科植物栝樓 *Trichosanthes kirilowii*，爲常見物種。

《説文》“菩，菩婁，果蓏也”，此爲栝樓的專名，隸定亦作“苦”。《説文解字注》云：“《豳風》‘果贏之實，亦施于宇’。《釋草》曰‘果贏之實，栝樓也’。《毛傳》同。李巡曰：‘栝樓，子名也。’《本草經》‘栝樓一名地樓’。玉裁按，苦、果，婁、贏皆雙聲。藤生蔓於木，故今《爾雅》《本艸》字從木；艸屬也，故《説文》字從艸。”由此解釋“栝樓”字書從艸作“苦”，本草從木作“栝”。二孫輯本寫作“括”，不知是筆誤，或者因“栝”《説文》訓爲“炊竈木”，遂另擇一字代替。

注　釋

〔一〕括樓根：《證類本草》作“栝樓根”。今多稱作“瓜蔞根”，《本草綱目》釋名説：“栝樓即果贏二字音轉也，亦作菰𦼮，後人又轉爲瓜蔞，愈轉愈失其真矣。古者瓜姑同音，故有澤姑之名。齊人謂之天瓜，象形也。”

〔二〕安中：調理中焦脾胃，如大棗條言“安中養脾”。

〔三〕一名地樓：《本草經考注》云：“樓，即栝樓之略，而‘蓏’字假借也。地樓即地蓏，謂草實在地上也。或曰‘地樓是根名’，非是。《説文》‘蓏’下云‘在木曰果，在地曰蓏’，張晏曰‘有核曰果，無核曰蓏’，應劭曰‘木實曰果，草實曰蓏’，共可以徵矣。”

〔四〕生川谷及山陰：《證類本草》引《名醫别録》“生洪農川谷及山陰地”，《本草經集注》云：“出近道。”

161 苦參〔一〕 味苦，寒。主心腹結氣，癥瘕積聚，黄疸，溺有餘瀝，逐水〔二〕，除癰腫，補中，明目，止淚。一名水槐〔三〕，一名苦蘵〔四〕。生山谷及田野〔五〕。

《名醫》曰：一名地槐，一名菟槐，一名驕槐，一名白莖，一名虎麻，一名岑莖，一名禄白①，一名陵郎。生汝南。三月、八月、十月采根，暴乾。

箋 疏

《本草圖經》云："苦參生汝南山谷及田野，今近道處處皆有之。其根黄色，長五七寸許，兩指粗細。三五莖並生，苗高三二尺已來。葉碎，青色，極似槐葉，故有水槐名，春生冬凋。其花黄白，七月結實如小豆子。"苦參古今品種變化不大，豆科植物苦參 *Sophora flavescens* 一直是藥用主流。

苦參藥用歷史悠久，《史記·扁鵲倉公列傳》云："齊中大夫病齲齒，臣意灸其左大陽明脉，即爲苦參湯，日嗽三升，出入五六日，病已。得之風，及卧開口，食而不嗽。"所描述的應該是齲齒症狀，治療用苦參湯，乃與苦參所含苦參鹼、氧化苦參鹼對引致齲齒的厭氧菌之殺菌作用有關。

注 釋

〔一〕苦參：苦參爲《本草經》六參之一，《本草綱目》釋名説："苦以味名，參以功名。"

---

① 白：底本作"曰"，據《證類本草》改。

〔二〕逐水：排出水液，指利尿作用，但强度甚於"利水道"。

〔三〕一名水槐：《名醫别録》又名地槐、菟槐、驕槐，《本草經集注》云："葉極似槐樹，故有槐名。"《本草綱目》説："槐以葉形名也。"

〔四〕一名苦蘵：《嘉祐本草》菜部新立苦耽條，謂"又有一種小者，名苦蘵"，此爲茄科植物酸漿 *Physalis alkekengi*，如《本草綱目》所説："（苦参别名）苦蘵，與菜部苦蘵同名異物。"

〔五〕生山谷及田野：《證類本草》引《名醫别録》"生汝南山谷及田野"，《本草經集注》云："今出近道，處處有。"

162 當歸〔一〕　**味甘，温。主欬逆上氣，温瘧，寒熱洗洗**①**在皮膚中，**《大觀本》"洗"音"癬"〔二〕。**婦人漏下，絶子，諸惡創瘍，金創。煮飲之**〔三〕。**一名乾歸**〔四〕。**生川谷**〔五〕。

《吴普》曰：當歸，神農、黄帝、桐君、扁鵲：甘，無毒；岐伯、雷公：辛，無毒；李氏：小温。或生羌胡地。

《名醫》曰：生隴西。二月、八月采根，陰乾。

【案】《廣雅》云："山蘄，當歸也。"《爾雅》云"薜，山蘄"，郭璞云："今似蘄而粗大。"又，"薜，白蘄"，郭璞云："即上山蘄。"《范子計然》云："當歸出隴西，無枯者善。"

---

① 洗洗：底本缺一"洗"字，檢《證類本草》多數版本僅有一"洗"字，晦明軒本《政和證類本草》作"洗洗"，《本草經》慈石、白薇、女菀等條皆作"洗洗"，因據補。

箋疏

當歸古名"薜",《爾雅·釋草》"薜,山蘄",郭璞注:"《廣雅》曰:山蘄,當歸。當歸今似蘄而粗大。"至於當歸得名的緣由,陳承《重廣補注神農本草并圖經》解釋説:"氣血昏亂者服之即定,能使氣血各有所歸,則可以於産後備急,於補虚速效,恐聖人立當歸之名,必因此出矣。"其説或非,當歸在古代恐怕也如蘼蕪、辟芷之類,是騷人詠歎起興的香草之一,取思歸之意,如崔豹《古今注》云:"相招召贈之以文無,文無亦名當歸也。"以當歸隱喻歸來,文獻屢見不鮮。《三國志·吴書·太史慈傳》云:"曹公聞其名,遺慈書,以篋封之。發省無所道,但貯當歸。"《晉書·五行志》云:"魏明帝太和中,姜維歸蜀,失其母。魏人使其母手書呼維令反,並送當歸以譬之。維報書曰:良田百頃,不計一畝,但見遠志,無有當歸。"在這些故事中都以"當歸"寄寓迴歸之意。

《本草圖經》認爲:"當歸芹類也,在平地者名芹,生山中而粗大者名當歸也。"蘇頌之説雖然受到《本草綱目》批評:"當歸本非芹類,特以花葉似芹,故得芹名。"但古代當歸爲傘形科物種,應該没有問題,具體物種則很混亂。蓋當歸得名既有所取譬,則各地皆有以類似香草稱作"當歸"者,《本草經集注》已揭示當時品種混亂情況:"今隴西叨陽黑水當歸,多肉少枝,氣香,名馬尾當歸,稍難得;西川北部當歸多根枝而細;歷陽所出,色白而氣味薄,呼爲草當歸,闕少時乃用之,方家有云真當歸,正謂此,有好惡故也。”此處至少提到了三種當歸，有黑水所出馬尾當歸、西川北部當歸以及歷陽所出的草當歸。其中産於安徽的所謂“歷陽當歸”雖在當時有“草當歸”“真當歸”諸名，但陶弘景對其内在品質持懷疑態度，《本草經集注·序録》專門説：“江東已來，小小雜藥多出近道，氣力性理不及本邦。假令荆、益不通，則全用歷陽當歸、錢塘三建，豈得相似。所以療病不及往人，亦當緣此故也。”直到明代，如《本草綱目》所説“今陜、蜀、秦州、汶州諸處人多栽蒔爲貨，以秦歸頭圓、尾多色紫，氣香肥潤者名馬尾歸，最勝他處”，傘形科當歸屬植物當歸 *Angelica sinensis* 乃成爲要藥用主流。

又有可注意者，《太平御覽》卷九八九引《博物志》云：“《神農經》曰：下藥治病，謂大黄除實，當歸止痛。”此亦見陶弘景“包綜諸經”之前，若干《神農本草經》傳本並行，面貌各異。張華所引之本，當歸在下品，所記功效有“止痛”二字；陶弘景整理本則在中品，將“温中止痛”視爲《名醫别録》文。

注　釋

〔一〕當歸：不詳得名緣由，醫學家習慣用功效解釋，如《本草綱目》釋名説：“古人娶妻爲嗣續也，當歸調血爲女人要藥，有思夫之意，故有當歸之名。正與唐詩‘胡麻好種無人種，正是歸時又不歸’之旨相同。”

〔二〕洗音癬：《證類本草》即如此注音。按，“洗洗”即是“洒洒”，寒冷戰慄的樣子。《黄帝内經素問·疏五過論》“病深無氣，洒洒然時驚”，王冰注：“洒洒，寒貌。”《説文》"洒，滌也"，洗滌義，讀若"洗"，故"洒洒"亦寫作"洗洗"。但作寒冷戰慄義的"洒洒"，當依此注音讀若"癬癬"，而非"洗洗"。

〔三〕煮飲之：當與凝水石條"水飲之"同例，至於是否與前句"諸惡創瘍金創"連讀，即特指治療金創等疾時，單用當歸煮水飲之，且待斟酌。

〔四〕一名乾歸：《太平御覽》卷九八九引《本草經》作"一名干歸"。此言乾當歸，結合《范子計然》言當歸"無枯者善"，森立之解釋說："是謂雖乾尚滋潤，不至枯朽者也。"

〔五〕生川谷：《證類本草》引《名醫别録》"生隴西川谷"，《本草經集注》云："今隴西叨陽黑水當歸，多肉少枝，氣香，名馬尾當歸，稍難得；西川北部當歸，多根枝而細；歷陽所出，色白而氣味薄，不相似，呼爲草當歸，闕少時乃用之。"

163 麻黄〔一〕 **味苦，温。主中風，傷寒，頭痛，温瘧，發表出汗**〔二〕**，去邪熱氣，止欬逆上氣，除寒熱，破癥堅積聚。一名龍沙**〔三〕**。**

《吴普》曰：麻黄，一名卑相，一名卑監。神農、雷公：苦，無毒；扁鵲：酸，無毒；李氏：平。或生河東。四月、立秋采。《御覽》。

《名醫》曰：一名卑相，一名卑鹽。生晉地及河東〔四〕。立秋采莖，陰乾令青。

【案】《廣雅》云:“龍沙,麻黄也。”“麻黄莖,狗骨也。”《范子計然》云:“麻黄出漢中、三輔。”

箋　疏

麻黄載於《本草經》,武威醫簡亦有使用,《傷寒雜病論》用之尤多,《本草經》謂其功能“發表出汗,止欬逆上氣”,在使用上,陶弘景提出“先煮一兩沸,去上沫,沫令人煩”,以上描述正與麻黄鹼發汗、平喘、中樞興奮及心血管活性相吻合,由此知古用麻黄即是含麻黄鹼的麻黄科麻黄屬(*Ephedra*)植物。

《酉陽雜俎》續集卷九最早描述麻黄的植物形態:“麻黄莖端開花,花小而黄,簇生,子如覆盆子,可食。至冬枯死如草,及春卻青。”麻黄種子呈漿果狀,假花被發育成革質假種皮,包圍種子,最外面爲紅色肉質苞片,多汁可食,俗稱“麻黄果”,在常見麻黄屬植物中,惟有草麻黄 *Ephedra sinica* 的雌球花單生枝頂,最與段成式説“莖端開花”相符,其餘各種花皆生於節上。

注　釋

〔一〕麻黄:《本草綱目》釋名説:“諸名殊不可解,或云其味麻,其色黄,未審然否。”

〔二〕發表出汗:今言“發汗解表”,《傷寒論》麻黄湯用爲君藥,《本草經集注》云:“俗用療傷寒,解肌第一。”

〔三〕一名龍沙:《廣雅·釋草》云:“龍沙,麻黄也。”

〔四〕生晉地及河東:麻黄條產地缺“山谷”“川澤”字樣,循《本草經》例當有之，森立之輯本據《太平御覽》卷九九三引《本草經》有"生川谷"三字，因據補。王筠默、曹元宇、馬繼興輯本亦補"生川谷"。《本草經集注》云："今出青州、彭城、滎陽、中牟者爲勝，色青而多沫。蜀中亦有，不好。"

164 通艸〔一〕《御覽》作"蓪艸"。 **味辛，平。主去惡蟲**〔二〕**，除脾胃寒熱，通利九竅、血脈、關節，令人不忘**〔三〕**。一名附支**〔四〕**。生山谷**〔五〕**。**

《吴普》曰：蓪艸，一名丁翁，一名附支。神農、黄帝：辛；雷公：苦。生石城山谷。葉菁蔓延。止汗。自[①]正月采。《御覽》。

《名醫》曰：一名丁翁。生石城及山陽。正月采枝，陰乾。

【案】《廣雅》云："附支，蓪艸也。"《中山經》云"升山其艸多寇脱"，郭璞云："寇脱艸，生南方，高丈許，似荷葉，而莖中有瓤正白。零陵人植而日灌之，以爲樹也。"《爾雅》云"離南，活莌"，郭璞注同。又"倚商，活脱"，郭璞云："即離南也。"《范子計然》云："蓪艸出三輔。"

箋 疏

通草因莖木中通而得名，後世則分化爲通草與木通兩

---

① 止汗自：《太平御覽》卷九九二引《吴氏本草》如此；黄奭輯本校改爲"止自汗"，或是；《周氏醫學叢書》光緒本、《四部備要》本臆改爲"汁白"。

類,各自又有若干品種來源。

《本草經》没有描述通草的物種特徵,《本草經集注》説:"繞樹藤生,汁白。莖有細孔,兩頭皆通,含一頭吹之,則氣出彼頭者良。或云即葍藤莖。"陶弘景提示其爲木質藤本,《新修本草》進一步説:"此物大者徑三寸,每節有二三枝,枝頭有五葉。其子長三四寸,核黑穰白,食之甘美。"則大致確定其原植物爲木通科木通 *Akebia quinata*,可能也包括三葉木通 *Akebia trifoliata* 之類。

這一物種是木質藤本,南唐陳士良《食性本草》説"莖名木通",此爲第一次出現"木通"之名;稍後不久,《日華子本草》直接用"木通"立條,到了宋代,《本草圖經》乃明確説"今人謂之木通"。將《本草經》的通草稱爲"木通",其實是因爲另外的物種佔用了"通草"之名,這就是《本草拾遺》提到的通脱木,所謂"葉似萆麻,心中有瓤,輕白可愛,女工取以飾物",並説"今俗亦名通草"。通脱木原植物爲五加科通脱木 *Tetrapanax papyrifer*,其莖髓很容易脱離,因此有"通脱""活莌"之名。《爾雅·釋草》"離南,活莌"郭璞注"草生南方,高丈許,似荷葉,莖中有瓤正白",即是此種。

這種通脱木"通草",在宋代成爲主流,故《本草圖經》説"俗間所謂通草,乃通脱木也",蘇頌因此還特别指出:"古方所用通草,皆今之木通,通脱(木)稀有使者。"按,通脱木 *Tetrapanax papyrifer*,其實是灌木或小喬木,或許是專用柔弱疏鬆的莖髓,比較符合於"草"的特徵,所以取代相

對木質化的木通 *Akebia quinata* 之木質藤莖。

宋代基本確定以五加科通脫木 *Tetrapanax papyrifer* 爲通草,而以木通科植物木通 *Akebia quinata* 爲木通,但通草與木通的品種分化依然繼續進行。

無論木通還是通草,都以"通"得名,所以其他一些具此特徵的莖木也漸漸混用通草或木通之名。與木通有關的是川木通和關木通,川木通來源於毛茛科植物小木通 *Clematis armandii* 或繡球藤 *Clematis montana* 的乾燥藤莖;關木通來源於馬兜鈴科植物東北馬兜鈴 *Aristolochia manshuriensis* 的乾燥藤莖,一度成爲藥用木通的主流品種,因含有馬兜鈴酸(aristolochic acid)釀成嚴重的中毒事件而被禁用。與通草有關的是小通草,來源於旌節花科喜馬拉雅旌節花 *Stachyurus himalaicus* 及同屬近緣植物的莖髓。由此一來,通脫木通草又被稱作"大通草",以與小通草相區別。

注　釋

〔一〕通艸:《證類本草》作"通草"。"蓪"爲後出俗字,《廣韻》云:"蓪,蓪草,藥名,中有小孔通氣。"按,通草因莖木中通得名,《本草經集注》云:"莖有細孔,兩頭皆通,含一頭吹之,則氣出彼頭者良。"

〔二〕去惡蟲:《神農本草經輯注》謂"泛指人體内寄生蟲"。

〔三〕令人不忘:《日華子本草》云:"治健忘。"《本草拾遺》謂其子"食之令人心寬"。

〔四〕一名附支:《廣雅・釋草》云:"丁父、附支,蓪草也。"王念孫《疏證》:"附支者,附樹枝而生也。"

〔五〕生山谷:《證類本草》引《名醫别録》"生石城山谷及山陽",《本草經集注》云:"今出近道。"

165 芍藥〔一〕 **味苦,平。主邪氣腹痛,除血痺,破堅積,寒熱,疝瘕,止痛,利小便,益氣。**《蓺文類聚》引云"一名白术",《大觀本》作黑字。**生川谷及邱陵**〔二〕。

《吴普》曰:芍藥,神農:苦;桐君:甘,無毒;岐伯:鹹;李氏:小寒;雷公:酸。一名甘積,一名解倉,一名誕,一名餘容,一名白术。三月三日采。《御覽》。

《名醫》曰:一名白术①,一名餘容,一名犂食,一名解食,一名鋋。生中岳。二月、八月采根,暴乾。

【案】《廣雅》云:"攣夷,芍藥也。""白术,牡丹也。"《北山經》云"繡山其艸多芍藥",郭璞云:"芍藥一名辛夷,亦香艸屬。"《毛詩》云"贈之以芍藥",《傳》云:"芍藥,香艸。"《范子計然》云:"芍藥出三輔。"崔豹《古今注》云:"芍藥有二②種:有艸芍藥,

---

① 术:《證類本草》作"木",二孫似根據《廣雅》改字,《周氏醫學叢書》光緒本、《周氏醫學叢書》宣統本、《四部備要》本皆刻作"朮"。

② 二:底本作"三",據《本草圖經》引《古今注》改。《周氏醫學叢書》光緒本、《四部備要》本亦作"二"。

有木芍藥。木者①花大而色深,俗呼爲牡丹,非也。"又云:"一名可離。"

箋　疏

《山海經》中多處提到芍藥,如繡山"其草多芍藥、芎藭",條谷之山"其草多芍藥、門冬",勾檷之山"其草多芍藥",洞庭之山"其草多䔉、蘼蕪、芍藥、芎藭"。郭璞注:"芍藥一名辛夷,亦香草之屬。"《廣雅·釋草》"攣夷,芍藥也",王念孫《疏證》説:"攣夷即留夷。攣、留聲之轉也。張注《上林賦》云:'留夷,新夷也。'新與辛同。王逸注《楚辭·九歌》云:'辛夷,香草也。'"這種"一名辛夷"的芍藥,是否即是今天毛茛科植物芍藥 *Paeonia lactiflora*,並没有强有力的證據。《詩經·溱洧》中"維士與女,伊其相謔,贈之以芍藥",注釋家也糾結於此"芍藥"是調和之劑還是香草。這篇詩屬於《鄭風》,描述的是春秋時期鄭國(在今河南境)三月上巳的活動場景,單從花期來看,這種芍藥似乎也不是今天所言的毛茛科植物芍藥。

《本草經》成書於漢代,所涉及藥物的别名、功用,多數能與當時流行的經傳相通。芍藥條則例外,包括《名醫别録》在内,都没有提到别名辛夷、攣夷之類;包括陶弘景在内,注釋家也没有談起"天下至美"的芍藥之醬。可值得注意的是,芍藥條《名醫别録》記其别名"白木",《太平御覽》

① 者:底本作"有",據《本草圖經》引《古今注》改。《周氏醫學叢書》光緒本、《四部備要》本亦作"者"。

卷九九〇引《吴普本草》"一名白朮",據《廣雅·釋草》"白茶,牡丹也"。如此推測"白木"當爲"白朮"之訛。牡丹亦稱"木芍藥",其原植物爲毛茛科芍藥屬的 *Paeonia suffruticosa* 没有争議,由此反推《本草經》之芍藥應該也是同屬之 *Paeonia lactiflora*。

至於《古今注》提到芍藥有草芍藥與木芍藥兩類,且特别指明:"木者花大而色深,俗呼爲牡丹,非也。"《本草圖經》乃引"安期生服錬法"解釋説:"芍藥二種,一者金芍藥,二者木芍藥。救病用金芍藥,色白多脂肉;木芍藥色紫瘦多脉。若取,審看勿令差錯。"循此意見,《本草綱目》釋名項總結爲:"白者名金芍藥,赤者名木芍藥。"爲後世分赤芍、白芍兩類入藥埋下伏筆。

注 釋

〔一〕芍藥:《本草綱目》釋名:"芍藥,猶婥約也。婥約,美好貌。此草花容婥約,故以爲名。羅願《爾雅翼》言'制食之毒,莫良於勺,故得藥名',亦通。"《五十二病方》《武威醫簡》有此,皆寫作"勺藥",《武威醫簡》亦寫作"勺樂"。

〔二〕生川谷及邱陵:《證類本草》引《名醫别録》"生中岳川谷及丘陵",《本草經集注》云:"今出白山、蔣山、茅山最好,白而長大,餘處亦有而多赤,赤者小利。"

166 蠡實〔一〕 **味甘,平。主皮膚寒熱,胃中熱氣,風寒濕痺,堅筋骨,令人嗜食。久服輕身**〔二〕**。花葉,去白蟲。**

一名劇艸〔三〕，一名三堅〔四〕，一名豕首〔五〕。生川谷〔六〕。

《吴普》曰：蠡實，一名劇艸，一名三堅，一名劇荔華，《御覽》。一名澤藍，一名豕首。神農、黄帝：甘，辛，無毒。生宛句。五月采。同上。

《名醫》曰：一名荔實。生河東。五月采實，陰乾。

【案】《説文》云："荔，艸也，似蒲而小，根可作㕞。"《廣雅》云："馬䪼，荔也。"《月令》云"仲冬之月，荔挺出"，鄭云："荔挺，馬薤也。"高誘注《淮南子》云："荔，馬荔艸也。"《通俗文》云："一名馬藺[①]。"顔之推云："此物河北平澤率生之，江東頗多，種于階庭，但呼爲旱[②]蒲，故不識馬薤。"

箋　疏

《月令》"荔挺出"乃是仲冬之候，諸家辯論不休。根據《名醫别録》蠡實一名荔實，《説文》云："荔，艸也，似蒲而小，根可作刷。"《廣雅・釋草》云："馬薤，荔也。"《新修本草》一語道破："此即馬藺子也。"《本草圖經》描述説："葉似薤而長厚，三月開紫碧花，五月結實作角，子如麻大而赤色有棱，根細長，通黄色，人取以爲刷。三月採花，五

---

① 藺：底本作"蘭"，據《新修本草》引《通俗文》改。《周氏醫學叢書》光緒本、《四部備要》本亦作"藺"。

② 旱：底本作"早"，據《顔氏家訓》改。《周氏醫學叢書》光緒本、《四部備要》本、黄奭輯本亦作"早"。

月採實,並陰乾用。”故知蠡實即是荔草之實,原植物爲鳶尾科馬藺 *Iris lactea* var. *chinensis*。

注　釋

〔一〕蠡實:《本草綱目》云:“《别録》蠡實亦名荔實,則‘蠡’乃‘荔’字之訛也。張揖《廣雅》云荔又名馬藺,其説已明。”

〔二〕久服輕身:《本草圖經》引《列仙傳》云:“寇先生者,宋人也,好種荔,食其葩實焉。今山人亦單服其實,云大温,益下,甚有奇效。”

〔三〕一名劇艸:《證類本草》作“劇草”。《本草經考注》引岡邨尚謙云:“劇草當是劙草之誤。‘劙’即‘蠡’字之俗。”此可以聊備一説者。

〔四〕一名三堅:《本草經考注》云:“三堅者,子名也。實中有膜,三隔之中有百小扁子,故名。”

〔五〕一名豕首:與天名精别名相同。《本草經集注》云:“天名精亦名豕首也。”

〔六〕生川谷:《證類本草》引《名醫别録》“生河東川谷”。

167 瞿麥〔一〕　味苦,寒。主關格,諸癃結〔二〕,小便不通,出刺,決癰腫,明目,去翳①,破胎墮子,下閉血。一名巨句麥〔三〕。生川谷〔四〕。

《名醫》曰:一名大菊,一名大蘭。生太②山。

① 翳:《證類本草》作“瞖”。

② 太:底本作“大”,據《證類本草》改。

立秋采實,陰乾。

【案】《説文》云:“蘧,蘧麥也。”“菊,大菊,蘧麥。”《廣雅》云:“茈威、陵苕,蘧麥也。”《爾雅》云“大菊,蘧麥”,郭璞云:“一名麥句薑,即瞿麥。”陶宏景云:“子頗似麥,故名瞿麥。”

箋　疏

《説文》云:“蘧,蘧麥也。”又:“菊,大菊,蘧麥。”《爾雅·釋草》“大菊,蘧麥”,郭注:“一名麥句薑,即瞿麥。”引文中的蘧、菊、大菊,所指代的都應該是包括瞿麥 *Dianthus superbus*、石竹 *Dianthus chinensis* 在内的石竹科石竹屬(*Dianthus*)植物。按,今天所稱的菊科植物菊花,按照《説文》當寫作“蘜花”,《説文》云:“蘜,日精也,以秋花。”今天所寫的“菊”字,其實是石竹科瞿麥一類的植物。或許是蘜花因其觀賞性較爲流行,漸漸佔用了寫法簡易的“菊”字,本來可以寫作“菊麥”的蘧麥,只得改用另一個同音字“瞿”來代替,遂稱爲“瞿麥”。《本草經》别名“巨句麥”,“巨句”急呼爲“蘧”;《名醫别録》一名“大蘭”,森立之《本草經考注》認爲“蘭即爲菊之草體訛字”,其説過於突兀,存此備參。

二孫按語又引《廣雅·釋草》云“茈威(葳)、陵苕,蘧麥也”,此句有需要討論者。今本《廣雅》如此,檢《經典釋文·爾雅音義》“大菊,蘧麥”句,引《廣雅》云:“茈萎、麥句薑,蘧麥”,故《廣雅疏義》《廣雅疏證》皆疑今本有誤。錢大昭認爲《廣雅》原文爲兩條，當作："茈葳，陵苕也。麥句薑，蘧麥也。"王念孫則據《經典釋文》將條目徑改爲"茈葳、麥句薑，蘧麥也"，但"麥句薑"是天名精的别名，王乃判斷"'麥句薑'當爲'巨句麥'"，又説："各本'麥句薑'作'陵苕'，蓋後人不知'麥句薑'當爲'巨句麥'，又不知陵苕、蘧麥俱名'紫葳'而不同，遂據本草'紫葳一名陵苕'改之矣。"

今按錢、王兩説都有難通之處。先看今本《廣雅》"茈葳、陵苕，遽麥也"句，檢《本草經》木部有紫葳，《名醫别録》一名陵苕、一名茇華，陶弘景注："李云是瞿麥根，今方用至少。《博物志》云：'郝晦行華草於太行山北，得紫葳華。'必當奇異，今瞿麥華乃可愛，而處處有，不應乃在太行山。且有樹，其莖葉恐亦非瞿麥根。《詩》云'有苕之華'，郭云淩霄，亦恐非也。"儘管陶弘景否定李當之謂紫葳是瞿麥根的意見，但李的觀點卻正好與"茈（紫）葳、陵苕，蘧麥也"相吻合。不僅如此，《太平御覽》卷九九二引《吴氏本草》云："紫威，一名武威，一名瞿麥，一名陵居腹，一鬼目，一名茇華。"吴普、李當之與張揖同一時代，説法基本一致，故不宜輕易斷言《廣雅》"茈葳、陵苕，蘧麥也"句爲誤。

再看《爾雅音義》所引《廣雅》"茈萎、麥句薑，遽麥"句，作"茈萎"不作"茈葳"，檢《本草圖經》瞿麥條説："《爾雅》謂之'大菊'，《廣雅》謂之'茈萎'是也。"可見蘇頌所見《廣雅》也作"茈萎"。因此疑《廣雅・釋草》"茈葳、陵苕，蘧麥也"與"茈萎、麥句薑，蘧麥"本爲兩條，前者是本草木部的紫葳，原植物大約是紫葳科紫葳 *Campsis grandiflora*，爲攀援藤本；後者是本草草部的瞿麥，即石竹科瞿麥 *Dianthus superbus* 之類。後世傳本誤删爲一條，遂成糾結。至於後句中的“麥句薑”，或許可以接受王念孫的意見，乃是“巨句麥”之訛。

注　釋

〔一〕瞿麥：據《説文》正寫作“蘧麥”。《本草圖經》云：“七月結實作穗，子頗似麥，故以名之。”

〔二〕癃結：小便癃閉大便秘結，指大小便不通。

〔三〕一名巨句麥：郝懿行《爾雅義疏》云：“蘧、瞿、巨、句，音俱相近，‘巨句’又即‘瞿’之合音。”

〔四〕生川谷：《證類本草》引《名醫别録》“生太山川谷”，《本草經集注》云：“今出近道。”

168 元參①〔一〕　**味苦，微寒。主腹中寒熱積聚，女子産乳餘疾**〔二〕**，補腎氣，令人目明。一名重臺**〔三〕**。生川谷**〔四〕。

《吴普》曰：元參，一名鬼藏，一名正馬，一名重臺，一名鹿腹，一名端，一名元臺。神農、桐君、黄帝、雷公、扁鵲：苦，無毒；岐伯：鹹；李氏：寒。或生冤朐、山陽。二月生，葉如梅毛，四四相值，似芍藥，黑，莖方，高四五尺，華赤，生枝間，四月實黑。《御覽》。

① 元參：《證類本草》作“玄參”，避諱改字，此後各處同。

《名醫》曰：一名元臺，一名鹿腸，一名正馬，一名咸[①]，一名端。生河間及冤句。三月、四月采根，暴乾。

【案】《廣雅》云："鹿腸，元參也。"《范子計然》云："元參出三輔，青色者善。"

箋　疏

《廣雅·釋草》云："鹿腸，玄參也。"《本草經》名重臺，《名醫別録》則有玄臺、鹿腸、正馬、咸、端諸名。《太平御覽》卷九九一引《吴普本草》對玄參的形態頗有記載："玄參一名鬼藏、一名正馬、一名重臺、一名鹿腸、一名端、一名玄臺……二月生，葉如梅毛，四四相值，似芍藥，黑莖，莖方，高四五尺，華赤，生枝間，四月實黑。"其中"葉如梅毛"句，疑爲"葉如梅有毛"。從描述來看比較接近於玄參科華北玄參 *Scrophularia moellendorffii* 和北玄參 *Scrophularia buergeriana* 之類，而"重臺"的别名似乎是形容華北玄參疏離的頂生穗狀花序。

注　釋

〔一〕元參：《證類本草》作"玄參"，二孫輯本避諱改字，本條内各處"元參""元臺"同此。《本草綱目》釋名謂"玄，黑色也"，又説："其莖微似人參，故得參名。"

① 咸：底本作"減"，據《證類本草》改。黄奭輯本亦作"咸"。

〔二〕女子產乳餘疾：《本草經考注》云："產乳餘疾者，謂產後惡血不盡，腹痛不止等證也。"

〔三〕一名重臺：《本草經考注》云："直莖數尺，兩兩葉相對，葉間出花，重重成層，故名重臺。"

〔四〕生川谷：《證類本草》引《名醫別録》"生河間川谷及冤句"，《本草經集注》云："今出近道，處處有。"

169 秦艽〔一〕 味苦，平。主寒熱邪氣，寒濕風痹，肢節痛，下水，利小便。生山谷〔二〕。

《名醫》曰：生飛烏山。二月、八月采根，暴乾。

【案】《説文》云："茻，艸之相丩者。"《玉篇》作"艽"，居包切，云"秦艽，藥，艽同"。蕭炳云"《本經》名秦瓜"，然則今《本經》名亦有名醫改之者。

箋 疏

秦艽的"艽"字，在文獻中寫法各異。據《證類本草》所引《新修本草》的意見："本作札，或作糾、作膠，正作艽也。"所引蕭炳《四聲本草》説："本經名秦瓜。"《日華子本草》説："又名秦瓜。"而敦煌所出《本草經集注·序録》中療風通用寫作"秦膠"，諸藥制使寫作"秦札"。二孫輯本寫作"秦艽"，解釋説："按《説文》云'茻，艸之相丩者'，《玉篇》作艽，居包切，云'秦艽，藥，艽同'。"

《本草經》原本是否如二孫所説寫作"秦艽"，或未必然，但從語源學角度分析，孫的意見確實是正確的。如陶弘景説"（秦艽）根皆作羅文相交"，龍膽科秦艽 *Gentiana macrophylla*、麻花秦艽 *Gentiana straminea*、粗莖秦艽 *Gentiana crassicaulis* 等，鬚根多條，扭結或粘結成一個圓柱形的根，此即秦艽得名的本意，指根糾結交纏的樣子，直到今天，秦艽還有“麻花秦艽”“左扭”“左擰”等俗名。故如二孫的意見，《説文》丩部的“䪷”字，很可能就是秦艽的本字。《説文》：“䪷，艸之相丩者。從茻從丩。丩亦聲。”段玉裁説“艸相糾繚，故從茻丩，不專謂秦艽也”，未必準確。《玉篇》將“䪷”簡化爲“艽”。可能“䪷”或“艽”太不常見，形符兼音符的“丩”被訛寫成了“九”，於是本義爲“遠荒”的“艽”成了此藥的正式名稱。至於《新修本草》説“本作札”，恐怕是“本作糾”的訛寫，與“艽”意思相同。至於“秦瓜”“秦爪”，恐怕也是糾結的“糾”字的異體訛變而成。

二孫按語説：“蕭炳云‘《本經》名秦瓜’，然則今《本經》名亦有名醫改之者。”此説爲非，《神農本草經校證》批評説：“按，蕭炳編《四聲本草》，其所指的‘本經’，疑爲《唐本(草)》或《蜀本(草)》，絶非《神農本經》。否則，如孫氏所言，則《名醫别録》中定有‘一名’云云輔之，不致銷其名也。讀其同時期之《日華子大明本草》所云‘又名秦瓜’，可資證明。”

注釋

〔一〕秦艽：《證類本草》作“秦艽”，藥名“艽”後注：“膠字。”《本草經考注》云：“《説文》‘丩，相糾繚也’，秦艽根相丩，故名‘丩’也。蓋本出秦嶺，故名‘秦丩’也。”

〔二〕生山谷:《證類本草》引《名醫别録》“生飛烏山谷”,《本草經集注》云:“飛烏或是地名,今出甘松、龍洞、蠶陵,長大黄白色爲佳。”

170 百合〔一〕 **味甘,平。主邪氣腹張,心痛,利大小便,補中益氣。生川谷**〔二〕。

《吴普》曰:百合,一名重邁,一名中庭。生冤朐及荆山。《蓺文類聚》引云“一名重匡”。

《名醫》曰:一名重箱,一名摩羅,一名中逢花,一名强瞿。生荆州。二月、八月采根,暴乾。

【案】《玉篇》云:“䕲,百合蒜也。”

箋　疏

百合的鱗莖由數十片鱗瓣相合而成,如陶弘景所形容“根如胡蒜,數十片相累”,因此得名百合。《本草綱目》進一步解釋説:“百合之根,以衆瓣合成也。或云專治百合病故名,亦通。其根如大蒜,其味如山藷,故俗稱蒜腦藷。顧野王《玉篇》亦云䕲乃百合蒜也。此物花、葉、根皆四向,故曰强瞿。凡物旁生謂之瞿,義出《韓詩外傳》。”歷代藥用大致都是百合科百合屬(*Lilium*)植物,一般以大花白色的 *Lilium brownii* var. *viridulum* 爲百合,花橙色有紫色斑點的 *Lilium lancifolium* 爲卷丹。

所謂“百合病”,《金匱要略》云:“百合病者,百脉一宗,悉致其病也。意欲食,復不能食,常默然,欲卧不能卧,欲行不能行;飲食或有美時,或有不用聞食臭時;如寒無寒，如熱無熱；口苦，小便赤；諸藥不能治，得藥則劇吐利。如有神靈者，身形如和，其脉微數。"此病的治療方皆以百合爲主藥，故名。但從百合病的症狀表現來看，近似於癔症、焦慮、抑鬱的精神狀態，《本草經》乃至《名醫别録》所記百合功效看不出與此相關，陶弘景也未言此，是否因治病得名，且存疑。

二孫按語引《玉篇》"𩐨，百合蒜也"，認爲是百合之專名。按，"𩐨"見《説文》，字義則有兩説。《説文》謂"小蒜也"，段玉裁注："艸部曰：'蒜，葷菜也。'《南都賦》曰'其園圃則有諸蔗薑𩐨'，李善引《字書》：'𩐨，小蒜也。'《玉篇》《廣韵》皆云'百合蒜也'。按即《齊民要術》所云百子蒜。"百子蒜乃是相對於獨頭蒜的多瓣蒜，原植物爲百合科大蒜 *Allium sativum*。另一種意見則謂"百合蒜"即是百合，《爾雅翼·釋草》卷五云："百合蒜近道處有，根小者如大蒜，大者如椀，數十片相累，狀如白蓮花，故名百合，言百片合成也。人亦蒸煮食之，味極甘，非葷辛類也。但以根似大蒜，故名蒜爾。"《本草綱目》亦認同此説，將"𩐨"作爲百合的别名列入。兩説皆可存，不過"𩐨"從韭，本義應該還是指葱屬物種爲宜，後世則因"百子蒜""百合蒜"之説，誤會爲百合屬的百合了。

注　釋

〔一〕百合：其得名當如《爾雅翼》所言："數十片相累，狀如白蓮花，故名百合，言百片合成也。"

〔二〕生川谷：《證類本草》引《名醫别録》"生荆州川谷"，《本草經集注》云:"近道處處有。"

171 知母〔一〕 味苦,寒。主消渴,熱中,除邪氣,肢體浮腫,下水,補不足,益氣。一名蚳母〔二〕,一名連母〔三〕,一名野蓼,一名地參,一名水參,一名水浚,一名貨母,一名蝭母〔四〕。生川谷〔五〕。

《吴普》曰:知母,神農、桐君:無毒。補不足,益氣。《御覽》引云"一名提母"。

《名醫》曰:一名女雷,一名女理,一名兒艸,一名鹿列,一名韭逢,一名兒踵艸,一名東根,一名水須,一名沈燔,一名蕁。生河内。二月、八月采根,暴乾。

【案】《説文》云:"芪,芪母也。""蕁,芜藩也,或从爻作蕁。"《廣雅》云:"芪母、兒踵,東根也。"《爾雅》云"蕁,莐藩",郭璞云:"生山上,葉如韭。一曰蝭[①]母。"《范子計然》云:"蝭母出三輔,黄白者善。"《玉篇》作"莫母"。

箋　疏

知母别名極多,《説文》云:"芪,芪母也。"《廣雅·釋草》云:"芪母、兒踵,東根也。"與此相關的名稱還有知母、蚳母、蝭母、提母、莫母等,據王念孫《疏證》説:"芪、莫、知、蝭、蚳、提,古聲並相近也。"《説文》云:"蕁,芜藩也。"

① 蝭:《爾雅義疏》作"提"。

或從爻作"薚",徐鍇按云:"本艸即知母藥也,形似昌蒲而柔潤,葉至難死,掘出隨生,須枯燥乃止,味苦寒,一名蝭母。"《爾雅·釋草》"薚,莐藩",郭璞注:"生山上,葉如韭。一曰提母。"《名醫别録》知母一名沈燔、一名蕁,用《爾雅》意;一名兒草、一名兒踵草,用《廣雅》意。其原植物應該就是百合科知母 *Anemarrhena asphodeloides* 之類,古今品種基本無變化。

《本草經》知母一名野蓼,一名地參,一名水參,一名水浚。《本草經考注》疑"野蓼"是"野蔘"之訛;《神農本經校注》謂"水浚"乃"水蔆"之誤。如此則四名皆與"參"有關,《本草經考注》云:"沙參下白字有'一名知母',則此'野參'已下四名,恐是沙參之一名,以同名知母,誤入於此歟?"其説可存。

二孫輯本"一名蚳母",據《證類本草》當作"一名蚔母"。按,"蚔"與"蚳"爲兩字,《説文》:"蚔,畫也,從蟲,氏聲。""蚳,螘子也,《周禮》有'蚳醢',讀若祈。"段玉裁在"蚔"字下專門指出:"此篆與螘子之'蚳'迥别,《孟子》書當是'蚔鼃','鼃'即'畫',大夫以'蚔畫'爲名也。""蚔母"當是由"芪母"而來,聲符皆是"氏"。《本草綱目》釋名云:"宿根之旁,初生子根,狀如蚔蝱之狀,故謂之蚔母。訛爲知母、蝭母也。"李時珍解釋"蚔母"得名之來歷,足可以備一家之説。由此證明,《本草經》當以"一名蚔母"爲正。又有需説明者,"蚔"與"蚳"形近相亂,在金陵本《本草綱目》中,"蚔"皆刻作"蚳",但"蚳"是螞蟻卵,"蚔"據《玉篇》爲土蝱。李時珍謂"狀如蚳蝱"云云,乃知作者本意爲"蚳",版刻誤作"蚔"而已。

注　釋

〔一〕知母:《説文》"芪,芪母也",似"芪母"方爲本品之雅名,入藥則稱"知母"。如段玉裁言,一名蝭母、一名知母、一名蚳母,皆與"芪母"同部同音。

〔二〕一名蚳母:據《證類本草》當作"一名蚳母"。《本草綱目》釋名説:"宿根之旁,初生子根,狀如蚳蝱之狀,故謂之蚳母。"《本草經考注》認爲"蚳"爲"蚔"之假借,《説文》"蚔,毛蟲也",知母因"根多毛似蚔蟲"而得名。

〔三〕一名連母:《本草經考注》云:"連母者,其根横行相連之義。白及一名連及草,蓋與此同義。"

〔四〕一名蝭母:《神農本經校注》云:"蚳母即是蝭母,古者'是''氏'通用。"按,郭璞注《爾雅》,《太平御覽》九九〇引《吴氏本草》《范子計然》皆作"提母",也應是"蝭母"之訛寫。

〔五〕生川谷:《證類本草》引《名醫别録》"生河内川谷",《本草經集注》云:"今出彭城。"

172 貝母〔一〕　**味辛,平。主傷寒煩熱,淋瀝**〔二〕**,邪氣,疝瘕,喉痺,乳難,金創,風痙。一名空艸**〔三〕**。**

《名醫》曰:一名藥實,一名苦花,一名苦菜,一名商"莔"字。艸,一名勤母。生晉地〔四〕。十月采根,暴乾。

【案】《説文》云："莔，貝母也。"《廣雅》云："貝父，薬實也。"《爾雅》云"莔，貝母"，郭璞云："根如小貝，圓而白華，葉似韭。"《毛詩》云"言采其蝱"，《傳》云："蝱，貝母也。"陸璣云："其葉如括樓而細小，其子在根下如芋子，正白，四方連累相著，有分解也。"

箋　疏

《詩經·載馳》"陟彼阿丘，言采其蝱"，《毛傳》云："蝱，貝母也。"又云："采其蝱者，將以療疾。"《爾雅》言"莔，貝母"，《説文》同。段玉裁注云："《釋艸》《説文》作莔。'莔'，正字；'蝱'，假借字也。"《廣雅》云："貝父，薬實也。"按，"父""母"可以互用，如手足之"母指"亦稱"父指"，則"貝母""貝父"爲一物。

貝母以根的特徵得名，"貝"正形容其小根如聚貝狀，但其地上部分的形態特徵古代卻有兩説。陸璣《詩疏》云："蝱，今藥草貝母也。其葉如栝樓而細小，其子在根下如芋子，正白，四方連累相著，有分解也。"按其所形容，這種植物當是葫蘆科土貝母 *Bolbostemma paniculatum*。郭璞注《爾雅》云："根如小貝圓而白花，葉似韭。"其説略接近百合科植物，但與今用之貝母屬（*Fritillaria*）物種，如暗紫貝母 *Fritillaria unibracteata*、卷葉貝母 *Fritillaria cirrhosa*、梭砂貝母 *Fritillaria delavayi*、浙貝母 *Fritillaria thunbergii* 等相去甚遠。

注　釋

〔一〕貝母:《本草經集注》云:“形似聚貝子,故名貝母。”《説文》名“莔”,《名醫别録》記貝母别名“商草”,二孫認爲即是“莔草”之訛,《廣雅疏證》亦同此意見。

〔二〕淋瀝:《本草經考注》云:“淋瀝者,即淋淋瀝瀝,延日月不愈之義。”

〔三〕一名空艸:《證類本草》作“空草”。《神農本經校注》疑空草乃因“商草”致誤,皆“莔草”之訛。

〔四〕生晉地:本條《證類本草》缺“山谷”“川澤”字樣,應是缺脱。《本草經考注》亦云:“貝母不記出處,蓋係缺脱。”《本草經集注》云:“今出近道。”

173 白茝〔一〕　味辛,温。主女人漏下赤白,血閉,陰腫,寒熱,風頭侵目淚出,長肌膚,潤澤〔二〕。可作面脂〔三〕。一名芳香〔四〕。生川谷〔五〕。

《吴普》曰:白芷,一名虈,一名苻離,一名澤芬,一名蔬[①]。《御覽》。

《名醫》曰:一名白茝,一名虈,一名莞,一名苻離,一名澤芬。葉,一名蒚麻,可作浴湯。生河東下澤。二月、八月采根,暴乾。

【案】《説文》云:“茝,虈也。”“虈,楚謂之蘺,晉謂之虈,齊謂之茝。”《廣雅》云:“白芷,其葉謂之

① 蔬:《太平御覽》卷九八三引《吴氏本草》作“葩”,黄奭輯本作“葯”。

葯。"《西山經》云"號山其艸多葯、虈",郭璞云:"葯,白芷别名;虈,香艸也。"《淮南子·修務訓》云"身若[1]秋葯被風",高誘云:"葯,白芷,香艸也。"王逸注《楚詞》云:"葯,白芷。"按,《名醫》"一名莞"云云,似即《爾雅》"莞,苻離,其上蒚",而《説文》别有"蔙,夫蘺也""蒚,夫蘺上也",是非一艸。舍人云"白蒲,一名苻蘺,楚謂之莞",豈蒲與茝相似,而《名醫》誤合爲一乎?或《説文》云"楚謂之蘺",即夫蘺也,未可得詳。舊作"芷",非。

箋　疏

白芷在古代是著名的香藥,《本草圖經》云:"今所在有之,吴地尤多。根長尺餘,白色,粗細不等,枝榦去地五寸已上。春生葉,相對婆娑,紫色,闊三指許。花白微黄,入伏後結子,立秋後苗枯。二月、八月採根暴乾。以黄澤者爲佳,楚人謂之葯。《九歌》云'辛夷楣兮葯房',王逸注云:'葯,白芷是也。'"按,藥用白芷爲傘形科植物大活 *Angelica dahurica* 的栽培變種,《本草經》别名芳香,《吴普本草》《名醫别録》一名澤芬,陶弘景注釋説:"葉亦可作浴湯,道家以此香浴,去尸蟲,又用合香也。"因大活不具香味,其氣臭濁,故知自古以來所用白芷皆其栽培變種。

二孫按語備列白芷在子史書中的名稱,特别指出,《名

① 若:底本作"苦",據《淮南子》改。黄奭輯本亦作"若"。

醫别録》所記“一名莞,一名苻離”,乃緣於《爾雅·釋草》“莞,苻蘺,其上蒚”,郭璞注:“今西方人呼蒲爲莞蒲;蒚,謂其頭臺首也。今江東謂之苻蘺,西方亦名蒲。中莖爲蒚,用之爲席。”不僅如此,《名醫别録》謂“葉一名蒚麻”,也與《爾雅》“莞,苻蘺,其上蒚”相符。二孫因此懷疑“《名醫》誤合爲一”,所見甚是。但莞爲香蒲科的香蒲,與傘形科植物白芷形狀不相似,香味亦不同,並不如二孫所言“蒲與茝相似”,何以竟混爲一物,確實令人費解。

輯本《吴氏本草》引自《太平御覽》卷九八三,末一别名“葩”,二孫斟酌《名醫别録》校改爲“葯”,此即《説文》“葯,夫蘺也”義,應該是正確的;黄奭輯本改爲“葯”,雖有《廣雅》“白芷其葉謂之葯”爲支持,但與“葩”字形相差太大,恐非。

注釋

〔一〕白茝:據《證類本草》,《本草經》正名白芷,《名醫别録》記“一名白茝”。二孫因“芷”字不見於《説文》,遂改用“茝”字。《廣雅·釋草》“白芷,其葉謂之葯”,王念孫云:“‘芷’與‘茝’古同聲,芷即茝也。”《本草綱目》釋名説:“徐鍇云,初生根幹爲芷,則白芷之義取乎此也。王安石《字説》云:茝香可以養鼻,又可養體,故茝字從𦣞。𦣞音怡,養也。”

〔二〕潤澤:《易林·井之艮》云:“南山蘭茝,使君媚好。”《名醫别録》云:“潤顔色。”

〔三〕面脂:通常以豬脂、豬胰爲基質的護面油脂。《名醫别録》云:“可作膏藥、面脂。”

〔四〕一名芳香:《名醫别録》一名澤芬。《本草綱目》釋名説:“生於下澤,芬芳與蘭同德,故騷人以蘭茝爲詠,而本草有芳香、澤芬之名,古人謂之香白芷云。”《玉臺新詠》秦嘉《贈婦詩》句“芳香去垢穢,素琴有清聲”,所言“芳香”,應是白芷或白芷所製面脂。

〔五〕生川谷:《證類本草》引《名醫别録》“生河東川谷下澤”,《本草經集注》云:“今出近道,處處有,近下濕地,東間甚多。”

174 淫羊藿〔一〕 味辛,寒。主陰痿〔二〕,絶傷,莖中痛,利小便,益氣力,强志。一名剛前〔三〕。生山谷〔四〕。

《吴普》曰:淫羊藿,神農、雷公:辛;李氏:小寒。堅骨。《御覽》。

《名醫》曰:生上郡陽山。

箋疏

淫羊藿爲小檗科淫羊藿屬(*Epimedium*)植物,枝葉含有淫羊藿苷,具有促進性腺功能作用,如《本草經集注》説:“服此使人好爲陰陽,西川北部有淫羊,一日百遍合,蓋食藿所致,故名淫羊藿。”此屬植物多爲一回三出複葉,《本草圖經》説“關中俗呼三枝九葉草”,因爲與豆葉近似,故得名淫羊藿。

淫羊藿屬植物種類甚多,不同時期或不同地域所用並不相同。《名醫别録》謂:“淫羊藿生上郡陽山山谷。”上郡即今陝西榆林地區，從地理分佈考慮，該書所述之淫羊藿，很可能是淫羊藿 *Epimedium brevicornu*。《新修本草》云："葉形似小豆而圓薄，莖細亦堅，俗名仙靈脾者是也。"在唐代道書《純陽真人藥石製》中亦提到淫羊藿爲圓葉："團團細葉長青山，夏間恰用可窨乾。"這極有可能是指葉形鈍圓的川西淫羊藿 *Epimedium elongatum*，此種在唐代或是淫羊藿正品，今則少入藥用。

注　釋

〔一〕淫羊藿：《本草經集注》云："服此使人好爲陰陽。西川北部有淫羊，一日百遍合，蓋食藿所致，故名淫羊藿。"《本草綱目》釋名説："豆葉曰藿，此葉似之，故亦名藿。"

〔二〕主陰痿：陰痿指男性性功能下降，《黄帝内經素問·陰陽應象大論》云："年六十，陰痿，氣大衰，九竅不利，下虚上實，涕泣倶出矣。"按，《本草經》言淫羊藿主陰痿，《名醫别録》則説"丈夫久服令人無子"，二者顯然矛盾，通常解釋爲版本訛誤，如《本草綱目》引汪機云："無子字誤，當作有子。"柯刻《大觀本草》乃徑改爲"丈夫久服令人有子"。

〔三〕一名剛前：《本草綱目》釋名説："仙靈脾、千兩金、放杖、剛前，皆言其功力也。"《本草經考注》云："剛前者，令前陰剛强之謂也。"

〔四〕生山谷：《證類本草》引《名醫别録》"生上郡陽山山谷"。

175 黄芩[①]〔一〕　味苦，平。主諸熱，黄疸，腸澼洩利，逐水，下血閉，惡創，疽蝕〔二〕，火瘍。一名腐腸〔三〕。生川谷〔四〕。

《吳普》曰：黄芩，一名黄文，一名妒婦，一名虹勝，一名經芩，一名印頭，一名内虚。神農、桐君、黄帝、雷公、扁鵲：苦，無毒；李氏：小温。二月生，赤黄葉，兩兩四四相值，莖空中，或方員，高三四尺，四月花紫紅赤，五月實黑，根黄。二月至九月采。《御覽》。

《名醫》曰：一名空腸，一名内虚，一名黄文，一名經芩，一名妒婦。生秭歸及冤句。三月三日采根，陰乾。

【案】《説文》云："莶，黄莶也。"《廣雅》云："菲蒀、黄文、内虚，黄芩也。"《范子計然》云："黄芩出三輔，色黄者善。"

箋　疏

按照《説文》正寫，"莶，黄莶也"，段玉裁注："《本艸經》《廣雅》皆作'黄芩'，今藥中黄芩也。"又，"芩，艸也"，段注："《小雅》'呦呦鹿鳴，食野之芩'，《傳》曰：'芩，艸也。'陸璣云：'芩艸莖如釵股，葉如竹，蔓生澤中下地鹹

① 芩：底本作"岑"，查本條按語未提到藥名改字，目録亦作"芩"，因據《證類本草》改。《周氏醫學叢書》光緒本、《周氏醫學叢書》宣統本、《四部備要》本、黄奭輯本皆作"芩"。

處，爲艸真實，牛馬皆喜食之。'按如陸説，則非黄芩藥也。許君黄䔡字從金聲，《詩》野芩字從今聲，截然分别，他書亂之，非也。"如此則中藥黄芩正寫當作"黄䔡"，但東漢初黄芩藥名基本已寫如"黄芩"字，這有武威醫簡文字爲證。

黄芩别名甚多，《本草經》一名腐腸，《吴普本草》《名醫别録》又名空腸、内虚等，《廣雅·釋草》云："䓘葿、黄文、内虚，黄芩也。"據陶弘景説："圓者名子芩爲勝，破者名宿芩，其腹中皆爛，故名腐腸，惟取深色堅實者爲好。"按，黄芩以根入藥，藥材有條芩與枯芩兩種，一般認爲生長年限較短者根圓錐形，飽滿堅實，内外黄色，外表有絲瓜網紋，此即陶説的"子芩"，"黄文"之名亦由此而來。年限過長則藥材體大而枯心甚或空心，内色棕褐，陶説"宿芩"，别名"腐腸""空腸""内虚"皆本於此，由此證明從《本草經》以來藥用黄芩品種變化不大，基本都是唇形科黄芩屬（*Scutellaria*）植物。

注　釋

〔一〕黄芩：《本草綱目》釋名説："芩《説文》作'䔡'，謂其色黄也。或云'芩'者'黔'也，黔乃黄黑之色也。"

〔二〕疸蝕：晦明軒本《政和證類本草》作"疸蝕"，劉甲本《大觀證類本草》作"疽蝕"。《本草經》輯本多作"疽蝕"，偶作"疸蝕"，亦皆各有解釋。二孫輯本除《問經堂叢書》本作"疸蝕"外，《周氏醫學叢書》光緒本、《周氏醫學叢書》宣統本、《四部備要》本、黄奭輯本均作"疽蝕”。森立之輯本作“疽蝕”,《本草經考注》則作“疽蝕”,並解釋説:“疽蝕者,謂疽及蝕瘻也。孔公孽下云‘惡瘡疽瘻’,蓋同義。”馬繼興輯本作“疽蝕”,《神農本草經輯注》云:“疽蝕應指疽病潰爛症狀。”今按,循醫理當以“疽蝕”較通,《説文》“蝕,敗創也”,段玉裁注:“毁壞之傷有蟲食之。”“疽蝕”言癰疽潰爛也,“疽蝕”則不辭。

〔三〕一名腐腸:《本草經集注》云:“圓者名子芩爲勝,破者名宿芩,其腹中皆爛,故名腐腸。”《本草綱目》釋名説:“宿芩乃舊根,多中空,外黄内黑,即今所謂片芩,故又有腐腸、妒婦諸名。”《吴普本草》《名醫别録》一名妒婦,《本草綱目》説:“妒婦心黯,故以比之。”

〔四〕生川谷:《證類本草》引《名醫别録》“生秭歸川谷及寃句”,《本草經集注》云:“秭歸屬建平郡,今第一出彭城,鬱州亦有之。”

176 狗脊〔一〕 **味苦,平。主腰背强**〔二〕**,關機緩急**〔三〕**,周痺,寒濕厀①痛,頗利老人**〔四〕**。一名百枝**〔五〕**。生川谷**〔六〕**。**

《吴普》曰:狗脊,一名狗青,一名赤節②。神農:苦;桐君、黄帝、岐伯、雷公、扁鵲:甘,無毒;李氏:小温。如萆薢,莖節如竹,有刺,葉圓赤,根黄

---

① 厀:底本作“郄”,誤字。詳牛膝條注釋。以下“厀”字徑改不復出注。

② 一名狗青一名赤節:此據《嘉祐本草》引吴氏,《太平御覽》卷九九〇引《吴氏本草》作“一名狗青,一名萆薢,一名赤節,一名强膂”。

白，亦如竹根，毛有刺。《岐伯經》云[①]：莖無[②]節，葉端員青赤，皮白有赤脈。

《名醫》曰：一名强膂，一名扶蓋，一名扶筋。生常山。二月、八月采根，暴乾。

【案】《廣雅》云："菝絜[③]，狗脊也。"《玉篇》云："菝葀，狗脊根也。"《名醫》别出菝契條，非。

箋　疏

《廣雅·釋草》"菝挈，狗脊也"，《玉篇》"菝葀，狗脊根也"，《博物志》也説："菝葜與萆薢相亂，一名狗脊。"《本草經集注》謂"今山野處處有，與菝葜相似而小異"，並描述説："其莖葉小肥，其節疏，其莖大直，上有刺，葉圓有赤脉。根凹凸巃嵸如羊角，細强者是。"陶弘景的説法乃本於《吴普本草》"如萆薢，莖節如竹，有刺，葉圓赤，根黄白，亦如竹根，毛有刺"，此皆與《廣雅》等字書之説一脉相承。但今用狗脊爲蕨類植物，與百合科菝葜屬（*Smilax*）物種差别極大，何得相似，頗不可解。或許狗脊以象形得名，其根莖與菝葜、萆薢近似，都是"凹凸巃嵸"似狗之脊骨，遂致混淆。唐人施肩吾句"池塘已長雞頭葉，籬落初開狗脊花"，蕨類

① 岐伯經云：此據《嘉祐本草》引吴氏，《太平御覽》卷九九〇引《吴氏本草》作"岐伯一經"，循《吴普本草》體例，以後者爲是，當標點作"岐伯一經："，即岐伯本草書之别本。

② 無：底本作"長"，《嘉祐本草》引吴氏、《太平御覽》卷九九〇引《吴氏本草》並作"無"，因據改。

③ 絜：《廣雅·釋草》作"挈"。

植物狗脊自然無花，詩人所吟詠的恐怕就是菝葜一類。因爲似狗脊骨，《名醫别録》記狗脊功效“堅脊利俯仰”，别名强膂、扶筋皆是此意。又名“扶蓋”，《本草綱目》認爲是“扶筋”，但别名已有扶筋，不應該重複。此“蓋”或許是膝蓋的意思，但“膝蓋”一詞書證出現較晚，姑且備一説。

《新修本草》不同意陶説，明確指出：“此藥苗似貫衆，根長多歧，狀如狗脊骨，其肉作青緑色，今京下用者是。陶所説乃有刺萆薢，非狗脊也，今江左俗猶用之。”由此知唐代所用狗脊肯定是蕨類植物，如烏毛蕨科植物狗脊蕨 *Woodwardia japonica* 之類。後來《本草圖經》又説“今方亦用金毛者”，乃是以蚌殼蕨科的金毛狗脊 *Cibotium barometz* 爲正品，該植物根莖表面密被光亮的金黄色茸毛，故又名金毛狗脊。

注 釋

〔一〕狗脊：狗脊因其根“凹凸巃嵸”，與狗的脊骨相似而得名。

〔二〕腰背强：“强”音絳，屈伸不靈活貌。《名醫别録》補充説：“堅脊，利俯仰。”

〔三〕關機緩急：“關機”即關節樞紐之義，此言關節拘急，活動遲緩不靈活。

〔四〕頗利老人：腰背强、關機緩急、寒濕膝痛等，多發於老人，故言“利老人”。故《本草乘雅半偈》云：“頗利老人者，利老人之筋骨關機也。”

〔五〕一名百枝：《本草綱目》釋名説：“《本經》狗脊一名百枝，

《别録》萆薢一名赤節，而《吴普本草》謂百枝爲萆薢，赤節爲狗脊，皆似誤也。”

〔六〕生川谷：《證類本草》引《名醫别録》“生常山川谷”，《本草經集注》云：“今山野處處有。”

177 石龍芮〔一〕 **味苦，平。主風寒濕痹，心腹邪氣，利關節，止煩滿。久服輕身，明目，不老**〔二〕**。一名魯果能，**《御覽》作“食果能①”。**一名地椹**〔三〕**。生川澤石邊**〔四〕。

《吴普》曰：龍芮，一名薑苔，一名天豆。神農：苦，平；岐伯：酸；扁鵲、李氏：大寒；雷公：鹹，無毒。五月五日采。《御覽》。

《名醫》曰：一名石能，一名彭根，一名天豆。生太山。五月五日采子，二月、八月采皮，陰乾。

【案】《范子計然》云：“石龍芮出三輔，色黄者善。”

箋　疏

根據敦煌寫本《本草經集注·序録》，石龍芮屬草部上品；從功效看，《本草經》“久服輕身，明目，不老”，《名醫别録》“令人皮膚光澤，有子”，也符合上品藥的特徵；因此《本草經》森立之、尚志鈞、曹元宇、王筠默輯本都將石龍芮列爲上品。但今天認定的毛茛科植物石龍芮 *Ranunculus sceleratus*，全株含有毛茛苷、原白頭翁素等，有明顯刺激性，

① 能：底本缺，據《太平御覽》卷九九三引《本草經》補。

如《南方主要有毒植物》記載："石龍芮全株有毒，人誤食後，嚴重者十餘小時内死亡。"這與《本草經》上品藥"多服久服不傷人"不合。不特如此，《名醫别録》説："五月五日採子，二月、八月採皮。"毛茛科石龍芮爲一年生草本，植株矮小、鬚根細短，莖皮、根皮都不可能採取，與本草記載顯然不合。

《新修本草》云："今用者，俗名水堇，苗似附子，實如桑椹，故名地椹。"《本草拾遺》也同意此説："水堇如蘇所注，定是石龍芮，更非别草。"唐代開始，石龍芮被確定爲毛茛科植物，《新修本草》於是將其移到了草部中品。

注　釋

〔一〕石龍芮：《本草綱目》釋名引陶弘景説："生於石上，其葉芮芮短小，故名。"李時珍又説："芮芮，細貌。其椹之子細芮，故名。"

〔二〕久服輕身明目不老：《名醫别録》補充："令人皮膚光澤，有子。"

〔三〕一名地椹：《新修本草》云："實如桑椹，故名地椹。"

〔四〕生川澤石邊：《證類本草》引《名醫别録》"生太山川澤石邊"，《本草經集注》云："今出近道。"

178 茅根〔一〕　**味甘，寒。主勞傷，虚羸，補中益氣，除瘀血，血閉，寒熱，利小便。其苗**〔二〕**，主下水。一名蘭根**〔三〕**，一名茹根。生山谷田野**〔四〕**。**

《名醫》曰：一名地菅[①]，一名地筋，一名兼杜。生楚地。六月采根。

【案】《説文》云："茅，菅也。""菅，茅也。"《廣雅》云："菅，茅也。"《爾雅》云"白華，野菅"，郭璞云："菅，茅屬。"《詩》云"白華菅兮，白茅束兮"，《傳》云："白華，野菅也；已漚爲菅。"

箋疏

《説文》"茅"與"菅"互訓，段玉裁注："按統言則茅菅是一，析言則菅與茅殊。許菅、茅互訓，此從統言也。陸璣曰'菅似茅而滑澤，無毛，根下五寸中有白粉者，柔韌宜爲索，漚乃尤善矣'，此析言也。"《本草綱目》集解項説得更加詳細："茅有白茅、菅茅、黄茅、香茅、芭茅數種，葉皆相似。"謂白茅"短小，三四月開白花成穗，結細實。其根甚長，白軟如筋而有節，味甘，俗呼絲茅，可以苫蓋及供祭祀苞苴之用，《本經》所用茅根是也"；謂菅茅"只生山上，似白茅而長，入秋抽莖，開花成穗如荻花，結實尖黑，長分許，粘衣刺人。其根短硬如細竹根，無節而微甘，亦可入藥，功不及白茅，《爾雅》所謂'白華，野菅'是也"。所言"白茅"，通常指禾本科白茅屬植物白茅 *Imperata cylindrica*，及其變種大白茅 *Imperata cylindrica* var. *major*，菅茅爲菅屬植物菅 *Themeda villosa* 及同屬近緣物種。《本草經集注》云："此即今白茅菅。"所言爲白茅，入藥用其根莖，故稱"白茅根"，

① 菅：底本作"管"，據《證類本草》改。

簡稱“茅根”。

注　釋

〔一〕茅根：白茅的根莖。《本草綱目》釋名項李時珍説：“茅葉如矛，故謂之茅。其根牽連，故謂之茹。《易》曰‘拔茅連茹’是也。有數種：夏花者爲茅，秋花者爲菅。二物功用相近，而名謂不同。《詩》云‘白華菅兮，白茅束兮’是也。”

〔二〕其苗：《本草圖經》云：“春生苗，布地如針，俗間謂之茅針，亦可噉，甚益小兒。”《通志》云：“其苗初出地者，曰茅針。《爾雅》云‘蒤，委葉’，《詩》云‘以薅荼蓼’，皆謂茅針也。”

〔三〕一名蘭根：“蘭根”恐是“蕳根”的訛寫，森立之輯本即寫作“蕳根”。按，“蕳”通“菅”，指菅茅。儘管“蕳”也可以訓作“蘭”，如《詩經·溱洧》“士與女，方秉蕳兮”，《毛傳》云：“蕳，蘭也。”《詩經》用指蘭草（佩蘭之類），或許可以相通，《本草經》此處指菅茅，則以寫作“蕳根”爲宜。

〔四〕生山谷田野：《證類本草》引《名醫别録》“生楚地山谷田野”。

179 紫菀〔一〕　味苦，温。主欬逆上氣〔二〕，胸中寒熱結氣，去蠱毒，痿蹷，安五藏。生山谷〔三〕。

《吴普》曰：紫菀，一名青苑。《御覽》。

《名醫》曰：一名紫蒨，一名青苑。生房陵及真定、邯鄲。二月、三月采根,陰乾。

【案】《説文》云:"菀,茈菀,出漢中房陵。"陶宏景云:"白者名白菀。"《唐本》注云:"白菀即女菀也。"

箋　疏

"菀"是紫菀的專名,《説文》云:"菀,茈菀,出漢中房陵。"《玉篇》也説:"菀,紫菀,藥名。"《急就篇》"牡蒙甘草菀藜蘆"句,顔師古注:"菀謂紫菀、女菀之屬。"《本草圖經》説:"三月内布地生苗葉,其葉三四相連,五月、六月内開黄、紫、白花,結黑子。本有白毛,根甚柔細。二月、三月内取根陰乾用。"此即菊科植物紫菀 *Aster tataricus*,應是歷代藥用主流品種。至於二孫按語提到《本草經集注》與《新修本草》關於白菀、女菀的争論,詳女菀條箋疏。

注　釋

〔一〕紫菀:《本草綱目》釋名説:"其根色紫而柔宛,故名。"《説文》寫作"茈菀"。按,紫菀亦省寫作"紫苑",其别名"青苑",即是"青菀"之省。這種省略由來已久,《武威醫簡》治久欬逆上氣湯方,即寫作"茈苑"。

〔二〕欬逆上氣:《名醫别録》補充:"療欬唾膿血,止喘悸。"《武威醫簡》治久欬逆上氣湯方用到茈苑,即是紫菀。

〔三〕生山谷:《證類本草》引《名醫别録》"生房陵山谷及真定、邯鄲",《本草經集注》云:"近道處處有。"

180 紫艸〔一〕　味苦,寒。主心腹邪氣,五疸〔二〕,補中

益氣，利九竅，通水道。一名紫丹，一名紫芙〔三〕。《御覽》引云“一名地血”，《大觀本》無文。**生山谷**〔四〕。

《吴普》曰：紫艸節赤。二月花。《御覽》。

《名醫》曰：生碭山及楚地。三月采根，陰乾。

【案】《説文》云：“茈，艸也。”“藐[①]，茈艸也。”“莀，艸也，可以染留黄。”《廣雅》云：“茈莀，茈艸也。”《山海經》云“勞山多茈艸”，郭璞云：“一名紫莀，中染紫也。”《爾雅》云“藐，茈艸”，郭璞云：“可以染紫。”

箋　疏

紫草是重要的植物性染料，包括紫草科紫草亞科紫草族下紫草屬（*Lithospermum*）、軟紫草屬（*Arnebia*）、滇紫草屬（*Onosma*）的多種植物，含有紫草色素，可用於染紅或紫色。《爾雅·釋草》“藐，茈草”，《廣雅·釋草》“茈莀，茈草也”，皆與本草及諸家注釋相合。《列仙傳》説昌容“能致紫草，賣與染家”。紫草早有栽種，《齊民要術》有“種紫草法”，北方産量大而質量高，《本草經集注》説：“今出襄陽，多從南陽、新野來，彼人種之，即是今染紫者，方藥家都不復用。《博物志》云：平氏陽山紫草特好，魏國以染色，殊黑。比年東山亦種，色小淺於北者。”

《太平御覽》卷九九六引本草“紫草一名地血”，並未

① 藐：《説文》正寫作“藐”。

明言出於《本草經》，二孫補注已屬多事，曹元宇輯本據此補入，尤其欠妥。

注　釋

〔一〕紫艸：《證類本草》作"紫草"。《本草圖經》云："人家園圃中或種蒔，其根所以染紫也。"《本草綱目》釋名云："此草花紫根紫，可以染紫，故名。"

〔二〕五疸：《金匱要略·黄疸病脉證并治》有黄疸、穀疸、女勞疸、酒疸、黑疸五種。《千金要方》卷一〇云："黄有五種：有黄汗、黄疸、穀疸、酒疸、女勞疸。"兩説小異，是否即《本草經》之"五疸"，亦不能確證。

〔三〕一名紫芙：郝懿行《爾雅義疏》謂"芙"與"藐"聲相近，即《説文》"藐，茈艸也"。《本草經考注》則謂紫芙爲"紫莀"之訛，即《廣雅·釋草》"茈莀，茈艸也"。

〔四〕生山谷：《證類本草》引《名醫别録》"生碭山山谷及楚地"，《本草經集注》云："今出襄陽，多從南陽、新野來，彼人種之，即是今染紫者。"

181 敗醬〔一〕　**味苦，平。主暴熱，火創赤氣**〔二〕**，疥搔，疽痔，馬鞍熱氣**〔三〕**。一名鹿腸**〔四〕**。生川谷**〔五〕**。**

《名醫》曰：一名鹿首，一名馬艸，一名澤敗。生江夏。八月采根，暴乾。

【案】《范子計然》云："敗醬出三輔。"陶宏景云："氣如敗醬，故以爲名。"

箋 疏

敗醬因植株特殊氣味而得名，即陶弘景說"氣如敗豆醬，故以爲名"者。古今品種變化不大，應該都是敗醬科敗醬屬(Patrinia)植物。《新修本草》説："葉似水莨及薇銜，叢生，花黄根紫，作陳醬色。"當爲黄花敗醬 *Patrinia scabiosifolia*。《本草綱目》集解項描述説："處處原野有之，俗名苦菜，野人食之。江東人每採收儲焉。春初生苗，深冬始凋。初時葉布地生，似菘菜葉而狹長，有鋸齒，緑色，面深背淺。夏秋莖高二三尺而柔弱，數寸一節，節間生葉，四散如傘。顛頂開白花成簇，如芹花、蛇床子花狀。結小實成簇。其根白紫，頗似柴胡。"此即白花敗醬 *Patrinia villosa*。

注 釋

〔一〕敗醬：《本草經集注》云："葉似豨薟，根形似茈胡，氣如敗豆醬，故以爲名。"

〔二〕火創赤氣：《證類本草》作"火瘡赤氣"。《神農本草經輯注》謂"此處係指瘡腫外形紅腫發熱之狀"。《本草經考注》將"暴熱火瘡"連讀，釋爲"火傷瘡也"，又云："赤氣者，謂丹毒之類也。"按，兩説皆可存，"火瘡赤氣"大致屬於瘡瘍腫毒伴有發熱紅腫症狀者。

〔三〕馬鞍熱氣：《神農本草經輯注》疑即《諸病源候論》卷三六之"馬毒入瘡候"。《諸病源候論》云："凡人先有瘡而乘馬，馬汗並馬毛垢，及馬屎尿，及坐馬皮韉，並能有毒，毒氣入瘡，致焮腫疼痛，煩熱，毒入腹，亦斃人。"

〔四〕一名鹿腸:《本草和名》作"一名鹿腹"。《本草經考注》云:"黑字云一名鹿首,一名馬草,一名澤敗,並謂爲敗醬臭氣也。"

〔五〕生川谷:《證類本草》引《名醫别録》"生江夏川谷",《本草經集注》云:"出近道。"

182 白鮮〔一〕 味苦,寒。主頭風,黄疸,欬逆,淋瀝,女子陰中腫痛,濕痹,死肌,不可屈伸起止行步〔二〕。生川谷〔三〕。

《名醫》曰:生上谷及冤句。四月、五月采根,陰乾。

【案】陶宏景云:"俗呼爲白羊鮮,氣息正似羊羶,或名白羶。"

箋疏

與敗醬一樣,白鮮也是因特殊的氣味得名,如《本草經集注》所言:"俗呼爲白羊鮮,氣息正似羊羶,或名白羶。"《本草圖經》説:"苗高尺餘,莖青,葉稍白如槐,亦似茱萸。四月開花淡紫色,似小蜀葵。根似蔓菁,皮黄白而心實。四月、五月採根,陰乾用。"其原植物爲芸香科白鮮 *Dictamnus dasycarpus*,古今没有大變化。

注釋

〔一〕白鮮:《本草綱目》釋名説:"鮮者,羊之氣也。此草根白色,作羊羶氣,其子累累如椒,故有諸名。"按,"鮮"本是魚名，引申爲新鮮、鮮美、鮮豔等，與腥膻没有關聯，故《本草經考注》認爲是"羴"的假借，"《説文》：羴，羊臭也，或從亶作羶"，其説可從。《名醫别録》謂白鮮"四月五月采根陰乾"，今則抽取木心，僅用根皮，故名白鮮皮。

〔二〕不可屈伸起止行步：似指關節僵直屈伸、起止行步困難。《名醫别録》補充"療四肢不安"。

〔三〕生川谷：《證類本草》引《名醫别録》"生上谷川谷及冤句"，《本草經集注》云："近道處處有，以蜀中者爲良。"

183 酸醬〔一〕 味酸，平。主熱，煩滿，定志，益氣，利水道。産難，吞其實立産。一名醋醬〔二〕。生川澤〔三〕。

《吴普》曰：酸醬[①]，一名酢醬。《御覽》。

《名醫》曰：生荆楚及人家田園中。五月采，陰乾。

【案】《爾雅》云"葴，寒醬[②]"，郭璞云："今酸醬艸，江東呼曰苦葴。"

箋　疏

《説文》"漿，酢漿也"，此爲釀製的帶酸味的飲料，《詩經·大東》所言"或以其酒，不以其漿"者，植物酸漿因其果實的酸酢滋味借用此名。"醬"則是肉醬，《説文》"醢

① 醬：《太平御覽》卷九九八引《吴氏本草》作"漿"，下一"醬"字同。黄奭輯本此兩處已改爲"漿"。

② 醬：《爾雅義疏》作"漿"，下一"醬"字同。

也，從肉、酉，酒以和醬也"，段玉裁注："從肉者，醢無不用肉也。"二孫輯本此條作"酸醬"，爲誤甚深。《神農本草經校證》注意到，明王大獻翻刻《證類本草》目録作"酸醬"，疑即二孫所本。但二孫將《太平御覽》卷九九八引《吴氏本草》，乃至《爾雅》並郭注各處之"漿"，皆改爲"醬"，若非别有主張，則屬荒疏。

《爾雅·釋草》"葴，寒漿"，郭璞注："今酸漿草，江東呼曰苦葴。"《本草衍義》云："酸漿今天下皆有之，苗如天茄子，開小白花，結青殼，熟則深紅；殼中子大如櫻，亦紅色；櫻中腹有細子，如落蘇之子，食之有青草氣。"此即茄科植物酸漿 *Physalis alkekengi*，《救荒本草》名姑娘菜，有云："俗名燈籠兒，又名掛金燈，本草名酸漿，一名醋漿。生荆楚川澤及人家田園中，今處處有之。苗高一尺餘，苗似水莨而小，葉似天茄兒葉窄小，又似人莧葉，頗大而尖，開白花，結房如囊，似野西瓜，蒴形如撮口布袋，又類燈籠樣，囊中有實，如櫻桃大，赤黄色。味酸，性平、寒，無毒。葉味微苦。别條又有一種三葉酸漿草，與此不同，治證亦别。"所描述的也是本種。

注釋

〔一〕酸醬：《證類本草》作"酸漿"。按，酸漿别名甚多，《本草綱目》釋名説："酸漿，以子之味名也；苦葴、苦耽，以苗之味名也；燈籠、皮弁，以角之形名也；王母、洛神珠，以子之形名也。"

〔二〕一名醋醬：《證類本草》作"醋漿"。《吴普本草》别名酢漿,皆與酸漿同義。

〔三〕生川澤:《證類本草》引《名醫别録》“生荆楚川澤及人家田園中”,《本草經集注》云:“處處人家多有。”

184 紫参〔一〕 **味苦、辛**〔二〕**,寒。主心腹積聚,寒熱邪氣,通九竅,利大小便。一名牡蒙**〔三〕**。生山谷**〔四〕**。**

《吴普》曰:牡①蒙,一名紫參,一名泉②戎,一名音腹,一名伏菟,一名重傷。神農、黄帝:苦;李氏:小寒。生河西山谷或宛句、商山。圓聚生,根黄赤有文,皮黑中紫,五月花紫赤,實黑,大如豆。三月采根。《御覽》《大觀本》節文。

《名醫》曰:一名衆戎,一名童腸,一名馬行。生河西及冤句。三月采根,火炙使紫色。

【案】《范子計然》云:“紫參出三輔,赤青色者善。”

箋 疏

紫參爲《本草經》六參之一,《金匱要略》治療下利肺痛有紫參湯,用紫參、甘草二物。唐以前關於紫參原植物的信息極少,《新修本草》描述其形態説:“葉似羊蹄,紫花青穗,皮紫黑,肉紅白,肉淺皮深,所在有之。”《本草圖經》亦説:“苗長一二尺,根淡紫色如地黄狀,莖青而細,

① 牡:底本作“伏”,據《嘉祐本草》引吴氏改,《太平御覽》卷九九〇引《吴氏本草》作“壯”。黄奭輯本亦作“牡”。

② 泉:《太平御覽》卷九九〇引《吴氏本草》作“衆”。

葉亦青似槐葉,亦有似羊蹄者。五月開花,白色似葱花,亦有紅紫而似水葒者。”結合所繪晉州紫參圖例,此當爲蓼科植物拳參 *Polygonum bistorta*,因其根皮紫褐色,故名紫參。

據《本草經》紫參一名牡蒙,陶弘景注釋説:“今方家皆呼爲牡蒙,用之亦少。”但在王孫條陶弘景亦説:“今方家皆呼名黄昏,又云牡蒙,市人亦少識者。”於是紫參、牡蒙、王孫三名混淆,相關問題在王孫條箋疏中討論。

注　釋

〔一〕紫參:《吴普本草》謂紫參“根黄赤有文,皮黑中紫”,《名醫别録》説“三月采根,火炙使紫色”,乃知紫參因根紫色而得名。

〔二〕味苦辛:《證類本草》“苦辛”皆爲白字,循《本草經》一藥一味一性之例,宜取“苦”爲《本草經》文,“辛”爲《名醫别録》文。

〔三〕一名牡蒙:《本草經集注》云:“今方家皆呼爲牡蒙,用之亦少。”

〔四〕生山谷:《證類本草》引《名醫别録》“生河西及冤句山谷”。

185 槀本〔一〕　味辛,温。主婦人疝瘕,陰中寒,腫痛,腹中急,除風頭痛,長肌膚,説①顔色〔二〕。一名鬼卿〔三〕,一名地新。生山谷〔四〕。

---

① 説:《證類本草》作“悦”,二孫改用本字,此後同。

《名醫》曰：一名微莖。生崇山。正月、二月采根，暴乾，三十日成。

【案】《廣雅》云："山茝、蔚香，藁本也。"《管子·地員篇》云："五臭疇生，藁本。"《荀子·大略篇》云："蘭茝藁本，漸于蜜醴，一佩易之。"樊光注《爾雅》云："藁本，一名麋蕪，根名蘄芷。"舊作"藁"，非。

箋　疏

《淮南子·氾論訓》云："夫亂人者，芎藭之與藁本也，蛇床之與麋蕪也，此皆相似者。"故歷代本草家頗注意藁本與芎藭的區别，如《本草經集注》説："俗中皆用芎藭根鬚，其形氣乃相類，而《桐君藥録》説芎藭苗似藁本，論説花實皆不同，所生處又異。今東山别有藁本，形氣甚相似，惟長大爾。"《新修本草》云："藁本莖葉根味與芎藭小别，以其根上苗下似藁根，故名藁本。"從本草圖文來看，歷代所用應該主要是傘形科藁本屬植物，當以藁本 *Ligusticum sinense* 爲主流。

注　釋

〔一〕稾本：《證類本草》作"藁本"，二孫去形符用本字。《本草圖經》説："根上苗下似禾藁，故以名之。"按，"本"乃是根本之義，故藁本亦名藁茇。《上林賦》"稾本射干"句，郭璞注："稾本，稾茇也。"《説文》云："茇，艸根也。"

〔二〕長肌膚説顔色：《名醫别録》補充："辟霧露，潤澤。"按，

《廣雅》"山茝、蔚香，藁本也"，以藁本與白芷同類，故功效也相近，《本草經》亦謂白芷"長肌膚潤澤"也。

〔三〕一名鬼卿：《本草經考注》云："此名恐是白芷之一名，蓋'鬼卿'之疾呼爲蘬，《説文》'晉謂之蘬，齊謂之茝'是也。"

〔四〕生山谷：《證類本草》引《名醫别録》"生崇山山谷"。

186 石韋〔一〕　味苦，平。主勞熱〔二〕，邪氣，五癃，閉不通，利小便水道。一名石韀〔三〕。生山谷石上〔四〕。

《名醫》曰：一名石皮。生華陰山谷。不聞水及人聲者良。二月采葉，陰乾。

箋　疏

《本草圖經》云："叢生石上，葉如柳，背有毛而斑點如皮，故以名。"《本草綱目》集解項説："多生陰崖險罅處。其葉長者近尺，闊寸餘，柔韌如皮，背有黄毛。亦有金星者，名金星草，葉淩冬不凋。又一種如杏葉者，亦生石上，其性相同。"所指代的皆是蕨類植物水龍骨科石韋 *Pyrrosia lingua* 之類。

注　釋

〔一〕石韋：《本草經集注》云："蔓延石上，生葉如皮，故名石韋。"《新修本草》補正説："此物叢生石傍陰處，不蔓延生。"

〔二〕勞熱：指虚勞所致發熱，通常以低熱爲主。

〔三〕一名石韀：字書以"韀"爲石韋專字，《集韻》云："韀，之夜切。石韉,藥艸。一名石韋。"《本草綱目》釋名云:"柔皮曰韋,韉亦皮也。"

〔四〕生山谷石上:《證類本草》引《名醫别録》"生華陰山谷石上",《本草經集注》云:"今處處有,以不聞水聲、人聲者爲佳。出建平者,葉長大而厚。"

187 萆薢〔一〕 味苦,平。主胷背痛强,骨節風寒濕周痹,惡創不瘳,熱氣。生山谷〔二〕。

《名醫》曰:一名赤節。生真定。八月采根,暴乾。

【案】《博物志》云:"菝葜與萆薢相亂。"

箋 疏

今用萆薢以薯蕷科綿萆薢 *Dioscorea spongiosa* 爲主,《博物志》云:"菝葜與萆薢相亂。"所言與萆薢相似的菝葜,則恐是指百合科無刺菝葜 *Smilax mairei* 之類,通常稱作"紅萆薢"。按,萆薢載《本草經》,菝葜見《名醫别録》,陶弘景論萆薢云:"今處處有,亦似菝葜而小異,根大,不甚有角,節色小淺。"又論菝葜云:"此有三種,大略根苗並相類。菝葜莖紫,短小,多細刺,小減萆薢而色深。"這似乎可以認爲陶弘景能夠區分百合科菝葜屬(*Smilax*)與薯蕷科薯蕷屬(*Dioscorea*)植物,但何者爲菝葜屬植物,何者爲薯蕷屬植物,則難於斷言。從《本草圖經》所繪幾幅萆薢圖例來看,實包含兩類萆薢在内,由此看來,萆薢與菝葜相混,直到宋代依然如此。

《太平御覽》卷九九〇引《吴氏本草》"萆薢一名百枝",同卷狗脊條引《吴氏本草》又謂"狗脊一名萆薢"。二孫輯本狗脊條輯録《吴普本草》不取"一名萆薢",本條亦不取"一名百枝",應屬遺漏。按,《廣雅·釋草》"菝挈,狗脊也",《博物志》"菝葜與萆薢相亂,一名狗脊",《本草經》狗脊一名百枝,與《吴普本草》言"狗脊一名萆薢""萆薢一名百枝",皆能契合,正是萆薢、菝葜、狗脊相亂的真實寫照。此正如《本草綱目》狗脊條集解項李時珍所言:"觀此則昔人以菝葜爲狗脊,相承之誤久矣。然菝葜、萆薢、狗脊三者,形狀雖殊,而功用亦不甚相遠。"

注　釋

〔一〕萆薢:《本草經考注》云:"萆解者,痺解之義。此物功用專令諸痺解除,故名。"此望文生義者,爲不可取。按,本草之萆薢、菝葜、薯蕷,從植物形態來看,皆是蔓生,根莖肥大,富含澱粉,名稱上看,都是連綿詞,構詞原理似乎有一定規律,但如《本草綱目》釋名項所言,"名義未詳",總以闕疑爲佳。

〔二〕生山谷:《證類本草》引《名醫别録》"生真定山谷",《本草經集注》云:"今處處有。"

188 白薇〔一〕　味苦,平。主暴中風,身熱,肢滿〔二〕,忽忽不知人〔三〕,狂惑〔四〕,邪氣,寒熱,酸疼〔五〕,温瘧洗洗,發作有時。生川谷〔六〕。

《名醫》曰:一名白幕,一名微艸,一名春艸,一名骨美。生平原。三月三日采根,陰乾。

箋　疏

《本草圖經》云:"莖葉俱青,頗類柳葉。六七月開紅花,八月結實。根黄白色,類牛膝而短小。三月三日採根,陰乾用。"《救荒本草》描述更詳:"白薇,一名白幕,一名薇草,一名春草,一名骨美。生平原川谷,並陝西諸郡及滁州,今鈞州密縣山野中亦有之。苗高一二尺,莖葉俱青,頗類柳葉而闊短,又似女婁脚葉,而長硬毛澀,開花紅色,又云紫花,結角似地稍瓜而大,中有白瓤,根狀如牛膝根而短,黄白色。"結合兩書所繪圖例,此即蘿藦科植物白薇 *Cynanchum atratum*,或同屬近緣植物。

注　釋

〔一〕白薇:《本草綱目》釋名説:"微,細也,其根細而白也。"《名醫别録》一名微(薇)草,也是此意。

〔二〕肢滿:《本草經考注》云:"蓋謂四肢重痹,不能動揺也。"《神農本經校注》云:"'肢'當爲'支'。支滿即氣悶。"兩説皆可存。

〔三〕忽忽不知人:《文選·高唐賦》"悠悠忽忽"句李善注:"悠悠,遠貌;忽忽,迷貌。"此形容昏迷狀態。

〔四〕狂惑:精神錯亂狀態。《黄帝内經素問·生氣通天論》"陰不勝其陽,則脈流薄疾,並乃狂",王冰注:"狂,謂狂走。或妄攀登也。"

〔五〕酸痟:《證類本草》作"酸疼",二孫改字。《説文》"痟,動病也”，段玉裁注：“疷即疼字。”

〔六〕生川谷：《證類本草》引《名醫别録》“生平原川谷”，《本草經集注》云：“近道處處有。”

189 水萍〔一〕 **味辛，寒。主暴熱，身痒，**《藝文類聚》《初學記》作“癢”，此是。**下水氣，勝酒**〔二〕**，長須髪**〔三〕**，**《藝文類聚》作“烏鬢”。**消渴**①**。久服輕身。一名水華。**《藝文類聚》引云“一名水廉”。**生池澤**〔四〕**。**

《吴普》曰：水萍，一名水廉。生澤水上②。葉員小，一莖一葉，根入水。五月華白，三月采，日乾③。《御覽》。

《名醫》曰：一名水白，一名水蘇。生雷澤。三月采，暴乾。

【案】《説文》云：“苹，蓱也，無根，浮水而生者。”“萍，苹也。”“蘋，大萍也。”《廣雅》云：“薸，萍也。”《夏小正》云：“七月湟潦生苹。”《爾雅》云“萍，蓱”，郭璞云：“水中浮萍，江東謂之薸。”又：“其大者蘋。”《毛詩》云“于以采蘋”，《傳》云：“蘋，大萍也。”《范子計然》曰：“水萍出三輔，色青者

---

① 消渴：《證類本草》作“止消渴”。

② 上：底本作“土”，據《太平御覽》卷一千引《吴氏本草》改。《周氏醫學叢書》光緒本、《周氏醫學叢書》宣統本、《四部備要》本皆作“上”，黄奭輯本作“中”。又，此句《太平御覽》作“生池澤水上”，輯本奪“池”字。

③ 日乾：《太平御覽》卷一千引《吴氏本草》作“日乾之”。

善。”《淮南子·原道訓》云“萍樹根于水”,高誘云:“萍,大蘋也。”

箋　疏

按語涉及苹、萍、蓱、薲、蘋五字,簡單梳理如下。“萍”與“蓱”《説文》皆訓爲“苹也”,段玉裁認爲“蓱即萍之別字”,職是之故,二孫引《説文》省略“蓱,苹也”;《説文》“苹”與“萍(蓱)”互訓;“薲”《説文》訓爲大蓱,《爾雅·釋草》“苹,蓱,其大者蘋”,段玉裁認爲“薲、蘋古今字”。

如此則簡化爲“萍”與“蘋”兩類。《説文》“苹,蓱也,無根,浮水而生者”,此即陶弘景言“浮萍子”,《新修本草》所稱之“水上小浮萍”,原植物爲浮萍科青萍 *Lemna minor*、紫萍 *Spirodela polyrrhiza* 一類。蘋是《爾雅》《説文》所言的“大萍”,陶弘景謂《本草經》水萍即此。《本草經集注》云:“此是水中大萍爾,非今浮萍子。《藥録》云‘五月有花,白色’,即非今溝渠所生者。”《本草拾遺》也説:“大者曰蘋,葉圓闊寸許,葉下有一點如水沫,一名芣菜。”這種“蘋”顯然是一種水生有花植物,應該是水鱉科植物水鱉 *Hydrocharis dubia*,《本草圖經》所描繪的水萍即此。柳宗元的詩句“春風無限瀟湘意,欲採蘋花不自由”,蘋花即是水鱉所開的白花,又呼作“白蘋花”。

需要説明的是,李時珍對“萍”“蘋”兩字的解説與衆不同。《本草綱目》卷一九水萍條釋名項説:“萍之與蘋,音雖相近,字脚不同,形亦迥別,今釐正之,互見蘋下。”水萍以外,增列蘋條,釋名項説:“蘋本作薲。《左傳》‘蘋蘩蘊藻之菜',可薦於鬼神,可羞於王公。則蕒有'賓之'之義,故字從賓。其草四葉相合,中折十字,故俗呼爲四葉菜、田字草、破銅錢,皆象形也。諸家本草皆以蘋注水萍,蓋由蘋、萍二字,音相近也。按韻書,蘋在真韻,蒲真切;萍在庚韻,蒲經切。切脚不同,爲物亦異。"按照李時珍的描述,這種"蘋"乃是蕨類植物蘋科田字草 *Marsilea quadrifolia*,《本草經考注》批評説:"李時珍以蘋爲田字草,甚誤。此物非萍類,不可用也。"

注 釋

〔一〕水萍:按照《本草經集注》《新修本草》的意見,《本草經》水萍當爲水鱉一類;《本草拾遺》則認爲"《本經》云水萍,應是小者",即以水中浮萍爲水萍,《本草綱目》亦支持此説,水萍條釋名項説:"本草所用水萍,乃小浮萍,非大蘋也。陶、蘇俱以大蘋注之,誤矣。"

〔二〕勝酒:即解酒。《神農本草經百種録》謂水萍得水之氣,"水氣盛則酒氣散矣"。陸璣《詩疏》云:"其粗大者謂之蘋,小者曰蓱。季春始生,可糝蒸爲茹,又可苦酒淹以就酒。"此言佐酒,與勝酒不同,録此備參。

〔三〕長須髮:《證類本草》作"長鬚髮"。《名醫别録》補充:"沐浴,生毛髮。"

〔四〕生池澤:《證類本草》引《名醫别録》"生雷澤池澤"。

190 王瓜〔一〕 味苦,寒。主消渴,内痹〔二〕,瘀血,月閉,

寒熱，酸疼，益氣，俞[1]聾。一名土瓜〔三〕。生平澤〔四〕。

《名醫》曰：生魯地田野及人家垣牆間。三月采根，陰乾。

【案】《説文》云："萯，王萯也。"《廣雅》云："藤菇、瓜[2]瓠，王瓜也。"《夏小正》云："四月王萯秀。"《爾雅》云"鉤，藤菇[3]"，郭璞云："鉤瓠也。一名王瓜，實如瓝瓜，正赤，味苦。"《月令》"王瓜生"，鄭元云："《月令》云'王萯生'。"孔穎達云："疑王萯則王瓜也。"《管子·地員篇》"剽土之次曰五沙，其種大萯細萯，白莖青秀以蔓"。《本艸圖經》云："大萯，即王萯也。'芴'亦謂之土瓜，自别是一物。"

箋　疏

《急就篇》"遠志續斷參土瓜"，顔師古注："土瓜一名菲，一名芴。"按，顔注取《廣雅》"土瓜，芴也"，而未用《本草經》王瓜"一名土瓜"爲注。復檢《爾雅·釋草》，至少三條與王瓜、土瓜有關。"鉤，藤姑"，郭注："鉤瓠也，一名王瓜。實如瓝瓜，正赤，味苦。"又"菲，芴"，郭注："即土瓜也。"又"黄，菟瓜"，郭注："菟瓜似土瓜。"儘管如此，仍不能明王瓜、土瓜的物種。

《新修本草》描述王瓜："此物蔓生，葉似栝樓，圓無叉

① 俞：《證類本草》作"愈"，二孫改字。

② 瓜：《廣雅疏證》作"瓠"。

③ 菇：《爾雅義疏》作"姑"。

缺,子如梔子,生青熟赤,但無棱爾。根似葛,細而多糝。北間者累累相連,大如棗,皮黄肉白,苗子相似,根狀不同。"《本草圖經》意見大致相同,由葉圓無叉缺,並結合《本草圖經》所繪均州王瓜圖例來看,這種王瓜更可能是葫蘆科赤瓟 *Thladiantha dubia*。至於土瓜則可能是葉有裂缺的同屬植物王瓜 *Trichosanthes cucumeroides*。

《禮記·月令》云:"(孟夏之月)王瓜生,苦菜秀。"鄭玄注:"王瓜,萆挈也。今《月令》云'王萯生',《夏小正》云'王萯秀',未聞孰是。"二孫按語删去注釋中"萆挈"一句,以少枝蔓。按,"萆挈"即是菝葜,《禮記正義》針對鄭玄此注説:"'王瓜,萆挈'者,本草文。"意思是本草書有此説法。檢《本草經集注》專門批評鄭玄此説:"《禮記·月令》云'王瓜生',此之謂也。鄭玄云菝葜,殊爲繆矣。"

注　釋

〔一〕王瓜:《本草綱目》釋名謂"王字不知何義"。《本草經考注》則疑王瓜乃是"土瓜"訛字,至於"王瓜一名土瓜",乃屬"古來相傳之誤"。此則聊備一説耳。

〔二〕内痹:《本草經考注》云:"内痹未詳,恐是'肉痹'訛。莨菪子下云'肉痹拘急'。"《黄帝内經素問·四時刺逆從論》云:"太陰有餘,病肉痺寒中。"

〔三〕一名土瓜:《本草綱目》釋名説:"土瓜其根作土氣,其實似瓜也。或云根味如瓜,故名土瓜。"

〔四〕生平澤:《證類本草》引《名醫别録》"生魯地平澤田野及人家垣牆間"。

191 地榆〔一〕 **味苦,微寒。主婦人乳痓痛**〔二〕**,七傷,帶下病**〔三〕**,止痛,除惡肉,止汗,療金創。**《御覽》引云"主消酒",又云"明目"。《大觀本艸》"消酒"作黑字,而無"明目"。**生山谷**〔四〕。

《名醫》曰:生桐柏及冤句。二月、八月采根,暴乾。

【案】《廣雅》云:"菗蒢,地榆也。"陶宏景云:"葉似榆而長,初生布地,而花、子紫黑色如豉,故名玉豉。"

箋 疏

地榆是常見物種,《本草圖經》描述説:"今處處有之。宿根,三月内生苗,初生布地,莖直,高三四尺,對分出葉。葉似榆少狹,細長作鋸齒狀,青色。七月開花如椹子,紫黑色。根外黑裏紅,似柳根。二月、八月採,暴乾。葉不用,山人乏茗時,採此葉作飲亦好。"此即薔薇科地榆 *Sanguisorba officinalis* 一類植物,古今品種變化不大。

二孫按語引陶弘景謂地榆"花子紫黑色如豉,故名玉豉"。其説詳見於《齊民要術》引《神仙服食經》,其略云:"地榆一名玉札。北方難得,故尹公度曰:'寧得一斤地榆,不用明月寶珠。'其實黑如豉,北方呼豉爲札,當言'玉豉'。與五茄煮,服之可神仙。是以西域真人曰:'何以支長久,食石畜金鹽;何以得長壽,食石用玉豉。'此草霧而不濡,太陽氣盛也,鑠玉爛石。炙其根作飲,如茗氣。其汁釀酒,治風痹,補腦。"梁元帝《玄覽賦》"金鹽玉豉,堯韭舜榮",即用此典故。

《太平御覽》卷一千地榆條,《本草經》曰:"地榆,止汗氣,消酒明目。"同時又引《神農本草經》曰:"地榆苦、寒,主消酒,生冤句。"二孫注意及此,故輯本正文"療金創"後有小字注釋云云。按,此正是陶弘景之前,《本草經》存在多種版本之實況。《本草經集注》中的朱書《本草經》文字,乃是經陶弘景"苞綜諸經,研括煩省"處理之後的定本。

注 釋

〔一〕地榆:《本草經集注》云:"葉似榆而長,初生布地。"

〔二〕乳痓痛:森立之輯本作"乳痙痛",王筠默、馬繼興輯本從之。《神農本草經輯注》認爲"乳痙"似即"妊娠痙",《諸病源候論》卷四二"妊娠痙候"云:"體虚受風,而傷太陽之經,停滯經絡,後復遇寒濕相摶,發則口噤背强,名之爲痙。妊娠而發者,悶冒不識人,須臾醒,醒復發,亦是風傷太陽之經作痙也。亦名子癎,亦名子冒也。"

〔三〕帶下病:《千金翼方》卷二作"帶下十二病",故馬繼興輯本取爲經文。據《證類本草》引《唐本》注云:"主帶下十二病。《孔氏音義》云:'一曰多赤,二曰多白,三曰月水不通,四曰陰蝕,五曰子藏堅,六曰子門僻,七曰合陰陽患痛,八曰小腹寒痛,九曰子門閉,十曰子宫冷,十一曰夢與鬼交,十二曰五藏不定。'"

〔四〕生山谷:《證類本草》引《名醫别録》"生桐柏及冤句山谷",《本草經集注》云:"今近道處處有。"

192 海藻〔一〕 **味苦,寒。主癭瘤氣,頸下核**〔二〕**,破散結氣,癰腫,癥瘕,堅氣,腹中上下鳴,下十二水腫**〔三〕**。一名落首**〔四〕**。生池澤**〔五〕**。**

《名醫》曰:一名藫。生東海。七月七日采,暴乾。

【案】《説文》云:"薻,水艸也,或作藻。"《廣雅》云:"海蘿,海藻也。"《爾雅》云"蕣,海藻也",郭璞云:"藥艸也。一名海蘿,如亂髮,生海中。本艸云。"又,"藫,石衣",郭璞云:"水苔也,一名石髮,江東食之。或曰藫葉似䪥而大,生水底也,亦可食。"

箋 疏

《説文》云:"薻(藻),水艸也。"藻是水生藻類植物的通名。按照《爾雅·釋草》,海洋中的藻類又被稱作"蕣",即:"蕣,海藻。"郭璞注:"藥草也。一名海蘿,如亂髮,生海中。本草云。"《廣雅·釋草》云:"海蘿,海藻也。"《本草經集注》謂"生海島上,黑色如亂髮而大少許,葉大都似藻葉",即循此而來。其所指代的主要是馬尾藻科馬尾藻屬的藻類,如羊棲菜 *Sargassum fusiforme*、海蒿子 *Sargassum pallidum* 等、馬尾藻 *Sargassum enerve* 等。

海生藻類種類繁多,《名醫别録》海藻一名藫,據《爾雅·釋草》"藫,石衣",郭璞注:"水苔也,一名石髮,江東食之。或曰藫葉似䪥而大,生水底,亦可食。"《廣雅·釋草》云:“石髮,石衣也。”按,如果以藫爲石髮、石衣,則如郭説是水苔,即陟釐之類,爲雙星藻科水綿屬(*Spirogyra*)的藻類;如果藫是海藻,則是馬尾藻之類。《本草圖經》乃云:“藫與蕣皆是海藻之名;石髮别是一類,無疑也。”即將《爾雅·釋草》“藫,石衣”割裂,以藫爲海藻,以石衣、石髮爲陟釐,此亦不得已而爲之者。

注 釋

〔一〕海藻:《本草綱目》水藻條釋名:“藻乃水草之有文者,潔浄如澡浴,故謂之藻。”

〔二〕癭瘤氣頸下核:《説文》“癭,頸瘤也”“瘤,腫也”。《諸病源候論》卷三一“癭候”云:“癭者,由憂恚氣結所生,亦曰飲沙水,沙隨氣入於脈,搏頸下而成之。初作與癭核相似,而當頸下也,皮寬不急,垂搥搥然是也。”此指癭瘤形成的頸下硬結,通常與甲狀腺腫大有關。海藻含碘,對缺碘引起的地方性甲狀腺腫有治療作用,《證類本草》引《肘後方》治療“頷下瘰癧如梅李”及“頸下卒結囊欲成癭”,大致都屬“主癭瘤氣頸下核”。

〔三〕下十二水腫:《諸病源候論》卷二一“二十四水候”云:“夫水之病,皆生於腑臟。方家所出,立名不同,亦有二十四水,或十八水,或十二水,或五水,不的顯名證。”此古代醫家對水腫病分類,具體名稱不詳。

〔四〕一名落首:《本草經考注》認爲“落首”即“絡首”,即如亂髮之義。與郭璞注謂海藻“一名海蘿,如亂髮,生海中”相合。

〔五〕生池澤:《證類本草》引《名醫别録》"生東海池澤",《本草經集注》云:"生海島上。"

193 **澤蘭**〔一〕 **味苦,微温。主乳婦内衄**〔二〕,《御覽》作"衄血"。**中風餘疾**〔三〕,**大腹水腫**〔四〕,**身面四肢浮腫,骨節中水,金創,癰腫創膿。一名虎蘭**〔五〕,**一名龍棗。生大澤傍**〔六〕。

《吴普》曰:澤蘭,一名水香。神農、黄帝、岐伯、桐君:酸,無毒;李氏:温。生下地水傍。葉如蘭,二月生,香①,赤節,四葉相值枝節間。

《名醫》曰:一名虎蒲。生汝南。三月三日采,陰乾。

【案】《廣雅》云:"虎蘭,澤蘭也。"

箋疏

《本草經》有蘭草,又有澤蘭,"澤蘭"當是澤生蘭草的意思,故言"生汝南諸大澤傍"。既然是蘭草(指菊科佩蘭 *Eupatorium fortunei*)之類,也應該有香味,《本草經集注》説"葉微香",此即與蘭草同屬的菊科植物 *Eupatorium japonicum*,中文名圓梗澤蘭。陶弘景還提到一種,"今山中又有一種甚相似,莖方,葉小强,不甚香",這種生於山中,與澤蘭略相似,但莖方形無香味的則是唇形科植物地瓜兒苗 *Lycopus lucidus*。

① 香:《吴普本草》尚志鈞輯本作"苗",與前連讀爲"二月生苗"。

《新修本草》不同意陶説，謂"澤蘭莖方，節紫色，葉似蘭草而不香，今京下用之者是"。所談論的卻是被陶弘景否定的唇形科地瓜兒苗 *Lycopus lucidus*。後來《嘉祐本草》新補地筍，謂其"即澤蘭根也"，這是指地瓜兒苗具環節的圓柱狀地下横走根莖。因此《本草綱目》將地筍併入澤蘭條，釋名項李時珍説："此草亦可爲香澤，不獨指其生澤旁也。齊安人呼爲風藥，《吴普本草》一名水香，陶氏云亦名都梁，今俗通呼爲孩兒菊，則其與蘭草爲一物二種，尤可證矣。其根可食，故曰地筍。"此後的研究者皆贊同李時珍的意見，以唇形科地瓜兒苗 *Lycopus lucidus* 或毛葉地瓜兒苗 *Lycopus lucidus* var. *hirtus* 作爲澤蘭的正品來源。

注　釋

〔一〕澤蘭：澤蘭與蘭草同類，如《本草經集注》所言，"或生澤傍，故名澤蘭"。

〔二〕乳婦内衄：乳婦即産婦。"衄"本義爲鼻出血，内衄則是三種吐血病之一，《諸病源候論》卷二七"吐血候"云："内衄者，出血如鼻衄，但不從鼻孔出，是近心肺間津出，還流入胃内。或如豆汁，或如衄血，凝停胃裹，因即滿悶便吐，或去數升乃至一斗是也。"

〔三〕中風餘疾：與玄參條"女子産乳餘疾"同例，指中風病後的遺留症狀。

〔四〕大腹水腫：澤蘭利濕，《儀禮·士喪禮》"茵著用荼，實綏澤焉"句鄭玄注："綏，廉薑也；澤，澤蘭也；皆取其香且禦濕。"

〔五〕一名虎蘭:《廣雅·釋草》云:"虎蘭,澤蘭也。"《名醫别録》一名虎蒲。《本草經考注》云:"蘭草柔弱芳香,澤蘭方莖强直,不甚香,故名虎蘭。"

〔六〕生大澤傍:《證類本草》引《名醫别録》"生汝南諸大澤傍",《本草經集注》云:"今處處有,多生下濕地。"

194 防己①〔一〕 **味辛,平。主風寒,温瘧,熱氣,諸癇,除邪,利大小便。一名解離**〔二〕。《御覽》作"石解",引云"通腠理,利九竅",《大觀本》六字黑。**生川谷**〔三〕。

《吴普》曰:木防己,一名解離,一名解燕。神農:辛;黄帝、岐伯、桐君:苦,無毒;李氏:大寒。如芀②,莖蔓延如艽③;白根,外黄似桔梗,内黑,又④如車輻解。二月、八月、十月采根。《御覽》。

《名醫》曰:生漢中。二月、八月采根,陰乾。

【案】《范子計然》云:"防己出漢中旬陽。"

箋　疏

不詳防己因何得名,《本草正義》説:"名曰防己者,以脾爲己土,喜燥惡濕,濕淫於内,則氣化不行,而水失故道,爲腫爲瘡,爲脚氣,皆己土受邪之病,而此能防堤之,是爲

① 己:底本作"巳",據《證類本草》改。《四部備要》本、黄奭輯本皆作"己"。前後各處徑改,不另注。

② 芀:《太平御覽》卷九九一引《吴氏本草經》作"葛"。

③ 艽:《太平御覽》卷九九一引《吴氏本草經》作"芄"。

④ 又:《太平御覽》卷九九一引《吴氏本草經》作"文"。

古人命名之真義。"此穿鑿附會之言,不必當真。或認爲"防己"其實是"防巳"的訛寫,《説文》"巳爲蛇,象形",看似能通,但《本草經》《名醫别録》並未强調防己辟蛇的功效,只能備一家之説。《本草經》説防己"一名解離",《名醫别録》云"文如車輻理解者良",《吴普本草》亦説:"木防己一名解離,一名解燕。如葛,莖蔓延如芄;白根,外黄似桔梗,内黑,文如車輻解。"按此描述,其根的横斷面外黄内黑如車輻,即剖面具放射狀的網紋,由此可以推斷此種防己應該是馬兜鈴科植物的漢防己,原植物爲異葉馬兜鈴 *Aristolochia heterophylla* 之類,而非防己科的植物。

《吴普本草》最早提到"木防己"的名字,究竟是防己的别稱,還是指另一種"木本的"防己,從性狀描述看,似乎還是指異葉馬兜鈴 *Aristolochia hetrophylla*。至遲到唐代,又出現"漢防己"的名字,《千金要方》有"褚澄漢防己散,治水腫上氣",《藥性論》同時列出漢防己與木防己的作用特點。漢防己可能是漢中所出防己的簡稱,如蜀椒、川續斷一樣,更可能是爲區别木防己而特别加以産地"漢(中)"前綴。如此一來,唐代的所謂"木防己",就不再是異葉馬兜鈴 *Aristolochia hetrophylla*,而可能是防己科的某些植物,後世使用的青藤 *Sinomenium acutum*、木防己 *Cocculus orbiculatus* 可能都包括在内。至於《千金要方》卷一五之"陟釐丸"用到漢中木防己,此究竟是漢防己還是木防己,或者另是一物,毫無綫索可尋,只能存疑。明清以後,防己以粉性强爲優,稱爲"粉防己",其原植物爲防己科石蟾蜍

Stephania tetrandra。

注　釋

〔一〕防己：品種來源複雜，不詳得名緣由。《本草綱目》釋名説："按東垣李杲云：防己如險健之人，幸災樂禍，能首爲亂階，若善用之，亦可禦敵。其名或取此義。"

〔二〕一名解離：《太平御覽》引《本草經》作"一名石解"。《名醫别録》云："文如車輻理解者良。"《本草綱目》釋名説："解離，因其紋解也。"

〔三〕生川谷：《證類本草》引《名醫别録》"生漢中川谷"，《本草經集注》云："今出宜都、建平。"

195 欵冬花〔一〕　**味辛，温。主欬逆上氣，善喘，喉痹，諸驚癇，寒熱，邪氣。一名橐吾**〔二〕，《御覽》作"石"。**一名顆涷**〔三〕，《御覽》作"顆冬"。**一名虎須**〔四〕，**一名兔**①**奚**〔五〕。**生山谷**〔六〕。

《吴普》曰：款冬，十二月花黄白。《蓺文類聚》。

《名醫》曰：一名氐冬。生常山及上黨水傍。十一月采花，陰乾。

【案】《廣雅》云："苦萃，款涷也。"《爾雅》云"菟奚，顆涷"，郭璞云："款冬②也。紫赤華，生水中。"《西京雜記》云："款冬，華于嚴冬。"傅咸《款

① 兔：底本作"免"，據《證類本草》作"菟"，循輯本體例改爲"兔"。黄奭輯本亦作"兔"。

② 冬：《爾雅義疏》作"涷"。

冬賦·序》曰:"仲冬之月,冰凌積雪,款冬獨敷華豔。"

箋　疏

款冬有悠久的藥用歷史,漢代兩本蒙學書《凡將篇》和《急就篇》皆提到其名。《急就篇》"款東貝母薑狼牙",顔師古注:"款東即款冬也,亦曰款凍,以其淩寒叩冰而生,故爲此名也。生水中,華紫赤色,一名兔奚,亦曰顆東。"款冬花以菊科植物款冬花 *Tussilago farfara* 爲正品,通常早春開花,先花後葉,淩寒耐冬,遂有諸名。《本草綱目》釋名説:"按《述征記》云,洛水至歲末凝厲時,款冬生於草冰之中,則顆凍之名以此而得。後人訛爲款冬,乃款凍爾。款者至也,至冬而花也。"

《爾雅·釋草》"菟奚,顆凍",郭璞注:"款凍也,紫赤華,生水中。"款冬非水生植物,花生水中爲奇怪,《本草圖經》云:"冰、水字近,疑一有誤。"引傅咸《款冬賦序》云:"余曾逐禽,登於北山,於時仲冬之月也,冰凌盈谷,積雪被崖,顧見款冬煒然,始敷華豔。"於是斷言:"當是生於冰下爲正也。"按,《藝文類聚》卷八一引郭璞《爾雅圖贊·款冬》云:"吹萬不同,陽煦陰蒸。款冬之生,擢穎堅冰。物體所安,焉知渙凝。"可見蘇頌的質疑爲正確。款冬雖耐寒,如《抱朴子外篇·廣譬》説:"凝冰慘栗,而不能凋款冬之華。"但所謂"其冬月在冰下生",也是誇張其詞。

注　釋

〔一〕欵冬花:《證類本草》作"款冬花",輯本卷中目録作"款冬華”。《本草經集注》謂“其冬月在冰下生,十二月、正月旦取之”,因此得名“款冬”。《本草綱目》釋名說:“按《述征記》云:洛水至歲末凝厲時,款冬生於草冰之中,則顆凍之名以此而得。後人訛爲款冬,乃款凍爾。款者至也,至冬而花也。”又按,“款”字依《說文》正寫作“欵”,或體從“柰”作“款”,隸定則以“款”爲正字;“欵”爲俗寫,二孫改字爲不妥。

〔二〕一名橐吾:《急就篇》別有“半夏皂莢艾橐吾”句,顔師古注:“橐吾似款冬而腹中有絲,生陸地,華黄色,一名獸須。”此爲菊科橐吾 *Ligularia sibirica*,葉形與款冬略相似,或因此取爲别名。

〔三〕一名顆凍:《證類本草》作“顆東”。據《神農本草經校證》謂王大獻本《大觀本草》作“顆凍”,此或二孫所本。《爾雅·釋草》亦作“顆凍”。

〔四〕一名虎須:《證類本草》作“虎鬚”,二孫改爲《說文》本字。《本草經考注》注意到,陶弘景說款冬“其腹裏有絲”,顔師古謂“橐吾似款冬而腹中有絲”,認爲“虎須之名,即謂此絲耳”。

〔五〕一名兔奚:《證類本草》作“菟奚”,《爾雅·釋草》云:“菟奚,顆凍。”

〔六〕生山谷:《證類本草》引《名醫别録》“生常山山谷及上黨水傍”,《本草經集注》云:“第一出河北,其形如宿蓴未舒者佳,其腹裏有絲;次出高麗、百濟,其花乃似大菊花;次亦出蜀北部宕昌,而並不如。”

196 牡丹〔一〕　味辛，寒。主寒熱，中風、瘈瘲〔二〕、痓，驚癇，邪氣，除癥堅，瘀血留舍〔三〕腸胃，安五藏，療癰創。一名鹿韭，一名鼠姑〔四〕。生山谷〔五〕。

《吴普》曰：牡丹，神農、岐伯：辛；李氏：小寒；雷公、桐君：苦，無毒；黄帝：苦，有毒。葉如蓬相值[①]，根如柏[②]黑，中有核。二月采，八月采，日乾。人[③]食之，輕身、益壽。《御覽》。

《名醫》曰：生巴郡及漢中。二月、八月采根，陰乾。

【案】《廣雅》云："白茶，牡丹也。"《范子計然》云："牡丹出漢中、河内，赤色者亦善。"

箋疏

"牡丹"一詞最早見於醫方本草，而非經傳詞章。東漢初年的《武威醫簡》，處方中既有牡丹又有芍藥，寫作"勺藥"或"勺樂"，其應用基本與《本草經》記載吻合。《本草經》牡丹"除癥堅，瘀血留舍腸胃"，《醫簡》療瘀方，牡丹與乾當歸、芎藭、漏蘆、桂、蜀椒、虻合用；芍藥"主邪氣腹痛，除血痹"，《醫簡》治伏梁裹膿在胃腸之外，芍藥與大黄、黄芩、消石等合用。此不僅證明《本草經》的年代與《武威醫

① 值：底本作"植"，據《太平御覽》卷九九二引《吴氏本草》改。《周氏醫學叢書》光緒本、《周氏醫學叢書》宣統本、《四部備要》本皆作"值"。

② 柏：《太平御覽》卷九九二引《吴氏本草》作"指"。

③ 人：《太平御覽》卷九九二引《吴氏本草》作"可"。

簡》接近，也可以確定，兩種文獻所涉及的牡丹與芍藥，名實基本一致。

醫書以外，《廣雅》首次同時出現牡丹與芍藥："攣夷，芍藥也""白茶，牡丹也"。如芍藥條箋疏所說，"攣夷，芍藥也"，代表漢以前的芍藥，恐怕不是今天毛茛科芍藥 *Paeonia lactiflora* 或者牡丹 *Paeonia suffruticosa*，而是某種未知的香草。"白茶，牡丹也"，與《名醫别録》芍藥"一名白木"、《吴普本草》"一名白术"對應，或許是今天毛茛科芍藥屬植物的混稱。

《廣雅》"白茶，牡丹也"，乃是以牡丹爲中心，將今天所稱之芍藥 *Paeonia lactiflora* 包括在内。《古今注》云："芍藥有二種，有草芍藥、木芍藥。木者花大而色深，俗呼爲牡丹，非也。"則是以芍藥爲中心，將今天所稱之牡丹 *Paeonia suffruticosa* 包括在内。至於崔豹説木芍藥"俗呼爲牡丹，非也"，所指的"牡丹"乃是人工培育出來的重瓣觀賞牡丹品種。關於《本草經》之牡丹與芍藥，藥用牡丹一直都是牡丹 *Paeonia suffruticosa* 的野生品種；而芍藥即是 *Paeonia lactiflora*，與漢以前文獻提到的"芍藥"無關。

注　釋

〔一〕牡丹：《本草綱目》釋名説："牡丹以色丹者爲上，雖結子而根上生苗，故謂之牡丹。唐人謂之木芍藥，以其花似芍藥，而宿幹似木也。"牡丹取根皮入藥，故又稱"牡丹皮"，或省稱爲"丹皮"。

〔二〕瘈瘲：《説文》"瘛，小兒瘛瘲病也"，段玉裁注："《急就篇》亦云'瘛瘲',師古云:'即今癇病。'按,今小兒驚病也。瘛之言掣也,瘲之言縱也。《藝文志》有瘛瘲方。"

〔三〕留舍:停留、停滯義。《黄帝内經素問·氣穴論》云:"積寒留舍,榮衛不居,卷肉縮筋,肋肘不得伸。"

〔四〕一名鼠姑:《本草經集注》云:"鼠婦亦名鼠姑,而此又同,殆非其類,恐字誤。"

〔五〕生山谷:《證類本草》引《名醫别録》"生巴郡山谷及漢中",《本草經集注》云:"今東間亦有。"

197 馬先蒿〔一〕 味平〔二〕。主寒熱,鬼注,中風,濕痹,女子帶下病,無子。一名馬屎蒿〔三〕。生川澤〔四〕。

《名醫》曰:生南陽。

【案】《説文》云:"蔚,牡蒿也。"《廣雅》云:"因塵,馬先也。"《爾雅》云"蔚,牡菣",郭璞云:"無子者。"《毛詩》云"匪莪伊蔚",《傳》云:"蔚[①],牡菣也。"陸璣云:"三月始生,七月華,華似胡麻華而紫赤,八月爲角,角似小豆角,鋭而長。一名馬新蒿。"案,"新""先"聲相近。

箋　疏

馬先蒿名實争論極大,《新修本草》釋爲茺蔚一類,有云:"此葉大如茺蔚,花紅白色,實八月、九月熟,俗謂之虎

---

① 蔚:底本作"菣",據《毛詩傳箋》改。《周氏醫學叢書》光緒本、《周氏醫學叢書》宣統本、《四部備要》本皆作"蔚"。

麻是也。一名馬新蒿。所在有之。茺蔚苗短小,子夏中熟,而初生二種極相似也。”原植物大約是唇形科益母草 *Leonurus japonicus*,或近緣物種。《嘉祐本草》則引《詩經·蓼莪》“匪莪伊蔚”句,陸璣疏:“牡蒿也。三月始生,七月華,華似胡麻華而紫赤,八月爲角,角似小豆角,鋭而長。一名馬新蒿是也。”並結合《爾雅·釋草》“蔚,牡菣”,釋曰“蔚,即蒿之雄無子者”,推定爲牡蒿一類,即菊科之牡蒿 *Artemisia japonica*。因爲《本草經》一名“馬屎蒿”,《本草綱目》釋名項李時珍認爲:“蒿氣如馬矢,故名。馬先,乃馬矢字訛也。”循此特徵,馬先蒿的原植物又被確定爲玄參科返顧馬先蒿 *Pedicularis resupinata*,因爲全株有特殊氣味,所以别名馬尿蒿、馬尿泡、馬尿燒、馬屎蒿等。《植物名實圖考》則將陸璣的描述解讀爲角蒿,有謂:“馬新蒿即角蒿。《唐本草》角蒿係重出,李時珍但以陸釋牡蒿爲非,而不知所述形狀即是角蒿,則亦未細審。今以馬先蒿爲正,而附角蒿諸説於後。”根據吴其濬所繪圖例,這種馬先蒿爲紫葳科植物角蒿 *Incarvillea sinensis*。而《廣雅·釋草》又説:“因塵,馬先也。”似乎是指菊科茵陳 *Artemisia capillaris* 之類植物。

這種争論很難取得一致意見,“馬先蒿”或許與“車前草”一樣,最初只是路邊常見的某些蒿類植物不特定稱呼,漢代以來注釋家根據各自採風所得,對物種加以界定;因時代、地域、認知水準不同,詮解也千差萬别。

注　釋

〔一〕馬先蒿:《本草經》一名"馬屎蒿",《本草綱目》釋名項李時珍説:"蒿氣如馬矢,故名。馬先,乃馬矢字訛也。"

〔二〕味平:《證類本草》味苦平,其中"苦"刻作黑字《名醫别録》文,故二孫輯本不取,循《本草經》體例,應作"味苦平"。

〔三〕一名馬屎蒿:《證類本草》作"馬屎蒿"。二孫輯本此處似乎是將"屎"字從古寫作"屎"。但據丹雄雞條二孫按語云:"'尿'即'屎'字古文。"其中"屎",據《説文》其實應該寫作"𡲪",可詳該條注釋。但此處二孫又把"屎"當作"屎"字來使用,顯然荒謬。

〔四〕生川澤:《證類本草》引《名醫别録》"生南陽川澤"。

198 積雪艸〔一〕　**味苦,寒。主大熱,惡創,癰疽,浸淫**〔二〕**,赤熛**〔三〕**,皮膚赤,身熱。生川谷**〔四〕**。**

《名醫》曰:生荆州。

【案】陶宏景云:"荆楚人以葉如錢,謂爲地錢艸。徐儀《藥圖》名連錢艸。"《本艸圖經》云:"咸、洛二京亦有,或名胡薄荷。"

箋　疏

積雪草載《本草經》,是名實糾紛較大的品種。陶弘景已不能識,只是顧名思義地加注釋説:"方藥亦不用,想此草當寒冷爾。"唐代則以一種圓形葉子的蔓生草本爲積雪草,《新修本草》説:"此草葉圓如錢大,莖細勁,蔓延生溪澗側,擣傅熱腫丹毒,不入藥用。荆楚人以葉如錢,謂爲地錢草,徐儀《藥圖》名連錢草,生處亦稀。"《本草拾遺》云:"東人呼爲連錢,生陰處,蔓延地,葉如錢。"《酉陽雜俎》云:"地錢,葉圓莖細,有蔓,一曰積雪草,亦曰連錢草。"三書所言積雪草,或連錢,或地錢,應該同是一物,原植物或許是後來《植物名實圖考》所繪之傘形科積雪草 *Centella asiatica*。至於《本草圖經》所繪積雪草,葉對生,披針形,不詳所指,顯然不是傘形科積雪草,也不是唇形科活血丹 *Glechoma longituba*,後者有較長的葉柄,葉形爲心形或腎形。

二孫按語誤將《新修本草》意見歸在陶弘景名下。不僅如此,所引《本草圖經》云云,其實是轉引《天寶單行方》的記載:"連錢草,味甘平,無毒。元生咸陽下濕地,亦生臨淄郡、濟陽郡池澤中,甚香。俗間或云圓葉似薄荷,江東吴越丹陽郡極多,彼人常充生菜食之。河北柳城郡盡呼爲海蘇。好近水生,經冬不死,咸、洛二京亦有。或名胡薄荷,所在有之。單服療女子小腹痛。"所謂"咸、洛二京",乃是唐代的西都長安、東都洛陽。

注 釋

〔一〕積雪艸:不詳得名之由。《本草經集注》云:"想此草當寒冷爾。"《本草綱目》引作"想此草以寒涼得名耳",意即此草因藥性寒涼得名。

〔二〕浸淫:《説文》"淫,浸淫隨理也",段玉裁注:"浸淫者,以漸而入也。"此處指浸淫瘡。《諸病源候論》卷三五"浸淫瘡候"云:"浸淫瘡,是心家有風熱,發於肌膚。初生甚小,先癢後痛而成瘡,汁出,侵潰肌肉;浸淫漸闊,乃遍體。其瘡若從口出,流散四肢者,則輕;若從四肢生,然後入口者,則重。以其漸漸增長,因名浸淫也。"

〔三〕赤熛:疑即指丹毒,亦即《黄帝内經素問·至真要大論》之"丹熛",論云:"少陽司天,客勝則丹胗外發,及爲丹熛瘡瘍。"

〔四〕生川谷:《證類本草》引《名醫别録》"生荆州川谷"。

199 女菀〔一〕《御覽》作"苑"。 **味辛,温。主風寒**①**洗洗,霍亂**〔二〕**,洩利,腸鳴上下無常處**〔三〕**,驚癇,寒熱百疾。生川谷或山陽**〔四〕。

《吴普》曰:女菀,一名白菀,一名織②女苑。《御覽》。

《名醫》曰:一名白菀,一名織女菀,一名茆。生漢中。正月、二月采,陰乾。

【案】《廣雅》云:"女腸,女菀也。"

箋　疏

女菀載《本草經》,《吴普本草》與《名醫别録》皆記其别名白菀。紫菀條陶弘景注:"有白者名白菀,不復用。"紫菀花紫色,此白花爲白菀的意思。但女菀條陶弘景卻説:

---

① 寒:底本缺,據《證類本草》補。此句黄奭輯本作"風寒洗",又奪一"洗"字。

② 織:底本作"識",據《太平御覽》卷九九一引《吴氏本草》改。《周氏醫學叢書》光緒本、《四部備要》本皆作"織"。

"比來醫方都無復用之。市人亦少有,便是欲絶。别復有白菀似紫菀,非此之别名也。"意思是説,似紫菀的白菀,與本條女菀一名白菀,屬於同名異物。《新修本草》不同意陶弘景的看法,紫菀條説:"白苑即女菀也。療體與紫菀同。無紫菀時亦用白菀。"女菀條説:"白菀即女菀,更無别者,有名未用中浪出一條。無紫菀時亦用之,功效相似也。"《急就篇》"牡蒙甘草菀藜蘆"句,顔師古注"菀謂紫菀、女菀之屬",應該也是以紫菀、女菀爲一類的意思。後世一般都循此意見,將紫菀、女菀(白菀)視爲近似之物。《本草綱目》循《本草經》以"女菀"立條,圖例則用"女菀即白菀"爲標題。集解項李時珍説:"白菀,即紫菀之色白者也。雷斅言紫菀白如練色者,名羊鬚草,恐即此物也。"這種女菀一般認爲是菊科女菀屬植物女菀 *Turczaninowia fastigiata*。

注　釋

〔一〕女菀:《本草綱目》釋名説:"其根似女體柔婉,故名。"但從《吴普本草》《名醫别録》皆别名"織女菀"來看,其得名或另有緣由。

〔二〕霍亂:《傷寒雜病論》云:"病有霍亂者何? 答曰:嘔吐而利,此名霍亂。"《諸病源候論》卷二二"霍亂候"謂霍亂有三名,"二名霍亂,言其病揮霍之間,便致撩亂也"。

〔三〕腸鳴上下無常處:腹中腸鳴無固定處,可參考丹參條"腸鳴幽幽如走水"。

〔四〕生川谷或山陽:《證類本草》引《名醫别録》"生漢中川谷或山陽"。

200 王孫〔一〕　味苦，平。主五藏邪氣，寒濕痹，四肢疼酸，膝冷痛。生川谷〔二〕。

《吴普》曰：黄孫，一名王孫，一名蔓延，一名公艸，一名海孫。神農、雷公：苦，無毒；黄帝：甘，無毒。生西海山谷及汝南城郭垣下。蔓延，赤文，莖葉相當。《御覽》。

《名醫》曰：吴名白功艸，楚名王孫，齊名長孫。一名黄孫，一名黄昏，一名海孫，一名蔓延。生海西及汝南城郭下。

【案】陶宏景云："今方家皆呼黄[①]昏，又云牡[②]蒙。"

箋　疏

《急就篇》"牡蒙甘草菀藜蘆"句，顏師古注："牡蒙，一名黄昏。"王應麟補注："本草：吴名白功草，楚名王孫，齊名長孫。一名黄孫，一名海孫，一名蔓延。《藥對》有牡蒙，此一物。"按，《本草經集注·序録》"凡藥不宜入湯酒者"清單中有牡蒙，而牡蒙卻非藥物正名，只是在紫參條《本草經》文有"一名牡蒙"，以及王孫條陶弘景注提到"今方家皆呼名黄昏，又云牡蒙"。但《本草經集注》與《新修本草》

① 黄：底本作"王"，據《證類本草》改。《周氏醫學叢書》光緒本、《四部備要》本皆作"黄"。

② 牡：底本作"壯"，據《證類本草》改。《周氏醫學叢書》光緒本、《四部備要》本、黄奭輯本皆作"牡"。

對這兩處牡蒙的意見頗不一致。陶弘景在紫參條説："今方家皆呼爲牡蒙。"沙參條也説："又有紫參，正名牡蒙，在中品。"意牡蒙乃是紫參的"正名"。蘇敬在王孫條卻説："《小品》述本草牡蒙，一名王孫；《藥對》有牡蒙無王孫，此則一物明矣。"則以王孫爲牡蒙，與顔師古的意見一致。

王孫與牡蒙的關係，年代久遠，已不得而詳。《蜀本草》簡單描述王孫的形態"葉似及己而大，根長尺餘，皮肉亦紫色"，李時珍又補充説"王孫葉生顛頂，似紫河車葉"，後人根據《本草綱目》所繪不準確的圖例，推測王孫是百合科巴山重樓 *Paris bashanensis* 之類。

《本草綱目》又將《本草拾遺》之旱藕併入王孫條，集解項李時珍説："唐玄宗時隱民姜撫上言：終南山有旱藕，餌之延年，狀類葛粉。帝取作湯餅，賜大臣。右驍騎將軍甘守誠曰：旱藕者，牡蒙也，方家久不用，撫易名以神之爾。"這一段引文亦見《新唐書·姜撫傳》。受李時珍以旱藕爲王孫的影響，《植物名實圖考》卷八王孫條説："王孫《本經》中品，《唐本草》注以爲即牡蒙，甘守誠謂旱藕爲牡蒙。今江西謂之百節藕，以治虚勞，俚醫猶有呼爲王孫者。其根類初生藕，白潤而嫩，芽微紅，姜撫所進，狀類葛粉，乾而研之，當無異矣。"從圖例來看，《植物名實圖考》之王孫乃是三白草科植物三白草 *Saururus chinensis* 之類，其根莖有節，節上有鬚根，因此别名塘邊藕。

注　釋

〔一〕王孫：不詳得名緣由。别名黄孫、黄昏，皆同音相近。

〔二〕生川谷:《證類本草》引《名醫别録》“生海西川谷及汝南城郭垣下”。

201 蜀羊泉〔一〕 **味苦,微寒。主頭秃,惡創,熱氣,疥搔,痂癬蟲**〔二〕**,療齲齒。生川谷**〔三〕。

《名醫》曰:一名羊泉,一名飴。生蜀郡。

【案】《廣雅》云:“桼姑、艾但、鹿何,澤鞠也。”《唐本》注云:“此艸一名漆姑。”

箋 疏

《本草經集注》説:“方藥亦不復用,彼土人時有採識者。”《新修本草》認爲即是漆姑草,有云:“此草俗名漆姑。葉似菊,花紫色,子類枸杞子,根如遠志,無心有糁。苗主小兒驚,兼療漆瘡,生毛髮,所在平澤皆有之。”

可注意的是,陶弘景在《名醫别録》藥杉材條,因爲杉材可以洗漆瘡,乃順便提到“又有漆姑,葉細細,多生石邊,亦療漆瘡”云云。這與《新修本草》所言漆姑草應該是一物,但陶弘景並不認爲這種漆姑草就是《本草經》的蜀羊泉。《本草拾遺》也以蜀羊泉與漆姑草爲兩物,漆姑草條云:“杉木注陶云‘葉細細,多生石間’。按,漆姑草如鼠跡大,生階墀間陰處,氣辛烈。主漆瘡,挼碎傅之,熱更易,亦主溪毒瘡。蘇云‘此蜀羊泉’,羊泉是大草非細者,乃同名耳。”

但後世多接受《新修本草》的意見,將二者視爲一物。《本草圖經》外草類老鴉眼睛草條云:“葉如茄子葉,故名天茄子。或云即漆姑草也。漆姑即蜀羊泉,已見本經,人亦不能决識之。”《救荒本草》青杞條云：“青杞，本草名蜀羊泉，一名羡泉、一名羊飴，俗名漆姑。生蜀郡山谷，及所在平澤皆有之，今祥符縣西田野中亦有。苗高二尺餘，葉似菊葉稍長，花開紫色，子類枸杞子，生青熟紅，根如遠志，無心有糁。味苦，性微寒，無毒。”根據所繪青杞圖例，此種蜀羊泉大致爲茄科植物裂葉龍葵 *Solanum septemlobum*，今天一般以此爲蜀羊泉的正品來源。至於老鴉眼睛草則可能是同屬植物龍葵 *Solanum nigrum*。

注　釋

〔一〕蜀羊泉：蜀羊泉一名羊泉，生蜀郡川谷，則是生蜀地的羊泉之意。《玉篇》：“苹，苹菒，藥名。”所指代的應該就是蜀羊泉。

〔二〕痂癬蟲：《本草經考注》云：“水銀條云‘痂瘍’，草蒿條云‘痂癢’，柳葉下云‘痂瘡’，皆同。凡有鱗介之瘡，皆謂之痂耳。”又云：“《本草經》‘疥蟲’‘癬蟲’之語，考之則瘡中有蟲爲之痒，固應不須辨而自知也。”

〔三〕生川谷：《證類本草》引《名醫别録》“生蜀郡川谷”。

202 爵牀〔一〕　味鹹，寒。主署脊痛不得著牀，俛仰艱難，除熱，可作浴湯。生川谷及田野〔二〕。

《吴普》曰：爵牀①，一名爵卿。《御覽》。

《名醫》曰：生漢中。

---

① 牀：《太平御覽》卷九九一引《吴氏本草經》作“麻”。黄奭輯本亦作“麻”。

【案】别本注云:"今人名爲香蘇。"

箋　疏

本條《本草經集注》無注釋,《新修本草》云:"此草似香葇,葉長而大,或如荏且細。生平澤熟田近道傍,甚療血脹下氣。又主杖瘡,汁塗立差。俗名赤眼老母草。"《開寶本草》引别本注云:"今人名爲香蘇。"《本草綱目》集解項李時珍説:"原野甚多。方莖對節,與大葉香薷一樣。但香薷搓之气香,而爵床搓之不香微臭,以此爲别。"其原植物爲爵床科爵床 *Rostellularia procumbens*。

二孫按語引"别本注"云云。按,《開寶本草》徵引文獻有六十餘條不直接指稱書名,而含混言"别本注云",此其一也。檢《開寶重定本草·序》云:"仍採陳藏器《拾遺》、李含光《音義》,或討源於别本,或傳效於醫家,參而較之,辨其臧否。"所言"别本",乃其他本草之義,非特别有一書名"别本"也。

注　釋

〔一〕爵牀:《本草綱目》釋名説:"爵床不可解。按《吴氏本草》作爵麻,甚通。"意《本草經》爵牀乃是"爵麻"之訛寫。

〔二〕生川谷及田野:《證類本草》引《名醫别録》"生漢中川谷及田野"。

203 假蘇〔一〕　味辛,温。主寒熱鼠瘻,瘰癧〔二〕生創,破結聚氣,下瘀血,除濕痹。一名鼠蓂〔三〕。生川澤〔四〕。

舊在菜部，今移。

《吴普》曰：假蘇，一名鼠實，一名薑芥也。《御覽》。名荆芥，葉似落藜而細，蜀中生噉之。《蜀本注》。

《名醫》曰：一名薑芥。生漢中。

【案】陶宏景云："即荆芥也。薑、荆，聲譌耳。先居艸部中，今人食之，録在菜部中也。"

箋　疏

《説文》"蘇，桂荏也"，《爾雅·釋草》同，郭璞注："蘇，荏類，故名桂荏。""荏"字下《説文繫傳》云："荏，白蘇也；桂荏，紫蘇也。"本草亦載有"蘇"，細分爲白蘇與紫蘇兩類，原植物都是唇形科 *Perilla frutescens* 及其變種；别有"水蘇"，則是同科水蘇屬植物水蘇 *Stachys japonica* 之類；此外還有"假蘇"，即本條。

《名醫别録》一名薑芥，《吴普本草》名荆芥，後遂以荆芥爲正名。《齊民要術》云："紫蘇、薑芥、薰菜，與荏同時，宜畦種。"可見當時已有栽種者。《本草綱目》集解項李時珍説："荆芥原是野生，今爲世用，遂多栽蒔。二月布子生苗，炒食辛香。方莖細葉，似獨帚葉而狹小，淡黄緑色。八月開小花，作穗成房，房如紫蘇房，内有細子如葶藶子狀，黄赤色，連穗收採用之。"結合《本草圖經》所繪成州假蘇與岳州假蘇圖例，所表現的都是唇形科植物裂葉荆芥 *Schizonepeta tenuifolia* 之類。

假蘇在南朝用之不多，故陶弘景注釋僅簡單一句："方藥亦不復用。”唐代則成爲常見菜蔬,遂由草部移到菜部,輯本重新恢復在草部。《新修本草》説:“此藥即菜中荆芥是也,薑、荆聲訛耳。先居草部中,今人食之,録在菜部也。”二孫誤將此語安在陶弘景名下。

注 釋

〔一〕假蘇:《本草圖經》説:“假蘇葉鋭圓,多野生,以香氣似蘇,故名之。”假蘇别名薑芥,如《本草綱目》釋名:“曰蘇、曰薑、曰芥,皆因氣味辛香,如蘇、如薑、如芥也。”又因“薑、荆聲訛”,稱作“荆芥”,荆芥遂成爲此物通用名。

〔二〕瘰癧:頸部或腋下淋巴結慢性感染性疾病,通常是淋巴腺結核,以其形狀累累如珠,歷歷可數,故名。按,“寒熱鼠瘻,瘰癧生創(瘡)”句,“寒熱鼠瘻”爲疾病,“瘰癧生瘡”是鼠瘻的症狀描述。故《黄帝内經靈樞·寒熱》黄帝問:“寒熱瘰癧,在於頸腋者,皆何氣使生?”岐伯答:“此皆鼠瘻寒熱之毒氣也,留於脉而不去者也。”

〔三〕一名鼠蓂:《神農本經校注》云:“蓂,小也。以其葉細,子如葶藶,故名。”

〔四〕生川澤:《證類本草》引《名醫别録》“生漢中川澤”。

204 翹根〔一〕 **味甘,寒、平**〔二〕。《御覽》作“味苦,平”。**主下熱氣,益陰精,令人面説好,明目。久服輕身、耐老。生平澤**〔三〕。舊在“《唐本》退”中,今移。

《吴普》曰:翹根,神農、雷公:甘,有毒。三月、八月采。以作蒸,飲酒病人。《御覽》。

《名醫》曰:生嵩高。二月、八月采。

【案】陶宏景云:"方藥不復用,俗無識者。"

箋　疏

陶弘景不識翹根,明確表示"方藥不復用,俗無識者";《新修本草》亦不識,乃退入"有名無用"中。《傷寒論》"傷寒瘀熱在裏,身必發黄,麻黄連軺赤小豆湯主之",處方中用到連軺,通常認爲是連翹根,《本草綱目》謂即《本草經》之翹根,因此將翹根合併入連翹條。釋名項李時珍説:"連軺亦作連苕,即《本經》下品翹根是也。唐蘇恭修本草,退入有名未用中,今並爲一。"此一家之言,不足爲據者。

注　釋

〔一〕翹根:不識其物。

〔二〕味甘寒平:《證類本草》白字如此,循《本草經》一藥一味一性之例,應取"味甘寒"爲《本草經》文,"平"爲《名醫别録》文。

〔三〕生平澤:《證類本草》引《名醫别録》"生嵩高平澤"。

右艸中品四十九種,舊四十六種。考菜部假蘇及《唐本》退中翹根,宜入此。

205 桑根白皮〔一〕　味甘,寒。主傷中,五勞六極〔二〕,羸瘦,崩中,脈絶〔三〕,補虚益氣。葉〔四〕,主除寒熱,出

汗。桑耳〔五〕，黑者主女子漏下赤白汁，血病，癥瘕積聚，陰痛①〔六〕，陰陽寒熱，無子。五木耳〔七〕，名檽〔八〕，益氣，不飢，輕身，强志。生山谷〔九〕。

《名醫》曰：桑耳，一名桑菌，一名木麥。生犍爲。六月多雨時采，即暴乾。

【案】《説文》云："桑，蠶所食葉木。""萸，木耳也。""蕈，桑萸。"《爾雅》云"桑瓣有葚，梔"，舍人云："桑樹一半有葚半無葚，名梔也。"郭璞云："辦，半也。"又"女桑，桋桑"，郭璞云："今俗呼桑樹小而條長者爲女桑樹。"又"檿，山桑"，郭璞云："似桑，材中作弓及車②轅。"又"桑柳醜③，條"，郭璞云："阿那垂條。"

箋　疏

桑樹是重要經濟作物，習見物種，種類繁多。《爾雅·釋木》云"桑辨有葚，梔"，邢昺疏引舍人注云："桑樹一半有葚半無葚，爲梔。"桑樹有雌雄異株，亦有雌雄同株者，此或以雌雄異株者爲"梔"。又云"女桑，桋桑"，郭璞注："今俗呼桑樹小而條長者爲女桑。"一般認爲，這種"女桑"爲桑之柔嫩者。又云"檿桑，山桑"，郭注："似桑，材中作弓

① 痛：底本作"補"，據《證類本草》改。《周氏醫學叢書》光緒本、《周氏醫學叢書》宣統本、《四部備要》本、黄奭輯本皆作"痛"。

② 車：底本作"卓"，據《爾雅義疏》改。《周氏醫學叢書》光緒本、《周氏醫學叢書》宣統本、《四部備要》本、黄奭輯本皆作"車"。

③ 醜：底本作"槐"，據《爾雅義疏》改。

及車轅。”這種“檿桑”，或釋爲柘，或釋爲桑之别種。《本草拾遺》云：“葉椏者名雞桑，最堪入用。”《本草綱目》集解項李時珍説：“桑有數種：有白桑，葉大如掌而厚；雞桑，葉花而薄；子桑，先椹而後葉；山桑，葉尖而長。”這些桑多數爲桑科桑屬植物，但品種多樣，除桑科植物桑 *Morus alba* 以外，還包括同屬雞桑 *Morus australis*、華桑 *Morus cathayana*、蒙桑 *Morus mongolica* 及其變種等。

《本草經集注》雖然循《本草經》以桑根白皮立條，條内還包括桑葉、桑耳，並附録五木耳。桑耳是銀耳科或木耳科真菌寄生在桑樹上的子實體，其中“黑者”云云是白字《本草經》文，《名醫别録》進一步補充：“其黄熟陳白者，止久洩，益氣，不飢；其金色者，治癖飲積聚，腹痛，金瘡。”並記桑耳的别名：“一名桑菌、一名木麥。”五木耳是寄生於五種木本植物上的木耳，桑耳只是其中之一，乃附録於此條。條文之末照例是産地和采收，本條則有一些含混。“生犍爲山谷”五字自然屬於桑根白皮，緊接其後“六月多雨時採即暴乾”句，因爲桑根白皮功效之末已經有“採無時，出土上者殺人”云云，顯然應該是五木耳的采收説明。二孫輯本摘録《名醫别録》文，“生犍爲”三字變成桑耳的産地，爲不妥當。

注　釋

〔一〕桑根白皮：爲桑樹的乾燥根皮，《本草圖經》説：“不可用出土上者，用東行根益佳。或云木白皮亦可用。”

〔二〕五勞六極：《諸病源候論》卷三云：“夫虚勞者，五勞、六極、七傷是也。”五勞參肉松容條注釋，其六極爲：“一曰氣極，令人内虚，五臟不足，邪氣多，正氣少，不欲言。二曰血極，令人無顔色，眉髮墮落，忽忽喜忘。三曰筋極，令人數轉筋，十指爪甲皆痛，苦倦不能久立。四曰骨極，令人瘦削，齒苦痛，手足煩疼，不可以立，不欲行動。五曰肌極，令人羸瘦，無潤澤，飲食不生肌膚。六曰精極，令人少氣噏噏然，内虚，五臟氣不足，髮毛落，悲傷喜忘。”

〔三〕脈絶：血脈枯澀敗絶。《千金要方》卷一三云：“扁鵲云：脈絶不治三日死。何以知之？脈氣空虚，則顔焦髮落，脈應手少陰，手少陰氣絶，則脈不通，血先死矣。”

〔四〕葉：《本草圖經》云：“桑葉以夏秋再生者爲上，霜後採之。”故後世多用冬桑葉。

〔五〕桑耳：桑樹所生木耳，《説文》名“蕈”，所謂“蕈，桑萸也”，徐鍇云：“蕈多生桑楮之上也。”《本草圖經》云：“桑耳，一名桑黄。有黄熟陳白者，又有金色者，皆可用。”

〔六〕陰痛：《新修本草》寫本作“腹痛”，然古病名中確有“陰痛”，指女子陰部疼痛。《諸病源候論》卷四〇“陰痛候”云：“陰痛之病，由胞絡傷損，致臟虚受風邪。而三蟲九蟲因虚氣作，食陰則痛者，其狀成瘡。其風邪乘氣衝擊而痛者，無瘡，但疼痛而已。”

〔七〕五木耳：《本草經集注》説：“此云五木耳，而不顯四者是何木。”《新修本草》補充説：“楮耳人常食，槐耳用療痔，榆、柳、桑耳，此爲五耳。”

〔八〕檽：《説文》正寫作“蘡”，所謂“蘡，木耳也”。

〔九〕生山谷：《證類本草》引《名醫别録》“生犍爲山谷”。

206 竹葉〔一〕 **味苦，平。主欬逆上氣，溢筋**〔二〕**，急**〔三〕**，惡瘍，殺小蟲。根，作湯，益氣，止渴，補虚，下氣。汁**〔四〕**，主風痓。實**〔五〕**，通神明，輕身，益氣。**

《名醫》曰：生益州〔六〕。

【案】《説文》云：“竹，冬生艸也。象形。下巫者，箬箬也。”

箋　疏

《本草經》以竹葉立條，《本草經集注》將篁竹葉、淡竹葉、苦竹葉併入，其中“篁竹葉”接在《本草經》“竹葉”標題之後，表示《本草經》竹葉及其下之根、實，皆是篁竹之葉、根、實。“淡竹葉”另起，包括瀝、皮茹；“苦竹葉”另起，作“苦竹葉及瀝”，包括竹笋。陶弘景對此有專門説明：“竹類甚多，此前一條云是篁竹，次用淡、苦爾。又一種薄殻者名甘竹葉，最勝。又有實中竹、篁竹，並以笋爲佳，於藥無用。”

本條包括禾本科竹亞科的多種植物，《本草圖經》云：“篁竹、淡竹、苦竹，本經並不載所出州土，今處處有之。竹之類甚多，而入藥者惟此三種，人多不能盡别。”一般認爲，篁竹約是桂竹 *Phyllostachys bambusoides* 之類，淡竹爲 *Phyllostachys nigra* var. *henonis*，苦竹爲 *Pleioblastus amarus*。

特别需要説者，按陶弘景意見，《本草經》竹葉當是簺竹之葉，或許包括其他竹類之葉，但都來自禾本科竹亞科植物。《本草綱目》草部新增淡竹葉條，集解項李時珍説："處處原野有之。春生苗，高數寸，細莖緑葉，儼如竹米落地所生細竹之莖葉。其根一窠數十鬚，鬚上結子，與麥門冬一樣，但堅硬爾，隨時採之。八九月抽莖，結小長穗。俚人採其根苗，搗汁和米作酒麴，甚芳烈。"此則爲禾本科假淡竹葉亞科淡竹葉 *Lophatherum gracile*，與竹亞科植物差之甚遠。明代以後醫家所言"竹葉"，多指此淡竹葉。

注 釋

〔一〕竹葉：禾本科竹亞科植物的葉，以簺竹爲主，也包括淡竹之葉。

〔二〕溢筋：沈澍農先生認爲，此條"溢筋"，與女萎、營實條之"跌筋"，蛞蝓條之"軼筋"，皆是"胅筋"之義，指筋肉傷損錯位甚或突出。並參女萎條"跌筋"注釋。

〔三〕急：此字屬上下文皆不辭，《新修本草》寫本無此字，恐是衍文。

〔四〕汁：指竹瀝。《本草經集注》云："凡取竹瀝，惟用淡、苦、簺竹爾。"《本草綱目》引汪機記其作法："將竹截作二尺長，劈開。以磚兩片對立，架竹於上。以火炙出其瀝，以盤承取。"

〔五〕實：指竹實。《本草經集注》云："竹實出藍田，江東乃有花而無實；而頃來斑斑有實，狀如小麥，堪可爲飯。"陳承《本草别説》云："舊稱竹實鸞鳳所食，今近道竹間，時見開花，小白如棗花，亦結實如小麥子，無氣味而澀。江浙人號爲竹米，以爲荒年之兆，及其竹即死，信非鸞鳳之所食也。”

〔六〕生益州：本條産地《證類本草》引《名醫别録》即作“生益州”，缺“山谷”“川澤”字樣，檢《新修本草》寫本亦如此，則唐代已付闕如，無從彌補矣。

207 **吴茱萸**〔一〕《御覽》引無“吴”字〔二〕，是。 **味辛，温。主温中，下氣，止痛，欬逆，寒熱，除濕，血痹，逐風邪，開湊**舊作“腠”，《御覽》作“湊”，是。**理**〔三〕。**根，殺三蟲**〔四〕。**一名藙**〔五〕。**生川**①**谷**〔六〕。

《名醫》曰：生冤句。九月九日采，陰乾。

【案】《説文》云：“茱，茱萸，茮屬。”“萸，茱萸也。”“藙，煎茱萸。漢律：會稽獻藙一斗。”《廣雅》云：“榄、樧、欓、榝、椛，茱萸也。”《三蒼》云：“菉，茱萸也。”《御覽》。《爾雅》云“椒樧醜，菉”，郭璞云：“菉②，萸子聚生成房貌。今江東亦呼菉。樧似茱萸而小，赤色。”《禮記》云“三牲用藙”，鄭云：“藙，煎茱萸也。漢律，會稽獻焉。《爾雅》謂之樧。”《范子計然》云：“茱萸出三輔。”陶宏景云：“《禮記》名

① 川：底本作“山”，據《證類本草》改。
② 菉：底本作“茱”，據《爾雅義疏》改。輯本秦苿條按語引郭注亦作“菉”。

藙，而俗中呼爲藙[①]子，當是不識藙字，似蘈字，仍以相傳。”

箋　疏

文獻往往單稱茱萸，而《本草經》則有山茱萸和吴茱萸兩種。《説文》云：“茱，茱萸，茮屬。”《爾雅·釋木》“椒樧醜，莍”，郭璞注：“莍，萸子聚生成房貌。今江東亦呼莍。樧似茱萸而小，赤色。”所謂“聚生成房”，當是吴茱萸蓇葖果果瓣稍分離的樣子，由此確定，“茱萸”主要指吴茱萸。

《本草圖經》繪有兩幅吴茱萸圖例。其中臨江軍吴茱萸從圖例來看，單葉，傘形花序腋生，很像是山茱萸科的山茱萸 *Cornus officinalis*；而山茱萸條所繪兖州山茱萸，奇數羽狀複葉，枝頂花狀物，或許即是吴茱萸的蓇葖果。此更像是蘇頌編《本草圖經》時的錯簡，而非宋代兩種茱萸嚴重混亂也。至於《本草圖經》另一幅越州吴茱萸，則是芸香科植物吴茱萸 *Euodia rutaecarpa*，或同屬近緣物種。

二孫按語引陶弘景云云，原文見《本草經集注》，其略云：“《禮記》名藙，而俗中呼爲蘈子，當是不識藙字，似蘈字，仍以相傳。”按，《禮記·内則》“三牲用藙”，鄭玄注：“藙，煎茱萸也。漢律，會稽獻焉。《爾雅》謂之樧。”陸德明《釋文》説：“似茱萸而實赤小。”此爲食茱萸之類，原植物或許是同屬之臭檀吴萸 *Euodia daniellii*，故陶的説法有

---

① 蘈：底本作“藙”，據《證類本草》改。《周氏醫學叢書》光緒本、《四部備要》本皆作“蘈”字。

誤,《新修本草》批評云:"《爾雅·釋木》云'椒椴醜,梂',陸氏《草木疏》云'椒,椴屬',亦有椴名,陶誤也。"可見二孫按語引陶爲失察。

注 釋

〔一〕吴茱萸:"茱萸"當是連綿詞,如《本草綱目》説"茱萸二字義未詳"。茱萸一詞本指吴茱萸,何以分出山茱萸,本草家亦表示難以理解,《本草衍義》云:"山茱萸與吴茱萸甚不相類。山茱萸色紅,大如枸杞子;吴茱萸如川椒,初結子時,其大小亦不過椒,色正青。得名則一,治療又不同,未審當日何緣如此命名。"《本草拾遺》云:"茱萸南北總有,以吴地爲好,所以有吴之名。"備一説耳。

〔二〕御覽引無吴字:早期本草方書也有徑稱"茱萸"者,《本草經集注·序録》專門提到這種現象:"而本經有直云茱萸、門冬者,無以辨山、吴,天、麥之異,咸宜各題其條。"

〔三〕湊理:《證類本草》作"腠理",《説文》無"腠"字,二孫據《太平御覽》卷九九一引《本草經》改。《新修本草》寫本亦作"湊理"。按,《金匱要略》云:"腠者,是三焦通會元真之處,爲血氣所注;理者,是皮膚臟腑之文理也。"

〔四〕殺三蟲:《本草經集注》云:"其根南行、東行者爲勝,道家去三尸方亦用之。"

〔五〕一名藙:《説文》正寫作"藾",訓爲"煎茱萸"。徐灝《説文解字注箋》云:"藾作藙者,隸之異體。"《禮記·内則》“三牲用藙”,《正義》引賀氏云:“今蜀郡作之,九月九日取茱萸,折其枝,連其實,廣長四五寸,一升實,可和十升膏,名之藙也。”

〔六〕生川谷:《證類本草》引《名醫别録》“生上谷川谷及冤句”。

208 **巵**舊作“梔”,《藝文類聚》及《御覽》引作“支”,是。**子**〔一〕 **味苦,寒。主五内邪氣,胃中熱氣,面赤、酒炮**①**、皶鼻**〔二〕**,白賴、赤癩**〔三〕**,創瘍。一名木丹。生川谷**〔四〕。

《名醫》曰:一名越桃。生南陽。九月采實,暴乾。

【案】《説文》云:“梔②,黄木可染者。”《廣雅》云:“梔子,桶桃也。”《史記·貨殖傳》云“巴蜀地饒巵”,《集解》云:“徐廣曰:音支。烟支也,紫赤色也。”據《説文》當爲“桅”。

箋疏

梔子是古代重要經濟作物,主要用作黄色染料。《史記·貨殖列傳》説:“若千畝巵茜,千畦薑韭,此其人皆與千户侯等。”又説:“巴蜀亦沃野,地饒巵薑。”梔子是常見物種,《本草圖經》説:“梔子生南陽川谷,今南方及西蜀州郡皆有之。木高七八尺,葉似李而厚硬,又似樗蒲子。二三

① 炮:《證類本草》作“皰”,《周氏醫學叢書》光緒本、《周氏醫學叢書》宣統本、《四部備要》本皆作“泡”。

② 梔:《説文》作“桅”,《説文解字注》則改作“梔”。

月生白花，花皆六出，甚芬香，俗説即西域詹匐也。夏秋結實如訶子狀，生青熟黄，中人深紅。九月採實，暴乾。南方人競種以售利。《貨殖傳》云‘巵茜千石，亦比千乘之家’，言獲利之博也。此亦有兩三種，入藥者山梔子，方書所謂越桃也，皮薄而圓小，刻房七棱至九棱者爲佳。其大而長者，乃作染色，又謂之伏尸梔子，不堪入藥用。”此即茜草科山梔子 *Gardenia jasminoides* 及其同屬近緣植物，古今品種變化不大。

“梔”字爲徐鉉校訂《説文》新附，訓爲“梔，木，實可染”。《説文》别有“桅”字，訓作“黄木可染者”，徐鍇云：“《史記·貨殖傳》‘巵茜’也，又書記多言‘鮮支’，皆此。”段玉裁認爲，《説文》“桅”字就是“梔”字之訛，故《説文解字注》删去“桅”，直接改“梔”爲字頭，訓爲“黄木可染者，從木，巵聲”，注釋説：“各本篆文誤作‘桅’，今依《韵會》所據本正。小徐云：‘《史記·貨殖傳》千畝巵茜，又書記多言鮮支，皆此。’是鍇本固作‘梔’字。證一。《玉篇》列字次弟與《説文》同，而‘梯橰杒榙’四字之閒，字作‘梔，之移切’，不作‘桅’。桅字乃在下文孫强等增竄之處。證二。水部‘染’下引裴光遠曰：‘從木。木者所以染，桅茜之屬也。’此用《史記》‘梔茜’，而亦譌作‘桅’。證三。梔，今之梔子樹，實可染黄。相如賦謂之‘鮮支’，《史記》假‘巵’爲之。”

對於“梔子”字形的看法，二孫的觀點與段玉裁大致相同，但具體處理又有若干猶豫之處。按語首句引《説文》作

"栀,黄木可染者",與段玉裁意見相合;末句卻説"據《説文》當爲'桅'",自相矛盾;更奇怪的是,二孫一邊説《御覽》等作"支子"爲是,一邊説依《説文》當作"桅子",卻根據《史記》將本條藥名修改爲"巵子"。

儘管段、桂、王、朱四位説文研究大家都認爲"桅"是"栀"傳寫之訛,仍不無可議之處。栀子色素主要存在於成熟的栀子果實中,即徐鉉所言"栀,木,實可染",《説文》"黄木可染者",並不符合此特徵。因此,不排除"桅"是另一种如黄檗一類枝皮幹皮中含有黄色素的木本植物的可能性。

注 釋

〔一〕巵子:《證類本草》作"栀子"。《本草綱目》也以"巵子"爲正名,李時珍釋名説:"巵,酒器也。巵子象之,故名。"按,栀子用作染料或入藥,皆采其成熟果實。栀子爲蒴果,成熟的果實金黄至橘紅色,呈長卵形或橢圓形,通常有五至九條翅狀縱棱,頂端殘存萼片。枝頭成熟飽滿的栀子果實,擬象玉巵之形,故李時珍説"巵子象之"。

〔二〕酒炮皶鼻:《證類本草》作"酒皰皶鼻"。《説文》"皰,面生气也",徐鍇云:"面瘡也。"輯本前後皆有"皰"字,不詳此處何故改字。本條"面赤酒皰皶鼻"與木蘭條"面熱赤皰酒皶"同義,並參該條注釋。

〔三〕白賴赤癩:《證類本草》作"白癩赤癩",兩"癩"字,亦不詳二孫何故一改一不改。"癩"同"癘",《説文》訓作

"惡疾",通常指麻風。《諸病源候論》卷二"白癩候"云:"凡癩病,語聲嘶破,目視不明,四肢頑痹,支節火燃,心裏懊熱,手脚俱緩,背膂至急,肉如遭劈,身體手足隱疹起,往往正白在肉裏,鼻有息肉,目生白珠當瞳子,視無所見,此名白癩。"赤癩當是病變皮膚呈赤色者。

〔四〕生川谷:《證類本草》引《名醫别録》"生南陽川谷",《本草經集注》云:"處處有。"

209 蕪荑〔一〕 **味辛**〔二〕。**主五内邪氣,散皮膚骨節中淫淫温行毒**〔三〕,**去三蟲,化食。一名無姑**〔四〕,**一名蔱蘠**〔五〕。《御覽》引云"逐寸白,散腹中温温[①]喘息",《大觀本》作黑字。**生川谷**〔六〕。

《名醫》曰:一名蔱蘠。生晉山。三月采實,陰乾。

【案】《説文》云:"梗,山枌榆,有朿,莢可爲蕪荑者。"《廣雅》云:"山榆,毋[②]估也。"《爾雅》云"莁荑,蔱蘠",郭璞云:"一名白蕢。"又,"無姑,其實夷",郭璞云:"無姑,姑榆也。生山中,葉圓而厚,剥取皮合漬之,其味辛香,所謂蕪荑。"《范子計然》云:"蕪荑在地,赤心者善。"

---

① 温温:《太平御覽》卷九九二引《本草經》作"嗢嗢",《證類本草》亦作"嗢嗢"。

② 毋:底本作"母",據《廣雅疏證》改。

箋 疏

蕪荑是古代常用調味品，《急就篇》"蕪荑鹽豉醯酢醬"，顔師古注："蕪荑，無姑之實也。無姑一名橭榆，生於山中，其莢圓厚，剥取樹皮合漬而乾之，成其辛味也。《爾雅》曰'無姑，其實夷'，故謂之蕪荑也。"據《齊民要術》，榆分三種："按今世有刺榆，木甚牢肕，可以爲犢車材；梜榆，以爲車轂及器物；山榆，人可以爲蕪荑。凡種榆者，宜種刺、梜兩種，利益爲多；其餘軟弱，例非佳木也。"《本草衍義》云："蕪荑，有大小兩種。小蕪荑即榆莢也。揉取人，醖爲醬，味尤辛。入藥當用大蕪荑，别有種。"小蕪荑爲榆科植物榆樹 *Ulmus pumila* 的果實，大蕪荑則是同屬植物大果榆 *Ulmus macrocarpa*。觀察《本草圖經》所繪之蕪荑圖例，能看出小枝上的木栓翅，亦指向大果榆。又，據《説文》："梗，山枌榆。有束，莢可爲蕪夷者。"此即是《齊民要術》提到的刺榆，原植物爲榆科刺榆 *Hemiptelea davidii*，亦用其果實加工爲蕪荑。

至於《爾雅・釋草》"莁荑，蔱蘠"，郭璞注："一名白蕢。"因爲《本草經》蕪荑一名蔱瑭，字形與"蔱蘠"相似，《新修本草》認爲"今名蔱瑭，字之誤也"。《本草圖經》則不同意此意見，乃云："然莁荑草類，無荑乃木也，明是二物，或氣類之相近歟。"此暫存疑。

注 釋

〔一〕蕪荑：《爾雅・釋木》"無姑，其實夷"，郭璞注："無姑，姑榆也。生山中,葉圓而厚,剥取皮合漬之,其味辛香,所謂無夷。”無姑的果實,所以名蕪荑。《本草綱目》釋名也説:“此物乃莁樹之荑,故名也。”

〔二〕味辛:《證類本草》“味辛”爲白字《本草經》文,“平”爲黑字《名醫别録》文,循《本草經》一藥一味一性體例,應兼取“平”爲《本草經》文。檢《太平御覽》卷九九二引《本草經》仍作“蕪荑味辛”,後無“平”字,則知“平”混入《名醫别録》中,尚在《證類本草》之前。

〔三〕淫淫温行毒:《新修本草》寫本無“温”字。“淫淫”,流動貌。“行毒”或“温行毒”無確解,闕疑。《藥性論》謂蕪荑“除肌膚節中風淫淫如蟲行”,《食療本草》言其“主五藏、皮膚、肢節邪氣”,皆《本草經》“散皮膚骨節中淫淫温行毒”意思之發揮,可以參酌。

〔四〕無姑:《爾雅·釋木》云:“無姑,其實夷。”《廣雅·釋草》云“山榆,毋估也”,《廣雅疏義》訂正爲“毋姑”。

〔五〕一名蔱蘠:《新修本草》云:“《爾雅》云‘蕪荑,一名蔱蘠’,今名蔱蘠,字之誤也。”

〔六〕生川谷:《證類本草》引《名醫别録》“生晉山川谷”,《本草經集注》云:“今惟出高麗。”

210 枳實〔一〕 **味苦,寒。主大風在皮膚中如麻豆**〔二〕,**苦痒**,《御覽》作“癢”,非。**除寒熱結**〔三〕,**止利**,舊作“痢”,《御覽》作“利”,是。**長肌肉,利五藏,益氣,輕身。生川澤**〔四〕。

《吴普》曰：枳實，苦[①]。雷公：酸，無毒；李氏：大寒。九月、十月采，陰乾。《御覽》。

《名醫》曰：生河内。九月、十月采，陰乾。

【案】《説文》云："枳，木，似橘。"《周禮》云："橘踰淮而化爲枳。"沈括《補筆談》云："六朝以前醫方唯有枳實，無枳殼，後人用枳之小嫩者爲枳實，大者爲枳殼。"

箋　疏

枳實載《本草經》，《開寶本草》新附枳殼，各自獨立，據《夢溪筆談・補筆談》解釋："六朝以前醫方，唯有枳實無枳殼，故本草亦只有枳實。後人用枳之小嫩者爲枳實，大者爲枳殼，主療各有所宜，遂别出枳殼一條，以附枳實之後。然兩條主療亦相出入。古人言枳實者，便是枳殼，本草中枳實主療，便是枳殼主療，後人既别出枳殼條，便合於枳實條内摘出枳殼主療，别爲一條；舊條内只合留枳實主療。後人以《神農本經》不敢摘破，不免兩條相犯，互有出入。"

儘管宋代本草將枳實、枳殼分化爲兩個條目，但其中涉及的物種變化仍很複雜。陶弘景説枳實采得後，"破令乾用之，除中核，微炙令香"，如此破開、去核，雖然稱爲"枳實"，所指代的則更像今天所用的枳殼。所以《新修本草》也提出疑問："枳實日乾，乃得陰便濕爛也。用當去核及中

① 苦：《吴普本草》尚志鈞輯本作"神農：苦"。

瓤乃佳。今或用枳殼乃爾。若稱枳實,須合核瓤用者,殊不然也。”而《本草拾遺》進一步注意到經文中枳實的採收時間:“本經採實,用九月、十月,不如七月、八月,既厚且辛。”《本草圖經》補充説:“舊説七月、八月採者爲實,九月、十月採者爲殼。”由此可以認爲,唐代以前所謂“枳實”,其實就是今天稱的“枳殼”。

唐代開始,分化爲“枳實”與“枳殼”兩藥。至《本草圖經》不僅説到二者採收加工的區别,亦涉及植物品種:“枳實生河内川澤,枳殼生商州川谷,今京西、江湖州郡皆有之,以商州者爲佳。如橘而小,高亦五七尺。葉如棖,多刺,春生白花,至秋成實。九月、十月採,陰乾。舊説七月、八月採者爲實,九月、十月採者爲殼。今醫家多以皮厚而小者爲枳實,完大者爲殼,皆以翻肚如盆口唇狀、須陳久者爲勝。近道所出者,俗呼臭橘,不堪用。”

早期枳實品種,據《本草經》説“生河内川澤”,其地在今河南武陟縣,從分佈來看,應該是指芸香科枸橘 *Poncirus trifoliate*;如《本草圖經》所繪之成州枳實、汝州枳殼,皆三出複葉,枝上有長大的扁刺,應該就是枸橘。但宋代實際使用的枳實、枳殼品種,似乎並不是圖像所見的枸橘。《本草圖經》説:“近道所出者,俗呼臭橘,不堪用。”所謂“近道”,指首都汴梁(今河南開封)附近,由芸香科植物的分佈看,這一帶也只有枸橘,即蘇頌認爲不堪用的“臭橘”。而《本草圖經》描述枳實、枳殼藥材,特别提到“皆以翻肚如盆口唇狀”,這應該是同科植物酸橙 *Citrus aurantium*。

後來《本草品匯精要》所繪汝州枳殼，即是此種。

二孫按語引《周禮·考工記序》"橘踰淮而化爲枳"，這是先秦以來的普遍傳説，用來比喻人受環境影響而變壞，但事實則非如此，《本草拾遺》已有正確意見，録此備參："書曰'江南爲橘，江北爲枳'，今江南俱有枳、橘，江北有枳無橘。此自别種，非干變易也。"

注釋

〔一〕枳實：《本草綱目》枳條釋名，兼論枳實枳殼分化云："枳乃木名。從只，諧聲也。實乃其子，故曰枳實。後人因小者性速，又呼老者爲枳殼。生則皮厚而實，熟則殼薄而虚。正如青橘皮、陳橘皮之義。宋人復出枳殼一條，非矣。"

〔二〕大風在皮膚中如麻豆："大風"通常指大麻風，此處似强調風邪之强烈，非麻風病也。《藥性論》謂枳殼"治遍身風疹，肌中如麻豆惡痒"，即是風疹，而非麻風。所言"麻豆"當指麻子，大麻種子，即《名醫别録》玉屑條言"屑如麻豆服之"者。漏蘆條《名醫别録》言主"熱氣瘡癢如麻豆"，與之近似，皆指皮膚丘疹隱起如麻豆。《千金要方》卷八謂蒼耳散治風，"若身體有風處皆作粟肌出，或如麻豆粒，此皆爲風毒出也"，可以引爲證明。

〔三〕除寒熱結：《新修本草》寫本作"除寒熱，熱結"，於義爲長。《本草經考注》云："'寒熱，熱結'者，謂邪熱結於胸也。"

〔四〕生川澤：《證類本草》引《名醫别録》"生河内川澤"，《本草經集注》云:“今處處有。”

211 厚朴〔一〕 味苦,温。主中風,傷寒,頭痛,寒熱,驚悸氣〔二〕,血痹,死肌,去三蟲。

《吴普》曰:厚朴,神農、岐伯、雷公:苦,無毒;李氏:小温。《御覽》引云“一名厚①皮,生交阯”。

《名醫》曰:一名厚皮,一名赤朴。其樹名榛,其子名逐折②。生交阯、冤句〔三〕。九月、十月采皮,陰乾。

【案】《説文》云:“朴,木皮也。”“榛,木也。”《廣雅》云:“重皮,厚朴也。”《范子計然》云:“厚朴出宏農。”按,今俗以榛爲亲③,不知是厚朴。《説文》榛栗字作亲。

箋 疏

《説文》“朴”與“樸”爲兩字,“朴,木皮也”“樸,木素也”。徐鍇云:“今藥有厚朴,一名厚皮,是木之皮也;古質朴字多作樸。”

早期文獻對厚朴原植物的描述比較含混,難於確定品種,《本草經》《名醫别録》載其産地有二:交趾、冤句,冤句在今山東荷澤,未見山東省有木蘭科厚朴 *Magnolia offici-*

---

① 厚:底本作“原”,據《太平御覽》卷九八九引《吴氏本草》改。

② 折:底本缺,據《證類本草》補。

③ 亲:底本作“亲”,亦不誤,慮與今簡體“亲”字混,改爲《説文》本字,上辛下木。《周氏醫學叢書》光緒本、《四部備要》本亦作“亲”。

nalis 分佈的記載,或是指其他植物。值得注意者,《名醫別録》還提到厚朴"其樹名榛,其子名逐折",並説逐折的功效是:"療鼠瘻,明目,益氣。"而《名醫别録》"有名未用"中又重出逐折條云:"逐折,殺鼠,益氣,明目。一名百合、厚實。生木間,莖黄,七月實黑,如大豆。"對比功效,兩處的"逐折"應該同是一物,而逐折條陶弘景注釋卻説:"杜仲子亦名逐折。"這究竟是"逐折"條的文字竄入厚朴條,還是漢代所用的厚朴本來就是樺木科植物榛的樹皮,不得而知,但《名醫别録》説逐折"七月實黑如大豆",應該不是木蘭科植物。二孫按語提到《説文》"亲"字云云,即由此引申。按,《説文》云:"亲實如小栗,從木辛聲。《春秋傳》曰:'女贄不過亲栗。'"徐鍇云:"今五經皆作'榛'也。"故段玉裁説:"'榛'行而'亲'廢矣。"二孫的意思,"榛"特指厚朴,故"榛栗"應該依《説文》寫作"亲栗"。其説立足於《名醫别録》所記厚朴别名,本屬孤證,存疑可也。

《本草圖經》描述厚朴植株形態:"木高三四丈,徑一二尺。春生葉如槲葉,四季不凋,紅花而青實。皮極鱗皴而厚,紫色多潤者佳,薄而白者不堪。"所謂"四季不凋,紅花而青實",與今用之木蘭科厚朴爲落葉喬木、白色花,全然不同,故有研究認爲,結合日本正倉院唐代厚朴標本原植物爲樟科潤楠屬植物的實際情況,《本草圖經》提到的這種厚朴爲樟科紅楠 *Machilus thunbergii*。也有根據"紅花"特徵,指認爲木蘭科武當玉蘭 *Magnolia sprengeri*,但武當玉蘭也是落葉喬木,非"四季不凋"者。

但觀察《本草圖經》所繪厚朴圖例，無論是商州厚朴，還是歸州厚朴，又都不似樟科植物。商州厚朴非常抽象，一般根據其皮孔大而明顯，葉大，假輪生集於枝端，花大而單生幼枝頂端，花被、心皮離生，將其推定爲今用之木蘭科厚朴 *Magnolia officinalis*；歸州厚朴，根據其葉形、葉序和莖的分枝方式，似爲同科木蓮屬植物，而非木蘭屬植物。今用之厚朴 *Magnolia officinalis*，恐怕是宋代以後才成爲藥用主流。

注　釋

〔一〕厚朴：《説文》"重，厚也""朴，木皮也"，故《名醫别録》一名厚皮，《廣雅》稱重皮，《急就篇》"芎藭厚朴桂栝樓"句，顔師古注云："厚朴，一名厚皮，一名赤朴。凡木皮皆謂之朴，此樹皮厚，故以厚朴爲名。"

〔二〕驚悸氣：《新修本草》寫本作"驚氣"，於意爲長。《本草經考注》據此即作"驚氣"，解釋説："桔梗下云'驚恐悸氣'，此云'驚氣'，省文也。"

〔三〕生交阯冤句：《證類本草》引《名醫别録》"生交趾、冤句"，無"山谷""川澤"字樣，循《本草經》例當有之，森立之輯本據《太平御覽》卷九八九引《本草經》有"生山谷"三字，因據補。曹元宇、馬繼興輯本亦補"生山谷"。《本草經集注》云："今出建平、宜都。"

212 秦皮〔一〕　**味苦，微寒。主風寒濕痹，洗洗寒氣，除熱，目中青翳**〔二〕**、白膜。久服頭不白，輕身**〔三〕**。生**

川谷[四]。

《吴普》曰：岑皮，一名秦皮。神農、雷公、黄帝、岐伯：酸，無毒；李氏：小寒。或生冤句水邊。二月、八月采。《御覽》。

《名醫》曰：一名岑皮，一名石檀。生廬江及冤句。二月、八月采皮，陰乾。

【案】《説文》云："梣，青皮木，或作棈。"《淮南子·俶真訓》云"梣木色青翳"，高誘云："梣木，苦歷木也。生于山，剥取其皮以水浸之，正青。用洗眼，愈人目中膚翳。"據《吴普》云"岑皮名秦皮"，《本經》作"秦皮"者，後人以俗稱改之，當爲"岑皮"。

箋　疏

《淮南子·俶真訓》云："夫梣木色青翳，而蠃瘉蝸睆，此皆治目之藥也。"高誘注："梣木，苦歷木名也，生於山，剥取其皮以水浸之，正青。用洗眼，愈人目中膚翳。"秦皮浸水色青，《新修本草》説："此樹似檀，葉細，皮有白點而不粗錯，取皮水漬便碧色，書紙看皆青色者是。俗見味苦，名爲苦樹。亦用皮療眼，有效。以葉似檀，故名石檀也。"《本草圖經》並以此作爲秦皮的鑒别特徵，有云："取皮漬水便碧色，書紙看之青色，此爲真也。"按，秦皮的水浸液有螢光，由此確定其爲木犀科梣屬植物，如小葉梣 *Fraxinus bungeana* 或白臘樹 *Fraxinus chinensis* 之類，古今一致，没有變化。

注 釋

〔一〕秦皮：依《説文》當作“梣”，用其皮則爲“梣皮”，省寫爲“岑皮”，故段玉裁云：“《本艸經》謂之‘秦皮’，以一名‘岑皮’而聲誤作‘秦’耳。”

〔二〕目中青翳：《諸病源候論》卷二八“目青盲有翳候”云：“白黑二睛無有損傷，瞳子分明，但不見物，名爲青盲，更加以風熱乘之，氣不外泄，藴積於睛間，而生翳似蠅翅者，覆瞳子上，故謂青盲翳也。”

〔三〕久服頭不白輕身：《名醫别録》補充云：“皮膚光澤，肥大有子。”陶弘景注：“道家亦有用處。”

〔四〕生川谷：《證類本草》引《名醫别録》“生廬江川谷及冤句”。

213 秦茮〔一〕 味辛，温。主風邪氣，温中，除寒痹，堅齒髮，明目。久服輕身，好顔色，耐老、增年、通神。生川谷〔二〕。

《名醫》曰：生太山及秦嶺上，或琅邪。八月、九月采實。

【案】《説文》云：“茮，茮菉。”“菉，茮樧實，裏如裘者。”樧似茱萸，出《淮南》。《廣雅》云：“樧梂，茱萸也。”《北山經》云“景山多秦椒”，郭璞云：“子似椒而細葉，艸也。”《爾雅》云“檓，大椒”，郭璞云：“今椒樹叢生，實大者名爲檓。”又，“椒樧醜，菉”,郭璞云:“菉,萸子聚生成房貌。今江東亦呼菉。椴似茱萸而小,赤色。”《毛詩》云“椒聊之實”,《傳》云:“椒聊,椒也。”陸璣云:“椒樹似茱萸,有鍼刺,葉堅而滑澤。蜀人作荼①,吴人作茗,皆合煮其葉以爲香。”《范子計然》云:“秦椒出天水、隴西,細者善。”《淮南子·人間訓》云:“申椒、杜茝,美人之所懷服。”舊作“椒”,非。據《山海經》有秦椒,生聞喜景山,則“秦”非秦地之“秦”也。

箋　疏

《爾雅·釋木》“椴,大椒”,郭璞注:“今椒樹叢生,實大者名椴。”《本草經》木部有秦椒、蜀椒。蜀椒條陶弘景注:“出蜀都北部,人家種之。皮肉厚,腹裏白,氣味濃。江陽、晉原及建平間亦有而細赤,辛而不香,力勢不如巴郡。”秦椒條注:“今從西來,形似椒而大,色黄黑,味亦頗有椒氣。或呼爲大椒。”

秦椒與蜀椒的關係,歷代文獻糾結不清。《范子計然》云:“蜀椒出武都,赤色者善;秦椒出天水、隴西,細者善。”至《本草圖經》亦含混其説,蜀椒條云:“蜀椒,生武都川谷及巴郡,今歸、峽及蜀川、陝洛間人家多作園圃種之。高四五尺,似茱萸而小,有針刺。葉堅而滑,可煮飲食,甚辛香。四月結子,無花,但生於葉間,如小豆顆而圓,皮紫赤色,八

---

① 荼:底本作“茶”,據《毛詩草木鳥獸蟲魚疏》改。輯本蜀茮條按語引此亦作“荼”。

月採實,焙乾。此椒江淮及北土皆有之,莖實都相類,但不及蜀中者皮肉厚、腹裏白、氣味濃烈耳。服食方單服椒紅補下,宜用蜀椒也。”秦椒條云:“秦椒,生泰山川谷及秦嶺上或琅邪,今秦、鳳及明、越、金、商州皆有之。初秋生花,秋末結實,九月、十月採。”

《本草圖經》秦椒條繪有越州秦椒和歸州秦椒,蜀椒條繪有蜀椒,從圖例來看,秦椒、蜀椒間似無特别之差别。故當以《本草衍義》之論較爲合理:“秦椒,此秦地所實者,故言秦椒。大率椒株皆相似,秦椒但葉差大,椒粒亦大而紋低,不若蜀椒皺紋高爲異也。然秦地亦有蜀種椒。如此區别。”言下之意,秦椒、蜀椒本是一種,皆是芸香科花椒 *Zanthoxylum bungeanum*,産地不同而稍有區别。至於二孫以《山海經》“景山多秦椒”爲據,以爲秦椒與秦地無關,恐難成立。

注　釋

〔一〕秦茮:《證類本草》作“秦椒”,二孫改用《説文》正字。《説文》“茮,茮菉”,徐鍇云:“《爾雅》‘茮樧醜,其實菉’。今《説文》無‘椒’字,豆菽字但作‘尗’,則此‘茮’爲‘椒’字也。椒性叢生,如薔薇之屬,非木也,故從艸。”

〔二〕生川谷:《證類本草》引《名醫别録》“生太山川谷及秦嶺上,或琅邪”,《本草經集注》云:“今從西來。”

214 山茱萸〔一〕　**味酸,平。主心下邪氣,寒熱,温中,逐寒濕痹,去三蟲。久服輕身**〔二〕**。一名蜀棗**〔三〕**。生山**

谷〔四〕。

《吴普》曰：山茱萸，一名鬾實，一名鼠矢，一名雞足。神農、黄帝、雷公、扁鵲：酸，無毒；岐伯：辛；一經：酸。或生冤句、琅邪，或東海承縣。葉如梅，有刺毛；二月華，如杏；四月實，如酸棗，赤；五月采實。《御覽》。

《名醫》曰：一名鷄足，一名鬾實。生漢中及琅邪、冤句、東海承縣。九月、十月采實，陰乾。

箋　疏

《本草經集注》説："大樹，子初熟未乾赤色，如胡蘈子，亦可噉；既乾，皮甚薄，當以合核爲用爾。"《本草圖經》描述更詳："今海州亦有之。木高丈餘，葉似榆，花白。子初熟未乾赤色，似胡蘈子，有核，亦可噉；既乾，皮甚薄。九月、十月採實，陰乾。"此即山茱萸科山茱萸 *Cornus officinalis*。

注　釋

〔一〕山茱萸：如吴茱萸條箋疏所言，經史文獻之"茱萸"主要指吴茱萸，山茱萸應該是針對茱萸（吴茱萸）立言，而以"山"字别之，但何以如此，不得而詳。

〔二〕久服輕身：《名醫别録》補充："明目，强力，長年。"

〔三〕一名蜀棗：山茱萸"生漢中山谷"，故"蜀"應指蜀地。《太平御覽》引作"蜀酸棗"，《本草綱目》亦作"蜀酸棗"，李時珍解釋説："今人呼爲肉棗，皆象形也。"入藥用其果肉部分，因此又名“棗皮”。

〔四〕生山谷：《證類本草》引《名醫别録》“生漢中山谷及琅邪、冤句、東海承縣”，《本草經集注》云：“出近道諸山中。”

215 紫葳〔一〕 **味酸，**《御覽》作“鹹”。**微寒。主婦人産乳餘疾，崩中，癥瘕，血閉，寒熱，羸瘦，養胎。生川谷**〔二〕。

《吴普》曰：紫葳，一名武威，一名瞿麥，一名陵居腹，一名鬼目，一名茇華。神農、雷公：酸；岐伯：辛；扁鵲：苦、鹹；黄帝：甘，無毒。如麥，根黑。正月、八月采。或生真定。《御覽》。

《名醫》曰：一名陵苕，一名茇華。生西海及山陽。

【案】《廣雅》云：“茈葳、陵苕，蘧麥也。”《爾雅》云“苕，陵苕”，郭璞云：“一名陵時，本艸云。”又“黄華，蔈；白華，茇”，郭璞云：“苕華色異，名亦不同。”《毛詩》云“苕之華”，《傳》云：“苕，陵苕也。”《范子計然》云：“紫葳出三輔。”李當之云：“是瞿麥根。”據李説與《廣雅》合；而《唐本》注引《爾雅注》有“一名陵霄”四字，謂即陵霄花，陸璣以爲鼠尾，疑皆非，故不采之。

箋　疏

經學家與本草家都爲紫葳的名實争論不休，推考原因乃在於《詩經》《爾雅》之間的名物糾結，而本草記載同樣含混。《名醫别録》紫葳一名陵苕、一名芰華，若按照《爾雅·釋草》的説法："苕，陵苕。黄華，蔈；白華，茇。"則紫葳應該就是《爾雅》提到的"苕"。可是《詩經》"苕之華"，陸璣《詩疏》卻説："苕，一名陵時，一名鼠尾。似王芻，生下濕水中，七八月中華紫，似今紫草華，可染皂。"根據"一名鼠尾，可染皂"，對應於《爾雅》則是《釋草》之"葝，鼠尾"，郭注："可以染皂。"不特如此，《名醫别録》有鼠尾草，記其别名有葝、陵翹，也相吻合。如此一來，本草之紫葳與鼠尾草，《爾雅》之苕與葝，糾纏不清。不特如此，《爾雅》苕與葝皆爲草，本草紫葳卻在木部，也難説清緣由。

《廣雅·釋草》又别有説法："茈葳、陵苕，蘧麥也。"即使按照《廣雅疏證》的修訂，"茈葳、麥句薑，蘧麥也"，紫葳也與蘧麥聯繫在一起。本草方面，不僅《吴普本草》記紫葳一名瞿麥，陶弘景也引述李當之的意見説："李云是瞿麥根。"但陶並不以此爲然，質疑云："《博物志》云'郝晦行華草於太行山北，得紫葳華'。必當奇異，今瞿麥華乃可愛，而處處有，不應乃在太行山。且有樹，其莖葉恐亦非瞿麥根。"

郭璞注《爾雅·釋草》"苕，陵苕"句，據《新修本草》引文作："一名陵時，又名淩霄。"今本無"又名淩霄"，但據陶弘景注提到"《詩》云'有苕之華'，郭云淩霄，亦恐非也"，以紫葳爲淩霄花，確實出於郭璞的主張。《新修本草》即據此引申："此即淩霄花也，及莖葉俱用。按《爾雅·釋草》

云：'苕，一名陵苕。黄華，蔈；白華，茇。'郭云：'一名陵時，又名淩霄。'本經云'一名陵苕、茇華'，即用花，不用根也。山中亦有白花者。按瞿麥花紅，無黄、白者。且紫葳、瞿麥，皆本經所載，若用瞿麥根爲紫葳，何得復用莖葉？體性既與瞿麥乖異，生處亦不相關。郭云淩霄，此爲真説也。"

唐以前的意見只能存而不論，《新修本草》將紫葳指定爲淩霄花，即紫葳科紫葳 *Campsis grandiflora*，後世基本遵從。《本草綱目》集解項李時珍云："淩霄野生，蔓才數尺，得木而上，即高數丈，年久者藤大如杯。春初生枝，一枝數葉，尖長有齒，深青色。自夏至秋開花，一枝十餘朶，大如牽牛花，而頭開五瓣，赭黄色，有細點，秋深更赤。八月結莢如豆莢，長三寸許，其子輕薄如榆仁、馬兜鈴仁。其根長亦如兜鈴根狀，秋後采之，陰乾。"所描述者即是本種。

注　釋

〔一〕紫葳：《廣雅·釋草》作"茈葳"。《本草綱目》按淩霄花的植物特徵釋名云："俗謂赤豔曰紫葳葳，此花赤豔，故名。"

〔二〕生川谷：《證類本草》引《名醫别録》"生西海川谷及山陽"。

216 豬苓〔一〕　**味甘，平。主痎瘧，解毒蠱注**《御覽》作"蛀"。**不祥**〔二〕**，利水道。久服輕身、耐老。**《御覽》作"能老"。**一名猳豬屎**〔三〕**。生山谷**〔四〕**。**

《吴普》曰：豬苓，神農：甘；雷公：苦，無毒。《御覽》引云："如茯苓，或生冤句，八月采。"

《名醫》曰：生衡山及濟陰、冤句。二月、八月采，陰乾。

【案】《莊子》云"豕零"，司馬彪注作"豕囊"，云："一名豬苓，根似豬卵，可以治渴。"

箋 疏

《莊子·徐無鬼》云："藥也，其實堇也，桔梗也，雞壅也，豕零也，是時爲帝者也。"據《證類本草》中《嘉祐本草》引司馬彪注《莊子》云："豕橐，一名苓根，似豬矢，治渴。"《太平御覽》引文亦同；《經典釋文·莊子音義》云："司馬本作'豕囊'，云：一名豬苓，根似豬卵，可以治渴。"二孫按語出自《莊子音義》。因知《莊子》此句原文"豕零"或作"豕橐"或作"豕囊"，但無論寫作豕零、豕橐還是豕囊，跟《本草經》别名"猳豬屎"一樣，都指豬苓。《本草圖經》説："舊説是楓木苓，今則不必楓根下乃有，生土底，皮黑作塊似豬糞，故以名之。又名地烏桃。二月、八月採，陰乾。削去皮，肉白而實者佳。"此即多孔菌科豬苓 *Polyporus umbellatus* 的菌核，古今品種變化不大。

注 釋

〔一〕豬苓：《本草經集注》云："是楓樹苓，其皮至黑作塊，似豬屎，故以名之。"《本草綱目》釋名説："馬屎曰通，豬屎曰零，即苓字，其塊零落而下故也。"

〔二〕解毒蠱注不祥:《證類本草》作"解毒蠱疰不祥"。《本草經考注》云:"'不祥'即鬼字之義。'毒蠱注不祥'者,謂蠱毒鬼注也。"

〔三〕一名豭豬屎:《證類本草》作"豭豬屎",輯本"豚"字爲誤,詳馬先蒿條注釋。"豭(猳)豬"爲公豬,所以强調"豭豬",或許即《莊子音義》引司馬彪謂豬苓"根似豬卵"。此言"豭豬屎"或許即影射"豭豬卵",故《本草經考注》云:"蓋此物形狀類豬矢,又似豬卵,故有此二名耳。"

〔四〕生山谷:《證類本草》引《名醫别録》"生衡山山谷及濟陰、冤句"。

217 白棘〔一〕 味辛,寒。主心腹痛,癰腫潰[①]膿〔二〕,止痛。一名棘鍼〔三〕。生川谷〔四〕。

《名醫》曰:一名棘刺。生雍州。

【案】《説文》云:"棘,小棗叢生者。"《爾雅》云"髦,顛棘",孫炎云:"一名白棘。"李當之云:"此是酸棗樹鍼,今人用天門冬苗代之,非是真也。"案,《經》云"天門冬,一名顛勒",勒、棘,聲相近,則今人用此,亦非無因也。

箋 疏

《爾雅·釋木》"樲,酸棗",郭璞注:"樹小實酢,《孟

① 潰:底本作"漬",據《證類本草》改。《周氏醫學叢書》光緒本、《周氏醫學叢書》宣統本、《四部備要》本、黄奭輯本皆作"漬"。

子》曰'養其樲棗'。"《本草經》有酸棗,又有白棘一名棘鍼,後世注釋者對棗與酸棗,酸棗與白棘的關係頗爲糾結。按,酸棗實爲鼠李科棗的變種 *Ziziphus jujuba* var. *spinosa*,較棗樹爲矮小,多爲灌木狀,小枝成之字形,其托葉刺有直伸和彎曲兩種,核果較小,近球形或短矩圓形。酸棗與白棘的關係,當以《本草衍義》所説較爲準確,即"小則爲棘,大則爲酸棗"。

至於《爾雅·釋草》"髦,顛蕀",《太平御覽》引孫炎注:"一名白棘。"此白棘與本條之白棘恐是同名異物者,《本草經集注》説:"李云'此是酸棗樹針',今人用天門冬苗代之,非是真也。"則當時確實有以天門冬當《本草經》白棘者。二孫按語引李當之云云,取自《本草經集注》,分析原文,"今人"以後皆是陶弘景意見,陶引李當之語以駁時人。

注釋

〔一〕白棘:《本草綱目》釋名説:"獨生而高者爲棗,列生而低者爲棘。故重束爲棗,平束爲棘,二物觀名即可辨矣。"《本草衍義》云:"其白棘,乃是取其肥盛紫色枝上,有皺薄白膜先剥起者,故曰白棘。取白之意,不過如此。"

〔二〕癰腫潰膿:《名醫别録》補充:"決刺結。"《本草圖經》説:"然有鉤、直二種,直者宜入補藥,鉤者入癰腫藥。"

〔三〕一名棘鍼:《名醫别録》一名棘刺,與此同義。

〔四〕生川谷:《證類本草》引《名醫别録》"生雍州川谷"。

218 龍眼〔一〕 味甘,平。主五藏邪氣,安志,厭食〔二〕。久服强魂,聰明〔三〕,輕身、不老,通神明。一名益智〔四〕。生山谷〔五〕。

《吴普》曰:龍眼,一名益智,《要術》①。一名比目。《御覽》。

《名醫》曰:其大者似梹②榔。生南海③。

【案】《廣雅》云:"益智,龍眼也。"劉達注《吴都賦》云:"龍眼如荔枝而小,圓如彈丸,味甘勝荔枝,蒼梧、交阯、南海、合浦皆獻之,山中人家亦種之。"

箋　疏

《南方草木狀》云:"龍眼樹如荔枝,但枝葉稍小,殼青黄色,形圓如彈丸,核如木梡子而不堅,肉白而帶漿,其甘如蜜,一朵五六十顆作穗如葡萄然。荔枝過即龍眼熟,故謂之荔枝奴,言常隨其後也。"此即無患子科植物龍眼 *Dimocarpus longan*。

《本草經》謂龍眼一名益智,《廣雅》亦云"益智,龍眼也",由此引出益智子與龍眼同名異物的混亂。《本草經集

① 要術:底本作大字,覆按二孫引文,《齊民要術》卷一〇引《吴氏本草》曰:"龍眼一名益智,一名比目。"《太平御覽》卷九七三引《吴氏本草》曰:"龍眼一名比目。"故此處"要術"指《齊民要術》,爲"一名益智"四字之出處,循例改爲小字。

② 梹:《證類本草》作"檳"。

③ 底本此後有"松樹上五月采陰乾"八字,爲次條錯簡,應移到松羅條"《名醫》曰生熊耳山"後。《周氏醫學叢書》光緒本、《四部備要》本皆如此處理。

注》即依薑科益智 *Alpinia oxyphylla* 立言，陶弘景說："廣州別有龍眼，似荔枝而小，非益智，恐彼人别名，今者爲益智爾。食之並利人。"《新修本草》糾正說："益智似連翹子頭未開者。味甘辛，殊不似檳榔。其苗葉花根與豆蔻無别，惟子小爾。龍眼一名益智，而益智非龍眼也。其龍眼樹似荔枝，葉若林檎，花白色。子如檳榔，有鱗甲，大如雀卵，味甘酸也。"《本草圖經》也説："下品自有益智子，非此物也。"自此以後即無混淆者。

注 釋

〔一〕龍眼：龍眼以果實形狀得名，《本草綱目》説："龍眼、龍目，象形也。"

〔二〕厭食：《神農本草經輯注》云："'厭食'即不思食，缺乏食慾。"按此説則相當於"開胃"之功效。楊友敬《本草經解要附餘・考證》龍眼條解釋云："厭，平聲，飽也。《綱目》稱其開胃益脾，補虚長智，即安志厭食之謂也。"此則以厭食爲飽食，亦非妥當。按，此當與苦菜條"厭穀"的功效一致，應該都是辟穀方術的孑遺。大約龍眼之類含糖較高，食用容易産生飽腹感，從而達到"厭食"的目的。

〔三〕聰明：《新修本草》寫本作"聰察"，皆增益智慧之義。當由"一名益智"附會而來者。

〔四〕一名益智：《廣雅・釋草》云："益智，龍眼也。"《開寶本草》云："本經云'一名益智'者，蓋甘味歸脾而能益智，非今益智子爾。"

〔五〕生山谷:《證類本草》引《名醫别録》"生南海山谷"。

219 松羅〔一〕 味苦,平。主瞋怒〔二〕,邪氣,止虚汗,頭風,女子陰寒腫痛[①]。一名女蘿〔三〕。生川[②]谷〔四〕。

《名醫》曰:生熊耳山松樹上。五月采,陰乾[③]。

【案】《廣雅》云:"女蘿,松蘿也。"《毛詩》云"蔦與女蘿",《傳》云:"女蘿、菟絲,松蘿也。"陸璣云:"松蘿自蔓松上,枝正青,與兔絲異。"

箋 疏

松蘿亦稱松上寄生,《本草綱目》集解項李時珍説:"按毛萇《詩注》云'女蘿,兔絲也',《吴普本草》'兔絲一名松蘿'。陶弘景謂蔦是桑上寄生,松蘿是松上寄生。陸佃《埤雅》言:'蔦是松柏上寄生,女蘿是松上浮蔓。'又言:'在木爲女蘿,在草爲兔絲。'鄭樵《通志》言:'寄生有二種,大曰蔦,小曰女蘿。'陸璣《詩疏》言:'兔絲蔓生草上,黄赤如金,非松蘿也。松蘿蔓延松上生枝正青,與兔絲殊異。'羅願《爾雅翼》云:'女蘿色青而細長,無雜蔓。故《山鬼》云被薜荔兮帶女蘿,謂青長如帶也。兔絲黄赤不相類。然二者附物而生,有時相結。故《古樂府》云:南山冪冪兔絲花,北陵青青女蘿樹。由來花葉同一心,今日枝條分兩

① 痛:底本作"病",據《證類本草》改。

② 川:底本作"山",據《證類本草》改。

③ 松樹上五月采陰乾:底本錯簡在龍眼條"生南海"之後,今移此。《周氏醫學叢書》光緒本、《四部備要》本皆如此處理。

處。《唐樂府》云:兔絲故無情,隨風任顛倒。誰使女蘿枝,而來强縈抱。兩草猶一心,人心不如草。’據此諸説,則女蘿之爲松上蔓,當以二陸、羅氏之説爲的。其曰兔絲者,誤矣。”按,松蘿是松蘿科物種如松蘿 *Usnea diffracta*、長松蘿 *Usnea longissima* 之類,是附生在樹幹、山崖上的地衣體。因爲具有寄生性,所以詩人比興往往與桑寄生 *Taxillus chinensis*、菟絲子 *Cuscuta chinensis* 等寄生植物混爲一談。

注 釋

〔一〕松羅:《證類本草》作“松蘿”。《説文》“蘿,莪也”,《爾雅·釋草》注:“今莪蒿也。”皆與松蘿無關,故二孫去“艸”作“羅”,用羅網之義,形容松蘿蔓延羅生松樹上。

〔二〕瞋怒:《説文》“瞋,張目也”,此形容極度憤怒。

〔三〕一名女蘿:《廣雅·釋草》云:“女蘿,松蘿也。”《本草經考注》云:“女者,細小柔軟之義。天門冬一名女木,菟絲子一名王女,可以徵矣。‘蘿’即羅網字從艸者,此物細縷纏綴,有似羅網,故名。”

〔四〕生川谷:《證類本草》引《名醫别録》“生熊耳山川谷松樹上”,《本草經集注》云:“東山甚多,生雜樹上,而以松上者爲真。”

220 衛矛〔一〕 **味苦,寒。主女子崩中下血,腹滿汗出,除邪,殺鬼毒、蠱①注。一名鬼箭**〔二〕**。生山谷**〔三〕**。**

---

① 蠱:底本作“蟲”,據《證類本草》改。《周氏醫學叢書》光緒本、《周氏醫學叢書》宣統本、《四部備要》本皆作“蟲”。

《吴普》曰：鬼箭，一名衛矛。神農、黄帝、桐君：苦，無毒。葉如桃、如羽。正月、二月、七月采，陰乾。或生野田。《御覽》。

《名醫》曰：生霍山。八月采，陰乾。

【案】《廣雅》云："鬼箭，神箭也。"陶宏景云："其莖有三羽，狀如箭羽。"

箋　疏

衛矛是衛矛科衛矛 *Euonymus alatus*、栓翅衛矛 *Euonymus phellomanus* 之類，植物特徵非常明顯，其小枝常有二至四列寬闊排列的木栓翅，既像有棱的矛頭，又似箭的尾羽，所以一名衛矛，别名鬼箭，《日華子本草》徑稱爲"鬼箭羽"。《本草圖經》云："衛矛，鬼箭也，出霍山山谷，今江淮州郡或有之。三月以後生莖，苗長四五尺許，其幹有三羽，狀如箭翎，葉亦似山茶，青色。八月、十一月、十二月採條莖，陰乾。"

衛矛形態特殊，如《本草衍義》形容"葉絶少，其莖黄褐色，若蘗皮，三面如鋒刃"，故"人家多燔之遣祟"，正與《本草經》説衛矛"除邪，殺鬼毒蠱疰"一脈相承，乃由形狀與名稱比附而來。

注　釋

〔一〕衛矛：《本草綱目》釋名説："劉熙《釋名》言齊人謂箭羽爲衛。此物幹有直羽，如箭羽、矛刃自衛之狀，故名。"

〔二〕一名鬼箭：《廣雅·釋草》"鬼箭，神箭也"，王念孫《疏證》云："鬼箭以形得名也。箭羽名衛，故鬼箭又名衛矛。《釋名》云：'矢旁曰羽，如鳥羽也。齊人曰衛，所以導衛矢也。'"

〔三〕生山谷：《證類本草》引《名醫别録》"生霍山山谷"，《本草經集注》云："山野處處有。"

221 **合歡**〔一〕 **味甘，平。主安五藏，利心志**〔二〕，《藝文類聚》作"和心志"，《御覽》作"和心氣"。**令人歡樂無憂**〔三〕。**久服輕身，明目，得所欲**〔四〕。**生山谷**〔五〕。

《名醫》曰：生益州。

【案】《唐本》注云："或曰合昏。"歡、昏，音相近。《日華子》云："夜合。"

箋疏

《新修本草》云："此樹生葉似皂莢、槐等，極細。五月花發，紅白色。所在山澗中有之，今東西京第宅山池間亦有種者，名曰合歡，或曰合昏。秋實作莢，子極薄細爾。"合歡即豆科植物合歡 *Albizia julibrissin*，爲常見物種，古今没有變化。合歡的葉子有夜合現象，晚間聚攏，以減少熱量和水分的散失。遭遇大風大雨時，合歡葉也會逐漸合攏，以防柔嫩的葉片受到暴風雨的摧殘。《本草拾遺》解説其得名之緣由，"葉至暮即合，故云合昏也"，應該是正確的。其别名夜合，也由此得來。

"合歡"或許只是"合昏"讀音之訛，但顯然"合歡"的名字更容易接受和傳播，再因爲"合歡"二字的美好聯想，於是有了"合歡蠲忿"的説法,《本草經》謂合歡"利心志,令人歡樂無憂",恐怕也是這樣來的。《蜀本草》引《音義》别有解釋説:"樹似梧桐,枝弱葉繁,互相交結。每一風來,輒似相解,了不相牽綴。樹之階庭,使人不忿。"古人取類比象思維,於兹可見一斑。

注　釋

〔一〕合歡:《本草經考注》云:"合歡即合昏,一音之轉;而比目、比翼之類,令其字面清佳耳。"

〔二〕利心志:《新修本草》寫本作"和心志",與《藝文類聚》卷八九引《本草經》同,於意爲長。

〔三〕令人歡樂無憂:《養生論》云:"合歡蠲忿,萱草忘憂。"《太平御覽》卷九六〇引《古今注》云:"欲蠲人以憂,則贈以丹棘。丹棘,一名忘憂。欲蠲人之忿,則贈以青裳。青裳,一名合歡,能忘忿。枝葉繁弱,互相交結,每一風來,輒自相解,不相牽綴。嵇康種之舍前。"

〔四〕久服輕身明目得所欲:《本草經集注》云:"合歡俗間少識之者,當以其非療病之功,稍見輕略,遂致永謝。猶如長生之法,人罕敦尚,亦爲遺棄。"

〔五〕生山谷:《證類本草》引《名醫别録》"生益州山谷"。

右木中品一十七種,舊同。

222 白馬莖〔一〕　味鹹,平。主傷中,脈絶,陰不起〔二〕,强志,益氣,長肌肉,肥健,生子。眼,主驚癇,腹滿,瘧疾。當殺用之〔三〕。懸蹄〔四〕,主驚邪,瘈瘲,乳難,辟惡

氣,鬼毒,蠱注不祥。生平澤〔五〕。

《名醫》曰:生雲中。

箋　疏

"莖"在醫書特指陰莖,如《黄帝内經素問·骨空論》説:"其男子循莖下至篡,與女子等。"《靈樞·經脉》云:"其别者,循脛上睾,結於莖。"白馬莖即是白馬陰莖,但同樣是《本草經》《名醫别録》,牡狗陰莖、狸陰莖、狐陰莖等則呼"陰莖"而不是徑稱爲"莖",此或者是一種"擬人化"的稱呼。《本草經考注》云:"馬之性與人之性頗相似,故御者能得馬之情,馬能得御者之情。驚、駭、驕、騷等之字從馬,轉注而爲人用字,亦可以證矣。"

注　釋

〔一〕白馬莖:即白馬陰莖。

〔二〕陰不起:即陽痿。《嘉祐本草》引《藥性論》云:"(白馬莖)能主男子陰痿,堅長,房中術偏要。"

〔三〕當殺用之:此四字多數《證類本草》版本作黑字《名醫别録》文,而《四部叢刊》本《政和證類本草》則作白字。但據《新修本草》寫本作"當熬用之",於意爲長,且爲夾注小字,乃知確非《本草經》文。

〔四〕懸蹄:馬是奇蹄目大型食草動物,主要以第三趾負重,其餘各趾退化不著地,其角化部分即稱懸蹄。

〔五〕生平澤:《證類本草》引《名醫别録》"生雲中平澤"。

223 鹿茸〔一〕　味甘,温,主漏下,惡血,寒熱,驚癇,益

氣,强志,生齒,不老。角,主惡創,癰腫,逐邪惡氣,留血在陰中〔二〕。

《名醫》曰:茸,四月、五月解角時取,陰乾,使時躁。角,七月采。

箋　疏

《本草圖經》云:"鹿茸並角本經不載所出州土,今有山林處皆有之。四月角欲生時取其茸,陰乾。以形如小紫茄子者爲上,或云茄子茸太嫩,血氣猶未具,不若分岐如馬鞍形者有力。茸不可齅,其氣能傷人鼻。七月採角。鹿年歲久者,其角堅好,煮以爲膠,入藥彌佳。"《本草衍義》云:"凡用茸,無須太嫩,唯長四五寸,茸端如馬瑙紅者最佳。"按,鹿種類甚多,以梅花鹿 *Cervus nippon* 和馬鹿 *Cervus elaphus* 爲常見,鹿茸亦主要采自此兩種雄體未骨化而帶茸毛的幼角,骨化以後即爲鹿角。

注　釋

〔一〕鹿茸:《本草經考注》云:"《説文》'茸,草茸茸貌',《廣韻》'茸,草生貌',轉注爲凡物初生茸弱之稱。則鹿茸者,謂鹿角之初生,茸弱不堅,宜云鹿角茸。而云鹿茸,蓋是古俗所呼名稱耳。"

〔二〕陰中:《本草經考注》云:"陰中者,云子宫也。"又云:"留血在陰中者,即謂經閉也。"

224 牛角鰓〔一〕　**下閉血,瘀血疼痛,女人帶下血。髓**〔二〕**,補中,填骨髓。久服增年。膽**〔三〕**,可丸藥。**

【案】《説文》云:“䚡,角中骨也。”

箋　疏

《説文》“䚡,角中骨也”,《本草綱目》釋名項即循此解釋説:“此即角尖中堅骨也。牛之有䚡,如魚之有鰓,故名。”段玉裁不同意此説,《説文解字注》云:“骨當作肉,字之誤也。鄭注《樂記》‘角觡生’曰:‘無䚡曰觡。’謂角中堅實無肉者,麋鹿是也。許亦解觡爲骨角。亦謂中無肉者也。《本艸經》‘牛角䚡下閉血、瘀血、瘀痛、女人帶下血’。此則謂角之中、角之本當中有肉之處,外有文理可觀。故陳藏器曰‘久在糞土爛白者佳’。玉部曰‘䚡理自外,可以知中’,引伸謂凡物之文理也。”

牛角䚡條在《證類本草》中雖是白字,體例結構甚爲特殊,其性味毒性“味苦無毒”四字《名醫别録》文在《本草經》功效之後。據此條下陶弘景注云:“此朱書牛角䚡、髓,其膽,本經附出牛黄條中,此以類相從耳,非上品之藥,今拔出隨例在此,不關件數,猶是黑書别品之限也。”則知牛角䚡在《本草經》中是上品牛黄的附藥,不另計數;但在編成的《本草經集注》中,算作《名醫别録》藥。故輯録《本草經》,牛角䚡應該歸併在上品藥牛黄條内,而不能單獨一條,森立之、王筠默、曹元宇、馬繼興輯本皆如此處理。二孫未明此理,單列牛角䚡條,爲不妥當。

注　釋

〔一〕牛角䚡:《本草綱目》釋名説:“此即角尖中堅骨也。牛之有鰓，如魚之有鰓，故名。"

〔二〕髓：《説文》"髓，骨中脂也"，今寫作"髓"，此指牛骨髓。《名醫别録》補充："味甘，温，無毒。主安五藏，平三焦，温骨髓，補中，續絶，益氣，止洩痢，消渴。以酒服之。"

〔三〕膽：即牛膽，《名醫别録》補充："膽，味苦，大寒。除心腹熱渴，利口焦燥，益目精。"

225 羖羊角〔一〕 味鹹，温。主青盲，明目，殺疥蟲〔二〕，止寒洩，辟惡鬼、虎狼〔三〕，止驚悸。久服安心，益氣，輕身。生川谷〔四〕。

《名醫》曰：生河西。取無時。

【案】《説文》云："羖，夏羊牝曰羖。"《爾雅》云："羊牝，羖"，郭璞云："今人便以牂、羖爲黑、白羊名。"

箋　疏

《説文》云："羖，夏羊牡曰羖。"又説："羭，夏羊牡曰羭。"夏羊是山羊，又稱黑羊，其雄體究竟爲"羖"還是爲"羭"，兩句必有一誤。段玉裁將後句校改爲"羭，夏羊牝曰羭"，注釋説："牝各本作牡，誤。按，《釋獸》'夏羊牝羭，牡羖'，自郭所據牝、牡字已互訛，引之者多誤，因之竄改《説文》，今正。下文'夏羊牡曰羖'，亦有訛作'夏羊牝曰羖'者。牝、牡字易互訛，而羖必是牡，則知羭必是牝。《爾雅》'牝羭，牡羖'，猶上文云'牡羒，牝牂'也。《急就篇》'牂羖羯羠羝羭'，師古曰：'牂，吴羊之牝也。羝，牂羊之牡也。羭，夏羊之牝也。羖，夏羊之牡也。'此所據《説文》尚不誤。"按，今本《爾雅·釋畜》云："羊，牡羒，牝牂；夏羊，牡羭，牝羖。"郭璞注："今人便以牂、羖爲白、黑羊名。"按此説法，仍以牝者爲羖羊。郝懿行《義疏》支持段玉裁的意見，表示："段氏注改'牡'爲'牝'，云'羖必是牡，知羭必是牝'，其説是矣。"

二孫按語引《説文》作"羖，夏羊牝曰羖"，與今通行本《説文》作"羖，夏羊牡曰羖"不同。據"羖"字下段玉裁注："此'牡'字大小徐皆不誤。今刻大徐本誤'牝'。"則不知二孫是據所謂大徐本如此，還是爲了調和《爾雅》與《説文》的矛盾，率意改動。

本草家對"羖羊"的意見也不一致，陶弘景回避争論，直接説："羊有三四種，最以青色者爲勝，次則烏羊。"《本草圖經》先説"此青羝羊也，餘羊則不堪"，又説："羊之種類亦多，而羖羊亦有褐色、黑白色者。毛長尺餘，亦謂之羖䍽羊，北人引大羊以此羊爲群首。"《本草綱目》似受《本草圖經》影響，並不强調羖羊毛色，而説："牡羊曰羖，曰羝。"從《本草圖經》所繪圖例來看，這種羖羊體型較大，角略盤曲，頷下無鬚，背上黑色塊面表示黑毛，反而接近於綿羊一類。

注　釋

〔一〕羖羊角：《説文》云："羖，夏羊牡曰羖。"按其説羖羊角即雄山羊的角。

〔二〕疥蟲：皮膚病之一種。《諸病源候論》卷三五"疥候"云：

“疥者有數種，有大疥，有馬疥，有水疥，有乾疥，有濕疥。多生手足，乃至遍體。”又説：“並皆有蟲，人往往以針頭挑得，狀如水内瘑蟲。”

〔三〕辟惡鬼虎狼：《名醫别録》補充：“燒之殺鬼魅，辟虎狼。”

〔四〕生川谷：《證類本草》引《名醫别録》“生河西川谷”。

226 牡狗陰莖〔一〕　味鹹，平。主傷中，陰痿不起，令强熱大〔二〕，生子，除女子帶下十二疾〔三〕。一名狗精〔四〕。膽，主明目。

《名醫》曰：六月上伏取，陰乾百日①。

箋　疏

《本草經集注》云：“白狗、烏狗入藥用。白狗骨燒屑，療諸瘡瘻及妬乳癰腫；黄狗肉大補虚，不及牡者。牡者，父也。又呼爲犬，言脚上别有一懸蹄者是也。”按，犬、狗兩字意思小别，古代文獻説法不一。一種意見是大者爲犬，小者爲狗。《禮記·曲禮上》“效犬者左牽之”，孔穎達疏：“然通而言之，狗犬通名；若分而言之，則大者爲犬，小者爲狗。”《爾雅·釋畜》“未成豪，狗”，郝懿行《義疏》：“是狗、犬通名。若對文，則大者名犬，小者名狗；散文則《月令》言‘食犬’，《燕禮》言‘烹狗’，狗亦犬耳。今亦通名犬爲狗矣。”另一説則以犬爲狗之别種。《説文》云：“犬，狗之有縣蹄者也。象形。孔子曰：視犬之字如畫狗也。”又云：

① 名醫曰：底本此段刻作雙行小字，循例調整格式，改爲大字。

"狗,孔子曰:狗,叩也。叩气吠以守。"故段玉裁説:"有縣蹄謂之犬,叩氣吠謂之狗,皆於音得義。此與後蹄廢謂之彘,三毛聚居謂之豬,竭尾謂之豕,同明一物異名之所由也。《莊子》曰'狗非犬',司馬彪曰:同實異名。夫異名必由實異,君子必貴游藝也。"又説:"牛羊之字以形聲,今牛、羊、犬,小篆即孔子時古文也。觀孔子言,犬即狗矣,渾言之也。"

注 釋

〔一〕牡狗陰莖:即狗陰莖,《醫心方》徑作"狗陰",《新修本草》寫本仍作"牡狗陰莖",故《本草經考注》認爲古語如此。

〔二〕令强熱大:形容陰莖勃起狀態。

〔三〕女子帶下十二疾:詳地榆條"帶下病"注。

〔四〕一名狗精:《易》"精義入神"句姚信注:"陽稱精。"《本草經考注》引此,謂:"狗莖常縮入皮中,當其將交也,突出赤莖鋭利者數寸。以其神妙鋭利,故謂之狗精也。"可備一説。

227 麢羊角〔一〕　味鹹,寒。主明目,益氣,起陰〔二〕,去惡血,注下,辟蠱毒惡鬼不祥,安心氣,常不厭寐①。生川谷〔三〕。

---

① 此句之後,《大觀本草》有"久服强筋骨輕身"七字爲白字《本草經》文,而《政和本草》作黑字《名醫别録》文,森立之、尚志鈞、王筠默、曹元宇、馬繼興輯本取之。

《名醫》曰：生石城及華陰山。采無時。

【案】《説文》云："麢，大羊而細角。"《廣雅》云："美皮[①]，泠角。"《爾雅》云"麢，大羊"，郭璞云："麢羊，似羊而大，角圓鋭，好在山崖間。"陶宏景云："《爾雅》名羱羊。"據《説文》云："莧，山羊細角也。"《爾雅》云"羱，如羊"，郭璞云："羱似吴羊而大角，角橢，出西方。""莧"即"羱"正字，然《本經》"羚"字，實"麢"字俗寫，當以"麢"爲是。《爾雅釋文》引本艸作"麢"。

箋　疏

《説文》"麢，大羊而細角"，《爾雅·釋獸》"麢，大羊"，郭璞注："麢羊似羊而大，角員鋭，好在山崖間。""麢"俗寫作"羚"。

古代文獻涉及的羚羊品種異常複雜，各家説法差異甚大，本草各家意見歧出，涉及牛科多種動物，莫衷一是。《説文》以麢羊、羱羊（莧）爲兩種，《新修本草》則并爲一種，謂："《爾雅》云'羚，大羊'。羊如牛大，其角堪爲鞍橋。一名羱羊，俗名山羊，或名野羊。善鬭至死。"這類羊角都比較發達粗大，與《説文》所言麢或莧的"細角"特徵不符，《新修本草》也説："今用細如人指，長四五寸，蹙文細者。"《本草綱目》集解項説："羚羊似羊，而青色毛粗，兩角短

① 美皮：《廣雅疏義》疑"美皮"爲"羔皮"之訛，《廣雅疏證》徑改爲"羔皮"。

小;豲羊似吴羊,兩角長大;山驢,驢之身而羚之角,但稍大而節疏慢耳。"從品種來看,李時珍所言羚羊當是青羊,亦稱斑羚 *Naemorhedus goral*。明代以後則通常以牛科賽加羚羊 *Saiga tatarica* 爲正品。

注 釋

〔一〕麢羊角:《證類本草》寫作"羚羊角",《新修本草》寫本作"零羊角"。如二孫按語所言,"羚"爲俗寫,"當以'麢'爲是"。《本草綱目》釋名説:"按王安石《字説》云:鹿則比類,而環角外向以自防;麢則獨棲,懸角木上以遠害,可謂靈也。故字從鹿,從靈省文。後人作羚。"

〔二〕起陰:當與葛根條"起陰氣"類似,指促進男性生殖功能。《名醫别録》補充:"起陰,益氣,利丈夫。"

〔三〕生川谷:《證類本草》引《名醫别録》"生石城山川谷及華陰山",《本草經集注》云:"今出建平、宜都諸蠻中及西域。"

228 犀角〔一〕 味苦,寒。主百毒,蠱①注,邪鬼,障氣〔二〕,殺〔三〕鉤吻〔四〕、鴆羽〔五〕、蛇毒,除邪②,不迷惑,厭寐。久服輕身。生山谷〔六〕。

《名醫》曰:生永昌及益州。

【案】《説文》云:"犀,南徼外牛。一角在鼻,一

① 蠱:底本作"蟲",據《證類本草》改。《周氏醫學叢書》光緒本、《周氏醫學叢書》宣統本、《四部備要》本皆作"蟲"。

② 邪:底本缺,據《證類本草》補。黄奭輯本亦補"邪"字。《周氏醫學叢書》光緒本、《周氏醫學叢書》宣統本、《四部備要》本將此句改爲"除迷惑不厭寐"。

角在頂,似豕。"《爾雅》云"犀,似豕",郭璞云:"形似水牛,豬頭大腹,庳脚,脚有三蹄,黑色。三角,一在頂上,一在鼻上,一在額上。鼻上者,即食角也,小而不橢。好食棘。亦有一角者。"《山海經》云"琴鼓之山多白犀",郭璞云:"此與辟寒、蠲忿、辟塵、辟暑諸犀皆異種也。"《范子計然》云:"犀角出南郡,上價八千,中三千,下一千。"

箋　疏

犀古代中國或有出産,但滅絶甚久,文獻記載多數出於傳聞,訛誤甚多,如辟塵、分水、駭雞、通天、燭怪等,皆是傳説,未可深信。《爾雅·釋獸》"犀,似豕",郭璞注:"形似水牛,豬頭,大腹,庳脚。脚有三蹄,黑色。三角,一在頂上,一在額上,一在鼻上。鼻上者,即食角也,小而不橢。好食棘。亦有一角者。"中古以降,犀角都從外來,現在已知的犀牛物種,如印度犀 *Rhinoceros unicornis*、爪哇犀 *Rhinoceros sondaicus* 皆是獨角;黑犀 *Diceros bicornis*、蘇門犀 *Dicerorhinus sumatrensis* 爲雙角;但没有三角的犀。因爲没有見過真實物種,《本草圖經》所繪犀角圖例,基本按照郭璞的描述,臆想而成。

注　釋

〔一〕犀角:《本草經集注》云:"犀有二角,以額上者爲勝。又有通天犀,角上有一白縷,直上至端,此至神驗。或云是水犀角,出水中。《漢書》所云'駭雞犀'者,以置米中,雞皆驚駭不敢啄;又置屋中,烏鳥不敢集屋上。又云'通天犀'者,夜露不濡,以此知之。"

〔二〕障氣:《證類本草》作"瘴氣"。指南方惡氣,《嶺外代答》云:"南方凡病皆謂之瘴,其實似中州傷寒。蓋天氣鬱蒸,陽多宣洩,冬不閉藏,草木水泉,皆稟惡氣。人生其間,日受其毒,元氣不固,發爲瘴疾。"《説文》無"瘴"字,二孫改字。

〔三〕殺:減低。《廣雅·釋詁》云:"殺,減也。"

〔四〕鉤吻:毒藥,詳下品鉤吻條。

〔五〕鴆羽:鴆爲傳説中毒鳥,一名運日,羽毛有大毒。《離騷》"吾令鴆爲媒兮,鴆告余以不好",王逸注:"鴆,運日也,羽有毒,可殺人。"洪興祖補注引《廣志》云:"其鳥大如鴞,紫緑色,有毒,食蛇蝮。雄名運日,雌名陰諧。以其毛歷飲卮,則殺人。"

〔六〕生山谷:《證類本草》引《名醫别録》"生永昌山谷及益州",《本草經集注》云:"今出武陵、交州、寧州諸遠山。"

右獸中品七種,舊同。

229 燕屎〔一〕 **味辛,平。主蠱毒,鬼注,逐不祥邪氣,破五癃,利小便。生平谷**〔二〕**。**

《名醫》曰:生高山。

【案】《説文》云:"燕,元鳥也。籋口,布翄,枝尾,象形。作巢避戊己。”“乚[①],元鳥也。齊魯謂之乚,取其名自呼,象形。或作鳦。”《爾雅》云:“燕鳦。”《夏小正》云“二月,來降燕乃睇”,《傳》云:“燕,乙也。”“九月,陟元鳥蟄”,《傳》云:“元鳥者,燕也。”

箋　疏

《説文》云:“燕,玄鳥也。籋口,布翄,枝尾。象形。”燕又稱“乙鳥”,《説文》:“乚,玄鳥也。齊魯謂之乚,取其鳴自呼,象形。鳦,乚或從鳥。”燕與人類生活接觸較爲密切,故附會傳説亦多,《本草綱目》集解項説:“燕大如雀而身長,籋口豐頷,布翅歧尾,背飛向宿。營巢避戊己日,春社來,秋社去。其來也,銜泥巢於屋宇之下;其去也,伏氣蟄於窟穴之中。”燕爲燕科動物,《本草經集注》説:“鷰有兩種,有胡、有越。紫胸輕小者是越鷰,不入藥用;胸斑黑,聲大者是胡鷰。俗呼胡鷰爲夏候,其作窠喜長,人言有容一疋絹者,令家富。”所言胡燕即是家燕 *Hirundo rustica*,越燕則是同屬之金腰燕 *Hirundo daurica*。

吐魯番出土的朱墨分書《本草經集注》殘片,其中燕屎、天鼠屎兩條包含有朱書《本草經》文,是目前已知最接近《本草經》原始面目的文件。録燕屎條朱書備參:“鷰屎,味辛,平。主治蠱毒,鬼注,逐不祥邪氣,破五癃,利小

① 乚:底本作“乙”,亦不誤,慮與“甲乙”字混,改爲《説文》本字。以下兩“乙”同。

便。生高山平谷。”

注　釋

〔一〕燕㞎:《證類本草》作“鷰屎”。按,“鷰”爲“燕”俗字,二孫改從《説文》正寫;輯本以“㞎”爲“屎”有誤,詳馬先蒿條注釋。

〔二〕生平谷:《證類本草》引《名醫别録》“生高山平谷”。

230 天鼠㞎〔一〕　味辛,寒。主面癰腫,皮膚洗洗時痛,腹[①]中血氣,破寒熱積聚,除驚悸。一名鼠法[②]〔二〕,一名石肝。生山谷〔三〕。

《名醫》曰:生合浦。十月、十二月取。

【案】李當之云:“即伏翼㞎也。”李云天鼠,“《方言》一名僊鼠”。案,今本《方言》云“或謂之老鼠”,當爲“天”字之誤也。

箋　疏

陶弘景不識此物,表示“方家不復用,俗不識也”。《新修本草》説:“《李氏本草》云‘即伏翼屎也’。伏翼條中不用屎,是此明矣。《方言》名仙鼠,伏翼條已論也。”伏翼條又説:“伏翼,以其晝伏有翼爾。《李氏本草》云‘即天鼠也’。又云:‘西平山中别有天鼠,十一月、十二月取。主女人生子餘疾,帶下病,無子。’《方言》一名仙鼠,在山孔中食

① 腹:底本作“腸”,據《證類本草》改。黄奭輯本亦作“腹”。
② 法:底本作“沄”,據《證類本草》改。

諸乳石精汁，皆千歲。頭上有冠，淳白，大如鳩鵲。食之令人肥健，長年。其大如鶉，未白者皆已百歲，而並倒懸，其石孔中屎皆白，如大鼠屎，下條天鼠屎，當用此也。”

檢《方言》卷八云：“蝙蝠，自關而東謂之服翼，或謂之飛鼠，或謂之老鼠，或謂之𩳁鼠。自關而西，秦隴之間謂之蝙蝠。北燕謂之蟙䘃。”其中“𩳁”本是“遷”的異體字，結合《新修本草》的注釋，更像是由“僊”字爛壞而成。至於二孫按語認爲句中“老鼠”是“天鼠”之訛，似難成立。

録吐魯番《本草經集注》殘片天鼠屎條朱書備參：“天鼠屎，味辛，寒。主治面癰腫，皮膚説説時痛，腹中血氣，破寒熱積聚，除驚悸。一名鼠沽，一名石肝。生合浦山谷。”

注　釋

〔一〕天鼠尿：《證類本草》作“天鼠屎”，輯本以“尿”爲“屎”有誤，詳馬先蒿條注釋。天鼠屎即蝙蝠糞，一名夜明沙。

〔二〕一名鼠法：《本草經集注》殘片作“鼠沽”，《本草和名》作“鼠姑”，不知孰爲正字。至於底本作“鼠沄”，無文獻支持，恐是二孫所用《證類本草》“法”字爛壞而成，故依《證類本草》校改爲“鼠法”。

〔三〕生山谷：《證類本草》引《名醫别録》“生合浦山谷”。

右禽中品二種，舊同。

231 蝟皮〔一〕　**味苦，平。主五痔，陰蝕，下血赤白**〔二〕**，五色血汁不止，陰腫痛引要背。酒煮殺之**〔三〕**。生川谷**〔四〕**。**

《名醫》曰：生楚山田野。取無時。

【案】《説文》云："𧰲，似豪豬者，或作蝟。"《廣雅》云："虎王，蝟也。"《爾雅》云"彙，毛刺"，郭璞云："今蝟[①]，狀似鼠。"《淮南子·説山訓》云："鵲矢中蝟。"

箋　疏

《爾雅·釋獸》"彙，毛刺"，郭璞注："今蝟，狀似鼠。"《本草經集注》説："田野中時有此獸，人犯近，便藏頭足，毛刺人，不可得捉。能跳入虎耳中，而見鵲便自仰腹受啄，物有相制，不可思議爾。"按，"蝟"今通寫作"猬"，即猬科動物普通刺猬 *Erinaceus europaeus*、短刺猬 *Hemichianus dauricus* 之類。

陶弘景説蝟"能跳入虎耳中，而見鵲便自仰腹受啄"，《廣雅》"虎王，蝟也"即由此而來。按，《易林》云："虎飢欲食，見蝟而伏。"又説："李耳彙鵲，更相恐怯，偃爾以腹，不能距格。"李耳即是虎，彙即刺蝟，《廣雅疏義》解釋説："彙與虎、鵲三物相遇，如蛇與吴公、蛤蟆之互相制然，故更相恐怯也。"

注　釋

〔一〕蝟皮：《説文》隸定作"彙"，或體作"蝟"，今言刺猬。《本草衍義》云："蝟皮取乾皮兼刺用。刺作刷，治紕帛

① 蝟：底本作"謂"，據《爾雅義疏》改。

絶佳。”

〔二〕下血赤白：指婦科疾病之赤白帶下，次句“五色血汁不止”亦指各色帶下。

〔三〕酒煮殺之：《本草經考注》疑“殺”爲“熬”之訛，有云：“‘殺’俗作‘煞’，與‘熬’相似，因訛作‘殺’也。”其説有理，露蜂房、蜣螂條經文並有“火熬之良”，是其證也。

〔四〕生川谷：《證類本草》引《名醫别録》“生楚山川谷田野”。

232 露蜂房〔一〕 味苦，平。主驚癇，瘈瘲，寒熱，邪氣，癲疾，鬼精，蠱毒，腸痔。火熬之良。一名蜂腸〔二〕。生山谷〔三〕。

《名醫》曰：一名百穿，一名蜂勦。生牂柯[①]。七月七日采，陰乾。

【案】《淮南子·氾[②]論訓》云“蜂房不容卵[③]”，高誘云：“房，巢也。”

箋疏

蜂房即是蜂巢，但何以名“露”蜂房，陶弘景亦覺得費解，推測“當用人家屋間及樹枝間苞裹者”；蜂房各處皆有，《本草經》卻記載産地爲牂牁山谷，亦表示“遠舉牂牁，未解所以”。《新修本草》認爲“露”是風霜雨露之意，所以主

① 牂柯：《證類本草》作“牂牱”。

② 氾：底本作“汜”，據《淮南子》改。《四部備要》本亦作“氾”。

③ 蜂房不容卵：《淮南子·氾論訓》作：“蜂房不容鵠卵。”

張“用樹上懸得風露者”，而“非人家屋下小小蜂房也”；並説這種蜂“黄黑色，長寸許，蠚馬牛人，乃至欲死者”。據此《蜀本草》明確説：“樹上大黄蜂窠也，大者如甕，小者如桶。”此即通常説的“馬蜂窩”，應該是馬蜂科黄星長脚黄蜂 *Polistes mandarinus*，以及胡蜂科大胡蜂 *Vespa crabro*、黑尾胡蜂 *Vespa ducalis* 之類的蜂房。

按，“露”至少有三意可能與《本草經》藥名露蜂房有關。一是露水，即《新修本草》所言“風露”。一是露天，及由此引申出的野生之意，其被明確指爲大黄蜂之類，原因或在於此。一是敗壞之意，《方言》“露，敗也”，露蜂房亦可能是“敗蜂房”之意，如本草之敗蒲席、敗鼓皮之類，指已經廢棄的蜂巢。

《名醫别録》謂露蜂房一名“蜂㔍”，《證類本草》小字注“音窠”。字書無此字，疑是“勦”字之省，《字彙補》云：“勦，與巢同。”引《張公神碑》“䳄鵠勦兮乳徘徊”爲書證。

注　釋

〔一〕露蜂房：即蜂巢。《本草經集注》云：“此蜂房多在樹腹中及地中，今此曰露蜂，當用人家屋間及樹枝間苞裹者。”《新修本草》云：“此蜂房用樹上懸得風露者。”

〔二〕一名蜂腸：《本草和名》作“蜂場”，森立之輯本取此。《本草經考注》云：“場者，壇場之義，謂蜂窠重層成壇場之狀也。”

〔三〕生山谷:《證類本草》引《名醫别録》"生牂牱山谷"。

233 鼈甲〔一〕　味鹹,平。主心腹癥瘕堅積,寒熱,去痞〔二〕,息肉〔三〕,陰蝕,痔,惡肉。生池澤〔四〕。

《名醫》曰:生丹陽。取無時。

【案】《説文》云:"鼈,甲蟲也。"

箋　疏

《本草綱目》集解項李時珍説:"鼈,甲蟲也。水居陸生,穹脊連脅,與龜同類。四緣有肉裙,故曰龜甲裹肉,鼈肉裹甲。"此即鱉科中華鱉 *Trionyx sinensis*,其背甲腹甲無角質盾片,外覆柔軟皮膚,故云"肉裹甲"。

注　釋

〔一〕鼈甲:《本草綱目》釋名説:"鼈行蹩躄,故謂之鼈。"取甲入藥,《本草經集注》云:"生取甲,剔去肉爲好,不用煮脱者。"

〔二〕痞:《説文》"痞,痛也",徐鍇云:"又病結也。"此言痞結,胸腹痞滿結痛。

〔三〕息肉:《説文》作"瘜",訓爲"寄肉也",徐鍇云:"息者,身外生之也。"此言正常組織以外的贅生物。

〔四〕生池澤:《證類本草》引《名醫别録》"生丹陽池澤"。

234 蟹〔一〕　味鹹,寒。主胷中邪氣,熱結痛,喎僻〔二〕,面腫。敗漆〔三〕,燒之致鼠〔四〕。生池澤〔五〕。

《名醫》曰:生伊洛諸水中。取無時。

【案】《説文》云："蠏，有二敖八足，旁行，非蛇鱓[1]之穴無所庇。或作𧍝。""蛫，蟹也。"《荀子·勸學篇》云："蟹六跪而二螯，非虵蟺之穴無所寄託。"《廣雅》云："蛂蠏，蛫也。"《爾雅》云"螖蠌，小者蟧"，郭璞云："或曰即蟚螖也，似蠏而小。"

箋　疏

《説文》云："蠏，有二敖八足，旁行，非蛇鮮之穴無所庇。"《本草綱目》集解項李時珍説："蟹，横行甲蟲也。外剛内柔，於卦象離。骨眼蜩腹，蛭腦鱟足，二螯八跪，利鉗尖爪，殼脆而堅，有十二星點。雄者臍長，雌者臍團。腹中之黄，應月盈虧。其性多躁，引聲噀沫，至死乃已。生於流水者，色黄而腥；生於止水者，色紺而馨。"蟹種類甚多，從諸家描述來看，主要指淡水河蟹，以弓蟹科的中華絨螯蟹 *Eriocheir sinensis* 爲主流。

注　釋

〔一〕蟹：《本草衍義》云："此物每至夏末秋初，則如蟬蜕解。當日名蟹之意，必取此義。"《本草綱目》釋名説："按傅肱《蟹譜》云：蟹，水蟲也，故字從蟲。亦魚屬也，故古文從魚。以其横行，則曰螃蟹；以其行聲，則曰郭索；以其外骨，則曰介士；以其内空，則曰無腸。"

〔二〕喎僻：口眼歪斜。《諸病源候論》卷一"風口喎候"云：

① 鱓：《説文》作"鮮"。

"風邪入於足陽明、手太陽之經,遇寒則筋急引頰,故使口喎僻,言語不正,而目不能平視。"

〔三〕敗漆:《淮南子·覽冥訓》云"蟹之敗漆"句高誘注:"以蟹置漆中,則敗壞不燥,不任用也。"《本草經集注》云:"仙方以化漆爲水,服之長生。"

〔四〕燒之致鼠:《太平御覽》卷九四二引《淮南萬畢術》曰:"燒蟹致鼠。"《本草經集注》云:"以黑犬血灌之三日,燒之,諸鼠畢至。"《本草圖經》云:"黄並螯燒煙,可以集鼠於庭。"

〔五〕生池澤:《證類本草》引《名醫别録》"生伊洛池澤諸水中"。

235 柞蟬〔一〕 **味鹹,寒。主小兒驚癇,夜啼,癲病,寒熱。生楊柳上**〔二〕。

《名醫》曰:五月采,蒸乾之。

【案】《説文》云:"蟬,以旁鳴者。""蜩,蟬也。"《廣雅》云:"蛴蛣,蟬也。""復育,蜕也。"舊作[①]"蚱蟬",《别録》云:"蚱者,鳴蟬也。殼,一名枯[②]蟬,又名伏蛸。"案,"蚱"即"柞"字,《周禮·考工記》云"侈則柞",鄭元云:"柞,讀爲咋咋然之咋,聲大外也。"《説文》云:"諎,大聲也。音同柞。"今據作

① 作:底本作"柞",據文義改。《周氏醫學叢書》光緒本、《周氏醫學叢書》宣統本、《四部備要》本、黄奭輯本皆作"作"。

② 枯:底本作"楛",據《證類本草》改。

"柞"。柞蟬,即"五月鳴蜩"之蜩。《夏小正》云"五月良蜩鳴",《傳》:"良蜩也,五采具。"《爾雅》云:"蜩,蜋蜩。"《毛詩》云"如蜩",《傳》云:"蜩,蟬也。"《方言》云:"楚謂之蜩,宋衛之間謂之螗蜩,陳鄭之間謂之蜋蜩,秦晉之間謂之蟬,海岱之間謂之蛴。"《論衡》云:"蟬生於復育,開背而出。"而《玉篇》云:"蚱蟬七月生。"陶宏景:"蚱音[①]作笮,云瘂蟬。"是爲《月令》之"寒蟬",《爾雅》所云"蜺"矣,《唐本》注非之也。

箋 疏

"蚱蟬"一詞只見於本草方書,如何與經史書中有關"蟬"的詞彙作名實對應,注釋家意見不一。《本草經集注》説:"蟬類甚多。《莊子》云'蟪蛄不知春秋',則是今四月、五月小紫青色者;而《離騷》云'蟪蛄鳴兮啾啾,歲暮兮不自聊',此乃寒螿爾,九月、十月中,鳴甚凄急。又,二月中便鳴者名蟧母,似寒螿而小;七月、八月鳴者名蛁蟟,色青,今此云生楊柳樹上是。《詩》云'鳴蜩嘒嘒'者,形大而黑,傴僂丈夫,止是掇此。昔人噉之,故《禮》有雀、鷃、蜩、范,范有冠,蟬有緌,亦謂此蜩。此蜩復五月便鳴。俗云'五月不鳴,嬰兒多災',今其療亦專主小兒也。"又特别指出:"蚱字音作笮,即是瘂蟬。瘂蟬,雌蟬也,不能鳴者。"

---

① 蚱音:底本作"音蚱",據《證類本草》倒乙。

雄蟬腹部有發音器，發出聲音吸引雌蟬交配，《説文》謂蟬"以旁鳴者"即此；雌蟬發音器結構不完整，不發聲，即陶弘景説"瘂蟬，雌蟬也，不能鳴者"。從《本草經》所記蚱蟬功效來看，主"小兒驚癇夜啼"，若指啞蟬，似更符合傳統思維邏輯；而《别録》把蚱蟬當作鳴蟬，則主"小兒癇絶不能言"，與之正好相反。因此，陶弘景的看法也非完全無因。《通志·昆蟲草木略》支持陶説，有云："蟬之類多，《爾雅》及他書多謬悠，惟陶弘景之注近之。《本草》蚱蟬注云：瘂蟬也。瘂蟬，雌蟬也，不能鳴者。"

但後世絶大多數本草家皆以陶弘景的意見爲非，認爲蚱蟬是鳴蟬。《新修本草》引《别録》"蚱者，鳴蟬也，主小兒癇，絶不能言"，指責陶弘景"今云啞蟬，啞蟬則雌蟬也，極乖體用"。《蜀本草·圖經》也説："此鳴蟬也，六月、七月收，蒸乾之。陶云是瘂蟬，不能鳴者，雌蟬也。二説既相矛盾。今據《玉篇》云'蚱者，蟬聲也'，如此則非瘂蟬明矣。"二孫同意後説，或許因爲《説文》無"蚱"字，於是選了一個表示聲音宏大的"柞"作替换。但"柞"本義爲柞木，如此篡改，轉易産生混淆。

《本草圖經》亦讚成《新修本草》的意見，有論云："蟬類甚多，《爾雅》云'蝒，馬蜩'，郭璞注云：'蜩中最大者爲馬蟬。'今夏中所鳴者，比衆蟬最大。陶又引《詩》'鳴蜩嘒嘒'，云是形大而黑，昔人所噉者。又禮冠之飾附蟬者，亦黑而大，皆此類也。然則《爾雅》所謂馬蜩，詩人所謂鳴蜩，《月令》禮家所謂蟬，本草所謂蚱蟬，其實一種。蟬類雖衆，而爲時用者，獨此一種耳。”《本草綱目》也説：“夏月始鳴，大而色黑者，蚱蟬也。又曰蝒，曰馬蜩，《豳詩》‘五月鳴蜩’者是也。頭上有花冠，曰螗蜩，曰蝘，曰胡蟬，《蕩》詩‘如蜩如螗’者是也。具五色者，曰蜋蜩，見《夏小正》。並可入藥用。”《本草圖經》《本草綱目》皆以大而色黑者爲蚱蟬，應該指黑蟬 *Cryptotympana pustulata*。

至於《新修本草》引《别録》“殼名枯蟬，一名伏蛸”。按，伏蛸亦作“復蛸”“蝮蛸”，此處是指若蟲羽化後留下的空殼，通常稱爲蟬蜕。《論衡·道虚》云：“萬物變化，無復還者。復育化爲蟬，羽翼既成，不能復化爲復育。”《論死篇》又云：“蟬之未蜕也，爲復育；已蜕也，去復育之體，更爲蟬之形。”則作“復育”，專指蟬的若蟲，與《别録》不同。

注　釋

〔一〕柞蟬：《證類本草》作“蚱蟬”，二孫改字。

〔二〕生楊柳上：《本草圖經》云：“蚱蟬本經不載所出州土，但云生楊柳上，今在處有之。”

236 **蠐螬**〔一〕　**味鹹，微温。主惡血，血瘀，**《御覽》作“血瘴”。**痹氣，破折**〔二〕**，血在脅下堅滿痛，月閉，目中淫膚，青翳，白膜。一名蟦蠐**〔三〕。**生平澤**〔四〕。

《名醫》曰：一名𦝫齊，一名教齊。生河内人家積糞艸中。取無時。反行者良。

【案】《説文》云：“齏，齏𧐐也。”“蝤，蝤齏也。”“蝎，蝤齏也。”《廣雅》云：“蛭蛒、蛬蠾、地蠶、蠹、蟦，蠀螬。”《爾雅》云“蟦，蠐螬”，郭璞云：“在糞土中。”又，“蝤蠐，蝎”，郭璞云：“在木中。今雖通名蝎，所在異。”又，“蝎，蛣蝠”，郭璞云：“木中蠹蟲。”“蝎，桑蠹”，郭璞云：“即拮掘[1]。”《毛詩》云“領如蝤蠐”，《傳》云：“蝤蠐，蝎蟲也。”《方言》云：“蠀螬謂之蟦。自關而東謂之蝤蠀，或謂之蚉蠾，或謂之蝖毂；梁益之間謂之蛒，或謂之蝎，或謂之蛭蛒；秦晉之間謂之蠹，或謂之天螻。”《列子·天瑞篇》云：“烏足根爲蠐螬。”《博物志》云：“蠐螬以背行，快於足用。”《説文》無“蟦”字，當借“蜚”爲之，聲相近，字之誤也。

箋 疏

二孫按語遍引子史書關於蠐螬的議論，糾結不清，本草家也衆説紛紜。陶弘景的注釋只是對蠐螬的簡單描述：“大者如足大指，以背行，乃駃（快）於脚。雜豬蹄作羹，與乳母不能別之。”《新修本草》則按《爾雅》分爲兩類：“此蟲有在糞聚，或在腐木中。其在腐柳樹中者，内外潔白；土糞中者，皮黄内黑黯。形色既異，土木又殊，當以木中者爲勝。採雖無時，亦宜取冬月爲佳。按《爾雅》一名蝎，一名蛣蝠，一名蝤蠐。”《本草拾遺》不以爲然，有論云：“本經云‘生糞土中’，陶云‘能背行者’，蘇云‘在腐木中，柳木中者

① 拮掘：《爾雅義疏》作“蛣蝠”。

皮白，糞中者皮黄，以木中者爲勝’。按，蠐螬居糞土中，身短足長，背有毛筋。但從水，入秋蜕爲蟬，飛空飲露，能鳴高潔。蝎在朽木中，食木心，穿如錐刀，一名蠹，身長足短，口黑無毛，節慢。至春羽化爲天牛，兩角狀如水牛，色黑，背有白點，上下緣木，飛騰不遥。二蟲出處既殊，形質又别，蘇乃混其狀，總名蠐螬，異乎蔡謨彭蜞，幾爲所誤。蘇敬此注，乃千慮一失矣。《爾雅》云‘蟦蠐，蝤蠐，蝎’，郭注云：‘蠐螬在糞土中，蝎在木中，桑蠹是也。飾通名蝎，所在異也。’又云‘齧桑’，注云：‘似蝎牛，長角，有白點，喜齧桑樹作孔也。’”《蜀本草》主張只用糞土中者，有云：“今據《爾雅》‘蟦，蠐螬’，注云：‘在糞土中。’本經亦云‘一名蟦蠐’，又云‘生積糞草中’，則此外恐非也。”

本草家關於蠐螬的意見，涉及若干種類昆蟲的幼蟲，名實各異。《名醫别録》説蠐螬生糞土中，這是描述其糞食性；又説“反行者良”，陶弘景補充説“以背行，乃駃於脚”。此説亦見於《博物志》：“蠐螬以背行，快於足用。”按，花金龜科的幼蟲脚細弱，主要靠背部的肌肉和剛毛行動，即所謂的“背行”。由此知這種蠐螬應該是花金龜科如白星花金龜 *Protaetia brevitarsis* 之類。至於《新修本草》説在木中者，應是指植食性的蠐螬，恐是鰓金龜科的幼蟲，如東北大黑鰓金龜 *Holotrichia diomphalia*、暗黑鰓金龜 *Holotrichia parallela* 之類。而《本草拾遺》云：“按蠐螬居糞土中，身短足長，背有毛筋。但從水，入秋蜕爲蟬，飛空飲露，能鳴高潔。”其説源於《論衡・無形篇》：“蠐螬化爲復育，復育轉而爲蟬,蟬生兩翼,不類蠐螬。”此古人觀察謬誤,蟬的若蟲形狀與蠐螬相差甚遠。

陶弘景在注釋中提出一個有意思的問題:“《詩》云‘領如蝤蠐’,今此别之名以‘蠐’字在下,恐此云‘蠐螬’倒爾。”陶弘景的意思是説,《詩經·碩人》“領如蝤蠐”,見於本草,蠐螬的别名又有蟦蠐、肥齊、教齊,“蠐”字皆在後,如此“蠐螬”會不會是“螬蠐”之倒乙?按,《莊子·至樂》“烏足之根爲蠐螬”,《經典釋文》云:“司馬本作螬蠐,云蝎也。”看來真有作“螬蠐”者。問題還不止於此,《爾雅·釋蟲》“蟦蠐螬”,究竟該標點作“蟦,蠐螬”還是“蟦蠐,螬”,也不好定論。循《名醫别録》“蟦蠐”可以單獨一詞,且“蟦蠐,螬”與下句“蝤蠐,蝎”結構相同,但因此將“蠐螬”割裂,也是非常奇怪。《方言》云:“蠀螬謂之蟦。自關而東謂之蝤蠀,或謂之蛬蠾,或謂之蝖螜。梁益之間謂之蛒,或謂之蝎,或謂之蛭蛒。秦晉之間謂之蠹,或謂之天螻。四方異語而通者也。”可見“蟦”確實可以單獨爲一詞,則《爾雅》“蟦,蠐螬”也完全成立。又,蠐螬一名肥齊,字書無“肥”字,疑是“蜰齊”之訛。二孫按語末句“《説文》無‘蟦’字,當借‘蜰’爲之,聲相近,字之誤也”,應該就是針對《名醫别録》“肥齊”而來。

注　釋

〔一〕蠐螬:《説文》寫作“齏䗺”,今以蠐螬爲正。《本草綱目》釋名説:“蠐螬,《方言》作蠀螬,象其蠹物之聲。或謂是齊人曹氏之子所化,蓋謬説也。蟦、蜰,言其狀肥也。”

〔二〕破折：《名醫别録》增補：“破骨踒折。”次句“血在脅下堅滿痛”，或許可以理解爲“破折”之後果。

〔三〕一名蟦蠐：《爾雅·釋蟲》云：“蟦，蠐螬。”

〔四〕生平澤：《證類本草》引《名醫别録》“生河内平澤及人家積糞草中”。

237 烏賊魚骨〔一〕 **味鹹，微温。主女子漏下赤白經汁，血閉**〔二〕**，陰蝕腫痛，寒熱，癥瘕，無子。生池澤**〔三〕。

《名醫》曰：生東海。取無時。

【案】《説文》云：“鰂，烏鰂，魚名。或作鯽。”左思賦有“烏賊”，劉逵注云：“烏賊，魚，腹中有墨。”陶宏景云：“此是鸔烏所化作，今其口脚具存，猶相似爾。”

箋疏

《説文》云：“鰂，烏鰂，魚名。”段玉裁注：“陶貞白云‘是鸔烏所化，其口腹猶相似’。腹中有墨，能吸波潠墨，令水溷黑自衛。劉淵林云‘腹中有藥’，謂其背骨，今名海鰾鮹是也。”“鰂”或體從“即”作“鯽”，與今鯽魚字相同。段玉裁專門指出：“此乃俗‘鰂’字，以‘即’聲古音在十二部也，今人用爲鰿魚字。”按，今言鯽魚，依《説文》正寫作“鰿”，徐鍇云：“今作鯽。”

二孫按語引陶弘景注：“此是鸔烏所化作，今其口脚具存，猶相似爾。”根據《蜀本草·圖經》的意見，鸔烏或即

《爾雅·釋鳥》“鵅，烏鸔”者。《本草拾遺》另記傳説云：“海人云，昔秦王東遊，棄筭袋於海，化爲此魚。其形一如筭袋，兩帶極長，墨猶在腹也。”相對而言，後一説刻畫烏賊的造型更加形象。此即烏賊科多種烏賊，如金烏賊 *Sepia esculenta*、曼氏無針烏賊 *sepiella maindroni*、針烏賊 *Sepia andreana* 之類。

注 釋

〔一〕烏賊魚骨：據《説文》“鰂”爲烏賊的專名，《黄帝内經素問·腹中論》即稱“烏鰂骨”。《本草綱目》釋名説：“羅願《爾雅翼》云：九月寒烏入水，化爲此魚。有文墨可爲法則，故名烏鰂。鰂者，則也。骨名海螵蛸，象形也。”《癸辛雜識》解釋“烏賊”一名的來歷云：“世號墨魚爲烏賊，何爲獨得賊名，蓋其腹中之墨可寫僞契券，宛然如新，過半年則淡然如無字。故狡者專以此爲騙詐之謀，故謚曰‘賊’云。”

〔二〕血閉：《黄帝内經素問·腹中論》治血枯月事衰少不來，以“四烏鰂骨，一藘茹”爲丸服之。王冰注引《古本草經》曰：“烏鰂魚骨，味鹹，冷、平，無毒，主治女子血閉。”

〔三〕生池澤：《證類本草》引《名醫别録》“生東海池澤”。

238 白僵蠶〔一〕 味鹹〔二〕。主小兒驚癎，夜啼，去三蟲，滅黑䵟，令人面色好，男子陰瘍病〔三〕。生平澤〔四〕。

《名醫》曰：生潁川。四月取自死者。

【案】《説文》云：“蠶，任絲也。”《淮南子·説林訓》云:“蠶食而不飲,二十二日而化。”《博物志》云:“蠶三化,先孕而後交。不交者亦生子,子後爲豎,皆無眉目,易傷,收采亦薄。”《玉篇》作“蠕蠶”,正當爲“僵”,舊作“殭”,非。

箋疏

《本草經集注》云:“人家養蠶時,有合箔皆殭者,即暴燥,都不壞。”《本草綱目》釋名項説:“蠶病風死,其色自白,故曰白殭。死而不朽曰殭。”此爲蠶蛾科家蠶 *Bombyx mori* 的幼蟲感染白殭菌 *Beauveria bassiana* 的死體。

注釋

〔一〕白僵蠶:《證類本草》作“白殭蠶”,二孫改字。《玉篇》“蠕,蠕蠶”,《廣韻》“蠕,蠶白死”。《説文》無蠕、殭字,故改爲“僵”。

〔二〕味鹹:《證類本草》其後“辛平”爲黑字《名醫别録》文,循《本草經》一藥一味一性之例,應取“味鹹,平”爲《本草經》文。

〔三〕男子陰瘍病:按,“瘍”有兩義。《説文》“瘍,脈瘍也”,段玉裁注:“脈瘍者,善驚之病也。”此言狂疾。《玉篇》“瘍,病相染也”,此言傳染病。本條“男子陰瘍”則是指“陰陽易”,“易”加“疒”繁化,以强調疾病屬性。《諸病源候論》卷九“時氣病後陰陽易候”云:“陰陽易病者,是男子、婦人時氣病新瘥未平復,而與之交接,因得病者,名爲陰陽易也。其男子病新瘥未平復,而婦人與之交接得病者，名陽易。其婦人得病新瘥未平復，男子與之交接得病者，名陰易。”

〔四〕生平澤：《證類本草》引《名醫别録》“生潁川平澤”。

239 鮀魚甲〔一〕　味辛，微温。主心腹癥瘕伏堅〔二〕積聚，寒熱，女子崩中，下血五色，小腹陰中相引痛，創疥，死肌。生池澤〔三〕。

《名醫》曰：生南海。取無時。

【案】《説文》云：“鱓，魚名，皮可爲鼓。”“鼉，水蟲，似蜥易，長大。”陶宏景云：“鮀，即鼉甲也。”

箋　疏

“鮀”與“鼉”各是一字。《説文》“鮀，鮎也”，此指鯰魚之類；《爾雅·釋魚》“鯊，鮀”，郭璞注“今吹沙小魚”，又别是一種；《説文》“鼉，水蟲，似蜥易，長大”，此即鼉科動物揚子鱷 *Alligator sinensis* 一類。本條用其皮甲，顯然是指後者。故《本草經集注》明確説：“鮀，即今鼉甲也，用之當炙。皮可以貫鼓，肉至補益。於物難死，沸湯沃口入腹良久乃剥爾。”

既然是“鼉魚甲”，何以寫成“鮀魚甲”？《本草經考注》注意到，“鮀”字在《醫心方》《本草和名》中皆寫作“鱓”。據《史記·太史公自序》：“文身斷髮，黿鱓與處。”《索隱》注“鱓”音“鼉”。鄭玄注《禮記》謂“鱓皮可以冒鼓”，故《集韻》説“鼉，或作鱓”，應該成立。由此判斷《本草經》此條原作“鱓魚甲”，傳寫中訛爲“鮀魚甲”。據《本草拾遺》黿條説："鱓魚注陶云'黿肉，補，此老者能變化爲魅'。"鱣魚肝條説："本經又以鱓爲鼉，此誤深矣。"由此確定唐代陳藏器所見《本草經集注》版本確實寫作"鱓魚甲"。

將鼉稱爲"鱓魚"固然有文獻依據，但《名醫别録》另有"鱓魚"，指代的是鱔魚，兩條都寫作"鱓魚"，容易混淆。而且，按照陳藏器的意思，"鱓魚"一詞的本意，既非鱔魚，也非鼉，而是指體型龐大的鱣魚。或許因爲這樣，《本草經》"鱓魚甲"，遂被改寫爲"鮀魚甲"。陳藏器在本條下説："'鮀魚'合作'鼉'字，本經作鮑魚之别名。"言下之意陳已經看到寫成"鮀"的版本，他同樣不以爲然，認爲這是"鮑魚"的别名，也與鼉無關。需要説明的是，陳藏器此語中的"鮀魚"乃是針對"鮑魚"立言，右文"它"與"包"俗字經常互相替代，如"陀"與"陁"，故知此處的原文一定是"鮀魚"，而非"鱓魚"。

但如二孫按語引《説文》，則"鱓"與"鼉"兩字都指鱷魚，段玉裁别有看法。《説文解字注》將鱓字的訓釋修訂爲"鱓魚也，從魚單聲"，注釋説："今人所食之黄鱔也。黄質黑文，似蛇。《異苑》云：'死人髮化。'其字亦作'䱇'，俗作'鱔'。或假'鮮'字爲之，如'蟹'篆下云'非蛇鮮之穴無所庇'是也。或假'鱣'爲之，如《楊震傳》'鳥銜三鱣'是也。各本此下有'皮可爲鼓'四字，由古以鼉皮冒鼓，鼉、鱓皆從單聲，古書如《吕覽》等皆假'鱓'爲'鼉'。淺人𦩍讀古書，率爾妄增，不知字各有本義。許書但言本義，則此四字可增於黽部，而不可贅於此也。今删正。”把“鱓”字條“皮可爲鼓”移到“鼉”字條，訓釋爲：“水蟲，似蜥易，長丈所，皮可爲鼓。從黽。單聲。”如此知《本草經》此條本意是“鼉魚甲”，同音假借，遂以“鱓魚甲”立條，傳寫中訛誤成爲“鮀魚甲”。

注　釋

〔一〕鮀魚甲：即鼉魚今言鱷魚之皮甲，而寫作此名。循二孫輯本體例，當改作“鱓魚甲”而漏改者。森立之輯本即據《本草和名》改爲“鱓魚甲”。

〔二〕伏堅：疑“癥瘕、伏堅、積聚”連讀，伏堅亦屬癥瘕積聚之類，猶巴豆條之“癥瘕結堅積聚”，曾青、麻黄、甘遂、附子條之“癥堅積聚”，則是省文。但《本草綱目》“百病主治藥”寒熱項下謂鼉甲“伏堅寒熱”，則將“伏”字作動詞，取降服、去除義。異説備參。

〔三〕生池澤：《證類本草》引《名醫别録》“生南海池澤”。

240 樗雞〔一〕　**味苦，平。主心腹邪氣，陰痿，益精，强志，生子，好色**〔二〕**，補中，輕身。生川谷**〔三〕**。**

《名醫》曰：生河内樗樹上。七月采，暴乾。

【案】《廣雅》云：“樗鳩，樗雞也。”《爾雅》云“螒，天雞”，李巡云：“一名酸雞。”郭璞云：“小蟲，黑身赤頭，一名莎雞，又曰樗雞。”《毛詩》云“六月莎雞振羽”，陸璣云：“莎雞，如蝗而班色，毛翅數重，其翅正赤。或謂之天雞。六月中，飛而振羽，索索作聲。幽州人謂之蒲錯是也。"

箋 疏

樗樹指苦木科臭椿 *Ailanthus altissima*,樗雞生樗樹上。《新修本草》云:"此物有二種,以五色具者爲雄,良;青黑質白斑者是雌,不入藥用。"蘇敬所言兩種,其實是雌雄之别,爲樗雞科斑衣蠟蟬 *Lycorma delicatula* 之類。《本草圖經》進一步説:"然今所謂莎雞者,亦生樗木上,六月後出飛,而振羽索索作聲,人或畜之樊中。但頭方腹大,翅羽外青内紅,而身不黑,頭不赤,此殊不類,蓋别一種而同名也。今在樗木上者,人呼爲紅娘子,頭、翅皆赤,乃如舊説,然不名樗雞,疑即是此,蓋古今稱不同耳。"此言"人呼爲紅娘子"者,此則是蟬科黑翅紅娘子 *Huechys sanguinea*。

至於經傳中提到莎雞,《詩經·豳風》"莎雞振羽",陸璣《詩疏》云:"樗雞,如蝗而班色,毛翅數重,某翅正赤,或謂之天雞。六月中,飛而振羽,索索作聲。幽州人謂之蒲錯是也。"《爾雅·釋蟲》"螒,天雞",郭璞注:"小蟲,墨身赤頭。一名莎雞,又曰樗雞。"《廣雅·釋蟲》云:"樗鳩,樗雞也。"《本草綱目》集解項總結説:"莎雞居莎草間,蟋蟀之類,似蝗而斑,有翅數重,下翅正赤,六月飛而振羽有聲。詳見陸璣《毛詩疏義》。而羅願《爾雅翼》以莎雞爲絡緯,即俗名紡絲者。"按照李時珍的意見,這種莎雞大致是蟋蟀科的蟋蟀一類,故《本草綱目》未將莎雞、天雞等作爲樗雞的别名。不過從現存文獻來看,如陸璣《詩疏》描述的莎雞仍然有些像斑衣蠟蟬,而《太平御覽》卷九四六引《廣志》

云："莎雞，似蠶蛾而五色，亦曰蜚雞。"顯然就是斑衣蠟蟬。

注釋

〔一〕樗雞：《本草綱目》釋名説："其鳴以時，故得雞名。《廣雅》作樗鳩，《廣志》作蜚雞，皆訛矣。"

〔二〕好色：當與紫芝、女萎等條言"好顏色"同義。

〔三〕生川谷：《證類本草》引《名醫别録》"生河内川谷樗樹上"，《本草經集注》云："今出梁州。"

241 **活蝓〔一〕 味鹹，寒。主賊風喎僻，軼筋〔二〕及脱肛，驚癇，攣縮。一名陵蠡〔三〕。生池澤〔四〕。**

《名醫》曰：一名土蝸，一名附蝸〔五〕。生太[①]山及陰地沙石垣下。八月取。

【案】《説文》云："蝓，虒蝓也。""蠃，一名虒蝓。"《廣雅》云："蠡蠃、蝸牛，螔蝓也。"《中山經》云"青要之山是多僕纍"，郭璞云："僕纍，蝸牛也。"《周禮·鼈人》"祭祀供蠃"，鄭云："蠃，螔蝓。"《爾雅》云"蚹蠃，螔蝓"，郭璞云："即蝸牛也。"《名醫》又[②]别出蝸牛條，非。舊作"蛞"，《説文》所無，據《玉篇》云"蛞，蛞東"，知即"活東"異文，然則當爲"活"。

---

① 太：底本作"大"，據《證類本草》改。

② 又：底本作"曰"，文義不通，據《周氏醫學叢書》光緒本、《周氏醫學叢書》宣統本、《四部備要》本改。

箋 疏

《爾雅·釋魚》"蚹蠃,螔蝓",郭璞注:"即蝸牛也。"《廣雅·釋魚》云:"蠡蠃、蝸牛,螔蝓也。"蛞蝓載《本草經》,蝸牛載《名醫别録》,二者本是不同物種,但因爲形狀有一定的關聯,遂引起誤會。蛞蝓一名土蝸,一名附蝸,《新修本草》謂"蛞蝓乃無殼蝸蠡也",可算代表性意見。諸書幾乎都以蝸牛與蛞蝓爲一物,《蜀本草》得出蛞蝓是"蝸牛之老者"的結論最有意思,直到《本草綱目》也信任其説,蛞蝓條集解項李時珍説:"按《爾雅》無蛞蝓,止云'蚹蠃,螔蝓',郭注云蝸牛也。《别録》無螔蝓,止云'蛞蝓一名附蝸'。據此則螔蝓是蚹蠃,蛞蝓是附蝸。蓋一類二種,如蛤蟆與蛙。故其主治功用相似,而皆制蜈、蝎;名謂稱呼相通,而俱曰蝸與蜒蚰螺也。或以爲一物,或以爲二物者,皆失深考。惟許慎《説文》云蚹蠃背負殼者曰蝸牛,無殼者曰蛞蝓,一言決矣。"

蝸牛是巴蝸牛科同型巴蝸牛 *Bradybaena similaris*、條華蝸牛 *Cathaica fasciola* 之類,而蛞蝓爲蛞蝓科的生物如黄蛞蝓 *Limax flavus*、野蛞蝓 *Agriolimax agrestis* 之類。在本草書中,僅有《本草衍義》對蝸牛與蛞蝓的物種有正確判斷:"蛞蝓、蝸牛,二物矣。蛞蝓,其身肉止一段;蝸牛,背上别有肉,以負殼行,顯然異矣。若爲一物,經中焉得分爲二條也。其治療亦大同小異,故知别類。又謂蛞蝓是蝸牛之老者,甚無謂。蛞蝓有二角,蝸牛四角,兼背有附殼肉,豈得爲一物也。"因爲《本草圖經》堅持蛞蝓與蝸牛屬於一物二名,故僅繪出蛞蝓圖,而所描繪的實際上是蝸牛。

蛞蝓與蝸牛生物學特性完全不同,《名醫别録》另出蝸牛條云:“蝸牛,味鹹,寒。主賊風喎僻,踠跌,大腸下脱肛,筋急及驚癇。”二孫指責《名醫》重出蝸牛條,實不妥當。

注　釋

〔一〕活蝓:《證類本草》作“蛞蝓”,二孫以《説文》無“蛞”,改爲“活”字。按,《爾雅·釋魚》“科斗,活東”,郭璞注:“蝦蟆子。”此似不足以成爲改字的證據。

〔二〕軼筋:參女萎條“跌筋”,竹葉條“溢筋”注釋。

〔三〕一名陵蠡:《廣雅·釋魚》云:“蠡蠃、蝸牛,螔蝓也。”《本草經考注》認爲:“是以‘蠃’釋‘蠡’,示雙聲通用之理也。‘陵蠡’猶云‘土蝸’‘山蝸’,蠃類而不生水中,故曰‘陵蠡’也。猶‘陵鯉’之例也。”其説合理。

〔四〕生池澤:《證類本草》引《名醫别録》“生太山池澤及陰地沙石垣下”。

〔五〕一名附蝸:《本草圖經》云:“本經蛞蝓一名附蝸,蛞蝓無殼,不應有蝸名,或以其頭形類猶似蝸牛,故以名之。”

242 石龍子〔一〕　味鹹,寒。主五癃,邪結氣,破石淋,下血,利小便水道。一名蜥易〔二〕,生川谷〔三〕。

《吴普》曰:石龍子,一名守宫,一名石蜴,一名山[1]龍子。《御覽》。

---

① 山:底本作“石”,據《太平御覽》卷九四六引《吴氏本草經》改。

《名醫》曰：一名山龍子，一名守宫，一名石蜴。生平陽及荆山石間。五月取，著石上，令乾。

【案】《説文》云："蜥，蟲之[①]蜥易也。""易，蜥易，蝘蜓，守宫也，象形。""蝘，在壁曰蝘蜓，在艸曰蜥易，或作蠠。""蚖，榮蚖，蛇醫，以注鳴者。"《廣雅》云："蛤解、蠦蝘、蚵蠪，蜇蜴也。"《爾雅》云："蠑螈，蜥蜴；蜥蜴，蝘蜓；蝘蜓，守宫也。"《毛詩》云"胡爲虺蜴"，《傳》云："蜴，螈也。"陸璣云："虺蜴，一名蠑螈，水[②]蜴也，或謂之蛇醫。如蜥蜴，青緑色，大如指，形狀可惡。"《方言》云："守宫，秦晉、西夏謂之守宫，或謂之蠦蝘，或謂之蜥易，其在澤中者謂之易蜴；南楚謂之蛇醫，或謂之蠑螈；東齊、海岱謂之蝾螏；北燕謂之祝蜓；桂林之中，守宫大者而能鳴，謂之蛤解。"

箋　疏

《爾雅·釋魚》："蠑螈，蜥蜴；蜥蜴，蝘蜓；蝘蜓，守宫也。"郭璞注："轉相解，博異語、别四名也。"邢昺疏："蠑螈、蜥蜴、蝘蜓、守宫，一物形狀相類而四名也。"或許可以這樣理解，按照《爾雅》的意思，蠑螈、蜥蜴、蝘蜓、守宫等四名，其實是具有某一共同特徵的爬行動物的通稱，這四個

① 蟲之：《説文》無此兩字。
② 水：底本缺，據《毛詩正義》引《詩疏》補。

名稱基本等義——至於這些名稱是否指代同一生物種，則因地域、時代而異，甚至因不同作者而異。

《本草經》成書東漢早期，此時代蠑螈、蜥蜴、蝘蜓、守宫等，概念已經細化，各有所指，而“石龍子”則能囊括全部，故用作正名，注别名蜥蜴。年代稍晚的《名醫别録》又補充别名山龍子、守宫、石蜴。與《名醫别録》時間相近的《古今注》也説：“蝘蜓，一曰守宫，一曰龍子，善於樹上捕蟬食之。其長細五色者，名爲蜥蜴；其短大者，名爲蠑螈，一曰蛇醫。大者長三尺，其色玄紺，善魅人，一曰玄螈，一名緑螈。”此似以蝘蜓、守宫、龍子爲大概念，囊括蜥蜴、蠑螈等次級概念。陶弘景作《本草經集注》，乃將石龍子細分爲四種，皆有明確的指代，陶云：“其類有四種：一大形，純黄色，爲蛇醫母，亦名蛇舅母，不入藥；次似蛇醫，小形長尾，見人不動，名龍子；次有小形而五色，尾青碧可愛，名蜥蜴，並不螫人；一種喜緣籬壁，名蝘蜓，形小而黑，乃言螫人必死，而未常聞中人。”至於對應今天具體物種，尚難絶對明確。

可注意的是陶弘景對守宫的意見。所謂“東方朔云，是非守宫，則蜥蜴”，語出《漢書·東方朔傳》：“上嘗使諸數家射覆，置守宫盂下，射之，皆不能中。朔自贊曰：臣嘗受《易》，請射之。乃别蓍布卦而對曰：臣以爲龍又無角，謂之爲蛇又有足，跂跂脉脉善緣壁，是非守宫即蜥蜴。”可見，守宫與蜥蜴仍然是一類二物。陶弘景“小形而五色，尾青碧可愛，並不螫人”者定義爲蜥蜴；“喜緣籬壁，名蝘蜓，形小而黑”者稱爲蝘蜓，懷疑此即守宫。並引出“守宫砂”的傳説：“以朱飼之，滿三斤，殺，乾末。以塗女子身，有交接事便脱，不爾如赤誌，故謂守宫。”按，此傳説漢代已有，《太平御覽》卷九四六引《淮南萬畢術》云：“守宫飾女臂，有文章。取守宫新合陰陽者，牝牡各一，藏之甕中，陰乾百日，以飾女臂，則生文章。與男子合陰陽，輒滅去。”又云：“取七月七日守宫陰乾之，治合，以井花水和，塗女人身，有文章，則以丹塗之，不去者不淫，去者有奸。”

《新修本草》仍同意石龍子分爲四種，但與陶説有所不同，有論云：“此言四種者，蛇師生山谷，頭大尾短小，青黄或白斑者是。蝘蜓似蛇師，不生山谷，在人家屋壁間，荆楚及江淮人名蝘蜓，河濟之間名守官，亦名榮螈，又名蝎虎，以其常在屋壁，故名守宫，亦名壁宫，未必如術飼朱點婦人也，此皆假釋爾。其名龍子及五色者，並名蜥蜴，以五色者爲雄而良，色不備者爲雌，劣爾。形皆細長，尾與身相類，似蛇著四足，去足便直蛇形也。蛇醫則不然。按《爾雅》亦互言之，並非真説。又云朱飼滿三斤，殊爲謬矣。”蘇敬乃以蛇師、蝘蜓（守宫、蠑螈、蝎虎）、蜥蜴（龍子）、蛇醫爲四種。否認守宫與“守宫砂”的關係，認爲蝘蜓之類活動在人家牆壁之間，所以得名“守宫”。

《本草圖經》則試圖調和諸説，將石龍子根據生境析分爲兩類：生於草澤山野爲蠑螈、蜥蜴；生於人家壁間爲蝘蜓、守宫。《本草綱目》大致遵循《本草圖經》的意見略有補充。石龍子條集解項李時珍説：“諸説不定。大抵是水、旱二種，有山石、草澤、屋壁三者之異。《本經》惟用石龍，後人但稱蜥蜴，實一物也。且生山石間，正與石龍、山龍之名相合，自與草澤之蛇師、屋壁之蝘蜓不同。蘇恭言蛇師生山谷，以守宫爲蠑螈，蘇頌以草澤者入藥，皆與《本經》相戾。術家祈雨以守宫爲蜥蜴，謬誤尤甚。今將三者考正於左，其義自明矣。生山石間者曰石龍，即蜥蜴，俗呼豬婆蛇；似蛇有四足，頭扁尾長，形細，長七八寸，大者一二尺，有細鱗金碧色；其五色全者爲雄，入藥尤勝。生草澤間者曰蛇醫，又名蛇師、蛇舅母、水蜥蜴、蠑螈，俗亦呼豬婆蛇；蛇有傷，則銜草以敷之，又能入水與魚合，故得諸名；狀同石龍而頭大尾短，形粗，其色青黄，亦有白斑者，不入藥用。生屋壁間者曰蝘蜓，即守宫也；似蛇醫而短小，灰褐色，並不螫人，詳本條。又按《夷堅志》云：劉居中見山中大蜥蜴百枚，長三四尺，光膩如脂，吐雹如彈丸，俄頃風雷作而雨雹也。"

《本草綱目》將石龍子特指爲生山石間者，一名蜥蜴，"似蛇有四足，頭扁尾長，形細，長七八寸，大者一二尺，有細鱗金碧色"；生草澤間者名蛇醫，一名水蜥蜴，一名蠑螈，不入藥；生人家壁間爲蝘蜓，亦即守宫，"似蛇醫而短小，灰褐色，並不螫人"。從描述大致可以判斷，這種石龍子（蜥蜴）爲石龍子科中國石龍子 *Eumeces chinensis*、藍尾石龍子 *Eumeces elegans* 之類，其中藍尾石龍子，當即陶弘景所言"尾青碧可愛"者；蠑螈（蛇醫）爲蠑螈科東方蠑螈 *Cynops orientalis* 之類；蝘蜓（守宫）爲壁虎科中國壁虎 *Gekko chinensis*、無蹼壁虎 *Gekko swinhonis*、多疣壁虎 *Gekko japonicus* 之類。

二孫按語引《廣雅》提到"蛤解",又引《方言》:"桂林之中,守宫大者而能鳴,謂之蛤解。"此即《開寶本草》之蛤蚧,《本草綱目》集解項李時珍説:"按段公路《北户録》云:其首如蟾蜍,背緑色,上有黄斑點,如古錦紋,長尺許,尾短,其聲最大,多居木竅間,亦守宫、蜥蜴之類也。又顧玠《海槎録》云:廣西横州甚多蛤蚧,牝牡上下相呼累日,情洽乃交,兩相抱負,自墮於地。人往捕之,亦不知覺,以手分劈,雖死不開。乃用熟稿草細纏,蒸過曝乾售之,煉爲房中之藥甚效。尋常捕者,不論牝牡,但可爲雜藥及獸醫方中之用耳。"原動物爲壁虎科大壁虎 *Gekko gecko*。

注　釋

〔一〕石龍子:《本草綱目》釋名説:"此物生山石間,能吐雹,可祈雨,故得龍子之名。"

〔二〕一名蜥易:《證類本草》作"蜥蜴"。《説文》云:"易,蜥易,蝘蜓,守宫也。象形。"二孫改用《説文》本字。

〔三〕生川谷:《證類本草》引《名醫别録》"生平陽川谷及荆山石間"。

243 木寅〔一〕　味苦,平。主目赤痛,眥傷淚出,瘀血〔二〕,血閉,寒熱,酸嘶〔三〕,無子。一名魂常。生川澤〔四〕。

《名醫》曰:生漢中。五月取①。

---

① 名醫曰:底本此段刻作雙行小字,循例調整格式,改爲大字。

【案】《説文》云："蝱，齧人飛蟲。"《廣雅》云："蠠、䖟，蝱也。"此省文。《淮南子·齊俗訓》云"水蠆爲螅茈"，高誘云："青蛉也。"又《説山訓》云："虻散積血。"

箋 疏

《説文》云："蝱，齧人飛蟲。"《本草經》收載有木虻，又有蜚虻，諸家對此莫衷一是。陶弘景以吸血與否來區分兩種虻。謂木虻："此虻不噉血，狀似虻而小，近道草中不見有，市人亦少有賣者，方家所用，惟是蜚虻也。"又説蜚虻："此即今噉牛馬血者，伺其腹滿掩取乾之，方家皆呼爲虻蟲矣。"虻是虻科昆蟲，雌體吸血，雄體較小，以吸食植物的汁液爲食。按照陶弘景的意見分析，木虻應該是雄體的虻，或許正是其吸食植物的特性，而得名"木虻"。

《新修本草》對此不以爲然，有論云："虻有數種，並能噉血，商、淅已南，江嶺間大有。木虻長大緑色，殆如次蟬，咂牛馬，或至頓仆；蜚虻狀如蜜蜂，黄黑色，今俗用多以此也；又一種小虻，名鹿虻，大如蠅，齧牛馬亦猛，市人採賣之。三種體以療血爲本，餘療雖小有異同，用之不爲嫌。何有木虻而不噉血？木虻倍大蜚虻，陶云'似虻而小'者，未識之矣。"

按照蘇敬的意思，虻皆吸血，而以大小爲區別：木虻最大，如蟬；蜚虻次之，如蜜蜂；小虻亦名鹿虻，最小，如蠅。《本草拾遺》又有不同意見，辯駁説："本經既出木虻，又出蜚虻,明知木虻是葉内之虻,飛虻是已飛之蟲。飛是羽化,亦猶在蛹,如蠶之與蛾爾。”按,虻爲完全變態的昆蟲,經歷卵、幼蟲、蛹、成蟲四個階段,據陳藏器的看法,木虻是處於幼蟲至蛹階段的虻,而蜚虻是虻的成蟲。

諸説如上,陶弘景的意見可能更符合《本草經》的原意,虻指虻科多種昆蟲,木虻是其雄體,蜚虻是其雌體。但後來《新修本草》的意見成爲主流,木虻、蜚虻則以個體大小爲區别,所指理論上講,應該都是吸血的雌體。木虻較大,或許是雁虻 *Tabanus pleskei*;蜚虻爲常見的華虻 *Tabanus mandarinus*、複帶虻 *Atylotus bivittateinus* 之類;小虻爲鹿虻 *Tabanus chrysurus* 之類。

注　釋

〔一〕木虻:《説文》正寫作“蝱”,如二孫按語,“虻”爲省文,今則以“虻”通用。《本草綱目》釋名説:“虻以翼鳴,其聲虻虻,故名。陸佃云:蟁害民,故曰蟁;虻害甿,故曰虻。亦通。”

〔二〕瘀血:《淮南子·説山訓》云:“虻散積血,斲木愈齲,此類之推者也。”

〔三〕酸㾊:即“酸嘶”,與磁石條“酸痟”同義,参該條注釋。

〔四〕生川澤:《證類本草》引《名醫别録》“生漢中川澤”。

244 蜚虻〔一〕　**味苦,微寒。主逐瘀血,破下血積,堅痞,癥瘕,寒熱,通利血脈及九竅。生川谷**〔二〕。

《名醫》曰:生江夏。五月取。腹有血者良。

箋　疏

《本草經》區分木寅與蜚寅，《本草經集注》説："此即今噉牛馬血者，伺其腹滿掩取乾之，方家皆呼爲寅蟲矣。"《本草圖經》亦云："寅有數種，皆能啗牛馬血。木寅最大而緑色，幾若蜩蟬；蜚寅狀如蜜蜂，黄色，醫方所用寅蟲即此也；又有一種小寅，名鹿寅，大如蠅，咂牛馬亦猛。三種大抵同體，俱能治血，而方家相承，只用蜚寅，它不復用。並五月採，腹有血者良。人伺其噉齧牛馬時腹紅者，掩取乾之用，入藥須去翅足也。"其具體物種，參看木寅條箋疏。

注　釋

〔一〕蜚寅：不詳得名之由，《本草綱目》釋名説"蜚與飛同"，似非此蟲命名本義。

〔二〕生川谷：《證類本草》引《名醫别録》"生江夏川谷"。

245 蜚廉〔一〕 **味鹹，寒。主血瘀，**《御覽》引云"逐下血"。**癥堅，寒熱，破積聚，喉咽痹，内寒，無子。生川澤**〔二〕。

《吴普》曰：蜚廉蟲，神農、黄帝云：治婦人寒熱。《御覽》。

《名醫》曰：生晉陽及人家屋間。立秋采。

【案】《説文》云："蟹，盧蟹也。""蠚，臭蟲，負蠜也。""蠜，𠂤蠜也。"《廣雅》云："飛蟅，飛蠊也。"《爾雅》云"蜚，蠦蟹"，郭璞云："即負盤，臭蟲。"《唐本》注云："漢中人食之下氣，名曰石薑，一名盧蛩，一名負盤。”舊作“蠊”，據邢昺疏引此作“廉”。

箋　疏

“蜚”《説文》正寫作“蠹”，訓釋爲“臭蟲，負蠜也”，並不是蜚蠊的專名。《爾雅·釋蟲》“蜚，蠦蛩”，郭璞的注釋也説：“蛩即負盤，臭蟲。”《春秋公羊傳》“秋有蜚”，何休注：“蜚者，臭惡之蟲也，象夫人有臭惡之行。”由此見“蜚”有特别的氣味，所以被呼爲“臭蟲”，此大約是半翅目植食性昆蟲蝽象，身體有臭腺，遇到危險即分泌臭液。

蜚蠊最早見於《本草經》，陶弘景謂其“形亦似䗪蟲而輕小，能飛”。因爲蜚蠊的形狀與䗪蟲相似，故《廣雅·釋蟲》云：“飛䗪，飛蠊也。”《新修本草》説：“此蟲味辛辣而臭，漢中人食之，言下氣，名曰石薑，一名盧蛩，一名負盤。《别録》云：形似蠶蛾，腹下赤，二月、八月採，此即南人謂之滑蟲者也。”《蜀本草·圖經》也説：“金州、房州等山人噉之，謂之石薑，多在林樹間百十爲聚。”就各家描述來看，也不太似蜚蠊目的昆蟲。

直到明代，《本草綱目》集解項李時珍説：“今人家壁間、竈下極多，甚者聚至千百。身似蠶蛾，腹背俱赤，兩翅能飛，喜燈火光，其氣甚臭，其屎尤甚。羅願云：此物好以清旦食稻花，日出則散也。水中一種酷似之。”所言“身似蠶蛾，腹背俱赤，兩翅能飛”云云，或許接近蜚蠊目蜚蠊科的昆蟲，後段引羅願云云，仍然是蝽象一類。

今天所言的蜚蠊，通常稱爲蟑螂，爲蜚蠊科美洲大蠊

Periplaneta americana、東方蜚蠊 *Blatta orientalis*、德國小蠊 *Blattella germanica* 之類。因爲是常見昆蟲,圖例應該是反映物種的最佳證據。觀察《本草品匯精要》之蜚蠊圖例,所繪顯然是雙翅目虻科的昆蟲。《本草綱目》金陵本爲原刻,最能代表李時珍的觀點,其蜚蠊圖上標注"行夜同",所繪接近於步甲科的昆蟲如短鞘步甲 *Pheropsophus jessoensis* 之類。稍晚的江西本,圖像與金陵本同;直到明末錢蔚起本重繪,才是標準的蜚蠊科蟑螂。

清初汪紱《醫林纂要探源》卷三提到"油蟲",謂其"身圓長而扁,色黄赤光潤,大不及寸,甲下有翅能飛,常居厨竈盌架間,食油膩餘瀝,其氣臭穢"。所描述者,顯然就是東方蜚蠊 *Blatta orientalis* 之類。至趙學敏《本草綱目拾遺》才正式將俗稱之蟑螂,與本草之蜚蠊聯係在一起,卷一〇竈馬條云:"今之竈馬,俗呼贓郎,又作蟑螂,《綱目》所謂蜚蠊也。《綱目》蟲部亦有竈馬,形如蟋蟀,今人名竈壁雞,又與蟑螂别。瀕湖於蜚蠊條下無治疔瘡諸法,今備録之。"

注 釋

〔一〕蜚廉:《證類本草》作"蜚蠊",二孫改字,《太平御覽》卷九四九引《本草經》亦作"蜚廉"。《本草經集注》云:"形亦似䗪蟲而輕小能飛,本在草中,八月、九月知寒,多入人家屋裏逃爾。有兩三種,以作廉薑氣者爲真,南人亦噉之。"

〔二〕生川澤:《證類本草》引《名醫别録》"生晉陽川澤及人家

屋間”。

246 䗪蟲〔一〕　味鹹，寒。主心腹寒熱洗洗，血積，癥瘕，破堅，下血閉，生子大良。一名地鼈〔二〕。生川澤〔三〕。

《吴普》曰：䗪蟲，一名土鼈。《御覽》。

《名醫》曰：一名土鼈。生河東及沙中、人家牆壁下土中濕處。十月暴乾①。

【案】《説文》云：“蟅，蟲屬。”“蠜，自蠜也。”《廣雅》云：“負蠜，蟅也。”《爾雅》云“艸蟲，負蠜”，郭璞云：“常羊也。”《毛詩》云“喓喓艸蟲”，《傳》云：“艸蟲，常羊也。”陸璣云：“小大長短如蝗也。奇音，青色，好在茅艸中。”

箋疏

《周禮·秋官·赤犮氏》“凡隙屋，除其狸蟲”，鄭玄注：“狸蟲，䗪肌蛷之屬。”諸家對䗪蟲的形態描述清楚，《新修本草》云：“此物好生鼠壤土中及屋壁下，狀似鼠婦，而大者寸餘，形少似鼈，無甲，但有鱗也。”結合《本草圖經》所繪圖例，此即鱉蠊科地鱉 *Eupolyphaga sinensis*、冀地鱉 *Steleophaga plancyi* 之類，古今品種没有變化。

至於二孫按語所引文獻，多數都與本條䗪蟲無關。《説文》“蟅”的訓釋，段玉裁校訂爲“螽也”，《説文解字注》

① 十月暴乾：《證類本草》如此，據《本草圖經》云：“十月取，暴乾。”疑《證類本草》原文奪“取”字。

云："《方言》曰'蟒，宋魏之閒謂之蚮，南楚之外謂之蟅蟒，或謂之螣'，郭注：'即蝗也。蟅音近詐，蟒音莫梗反。亦呼虴蛨。'按，即今北人所謂蚂蚱，江南人謂之蝗蟲。蟅蟒、虴蛨一語之轉。許書上文云蜙蝑，下文曰蝗，蟅亦蝗也，故列字之次如此。若《廣雅》、本艸所云'蟅'者，皆非許意。"如段玉裁所言，"蟅"的本義乃是蝗蟲之類，至於負蠜、常羊，按照陸璣的意見，都是螽斯科的鳴蟲，也與鰵蠊科的䗪蟲無關。《本草經》及《名醫别録》記䗪蟲的别名，完全不涉及經傳，亦暗示其别是一種也。

注　釋

〔一〕䗪蟲：《説文》作"蟅"，俗寫爲上下結構，《武威醫簡》用此，亦寫作"䗪蟲"。

〔二〕一名地鼈：《名醫别録》補充："一名土鼈。"《本草經集注》説："形扁扁如鼈，故名土鼈。"

〔三〕生川澤：《證類本草》引《名醫别録》"生河東川澤及沙中、人家牆壁下土中濕處"，《本草經集注》云："今人家亦有之。"

247 伏翼〔一〕　**味鹹，平。主目瞑**〔二〕**，明目，夜視有精光**〔三〕**。久服令人熹樂**〔四〕**，媚好，無憂。一名蝙蝠。生川谷**〔五〕。舊作禽部，今移。

《吴普》曰：伏翼，或生人家屋間。立夏後，陰乾，治目冥，令人夜視有光。《藝文類聚》。

《名醫》曰：生太山及人家屋間。立夏後采，陰乾。

【案】《説文》云："蝙，蝙蝠也。""蝠，蝙蝠，服翼也。"《廣雅》云："伏翼、飛鼠、僊鼠，蚨蠌也。"《爾雅》云："蝙蝠，服翼。"《方言》云："蝙蝠，自關而東謂之伏翼，或謂之飛鼠，或謂之老鼠，或謂之仙鼠。自關而西，秦隴之間謂之蝙蝠。北燕謂之蠟蠌。"李當之云："即天鼠。"

箋　疏

《爾雅·釋鳥》"蝙蝠，服翼"，郭璞注："齊人呼爲蠟蠌，或謂之仙鼠。"《方言》云："蝙蝠，自關而東謂之服翼，或謂之飛鼠，或謂之老鼠，或謂之僊鼠。"《新修本草》引李當之"即天鼠也"。王羲之《十七帖·天鼠膏帖》云："天鼠膏治耳聾，有驗否？有驗者乃是要藥。"此天鼠疑即是伏翼。

伏翼爲翼手目多種動物的通稱，一般以蝙蝠科東亞伏翼 *Pipistrellus abramus*、東方蝙蝠 *Vespertilio superans* 較爲常見。因爲具有滑翔飛行能力，所以在《爾雅》中伏翼被歸爲禽鳥類。《本草經集注》蟲魚鳥獸合爲一類，《新修本草》則將伏翼和天鼠屎分在了蟲魚部，《開寶本草》將此兩條移動到禽部；《證類本草》只在伏翼條下保留了《開寶本草》的注釋"自蟲魚部今移"；二孫輯本於是將伏翼恢復爲蟲魚部，並注釋説"舊作禽部今移"，而天鼠屎仍留在禽部中。

注　釋

〔一〕伏翼：《説文》《爾雅》並作"服翼"。《新修本草》云："伏翼，以其晝伏有翼爾。”按，“服”與“伏”古相通。《爾雅義疏》引《孝經援神契》“蝙蝠伏匿，故夜食”，解釋説：“伏匿、服翼，聲相近。”

〔二〕目瞑：目昏眩無所見。《黄帝内經靈樞·經筋》云：“耳中鳴痛，引頷，目瞑，良久乃得視。”

〔三〕夜視有精光：《吴普本草》云：“令人夜視有光。”《本草經集注》説：“伏翼目及膽，術家用爲洞視法。”《本草拾遺》云：“取其血滴目，令人不睡，夜中見物。”

〔四〕熹樂：《證類本草》作“憙樂”。《説文》“憙，説也”“熹，炙也”，意思各别，疑是二孫誤改。

〔五〕生川谷：《證類本草》引《名醫别録》“生太山川谷及人家屋間”。

右蟲魚中品一十七種，舊十六種，考禽部伏翼宜入此。

248 **梅實〔一〕　味酸，平。主下氣，除熱，煩滿，安心，肢體痛，偏枯不仁，死肌，去青黑志〔二〕，惡疾。生川谷〔三〕。**

《吴普》曰：梅實，《大觀本艸》作“核”。明目，益氣，《御覽》。不飢。《大觀本艸》引《吴氏本艸》。

《名醫》曰：生漢中。五月采，火乾。

【案】《説文》云：“藲，乾梅之屬，或作藻。”“某，酸果也。”以梅爲柟，《爾雅》云“梅，柟”，郭璞云：“似杏，實酢。”是以“某”注“梅”也。《周禮·籩人》“饋食籩，其實乾藲”，鄭云：“乾藲，乾梅也。

有桃諸、梅諸，是其乾者。”《毛詩疏》云：梅暴爲腊，羹臛虀中，人含之以香口。《大觀本艸》。

箋疏

《説文》“某”與“梅”爲兩字，“某，酸果也”，古文從口作“槑”；“梅，柟也，可食”，或從某作“楳”。《爾雅·釋木》“梅，柟”，與《説文》同。陸璣《詩疏》云：“梅樹皮葉似豫樟，豫樟葉大如牛耳，一頭尖，赤心，華赤黄，子青不可食；柟葉大，可三四葉一叢，木理細緻於豫樟，子赤者材堅，子白者材脆。江南及新城、上庸、蜀皆多樟柟，終南山與上庸、新城通，故亦有柟也。”柟爲柟樹，樟科楠屬的物種，高大喬木，而郭璞注《爾雅》，誤爲薔薇科梅，故言“似杏實酢”，所以二孫批評説：“是以‘某’注‘梅’也。”但“梅”很早就借作“某”，如段玉裁説：“後世取梅爲酸果之名，而梅之本義廢矣。”

《詩經·摽有梅》云：“摽有梅，其實七兮。求我庶士，迨其吉兮。”此以梅實爲比興，至其用途，則如《尚書·説命》言：“若作和羹，爾惟鹽梅。”《證類本草》引《毛詩疏》云：“梅暴乾爲腊，羹臛虀中。”又云：“含可以香口。”薔薇科植物梅 *Prunus mume* 是常見果樹，果實食用外，亦是重要的觀賞植物，栽培品種極多，大致分果梅與花梅兩類。梅實以果實入藥，《本草經集注》云：“此亦是今烏梅也，用當去核，微熬之。”所謂烏梅、白梅，乃是果實的不同加工方法，《本草圖經》云：“五月採其黄實，火熏乾作烏梅……又以鹽殺爲白梅，亦入除痰藥中用。”《本草衍義》亦云：“熏之爲烏梅，曝乾藏密器中爲白梅。”

注 釋

〔一〕梅實：梅樹果實的加工品，通常稱爲“烏梅”。

〔二〕去青黑志：《證類本草》作“去青黑誌”，即晚出之“痣”字。《本草經集注》云：“今人多用白梅和藥以點誌，蝕惡肉也。”《諸病源候論》卷三一“黑痣候”云：“面及體生黑點爲黑痣，亦云黑子。”

〔三〕生川谷：《證類本草》引《名醫别録》“生漢中川谷”。

右果中品一種，舊同。

249 **大豆黄卷〔一〕 味甘，平。主濕痹，筋攣，膝痛。生大豆〔二〕，塗癰腫，煮汁飲殺鬼毒，止痛。赤小豆〔三〕，主下水，排癰腫膿血。生平澤〔四〕。**

《吴普》曰：大豆黄卷，神農、黄帝、雷公：無毒。采無時。去面䵟。得前胡、烏喙①、杏子、牡厲、天雄、鼠屎，共蜜和佳。不欲海藻、龍膽。此法，大豆初出土黄②芽是也。生大豆，神農、岐伯：生熟寒③。九月采。殺烏頭④毒，並不用元參。赤小豆，神農、

① 喙：底本作“啄”，據《太平御覽》卷八四一引《吴氏本草》改。《周氏醫學叢書》光緒本、《周氏醫學叢書》宣統本、《四部備要》本皆作“喙”。

② 土黄：底本作“黄土”，據《太平御覽》卷八四一引《吴氏本草》改。

③ 生熟寒：《吴普本草》尚志鈞輯本作“生温熟寒”。

④ 頭：底本作“豆”，據《太平御覽》卷八四一引《吴氏本草》改。《周氏醫學叢書》光緒本、《周氏醫學叢書》宣統本、《四部備要》本皆作“頭”。

黄帝：鹹；雷公：甘。九月采。《御覽》。

《名醫》曰：生太[①]山。九月采。

【案】《説文》云："尗，豆也，象豆生之形也。""荅，小尗也。""藿，尗之少也。"《廣雅》云："大豆，尗也。""小豆，荅也。""豆角謂之莢；其葉謂之藿。"《爾雅》云"戎叔謂之荏叔"，孫炎云："大豆也。"

箋　疏

根據《證類本草》目録，米穀部中品載《本草經》藥兩條，即赤小豆和大豆黄卷，生大豆屬《名醫别録》藥，但其下有《開寶本草》注釋："元附大豆黄卷條下，今分條。"意即從《本草經》大豆黄卷條拆分出者。赤小豆雖然單獨成條，其下有陶弘景注釋："大小豆共條，猶如葱、薤義也。"《本草圖經》也説："赤小豆舊與大豆同條，蘇恭分之。"由此顯示，在《本草經集注》中，赤小豆附録在大豆黄卷條中，不單獨計數。二孫輯本以大豆黄卷立條，將赤小豆條及生大豆條中的白字，合併於條内，應該符合陶弘景整理《本草經》之原意。森立之、尚志鈞、王筠默、曹元宇輯本皆如此處理。

大豆即豆科植物大豆 *Glycine max*，是常見經濟作物。大豆黄卷是大豆種子經發芽處理後的製成品，《本草綱目》引陶弘景説："黑大豆爲蘗牙，生五寸長，便乾之，名爲黄

---

① 太：底本作"大"，據《證類本草》改。《周氏醫學叢書》光緒本、《周氏醫學叢書》宣統本、《四部備要》本皆作"太"。

卷,用之熬過,服食所須。”又云:“壬癸日以井華水浸大豆,候生芽,取皮,陰乾用。”赤小豆也是常見經濟作物,據《救荒本草》説:“本草舊云江淮間多種蒔,今北土亦多有之。苗高一二尺,葉似豇豆葉微團艄,開花似豇豆花微小,淡銀褐色,有腐氣,人故亦呼爲腐婢,結角比菉豆角頗大,角之皮色微白帶紅,其豆有赤、白、黧色三種。”根據所繪圖例,可以確定其原植物爲豆科赤小豆 *Vigna umbellata*。

注　釋

〔一〕大豆黄卷:成熟大豆發芽乾燥而成。《本草經集注》云:“以大豆爲櫱牙,生便乾之,名爲黄卷。”

〔二〕生大豆:《本草綱目》釋名説:“豆、尗皆莢穀之總稱也。篆文‘尗’,象莢生附莖下垂之形;‘豆’象子在莢中之形。《廣雅》云:‘大豆,菽也’‘小豆,荅也’。”《本草圖經》云:“大豆有黑白二種,黑者入藥,白者不用。”

〔三〕赤小豆:《本草綱目》釋名説:“小豆名荅,有三四種。王禎云:今之赤豆、白豆、緑豆、豋豆,皆小豆也。此則入藥用赤小者也。”

〔四〕生平澤:《證類本草》引《名醫别録》“生太山平澤”。

250 粟米〔一〕　**味鹹,微寒。主養腎氣,去胃脾中熱,益氣。陳者**〔二〕**,味苦。主胃熱,消渴,利小便。**《大觀本艸》作黑字,據《吴普》增。

《吴普》曰:陳粟,神農、黄帝:苦,無毒。治脾熱渴。粟,養腎氣。《御覽》。

【案】《説文》云："粟，嘉穀實也。"孫炎注《爾雅》"粢，稷"云："粟也。"今關中人呼小米爲粟米，是。

箋　疏

《證類本草》粟米爲黑字《名醫别録》文，二孫以《吴普本草》陳粟引有神農云云，遂作爲《本草經》藥物補入，下條黍米亦如此。

糧食作物栽培品種因時地不同，變化很大，粱米、秫米、粟米的名實，自古以來糾結不清。按照李時珍的觀點，"粱即粟也"，而粟則有古今名稱之變。《本草綱目》粟條釋名説："古者以粟爲黍、稷、粱、秫之總稱，而今之粟，在古但呼爲粱。後人乃專以粱之細者名粟，故唐孟詵本草言人不識粟，而近世皆不識粱也。大抵粘者爲秫，不粘者爲粟。故呼此爲秈粟，以别秫而配秈。北人謂之小米也。"秫條釋名説："秫字篆文象其禾體柔弱之形，俗呼糯粟是矣。北人呼爲黄糯，亦曰黄米。釀酒劣於糯也。"集解項又説："秫即粱米、粟米之粘者。有赤、白、黄三色，皆可釀酒、熬糖、作餈糕食之。蘇頌《圖經》謂秫爲黍之粘者，許慎《説文》謂秫爲稷之粘者，崔豹《古今注》謂秫爲稻之粘者，皆誤也。惟蘇恭以粟、秫分秈、糯，孫炎注《爾雅》謂秫爲粘粟者，得之。"現代植物學一般以禾本科 *Setaria italica* 爲粱，其變種 *Setaria italica* var. *germanica* 爲粟，粱、粟種子之粘者爲秫米，即主要根據李時珍的意見而來。

注　釋

〔一〕粟米：《本草經集注》云："江東所種及西間皆是，其粒細於粱米，熟舂令白，亦以當白粱，呼爲白粱粟。"

〔二〕陳者：即《吴普本草》所言"陳粟"。《本草經集注》云："陳者謂經三五年者，或呼爲粢米，以作粉，尤解煩悶，服食家亦將食之。"

251 黍米〔一〕　味甘，温。主益氣，補中，多熱，令人煩。《大觀本》作黑字，據《吴普》增。

《吴普》曰：黍，神農：甘，無毒。七月取，陰乾。益中，補氣。《御覽》。

【案】《説文》云："黍，禾屬而黏者，以大暑而種，故謂之黍。孔子曰：'黍可爲酒，禾入水也。'"《廣雅》云："粢、黍、稻，其采[①]謂之禾。"《齊民[②]要術》引《氾[③]勝之書》曰："黍忌丑。"又曰[④]："黍生於巳，壯於酉，長於戌，老於亥，死於丑，惡於丙、午，忌於丑、寅、卯。"按，黍，即穈之種也。

箋　疏

黍米條亦二孫將《證類本草》黑字《名醫别録》文升爲

① 采：底本作"釆"，據《廣雅疏證》改。按，《説文》"采，禾成秀"，俗體作"穗"。

② 民：底本作"氏"，據文義改。《周氏醫學叢書》光緒本、《周氏醫學叢書》宣統本、《四部備要》本皆作"民"。

③ 氾：底本作"記"，據文義改。《四部備要》本、黄奭輯本皆作"氾"。

④ 又曰：此段實出自《齊民要術》引《雜陰陽書》，二孫誤看文獻。

《本草經》文者。

古代稷黍所對應的物種,同樣糾結不清。《本草綱目》云:"稷與黍,一類二種也。黏者爲黍,不黏者爲稷。稷可作飯,黍可釀酒。猶稻之有粳與糯也。陳藏器獨指黑黍爲稷,亦偏矣。稷黍之苗似粟而低小有毛,結子成枝而殊散,其粒如粟而光滑。三月下種,五六月可收,亦有七八月收者。其色有赤、白、黄、黑數種,黑者禾稍高,今俗通呼爲黍子,不復呼稷矣。北邊地寒,種之有補。河西出者,顆粒尤硬。稷熟最早,作飯疏爽香美,爲五穀之長而屬土,故祠穀神者以稷配社。五穀不可遍祭,祭其長以該之也。上古以厲山氏之子爲稷主,至成湯始易以后稷,皆有功於農事者云。"又説:"黍乃稷之黏者。亦有赤、白、黄、黑數種,其苗色亦然。郭義恭《廣志》有赤黍、白黍、黄黍、大黑黍、牛黍、燕頷、馬革、驢皮、稻尾諸名。俱以三月種者爲上時,五月即熟。四月種者爲中時,七月即熟。五月種者爲下時,八月乃熟。《詩》云'秬鬯一卣',則黍之爲酒尚也。白者亞於糯,赤者最黏,可蒸食,俱可作餳。古人以黍粘履,以黍雪桃,皆取其黏也。菰葉裹成糉食,謂之角黍。《淮南萬畢術》云:獲黍置溝,即生蠐螬。"後世一般接受李時珍的意見,認爲稷黍同種,原植物爲禾本科黍 *Panicum miliaceum*,子粒糯者爲黍,粳者爲稷。

注 釋

〔一〕黍米:黍有多種,《新修本草》謂"今此通論丹黑黍米爾",《本草綱目》亦説"此通指諸黍米也"。

右米穀中品三種，舊二種，大小豆爲二，無粟米、黍米，今增。

252 蓼實〔一〕　**味辛，温。主明目，温中，耐風寒，下水氣，面目浮腫，癰瘍。馬蓼**〔二〕，**去腸中蛭蟲**〔三〕。**輕身**〔四〕。**生川澤**〔五〕。

《吴普》曰：蓼實，一名天蓼，一名野蓼，一名澤蓼。《蓺文類聚》。

《名醫》曰：生雷澤。

【案】《説文》云："蓼，辛菜，薔虞也。""薔，薔虞，蓼。"《廣雅》云："葒、蘢、蘋，馬蓼也。"《爾雅》云"薔，虞蓼"，郭璞云："虞蓼，澤蓼。"又"葒，蘢古，其大者蘬"，郭璞云："俗呼葒艸爲蘢鼓，語轉耳。"《毛詩》云"隰有游龍"，《傳》云："龍，紅艸也。"陸璣云："一名馬蓼，葉大而赤色，生水中，高丈餘。"又"以薅荼蓼"，《傳》云："蓼，水艸也。"

箋　疏

《禮記·内則》云："豚，春用韭，秋用蓼。"乃是利用蓼的辛辣滋味作爲調劑，所以蓼被歸爲辛菜，《爾雅義疏》"薔，虞蓼"句郝懿行説："《内則》烹炰用蓼，取其辛能和味，故《説文》以爲辛菜。"本草也列在菜部，只是烹飪用莖葉，入藥則取其果實。

蓼的種類甚多，本草家意見不一。《本草經集注》云：

“人所食有三種：一是紫蓼，相似而紫色；一名香蓼，亦相似而香，並不甚辛而好食；一是青蓼，人家常有，其葉有圓者、尖者，以圓者爲勝，所用即是此。”《蜀本草·圖經》説：“蓼類甚多，有紫蓼、赤蓼、青蓼、馬蓼、水蓼、香蓼、木蓼等，其類有七種。紫、赤二蓼，葉小狹而厚；青、香二蓼，葉亦相似而俱薄；馬、水二蓼，葉俱闊大，上有黑點；木蓼一名天蓼，蔓生，葉似柘葉。諸蓼花皆紅白，子皆赤黑。木蓼，花黄白，子皮青滑。”《本草綱目》總結説：“韓保昇所説甚明。古人種蓼爲蔬，收子入藥。故《禮記》烹雞豚魚鼈，皆實蓼於其腹中，而和羹膾亦須切蓼也。後世飲食不用，人亦不復栽，惟造酒麯者用其汁耳。今但以平澤所生香蓼、青蓼、紫蓼爲良。”以上諸蓼，大致以蓼科蓼屬（*Polygonum*）植物爲主。

至於蓼實的取材，《本草衍義》云：“蓼實即《神農本經》第十一卷中水蓼之子也。彼言蓼則用莖，此言實即用子，故此復論子之功，故分爲二條。”按，水蓼載《新修本草》，謂其“葉似蓼，莖赤，味辛，生下濕水傍”。《開寶本草》引别本注云：“生於淺水澤中，故名水蓼。其葉大於家蓼，水挼食之，勝於蓼子。”《本草綱目》集解項李時珍説：“此乃水際所生之蓼，葉長五六寸，比水葒葉稍狹，比家蓼葉稍大，而功用仿佛。故寇氏謂蓼實即水蓼之子者，以此故。”從《本草經》記蓼實“生雷澤川澤”來看，確應該是以水生的水蓼爲正，原植物爲蓼科水蓼 *Polygonum hydropiper*。

注　釋

〔一〕蓼實：《本草綱目》釋名説："蓼類皆高揚，故字從翏，音料，高飛貌。"

〔二〕馬蓼：《本草綱目》馬蓼條釋名項李時珍説："凡物大者，皆以馬名之，俗呼大蓼是也。高四五尺，有大小二種。但每葉中間有黑跡，如墨點記，故方士呼爲墨記草。"此或蓼科植物酸模葉蓼 *Polygonum lapathifolium*。

〔三〕蛭蟲：《本草經考注》云："蛭蟲，他書無所見，蓋蟯蟲之類耳。以其似蛭名之歟？"

〔四〕輕身：《本草經考注》云："此二字是蓼實之效驗，非馬蓼之謂也，白字往往有此例。"其説有理，故與前句句號分開。

〔五〕生川澤：《證類本草》引《名醫别録》"生雷澤川澤"。

253 葱實〔一〕　味辛，温。主明目，補中不足。其莖〔二〕，可作湯，主傷寒寒熱，出汗，中風，面目腫。薤〔三〕，味辛，温。主金創創敗，輕身，不飢，耐老〔四〕。生平澤〔五〕。

《名醫》曰：生魯山。

【案】《説文》云："薤，菜也，葉似韭。"《廣雅》云："韭、薤、蕎，其華謂之菁。"《爾雅》云"薤，鴻薈"，郭璞云："即薤菜也。"又"葝[1]，山薤"。陶宏景云："葱、薤異物，而今共條。本經既無韭，以其

---

① 葝：《爾雅義疏》作"葝"。

同類故也。”

箋　疏

《證類本草》菜部中品載《本草經》藥物五種,依次爲蓼實、葱實、薤、假蘇、水蘇,上溯《新修本草》寫本也是如此,但據薤條陶弘景注釋説:“葱、薤異物,而今共條,本經既無韭,以其同類故也,今亦取爲副品種數。”可知在《本草經集注》中,葱實與薤合爲一條。二孫遵此提示,亦將葱實與薤合併爲一。至於假蘇此前已移到草部,故輯本菜部中品載藥物三種。目録統計説“菜中品三種,舊四種”,所言“舊四種”,乃是未計算假蘇的緣故。

《新修本草》説:“葱有數種,山葱曰茖葱,療病以胡葱,主諸惡載,狐尿刺毒,山溪中沙蝨、射工等毒。煮汁浸或擣傅大效,亦兼小蒜、茱萸輩,不獨用也。其人間食葱又有二種:有凍葱,即經冬不死,分莖栽蒔而無子也;又有漢葱,冬即葉枯。食用入藥,凍葱最善,氣味亦佳。”品種雖然複雜,但基本都是百合科葱屬(*Allium*)植物,茖葱爲 *Allium victorialis*;凍葱即冬葱,原植物爲細香葱,亦名火葱 *Allium ascalonicum*。漢葱即廣泛栽種的葱 *Allium fistulosum*。

薤亦是百合科葱屬植物,與葱形態近似。“薤”據《説文》正寫作“䪥”,訓釋見二孫按語。《本草圖經》説:“似韭而葉闊,多白無實。人家種者有赤白二種,赤者療瘡生肌,白者冷補。皆春分蒔之,至冬而葉枯。《爾雅》云‘䪥,鴻薈’,又云‘葝,山䪥’。山䪥莖葉亦與家薤相類而根長,葉差大,僅若鹿葱,體性亦與家薤同,然今少用。”原植物大致

爲薤 *Allium chinense*，或小根蒜 *Allium macrostemon*。

注　釋

〔一〕葱實：《説文》正寫作“蔥”，從艸悤聲。《證類本草》亦作“葱”。葱實即葱的種子，後世罕用。《本草經集注》説：“方家多用葱白及葉中涕，名葱苒，無復用實者。”

〔二〕其莖：《名醫别録》補充：“葱白，平。”

〔三〕韰：《證類本草》作“薤”。《本草綱目》描述：“‘薤’本文作‘韰’，韭類也。故字從韭，從‘㲉’，音概，諧聲也。今人因其根白，呼爲藠子，江南人訛爲篠子。其葉類葱而根如蒜，收種宜火熏，故俗人稱爲火葱。羅願云：物莫美於芝，故薤爲菜芝。”

〔四〕輕身不飢耐老：《名醫别録》謂：“菜芝也。”《本草經集注》説：“薤又温補，仙方及服食家皆須之。”

〔五〕生平澤：《證類本草》引《名醫别録》“生魯山平澤”。

254 水蘇〔一〕　味辛，微温。主下氣，辟口臭，去毒，辟惡①。久服通神明，輕身、耐老〔二〕。生池澤〔三〕。

《吴普》曰：芥葅，一名水蘇，一名勞祖。《御覽》。

《名醫》曰：一名雞蘇，一名勞祖，一名芥葅，一名芥苴。生九真。七月采。

【案】《説文》云：“蘇，桂荏也。”《廣雅》云：“芥葅，水蘇也。”《爾雅》云“蘇，桂荏”，郭璞云：“蘇，

---

① 辟惡：《證類本草》白字作“辟惡氣”。

荏類,故名桂荏。"《方言》云:"蘇亦荏也。關之東西或謂之蘇,或謂之荏;周鄭之間謂之公蕡;沅湘之南謂之䓷。其小者謂之蘸菜。"按,蘸菜即香薷也,亦名香菜。《名醫》别出香薷條,非。今紫蘇、薄荷等皆蘇類也,《名醫》俱别出之。

箋　疏

蘇、荏是一類有特殊芳香味的植物,《説文》"蘇,桂荏也",《爾雅·釋草》同,邢昺疏云:"蘇,荏類之草也。以其味辛似荏,故一名桂荏。"《名醫别録》單列"蘇"條,陶弘景説:"葉下紫色而氣甚香;其無紫色不香似荏者,名野蘇,不堪用。"這裏的"蘇"是專名,如《本草圖經》的意見,"蘇,紫蘇也",原植物爲唇形科紫蘇 *Perilla frutescens*,因爲香味濃烈,所以稱爲"桂荏"。唇形科植物多含揮發油,"蘇"亦成爲此類植物的泛稱,遂根據 *Perilla frutescens* 莖葉紫色的特點,將其稱爲"紫蘇",其他則有白蘇、水蘇、雞蘇、假蘇等,二孫把薄荷也歸到"蘇"類,也無大錯。

水蘇載於《本草經》,陶弘景不識,表示説:"方藥不用,俗中莫識。九真遼遠,亦無能訪之。"《新修本草》云:"此蘇生下濕水側,苗似旋復,兩葉相當,大香馥。青、齊、河間人名爲水蘇,江左名爲薺薴,吴會謂之雞蘇。"《本草圖經》説:"江左人謂雞蘇、水蘇是兩種;陳藏器謂薺薴自是一物,非水蘇。水蘇葉有鴈齒,香薷氣辛,薺薴葉上有毛,稍長,氣臭。"

文獻中水蘇、雞蘇、薺薴、香薷糾結不清，二孫指責《名醫别録》另出香薷條爲非，乃是把問題簡單化了。《本草綱目》集解項李時珍説："水蘇、薺薴一類二種爾。水蘇氣香，薺薴氣臭爲異。水蘇三月生苗，方莖中虚，葉似蘇葉而微長，密齒，面皺色青，對節生，氣甚辛烈。六七月開花成穗，如蘇穗，水紅色。穗中有細子，狀如荆芥子，可種易生，宿根亦自生。沃地者苗高四五尺。"《植物名實圖考》同意此看法，有云："水蘇，《本經》中品，即雞蘇。澤地多有之。李時珍辨别水蘇、薺薴一類二種，極確。昔人煎雞蘇爲飲，今則紫蘇盛行，而菜與飲皆不復用雞蘇矣。雩婁農曰：水蘇、雞蘇，自是一物。《日用本草》亦云爾，然謂即龍腦薄荷。今吴中以糖製之爲餌，味即薄荷，而葉頗寬，無有知爲水蘇者。東坡詩：'道人解作雞蘇水，稚子能煎鸎粟湯。'"晚近植物學家根據《植物名實圖考》的意見，將水蘇考訂爲唇形科植物水蘇 *Stachys japonica* 之類；薺薴據《植物名實圖考》爲唇形科薺薴 *Mosla grosseserrata*。

又，本條不同版本《證類本草》白字黑字出入甚大。"主下氣"三字，晦明軒本《政和本草》作黑字，劉甲本《大觀本草》作白字，柯刻《大觀本草》則"主下氣"並此後"殺穀，除飲食"五字皆爲白字，森立之、尚志鈞、王筠默、曹元宇、馬繼興輯本取此八字爲《本草經》文。

注　釋

〔一〕水蘇：亦是"蘇"類，如《新修本草》説"此蘇生下濕水側"得名。

〔二〕久服通神明輕身耐老：從功效看，水蘇似應爲上品藥物。

〔三〕生池澤：《證類本草》引《名醫别録》"生九真池澤"。

右菜中品三種，舊四種。考葱實宜與䪥同條，今并；假蘇宜入艸部。

神農本艸經卷第三

吴普等述　孫星衍、孫馮翼同輯

下　經

下藥一百二十五種爲左[①]使,主治病以應地。多毒,不可久服。欲除寒熱邪氣,破積聚,愈疾者本下經。

石灰　礜石　鉛丹　粉錫錫鏡鼻　代赭[②]　戎鹽大鹽鹵鹽　白堊　冬灰　青琅玕右玉石下品九[③]種,舊一十二種。

附子　烏頭　天雄　半夏　虎掌　鳶尾　大黄　亭歷　桔梗　莨蕩子　艸蒿　旋覆[④]花　藜蘆　鉤吻　射干　蛇合　恒山　蜀漆　甘遂　白斂　青葙子　雚菌　白及　大戟　澤漆　茵芋　貫衆　蕘華[⑤]　牙子　羊躑躅　商陸　羊蹄　萹蓄　狼毒　白頭翁　鬼臼

① 左:《證類本草》作“佐”,二孫改字。

② 代赭:底本缺,據正文補。《周氏醫學叢書》光緒本、《四部備要》本皆作“代赭石”,黄奭輯本作“代赭”。

③ 九:底本作“八”,據實數及正文按語改。

④ 覆:正文作“復”。

⑤ 華:正文作“花”。

羊桃　女青　連翹　閭[1]茹　烏韭　鹿藿　蚤休　石長生　陸英　藎艸　牛萹[2]　夏枯艸　芫華右艸下品四十[3]九種，舊四十八種。

巴豆　蜀茱　皁莢　柳華　楝實　郁李仁　莽艸　雷丸　桐葉　梓白皮　石南　黄環　溲疏　鼠李　藥實根　欒華　蔓茱右木下品一十七種，舊一十八種。

豚卵　麋脂　鼺[4]鼠　六畜毛蹄甲右獸下品四種，舊同。

蝦蟇　馬刀　蛇蜕　邱蚓　蠮螉　吴蚣　水蛭　班苗　貝子　石蠶　雀[5]甕　蜣螂[6]　螻蛄　馬陸　地膽　鼠婦　熒火　衣魚[7]右蟲魚下品一十八種，舊同[8]。

桃核仁　杏核仁右果下品二種，舊同。

腐婢右米穀下品一種，舊同。

苦瓠　水靳[9]右菜下品二種，舊同。

彼子右一種，未詳。

序例白字

---

① 閭：正文作"蘭"。

② 萹：正文作"扁"。

③ 十：底本作"下"，據文義改。

④ 鼺：底本作"鼺"，據正文改。《周氏醫學叢書》光緒本、《周氏醫學叢書》宣統本、《四部備要》本皆作"鼺"。

⑤ 雀：底本作"省"，據正文改。

⑥ 螂：正文作"蜋"。

⑦ 底本衣魚後還有"伏翼"，輯本在蟲魚部中品，此屬誤出，故删。

⑧ 一十八種舊同：底本作"一十九種，舊一十八種"。若將伏翼計算在内則爲十九種，正文伏翼在蟲魚部中品，實數仍是十八種，正文按語亦作"十八種，舊同"，因據改。

⑨ 靳：正文作"靳"。

佚文

附《吴普本艸》

255 石灰〔一〕 味辛,温。主疽瘍,疥搔〔二〕,熱氣,惡創,癩疾,死肌,墮眉〔三〕,殺痔蟲〔四〕,去黑子〔五〕、息肉。一名惡灰①〔六〕。生川②谷〔七〕。

《名醫》曰:一名希灰③。生中山。

【案④】"惡灰"疑當爲"堊灰"。"希""石",聲之緩急。

箋 疏

石灰即燒石成灰,《博物志》云:"燒白石作白灰,既訖,積著地,經日都冷,遇雨及水澆即更燃,煙焰起。"《本草經集注》亦説:"今近山生石,青白色,作竈燒竟,以水沃之,即熱蒸而解末矣。"張華、陶弘景所描述的都是石灰石(limestone)碳酸鈣 $CaCO_3$,燒成生石灰(quicklime)氧化鈣 CaO,生石灰遇水潰解成熟石灰(hydrated lime)氫氧化鈣 $Ca(OH)_2$,並釋放出大量熱能的過程。

無論生石灰氧化鈣 CaO,還是熟石灰氫氧化鈣 Ca

① 灰:底本作"疢",據《證類本草》改。《周氏醫學叢書》光緒本、《周氏醫學叢書》宣統本、《四部備要》本、黄奭輯本皆作"灰"。

② 川:底本作"山",據《證類本草》改。

③ 灰:底本作"疢",據《證類本草》改。《周氏醫學叢書》光緒本、《周氏醫學叢書》宣統本、《四部備要》本、黄奭輯本皆作"灰"。

④ 案:底本作"按",循輯本體例改。《周氏醫學叢書》光緒本、《周氏醫學叢書》宣統本、《四部備要》本、黄奭輯本皆作"案"。前後各處徑改,不復出注。

$(OH)_2$,都具鹼性,後者更是强鹼。石灰水也是鹼性溶液,可以使蛋白質變性、微生物死亡,因此有消毒殺菌作用,至今仍可用於環境的簡單消毒。《抱朴子内篇·道意》説:“洛西有古大墓,穿壞多水,墓中多石灰,石灰汁主治瘡。夏月,行人有病瘡者煩熱,見此墓中水清好,因自洗浴,瘡偶便愈。於是諸病者聞之,悉往自洗,轉有飲之以治腹内疾者。近墓居人,便於墓所立廟舍而賣此水。而往買者又常祭廟中,酒肉不絶。而來買者轉多,此水盡,於是賣水者常夜竊他水以益之。其遠道人不能往者,皆因行便或持器遺信買之。於是賣水者大富。人或言無神,官申禁止,遂填塞之,乃絶。”這段故事所言,乃是石灰水外用洗浴對某些皮膚病的治療作用。

石灰的强鹼性對皮膚肌肉組織有明顯腐蝕作用,故《本草經》用來“去黑子息肉”。可能嫌其刺激性太大,《本草衍義》加以改良:“石灰,水調一盞如稠粥,揀好糯米粒全者,半置灰中,半灰外。經宿,灰中米色變如水精。若人手面上有黑黶子及紋刺,先微微以針頭撥動,置少許如水精者於其上,經半日許,黶汁自出,剔去藥不用,且不得著水,三二日愈。”至於《本草經》將石灰用於治療“癩疾、死肌、墮眉”等與麻風病有關症狀,也是石灰腐蝕作用之推衍。

注　釋

〔一〕石灰:《開寶本草》引别本注云:“燒青石爲灰也。有兩種,風化、水化,風化爲勝。”

〔二〕疽瘍疥搔：《本草經集注》云："古今多以構塚，用捍水而辟蟲。故古塚中水洗諸瘡，皆即差。"可見此爲外用洗浴之效。

〔三〕死肌墮眉：死肌見雲母條注釋，墮眉指眉毛脱落，此皆癩疾（麻風病）症狀。

〔四〕痔蟲：《神農本草經輯注》謂即痔病而兼有蟯蟲者。《諸病源候論》卷一八"三蟲候"云："蟯蟲至細微，形如菜蟲也，居胴腸間，多則爲痔。"

〔五〕黑子：即黑痣。《諸病源候論》卷三一"黑痣候"云："面及體生黑點爲黑痣，亦云黑子。"

〔六〕一名惡灰：《本草經集注》云："俗名石堊。"二孫按語謂"疑當爲'堊灰'"。《本草經考注》謂《本草和名》引《兼名苑》即作"堊灰"。

〔七〕生川谷：《證類本草》引《名醫别録》"生中山川谷"，《本草經集注》云："中山屬代郡。"

256 礜石〔一〕 味辛，大熱〔二〕。主寒熱，鼠瘻，蝕創，死肌，風痹，腹中堅。一名青分石，一名立制石，一名固羊石。《御覽》引云"除熱，殺百獸"，《大觀本》作黑字。**生①山谷〔三〕。**

《吴普》曰：白礜石，一名鼠鄉。神農、岐伯：辛，有毒；桐君：有毒；黄帝：甘，有毒。李氏云：或生魏興，或生少室。十二月採。《御覽》引云"一名太白，

① 生：底本作"出"，據《證類本草》改。

一名澤乳，一名食鹽"。又云"李氏：大寒，主温熱[1]"。

《名醫》曰：一名白礜石，一名太白石，一名澤乳，一名食鹽。生漢中及少室。采無時。

【案】《説文》云："礜，毒石也，出漢中。"《西山經》云："皋塗之山有白石焉，其名曰礜，可以毒鼠。"《范子計然》云："礜石出漢中，色白者善。"《淮南子·地形訓》云"白天九百歲生白礜"，高誘云："白礜，礜石也。"又，《説林訓》云："人食礜石而死，蠶食之而肥"，高誘云："礜石出陰山，一曰能殺鼠。"案，《西山經》云"毒鼠"，即治鼠瘻也。

箋　疏

礜石有毒，《説文》云："礜，毒石也，出漢中。"《山海經·西山經》説："（皋塗之山）有白石焉，其名曰礜，可以毒鼠。"因爲可以藥鼠，所以白礜石《吴普本草》一名鼠鄉，特生礜石《名醫别録》一名鼠毒。礜石、特生礜石、蒼石皆可以確定爲砷黄鐵礦礦石，又名毒砂，化學組成爲 FeAsS。這種礦石常呈銀白色或灰白色，久曝空氣中則變爲深灰色，此所以有白礜石、蒼礜石、蒼石、青分石諸名。

礜石的急性中毒主要是砷離子與蛋白質分子結構中巰基和羥基結合，使蛋白失活，影響酶的功能，造成死亡。《名醫别録》言："不鍊服，則殺人及百獸。"《淮南子·説林

---

① 主温熱：《太平御覽》卷九八七引《吴氏本草》如此，據《名醫别録》謂礜石"生温熟熱"，疑"主温熱"即是"生温熟熱"之訛。

訓》謂"人食礜石而死,蠶食之而肥",則是不經之言。

二孫按語將礜石殺鼠與《本草經》治療鼠瘻的功效相關聯,此看似無稽,卻反映出古人取類比象的思維方式。所謂鼠瘻,《黄帝内經靈樞·寒熱》黄帝問:"寒熱瘰癧,在於頸腋者,皆何氣使生?"岐伯答:"此皆鼠瘻寒熱之毒氣也,留於脉而不去者也。"《諸病源候論》卷三四"鼠瘻候"云:"鼠瘻者,由飲食不擇,蟲蛆毒變化,入於腑臟,出於脈,稽留脈内而不去,使人寒熱。其根在肺,出於頸掖之間。其浮於脈中,而未内著於肌肉,而外爲膿血者,易去也。"鼠瘻是感染或炎症引起的頸部、腋下淋巴腫大,較常見者爲淋巴結核。無論是現代醫學還是傳統中醫,都不認爲鼠瘻與老鼠有關,更可能是淋巴結腫大捫之可移,於是得以"鼠"名之。因爲礜石可以毒鼠,便成爲治療鼠瘻的藥物,《名醫别録》謂特生礜石療鼠瘻,也出於同樣的思路。

注　釋

〔一〕礜石:《本草綱目》釋名説:"礜義不解。許氏《説文》云:礜,毒石也。"

〔二〕大熱:礜石藥性大熱,《本草經集注》説:"洛陽城南塹常取少室生礜石内水中,令水不冰,如此則生亦大熱。"

〔三〕生山谷:《證類本草》引《名醫别録》"生漢中山谷及少室",《本草經集注》云:"今蜀漢亦有,而好者出南康南野溪及彭城界中。"又云:"此又湘東新寧及零陵皆有。"按,《本草經》言礜石"生漢中山谷",與《説文》《范子計然》所記産地相合。

257 鉛丹〔一〕 **味辛，微寒。主吐**[①]**逆胃反**〔二〕**，驚癇，瘨疾，除熱，下氣。錬化還成九光**〔三〕**。久服通神明**〔四〕**。**《御覽》引作“吐下”，云“久服成仙”。**生平澤**〔五〕**。**

《名醫》曰：一名鉛華。生蜀郡。

【案】《説文》云：“鉛，青金也。”陶宏景云：“即今熬鉛所作黄丹也。”

箋　疏

《説文》云：“鉛，青金也。從金，㕣聲。”隸定以“鉛”爲正字，俗體寫作“鈆”，於是以“金公”爲鉛的隱名，所指代的都是單質鉛。鉛丹則是鉛的人工製成品，《名醫别録》謂“一名鉛華，生於鉛”。鉛丹的成分爲四氧化三鉛 Pb_3O_4，呈紅紫色，這是古代煉丹家的發明。《黄帝九鼎神丹經訣》卷一二載“狐剛子九轉鉛丹法”，這是已知最早的鉛丹作法。有云：“鉛十斤，鐵杯中銷鑠，令作青沙；鐵盆中鐵鎚研騰，取黄汁新瓦上暴，取粉黄和玄精汁爲團如雞子，陰乾；鐐爐中銷取鉛精，鐵杯中猛火還銷鑠一伏時，即鉛丹。如此九轉爲丹，名曰九轉鉛。”

在錬丹家眼中，鉛與汞有著同樣重要的地位，其中一項原因是，鉛與汞一樣，爐燧生成物存在紅白之間的轉化，同樣可以得到紅色乃至紅紫色的“丹”，即鉛丹，成分爲四氧化三鉛 Pb_3O_4。《淮南子・人間訓》謂“鉛之與丹，異類

① 吐：底本作“土”，據《證類本草》改。黄奭輯本亦作“吐”，《周氏醫學叢書》光緒本、《周氏醫學叢書》宣統本、《四部備要》本作“上”。

殊色,而可以爲丹者,得其數也”,《周易参同契》云“胡粉投火中,色壞還爲鉛”,説的都是這種變化。《抱朴子内篇·黄白》講得更加清楚:“鉛性白也,而赤之以爲丹;丹性赤也,而白之以爲鉛。”其白色者即是鉛粉,詳後粉錫條。

至於《本草經集注》云:“即今熬鉛所作黄丹也。畫用者,俗方亦稀用,惟仙經塗丹釜所須。”按,陶弘景所言黄丹應該是指氧化鉛 PbO,黄色至橘紅色,也可以通過熬鉛得到。後世或因陶弘景之説,遂將鉛丹也稱爲黄丹,而將氧化鉛稱爲密陀僧。

注　釋

〔一〕鉛丹:如《本草衍義》言,鉛丹乃是“化鉛而成”,因爲色紅似丹沙,故名。

〔二〕吐逆胃反:嘔吐反胃。

〔三〕鍊化還成九光:《本草經集注》云:“云‘化成九光’者,當謂九光丹以爲釜爾,無别變鍊法。”《石藥爾雅》則記鉛黄華一名九光丹。

〔四〕久服通神明:《黄帝九鼎神丹經訣》卷一八云:“(鉛丹)一名鉛華,其味辛微寒,久服通神也。”

〔五〕生平澤:《證類本草》引《名醫别録》“生蜀郡平澤”,此言“平澤”乃是人間之義。《本草經考注》亭歷條云:“凡云‘生平澤’者,皆去人家不遠之物。”所見甚是。鉛丹至唐代仍以蜀郡出産爲優,張彦遠《歷代名畫記》提到“蜀郡之鉛華”,注釋云:“黄丹也,出本草。”

258 粉錫〔一〕　**味辛，寒。主伏尸，毒螫**〔二〕**，殺三蟲。一名解錫**〔三〕**。錫鏡鼻**〔四〕**，主女子血閉，癥瘕，伏腸**〔五〕**，絶孕。生山谷**〔六〕**。**舊作二種，今并。

《名醫》曰：生桂陽。

【案】《説文》云："錫，銀鉛之間也。"

箋　疏

古人不太區别鉛與錫，《説文》"錫，銀鉛之間也"，徐鍇曰："銀色而鉛質也。"因爲鉛的性質與錫有近似之處，所以鉛就被叫做"黑錫"，而鉛粉因此也被稱爲"粉錫"。陶弘景似乎不完全明白此理，先説粉錫"即今化鉛所作胡粉也"，又云："而謂之粉錫，事與經乖。"

如《開寶本草》所言："《本經》呼爲粉錫，然其實鉛粉也。"據《釋名》卷四云："胡粉。胡，餬也，脂和以塗面也。"故知所謂"胡粉"，並非舶來之意。鉛粉爲鹼式碳酸鉛 $2PbCO_3 \cdot Pb(OH)_2$，其色白膩，多作繪畫用白色顏料以及化妝品。鉛粉的使用歷史悠久，考古研究者證實，秦陵兵馬俑的白顏料即是鉛粉。一些年代久遠的壁畫人物面部泛黑，往往是因爲胡粉氧化的緣故。

粉錫與鉛丹都是用鉛燒煉製得，陶弘景説"即今化鉛所作胡粉"，與《抱朴子内篇》説"愚人乃不信黄丹及胡粉是化鉛所作"一致，皆無錯誤；《新修本草》認爲"鉛丹、胡粉，實用錫造"，鉛丹條也説"丹、白二粉，俱炒錫作，今經稱鉛丹，陶云熬鉛，俱誤矣"，其實没有理解此"錫"乃是指

“黑錫”。

錫鏡鼻本來另是一藥,《本草經集注》則將其附録在粉錫條内,陶弘景説:“此物與胡粉異類,而今共條,當以其非止成一藥,故以附見錫品中也。”《新修本草》分爲兩條,《證類本草》因之,仍爲兩條,二孫根據此段注釋,歸併爲一,加注説:“舊作二種,今并。”

注　釋

〔一〕粉錫:亦稱鉛粉、胡粉。《説文》“粉,傅面者也”,徐鍇曰:“《周禮》饋食有‘粉餈’,米粉也,古傅面亦用米粉,故《齊民要術》有傅面英粉,漬粉爲之也。又,紅染之爲紅粉。燒鉛爲粉,始自夏桀也。”

〔二〕毒螫:《本草經考注》云:“雜毒諸病,皆論蜂蠍之類螫人者,此云‘毒螫’,蓋是也。”

〔三〕一名解錫:解有分解義,《釋名》“粉,分也,研米使分散也”。故“粉錫”“解錫”,都是“化鉛(黑錫)所作”的意思。

〔四〕錫鏡鼻:《證類本草》“錫銅鏡鼻”立條,據《大觀本草》“銅”爲黑字,爲名醫增補,故二孫取“錫鏡鼻”爲《本草經》文。《本草經集注》説:“古無純銅作鏡者,皆用錫雜之,《别録》用銅鏡鼻,即是今破古銅鏡鼻爾。用之當燒令赤,内酒中飲之。若置醯中出入百過,亦可搗也。”《本草圖經》云:“鏡雖銅而皆用錫雜之,乃能明白,故鏡鼻附於錫。”

〔五〕伏腸:古病名,不詳。《本草經考注》云:“伏腸者,癥瘕深在裏之義歟?”且備一説。

〔六〕生山谷:《證類本草》引《名醫別録》“生桂陽山谷”,《本草經集注》云:“鉛與錫,本經云生桂陽,今則乃出臨賀,猶是分桂陽所置。”

259 代赭〔一〕 味苦,寒。主鬼注,賊風,蠱毒,殺精物惡鬼,腹中毒邪氣,女子赤沃〔二〕漏下。一名須丸〔三〕。生山谷〔四〕。

《名醫》曰:一名血師。生齊國。赤紅青色如雞冠,有澤,染爪甲不渝者良。采無時。

【案】《説文》云:“赭,赤土也。”《北山經》云:“少陽之山,其中多美赭。”《管子·地數篇》云:“山上有赭者,其下有鐵。”《范子計然》云:“石赭出齊郡,赤色者善;蜀赭出蜀郡。”據《元和郡縣志》云“少陽山在交城縣”,其地近代也。

箋 疏

古人很早就注意到赭與鐵共生,《管子·地數》説:“山上有赭者,其下有鐵。”代赭即是赤鐵礦 hematite 礦石,成分爲 Fe_2O_3,作代赭用的赤鐵礦石,一般是鮞粒狀、豆狀、腎狀的集合體,這類礦石表面有圓形乳頭狀的突起,此即《本草圖經》説“其上文頭有如浮漚丁者爲勝,謂之丁頭代赭”。

或許以代郡出産者最有名,故得名代赭。此物多地都有産出,不僅《范子計然》提到“蜀赭”,《新修本草》也説:

"此石多從代州來,云山中採得,非城門下土。又言'生齊地山谷',今齊州亭山出赤石,其色有赤、紅、青者。其赤者亦如雞冠且潤澤,土人惟採以丹楹柱,而紫色且暗。此物與代州出者相似,古來用之。今靈州鳴沙縣界河北,平地掘深四五尺得者,皮上赤滑,中紫如雞肝,大勝齊、代所出者。"

與"丹"一樣,"赭"也是赤色。《説文》云:"赭,赤土也。"《山海經·西山經》"白華而赤實,其狀如赭"句,郭璞注:"赭,紫赤色也。"《名醫别録》説代赭"赤紅青色如雞冠有澤",《新修本草》提到代赭"紫如雞肝",《本草衍義》説"赤紫色者佳",代赭的實物也是暗紅褐色,這或許就是"赭"字所指代的標準色澤。《本草經》説代赭"殺精物惡鬼",與丹砂條説"殺精魅邪惡鬼"一樣,皆源於初民對赤色的敬畏。《山海經·西山經》云:"其中有流赭,以塗牛馬,無病。"郭注云:"今人亦以朱塗牛角,云以辟惡。"也是巫術思維的表現。

注　釋

〔一〕代赭:《本草經集注》小字夾注:"出代郡者名代赭。"陶弘景説:"舊説云是代郡城門下土。"即代郡所出赭石,猶"蜀椒""巴豆"之類,藥名中包含産地。亦稱代赭石、赭石。

〔二〕赤沃:本指下痢赤色泡沫樣便,《黄帝内經素問·至真要大論》云:"腹滿痛,溏泄,傳爲赤沃。"王冰注:"沃,沫也。"但《本草經》代赭及水蘄條皆稱"女子赤沃",則指女子帶下赤色。《諸病源候論》卷三七“帶下赤候”云：“若經脈傷損，衝任氣虚，不能約制經血，則與穢液相兼而成帶下。然五臟皆稟血氣，其色則隨臟不同。心臟之色赤，帶下赤者，是心臟虚損，故帶下而挾赤色。”

〔三〕一名須丸：《本草經集注》小字夾注：“出姑幕者名須丸。”

〔四〕生山谷：《證類本草》引《名醫别録》“生齊國山谷”，《本草經集注》云：“舊説云是代郡城門下土，江東久絶，頃魏國所獻，猶是彼間赤土爾，非復真物。”

260 戎鹽〔一〕　**主明目，目痛，益氣，堅肌骨，去毒蠱。大鹽**〔二〕**，令人吐**〔三〕。《御覽》引云“主腸胃結熱”，《大觀本》作黑字。**鹵鹽**〔四〕**，味苦，寒。主大熱，消渴，狂煩，除邪及下蠱毒**〔五〕**，柔肌膚**〔六〕。《御覽》引云“一名寒石，明目，益氣”。**生池澤**〔七〕。舊作三種，今并。

《名醫》曰：戎鹽，一名胡鹽。生胡鹽山及西羌、北地、酒泉福禄城東南角。北海青，南海赤。十月采。大鹽，生邯鄲，又河東。鹵鹽，生河東鹽池。

【案】《説文》云：“鹽，鹹也。古者宿沙初作煮海鹽。”“鹵，西方鹹地也。從西省，象鹽形。安定有鹵縣。東方謂之㡿①，西方謂之鹵。”“盬②，河東鹽池，袤五十一里，廣七里，周百十六里。”《北山

① 㡿：底本作“斥”，據《説文》改。
② 盬：底本作“鹽”，據《説文》改。

經》云:"景山南望鹽販之澤。"郭璞云:"即解縣鹽池也,今在河東猗氏縣。"案,在山西安邑運城。

箋　疏

《證類本草》戎鹽、大鹽、鹵鹹爲三條,《新修本草》寫本亦作三條,順序爲鹵鹹、大鹽、戎鹽,在《本草經集注》中的情況如何,則不得而知,故不同《本草經》輯本對此處理不同。二孫輯本將之歸併爲一,次序同《證類本草》,目録用"戎鹽大鹽鹵鹽",没有特别説明理由,只簡單注釋:"舊作三種,今并。"森立之輯本亦合併爲一,次序爲鹵鹹、戎鹽、大鹽,目録只用"鹵鹹",《本草經考異》説:"鹵鹹、戎鹽、大鹽原各别條,今據《御覽》及陶注所説正。合接此條而爲副品,以復朱字之舊面。"

曹元宇、馬繼興輯本也合併爲一,兩輯本的順序皆同《新修本草》,均以鹵鹹爲標題。按,《太平御覽》引《本草經》云:"鹵鹽,一名寒石,味苦。戎鹽,主明目。大鹽,一名胡鹽。"此爲以上諸家合併的主要依據。但從戎鹽、大鹽、鹵鹹三物各有産地信息來看,與卷中鐵精、鐵落、鐵被《新修本草》一分爲三還有所不同,故尚志鈞、王筠默輯本仍爲三條,尚志鈞所輯《本草經集注》也作三條。

戎鹽因出於戎羌(今西北的廣大地區)而得名,《名醫别録》説:"生胡鹽山及西羌、北地、酒泉福禄城東南角。"戎鹽藥用最早見於《五十二病方》,治癃病方提到"贛戎鹽若美鹽盈脽",這句的意思是説,用戎鹽或美鹽一小杯,滿滿地堆放在臀部。"戎鹽"與"美鹽"可以替换,因知戎鹽是精製食鹽一類。《魏書·崔浩傳》北魏明元帝拓跋嗣賜崔浩"水精戎鹽一兩",這種戎鹽似乎是《新修本草》所記"生鹽州五原鹽池下"的光明鹽之類。

但更多的文獻則將戎鹽解釋爲一種較粗的鹽。陶弘景引李當之云:"戎鹽味苦臭,是海潮水澆山石,經久鹽凝著石取之。北海者青,南海者紫赤。"這是以自然附著礁石的海鹽爲戎鹽。《新修本草》説:"其戎鹽即胡鹽,沙州名爲秃登鹽,廓州名爲陰土鹽,生河岸山阪之陰土石間,塊大小不常,堅白似石,燒之不鳴烢爾。"這似乎是自然析出的鹽鹹,"鳴烢"疑是形容鉀鹽燃燒時的爆裂聲,"燒之不鳴烢",即不得含有鉀鹽的意思。日本正倉院保存有唐代戎鹽標本,爲褐色粉狀物,除主要含氯化鈉外,尚雜有硫酸鈣、硫酸鎂、硫酸鈉等,考其組成,似能與《新修本草》的記載相吻合。

大鹽當是顆塊較大的食鹽,《天工開物》卷上池鹽條説:"凡引水種鹽,春間即爲之,久則水成赤色。待夏秋之交,南風大起,則一宵結成,名曰顆鹽,即古志所謂大鹽也。以海水煎者細碎,而此成粒顆,故得大名。"

至於輯本的鹵鹽,《新修本草》《證類本草》都作"鹵鹹",應以此爲正。《説文》云:"鹹,銜也,北方味也。從鹵,咸聲。"《爾雅·釋言》"鹹,苦也",郭注:"苦即大鹹。"郝懿行《義疏》云:"鹹極必苦。"此可見"鹹"乃指滋味,今簡化作"咸"。《本草綱目》指出"鹹"有兩讀,鹵鹹條李時珍説:"鹹音有二,音鹹者,潤下之味;音減者,鹽土之名。

後人作鹼、作鹻，是矣。”照此意見，鹵鹹之“鹹”應當讀作jiǎn，依簡化字正寫爲“碱”。按，“鹹”讀jiǎn非李時珍發明，《本草圖經》食鹽條云：“并州兩監末鹽，乃刮鹹煎鍊，不甚佳，其鹹蓋下品所著鹵鹹。”其“刮鹹”字後即注：“音減。”

讀音不同，指代的具體實物也不太一樣。按照鹵鹹（xián）理解，陶弘景説“是煎鹽釜下凝滓”，戎鹽條引李當之“鹵鹹即是人煮鹽釜底凝强鹽滓”，則爲近似，應指鹽鹵，主要成分爲氯化鎂 $MgCl_2$。按照鹵鹹（jiǎn）理解，則是《新修本草》説“此是鹼土名鹵鹹”，當是從鹽鹼地中掘取煉製。玄應《一切經音義》引《説文》云：“鹽，鹵也。天生曰鹵，人生曰鹽。”用鹽鹼熬鹽，殘餘的鹵鹹主要成分當是氯化鎂、氯化鉀、硝酸鉀等，化學組成與前一種鹵鹹不完全一樣。

唐代道經《金石薄五九數訣》收載有太陰玄精和鹵鹹，有關太陰玄精的描述與本草類似，而鹵鹹則不同。經云：“鹵鹹，出同州東北，可十七八里陂澤中，亦是鹽根。形似河東細小顆鹽，味苦而不鹹。本方無何方處，世人錯用平澤中地生白軟之氣，將爲鹵鹹，深爲誤矣。”該書以太陰玄精爲鹽根，並説鹵鹹“亦是鹽根”，且“苦而不鹹”，明其爲較純粹之氯化鎂。

注　釋

〔一〕戎鹽：《新修本草》謂“戎鹽即胡鹽”，當是羌胡地面所出之鹽。《太平御覽》卷八六五引《涼州異物志》“戎鹽可以療疾”,有注云:“四方皆用白者作散,以除頭風。以其出胡國,故言戎鹽也。”

〔二〕大鹽:《新修本草》云:“大鹽即河東印鹽也,人之常食者是,形粗於末鹽,故以大別之。”按如此説,即是今言之“食鹽”,《名醫别録》另立食鹽條,《本草綱目》乃將大鹽併入食鹽條内。又按,《禮記·内則》“桃諸,梅諸,卵鹽”,鄭注:“卵鹽,大鹽也。”《本草經考注》認爲“卵鹽恐是印鹽訛”,其説可存。

〔三〕令人吐:高濃度的鹽水有催吐作用,《本草經》謂大鹽“令人吐”,《名醫别録》説食鹽“吐胸中痰澼”,《本草拾遺》“吐下惡物”,皆是此作用。鹽湯探吐法最早用於飲食積聚,《金匱要略》卷一〇治“貪食,食多不消,心腹堅滿痛”,用鹽一升、水二升,煎令鹽消,“分三服,當吐食出,即瘥”。

〔四〕鹵鹽:《證類本草》作“鹵鹹”,二孫亦未説改字緣由,不知是誤讀,或别有考慮。

〔五〕下蠱毒:《新修本草》寫本作“吐下蠱毒”,正與大鹽“令人吐”相承。

〔六〕柔肌膚:戎鹽“堅肌骨”,《名醫别録》食鹽亦“堅肌骨”,而鹵鹽(鹹)則“柔肌膚”,顯然矛盾,諸家無説,存疑。

〔七〕生池澤:《證類本草》引《名醫别録》戎鹽“生胡鹽山及西羌、北地、酒泉福禄城東南角”,大鹽“生邯鄲及河東池澤”,鹵鹽(鹹)“生河東鹽池”。

261 白堊〔一〕 味苦，温。主女子寒熱，癥瘕，月[①]閉，積聚。生山谷〔二〕。

《吴普》曰：白堊，一名白蟮。《一切經音義》。

《名醫》曰：一名白善。生邯鄲。采無時。

【案】《説文》云："堊，白涂也。"《中山經》云："葱聾之山是多白堊。"

箋　疏

《説文》"堊，白塗也"，《爾雅·釋宫》"牆謂之堊"，郭璞注："白飾牆也。"循此説法，"堊"乃是用白色塗料粉刷牆壁，按照郝懿行的意見："飾牆古用白土，或用白灰，宗廟用蜃灰。"因此"堊"又用來指代白土，《山海經·西山經》"大次之山其陽多堊"句，郭璞注云："堊似土，色甚白。音惡。"段玉裁説："塗白爲堊，因謂白土爲堊。"這種白堊當是白色高嶺石 kaolinite 一類，與五色石脂中的白石脂同一來源。

《本草經》"石灰一名惡灰"，陶弘景説"俗名石堊"。《本草經》另有白堊條，森立之《本草經考注》據《新修本草》《本草和名》及《醫心方》改爲"白惡"，並認爲石灰條陶注提到的石堊"似是白惡之灰，故名惡灰，可證古白惡亦不作'堊'也"。按，森説有理。且《名醫别録》白堊（惡）一名白善，正是針對"白惡"立言。因此《本草經》中的白惡，應

---

① 月：底本作"目"，據《證類本草》改。《周氏醫學叢書》光緒本、《四部備要》本、黄奭輯本皆作"月"。

該就是石灰石。或許是傳寫的原因，"白惡"訛寫成了"白堊"。白堊本是白色的高嶺石，與《本草經》之白惡爲石灰石 limestone 本不相涉，但後世本草誤"白惡"爲"白堊"以後，自陶弘景以降，皆以白土、白陶土爲説，殊失白惡（石灰石）之本意。

注　釋

〔一〕白堊：《説文》"堊，白塗也"，徐鍇曰："堊，白善土也。"《本草衍義》云："白堊即白善土，京師謂之白土子。方寸許切成段，鬻於市，人得以浣衣。"此皆以白堊爲白善土。

〔二〕生山谷：《證類本草》引《名醫别録》"生邯鄲山谷"。

262 冬灰〔一〕　味辛，微温。主黑子〔二〕，去肬〔三〕、息肉、疽蝕、疥搔。一名藜灰〔四〕。生川澤〔五〕。

《名醫》曰：生方谷。

箋　疏

冬灰即是草木灰，主要成分爲 K_2CO_3，因爲具有弱鹼性，故可以用來洗滌衣物。《禮記》云："冠帶垢，和灰請漱；衣裳垢，和灰請浣。"陶弘景説："此即今浣衣黄灰爾，燒諸蒿藜，積聚鍊作之。"儘管各種草木都可以作灰，但《本草經》以藜灰爲冬灰的别名，《新修本草》云："冬灰本是藜灰，餘草不真。"藜科藜屬（*Chenopodium*）、鹼蓬屬（*Suaeda*）植物的枝葉都可以燒灰製鹼，尤其以後者爲純正，這或許就是古代正宗的"冬灰"。

冬灰在古代生活用途甚多,《本草綱目》集解項説:“今人以灰淋汁,取鹼浣衣,發麵令皙,治瘡蝕惡肉,浸藍靛染青色。”除藜灰以外,《新修本草》還提到“桑薪灰最入藥用,療黑子、肬贅,功勝冬灰”“又有青蒿灰,燒蒿作之”“柃灰,燒木葉作,並入染用,亦堪蝕惡肉”。按,柃木是山茶科柃木屬植物柃木 *Eurya japonica* 之類,此則用其枝葉燒灰作媒染劑。

注　釋

〔一〕冬灰:《本草衍義》云:“冬灰,諸家止解‘灰’而不解‘冬’,亦其闕也。諸灰一烘而成,惟冬灰則經三四月方徹爐。灰既曉夕曉灼,其力得不全燥烈乎。而又體益重,今一爇而成者體輕,蓋火力劣,故不及冬灰耳。”

〔二〕主黑子:黑子即黑痣,見石灰條注。《本草經集注》云:“欲銷黑誌、肬贅,取此三種灰和水蒸以點之,即去。不可廣用,爛人皮肉。”所言“三種灰”,指蒿、藜、荻所燒之灰。

〔三〕去肬:“肬”今寫作“疣”,指皮膚表面贅生物。《諸病源候論》卷三一“疣目候”云:“疣目者,人手足邊忽生如豆,或如結筋,或五個或十個,相連肌裏,粗强於肉,謂之疣目。”

〔四〕一名藜灰:《新修本草》云:“冬灰本是藜灰,餘草不真。”《本草綱目》有不同意見,集解項説:“冬灰乃冬月竈中所燒薪柴之灰也,專指作蒿藜之灰,亦未必然。”

〔五〕生川澤:《證類本草》引《名醫别録》“生方谷川澤”。《本草綱目》集解項云:"(冬灰)'生方谷川澤'殊爲不通,此灰既不當言川澤,又豈獨方谷乃有耶?"

263 青琅玕〔一〕 味辛,平。主身痒,火創,癰傷,疥搔,死肌。一名石珠〔二〕。生平澤〔三〕。

《名醫》曰:一名青珠。生蜀郡。采無時。

【案】《説文》云①:"琅玕,似珠者;古文作稈。"《禹貢》云"雍州貢璆琳琅玕",鄭云:"琅玕,珠也。"

箋 疏

《説文》"琅,琅玕,似珠者",段玉裁注:"《尚書》'璆琳琅玕',鄭注曰:'琅玕,珠也。'王充《論衡》曰:'璆琳琅玕,土地所生,真玉珠也。魚蚌之珠,與《禹貢》琅玕皆真珠也。'《本艸經》青琅玕,陶貞白謂即《蜀都賦》之青珠;而某氏注《尚書》、郭注《爾雅》《山海經》皆曰'琅玕,石似珠'。玉裁按,出於蚌者爲珠,則出於地中者爲似珠。似珠亦非人爲之,故鄭、王謂之真珠也。"此説最爲得體。

漢魏多用琅玕作飾品,《急就篇》"係臂琅玕虎魄龍";張衡《四愁詩》"美人贈我翠琅玕,何以報之雙玉盤"(見《太平御覽》卷七五八引,今本《文選》作"金琅玕");三國曹植《美女篇》"頭上金爵釵,腰佩翠琅玕"。這種用作佩飾的琅玕多爲珠狀,正與《説文》"似珠者",《尚書》孔安國《傳》"石而似珠者",鄭玄注"珠也"等相符。既明漢代的

---

① 説文云:以下節引《説文》"琅""玕"兩字訓釋,《説文》原文爲:"琅,琅玕,似珠者""玕,琅玕也,古文作稈"。

琅玕是珠或珠狀物，則與《本草經》青琅玕"一名石珠"，《名醫别録》"一名青珠"契合，所指應是同物。不僅如此，《本草經》又説青琅玕"生蜀郡平澤"，檢《初學記》卷二七引《華陽國志》云："廣陽縣山出青珠。"廣陽縣約在今茂縣、汶川一帶。左思《蜀都賦》也言岷山出産"青珠黄環"，皆與《本草經》吻合。與青珠性狀特徵最接近的礦物是緑松石 turquoise，但如章鴻釗《石雅》所注意者，此石非四川所産，故章以緑青（孔雀石）爲青珠，即青琅玕，其説可參。

唐代開始，關於青琅玕名實又有不同説法。《新修本草》云："琅玕乃有數種色，是瑠璃之類，火齊寶也。且琅玕五色，其以青者入藥爲勝。"《急就篇》顔師古注："琅玕，火齊珠也。"此則既非緑松石，也非緑青，而是瑠璃。故《嘉祐本草》將《本草拾遺》之瑠璃，《日華子本草》之玻瓈附録於青琅玕條。

而《本草圖經》又不以《新修本草》之論爲然，乃以珊瑚爲青琅玕。蘇頌引《異魚圖》云："琅玕青色，生海中。云海人於海底以網掛得之，初出水紅色，久而青黑，枝柯似珊瑚而上有孔竅如蟲蛀，擊之有金石之聲，乃與珊瑚相類。"所繪青琅玕藥圖即是珊瑚。《本草綱目》遵用其説，乃將《本草拾遺》石欄干（珊瑚）併入青琅玕條。

注　釋

〔一〕青琅玕：從一名石珠、一名青珠來看，《本草經》青琅玕當用《説文》"似珠者"爲解釋，即天然礦石之青色而近球形者。

〔二〕一名石珠:《史記·夏本紀》"貢璆琳琅玕"句,《集解》引孔安國云:"琅玕,石而似珠者。"

〔三〕生平澤:《證類本草》引《名醫别録》"生蜀郡平澤"。

右玉石下品九種,舊十二種。粉錫、錫鏡鼻爲二,戎鹽、大鹽、鹵鹽爲三,非[①],考當各爲一。

264 **附子**〔一〕 **味辛,温。主風寒,欬逆,邪氣,温中,金創,破癥堅積聚,血瘕,寒濕踒**《御覽》作"痿"。**躄**〔二〕**,拘攣,厀痛不能行步。**《御覽》引云"爲百藥之長",《大觀本》作黑字。**生山谷**〔三〕。

《吴普》曰:附子,一名茛[②]。神農:辛;岐伯、雷公:甘,有毒;李氏:苦,有毒,大温。或生廣漢。八月采。皮黑肥[③]白。《御覽》。

《名醫》曰:生犍爲及廣漢。冬[④]月采爲附子,春采爲烏頭[⑤]。

【案】《范子計然》云:"附子出蜀武都中,白色者善。"

① 三非:底本作"非三",據文義倒乙。《周氏醫學叢書》光緒本、《周氏醫學叢書》宣統本、《四部備要》本、黄奭輯本皆作"三非"。

② 茛:底本作"莨",據文義改。

③ 肥:《太平御覽》卷九九〇引《吴氏本草》作"肌"。

④ 冬:底本作"東",據《證類本草》改。《周氏醫學叢書》光緒本、《周氏醫學叢書》宣統本、《四部備要》本、黄奭輯本皆作"冬"。

⑤ 此後底本衍"御覽"兩字,此段出《證類本草》引《名醫别録》,與《太平御覽》無關,故删。

箋 疏

烏頭類藥物開始分化，大約開始於西漢，《淮南子・繆稱訓》云："天雄、烏喙，藥之凶毒也，良醫以活人。"至東漢初，《武威醫簡》同時出現附子、烏喙、天雄之名，《本草經》亦以附子、烏頭、天雄爲三物，其中提到"烏頭一名烏喙"。其後《名醫别録》在烏頭條附録射罔、烏喙，又新增側子條。這些烏頭類藥物之間的關係，歷代説法不一。

《本草經》三物分生三處，《經》云"附子生犍爲山谷""烏頭生朗陵山谷""天雄生少室山谷"，對此陶弘景頗不理解，注釋説："凡此三建，俗中乃是同根，而本經分生三處，當各有所宜故也，今則無别矣。"其實，産地的不同正暗示了品種的差别。魏晉以後，漸漸將三者視同一植物，代表性説法即謝靈運《山居賦》所云"三建異形而同出"；但各類藥物之間的關係，各家看法又有不同。《廣雅》云："奚毒，附子也。一歲爲萴子，二歲爲烏喙，三歲爲附子，四歲爲烏頭，五歲爲天雄。"此主張用生長年限來區别。《博物志》云："物有同類而異用者，烏頭、天雄、附子一物，春夏秋冬採之各異。"此則認爲是採收時間的不同所造成，與《名醫别録》説"冬採爲附子，春採爲烏頭"相合。《吴普本草》説烏頭："正月始生，葉厚，莖方中空，葉四面相當，與蒿相似。"而説烏喙"形如烏頭，有兩歧相合，如烏之喙，名曰烏喙也"，側子"是附子角之大者"，附子"皮黑肌白"。

附子採收後須經特殊加工處理，《本草圖經》云："本只種附子一物，至成熟後有此四物，收時仍一處造釀方成。

釀之法：先於六月内，踏造大、小麥麴，至收採前半月，預先用大麥煮成粥，後將上件麴造醋，候熱淋去糟。其醋不用太酸，酸則以水解之。便將所收附子等去根鬚，於新潔甕内淹浸七日，每日攪一遍，日足撈出，以彌疏篩攤之，令生白衣。後向慢風日中曬之百十日，以透乾爲度。若猛日曬，則皺而皮不附肉。其長三二寸者，爲天雄，割削附子傍尖芽角爲側子，附子之絶小者亦名爲側子。元種者，母爲烏頭，其餘大、小者皆爲附子，以八角者爲上。如方藥要用，須炮令裂，去皮臍使之。”

《本草圖經》特別提到，“綿州彰明縣多種之，惟赤水一鄉者最佳”，故趙與時《賓退録》卷三中所載楊天惠《彰明縣附子記》是研究烏頭、附子名實的重要文獻，其説較上述諸家爲詳：“其莖類野艾而澤，其葉類地麻而厚，其花紫，葉黄，蕤長包而圓蓋。”又云：“蓋附子之品有七，實本同而末異，其種之化者爲烏頭，附烏頭而旁生者爲附子，又左右附而偶生者爲鬲子，又附而長者爲天雄，又附而尖者爲天隹，又附而上出者爲側子，又附而散者爲漏藍。皆脈絡連貫，如子附母，而附子以貴，故獨專附名，自餘不得與焉。凡種一而子六七以上，則其實皆小；種一而子二三，則其實稍大；種一而子特生，則其實特大。附子之形，以蹲坐正節角少爲上，有節多鼠乳者次之，形不正而傷缺風皺者爲下。附子之色，以花白爲上，鐵色次之，青緑爲下。天雄、烏頭、天隹，以豐實過握爲勝，而漏藍、側子，園人以乞役夫，不足數也。”此所描述的植物形態，以及主産地四川歷代相沿的栽種優勢，並結合《本草圖經》龍州烏頭圖例，可以確定，宋代以來附子的正宗來源就是毛茛科烏頭 *Aconitum carmichaelii* 子根的加工品。

至於《吴普本草》謂附子、烏頭皆"一名茛"，不同版本亦有作"莨"者。按，茛、莨形近，在寫本、刻本中的混淆情況類似於"己已巳"，經生、刻工心中並没有正確與錯誤觀念，校勘只能根據上下文確定不同字樣。"毛茛""莨菪"字可確定無疑，與附子、烏頭有關的是"茛"還是"莨"，仍有據可查。陶弘景將附子、烏頭、天雄稱爲"三建"，認爲生於建平得名。《新修本草》有不同意見，説："此物本出蜀漢，其本名堇，今訛爲建，遂以建平釋之。又石龍芮葉似堇，故名水堇，今復爲水茛（莨），亦作建音，此豈復生建平耶？檢字書又無茛（莨）字，甄立言《本草音義》亦論之。"此段引文中兩處的"茛（莨）"，不同版本寫法各異，從水堇"今復爲水茛（莨），亦作建音"，應該是"水茛"；又説"檢字書又無茛（莨）字"，因"莨"字見《説文》，"茛"則晚出，知作者原意還是指"茛"。又檢《本草綱目》烏頭條釋名謂其"苗名茛"，並注釋："音艮。"這也代表本草家的意見。由此證明，與附子、烏頭等有關的，應該是"茛"字。

注　釋

〔一〕附子：《本草綱目》釋名説："附烏頭而生者爲附子，如子附母也。烏頭如芋魁，附子如芋子，蓋一物也。"

〔二〕踒躄：《名醫别録》補充："（療）脚疼冷弱。"按，"踒躄"亦作"痿躄"，指四肢痿弱，足不能行。《黄帝内經素問·痿論》云:“五藏因肺熱葉焦,發爲痿躄。”

〔三〕生山谷:《證類本草》引《名醫别録》“生犍爲山谷及廣漢”。

265 烏頭〔一〕 味辛,温。主中風,惡風洗洗,出汗,除寒濕痹,欬逆上氣,破積聚,寒熱。其汁煎之名射罔〔二〕,殺禽獸。一名奚毒〔三〕,一名即子〔四〕,一名烏喙〔五〕。生山谷〔六〕。

《吴普》曰:烏頭,一名莨①,一名千狄②,一名毒公,一名卑負,《御覽》作“果負”。一名耿子。神農、雷公、桐君、黄帝:甘,有毒。正月始生,葉厚,莖方,中空,葉四四相當,與蒿③相似。

又云:烏喙,神農、雷公、桐君、黄帝:有毒;李氏:小寒。十月采,形如烏頭,有兩岐,相合如烏之喙,名曰烏喙也。所畏、惡、使,盡與烏頭同。一名④莿子,一名莨。神農、岐伯:有大毒;李氏:大寒。八月采,陰乾。是附子角之大者,畏、惡與附子同。《御覽》《大觀本》節文。

---

① 莨:底本作“莨”,據文義改。下一“莨”字同。

② 狄:《太平御覽》卷九九〇引《吴氏本草》作“秋”,《嘉祐本草》引吴氏亦作“秋”。

③ 蒿:底本作“嵩”,據《太平御覽》卷九九〇引《吴氏本草》改。《周氏醫學叢書》光緒本、《周氏醫學叢書》宣統本、《四部備要》本、黄奭輯本皆作“蒿”。

④ 一名:《太平御覽》卷九九〇引《吴氏本草》亦如此,當是衍文。莿子另是一藥,乃“是附子角之大者”。

《名醫》曰：生朗陵。正月、二月采，陰乾。長三寸已上爲天雄。

【案】《説文》云："蔛，烏喙也。"《爾雅》云"芨，堇艸"，郭璞云："即烏頭也，江東呼爲堇。"《范子計然》云："烏頭出三輔，中白者善。"《國語》云"驪姬置堇于肉"，韋昭云："堇，烏頭也。"《淮南子·主術訓》云"莫凶于雞毒"，高誘云："雞毒，烏頭也。"按，"雞毒"即奚毒；"即子"即蔛子，側子也，《名醫》别出側子條，非。

箋　疏

先秦文獻中"堇"可能是某類有毒植物的總名，多數注家釋爲烏頭類植物，《國語·晉語》"驪姬受福，乃寘鴆於酒，寘堇於肉"，賈逵注："堇，烏頭也。"《爾雅》"芨，堇草"，郭璞注："即烏頭也，江東呼爲堇。"《莊子·徐無鬼》"藥也其實堇也"，成玄英疏："堇，烏頭也，治風痹。"但據《五十二病方》堇、毒堇、烏喙並見，故後世注經者懷疑堇非烏頭，看來是正確的。至於《五十二病方》、西漢《萬物》以及《急就篇》中提到的"烏喙"，則毫無疑問爲毛茛科烏頭屬（*Aconitum*）的植物。

儘管歷代本草家對烏頭與附子、天雄等的關係糾結不清，但所言烏頭基本都是毛茛科烏頭屬（*Aconitum*）植物。《本草圖經》繪有多幅烏頭圖例，暗示品種來源多樣，宋代以來烏頭 *Aconitum carmichaelii* 的子根成爲附子的主要來源，其主根也就是烏頭的主流品種，後來稱爲“川烏頭”，其他烏頭品種則被歸爲“草烏頭”。

《本草衍義》云：“烏頭、烏喙、天雄、附子、側子，凡五等，皆一物也。止以大小、長短、似像而名之。”這是宋代的情況，此前則不完全一樣。

先説烏喙，直到漢代，烏喙基本與後世所言烏頭等義，指烏頭植物的主根，醫方多用此名，故《本草經》烏頭一名烏喙。《名醫别録》開始，烏頭、烏喙分化爲兩條，陶弘景解釋説：“烏頭與附子同根，春時莖初生，有腦形似烏鳥之頭，故謂之烏頭。有兩歧共蒂狀如牛角，名烏喙，喙即烏之口也。”《新修本草》則有不同意見：“烏喙，即烏頭異名也。此物同苗，或有三歧者，然兩歧者少。縱天雄、附子有兩歧者，仍依本名。如烏頭兩歧，即名烏喙，天雄、附子若有兩歧者，復云何名之。”後世遂漸漸統一稱爲“烏頭”。

側子雖然不見於《本草經》，但也淵源久遠。《説文》“萴，烏喙也”，《鹽鐵論·誅秦》云：“雖以進壤廣地，如食萴之充腸也，欲其安存，何可得也。”這與《太平御覽》卷九九〇引《春秋後語》云，“臣聞飢人之所以不食烏喙者，以爲雖偷充腹，而與死人同患也”，都是“飲鴆止渴”的意思，此“萴”與烏喙、烏頭自然是一類。

側子來源於烏頭，但究竟是烏頭根的哪一部分，則有兩種説法。《本草經集注》謂“此即附子邊角之大者脱取之”，按其説則爲附子上的側根或加工附子時切削的邊角。《新修本草》説法不同：“側子，只是烏頭下共附子、天雄同生。小者側子，與附子皆非正生，謂從烏頭傍出也。以小者爲側子，大者爲附子。”《彰明縣附子記》亦認同此説，謂側子是附子之小者或子根位置形狀特殊者。按烏頭 *Aconitum carmichaelii* 植物子根爲附子，而附子雖有若干瘤狀突起，俗稱丁包，但其上只有纇根而基本不生側根。因此古代商品中的側子，應該是附子加工過程中削下的丁包，或個頭較小的附子，故《本草圖經》的看法十分正確：“割削附子傍尖芽角爲側子，附子之絶小者亦名爲側子。”側子主要是附子削下的邊角，隨著附子加工工藝的改變，其來源成了問題，甚至以個頭小的附子充側子，因本品不出於《本草經》，後世使用本來就少，且又與晚起的漏籃子相混，遂被淘汰。故二孫按語嫌《名醫别録》出側子條爲多餘，確實如此。

注　釋

〔一〕烏頭：《本草經集注》説：“烏頭與附子同根，春時莖初生，有腦形似烏鳥之頭，故謂之烏頭。”

〔二〕其汁煎之名射罔：《本草經集注》云：“搗笮莖取汁，日煎爲射罔。獵人以傅箭，射禽獸，中人亦死，宜速解之。”《日華子本草》所言尤詳：“生去皮，搗濾汁澄清，旋添，曬乾取膏，名爲射罔，獵人將作毒箭使用。”

〔三〕一名奚毒：《淮南子·主術訓》“莫凶於雞毒”，高誘注：“雞毒，烏頭也。”如二孫言：“雞毒即奚毒。”檢《廣雅·釋草》云：“蕪、奚毒，附子也。一歲爲萴子，二歲爲烏喙，三歲爲附子，四歲爲烏頭，五歲爲天雄。”此則以“附子”爲烏頭類通名,故謂奚毒即附子。

〔四〕一名即子:二孫謂“即子”即側子,亦即萴子,其説爲妥。

〔五〕一名烏喙:烏頭與烏喙本爲一物,如《本草經集注》言“有兩歧共蒂狀如牛角名烏喙”。《名醫别録》别之,立烏喙條,附録烏頭條後,其略云:“烏喙,味辛,微温,有大毒。主風濕,丈夫腎濕陰囊癢,寒熱歷節,掣引腰痛,不能行步,癰腫膿結。又墮胎。”

〔六〕生山谷:《證類本草》引《名醫别録》“生朗陵山谷”。

266 天雄〔一〕 **味辛,温。主大風,寒濕痹,歷**[①]**節痛,拘攣緩急,破積聚,邪氣,金創,强筋骨,輕身,健行**〔二〕**。一名白幕**〔三〕。《御覽》引云“長陰氣,强志,令人武勇,力作不倦”,《大觀本》作黑字。**生山谷**〔四〕。

《名醫》曰:生少室。二月采根,陰乾。

【案】《廣雅》云:“蕪[②]、奚毒,附子也。一歲爲萴子,二歲爲烏喙,三歲爲附子,四歲爲烏頭,五歲爲天雄。”《淮南子·繆稱訓》云:“天雄、烏喙,藥之凶毒也,良醫以活人。”

箋 疏

《本草經集注》云:“天雄似附子,細而長便是,長者乃至三四寸許。”此説被多數文獻接受,不僅《彰明縣附子

① 歷:底本作“癧”,據《證類本草》改。輯本前後皆作“歷節痛”,《周氏醫學叢書》光緒本、《周氏醫學叢書》宣統本、《四部備要》本皆作“歷”。

② 蕪:《廣雅疏證》作“蕪”,《玉篇》作“蕪”。

記》附和説"又附而長者爲天雄",直到《中藥大辭典》天雄條也只是含混地説:"爲附子或草烏頭之形長而細者。"而事實上,烏頭屬植物的子根幾乎没有呈條形者,陶弘景云云,其實是源於對《名醫别録》"烏喙長三寸已上爲天雄"一語的誤解。按,烏頭、烏喙一物二名,或説烏喙是烏頭之兩歧者亦無不妥,天雄的本意疑是指烏頭(喙)之長大者,《重廣補注神農本草并圖經》的論述最爲得體:"但天雄者,始種烏頭,而不生諸附子、側子之類,經年獨生,長大者是也。蜀人種之忌生此,以爲不利。"此即説未結附子之獨條烏頭爲天雄。李時珍的看法亦同,《本草綱目》集解項云:"天雄乃種附子而生出或變出,其形長而不生子,故曰天雄。其長而尖者,謂之天錐,象形也。"此外,《賓退録》對天雄的來歷别有看法,有云:"(《古涪志》)云:天雄與附子類同而種殊,附子種近漏籃,天雄種如香附子。凡種必取土爲槽,作傾邪之勢,下廣而上狹,寘種其間,其生也與附子絶不類,雖物性使然,亦人力有以使之。此又楊説所未及也,審如《志》言,則附子與天雄非一本矣,楊説失之。"按趙與時所説的這種天雄頗可能是毛茛科同屬植物鐵棒錘 *Aconitum szechenyianum* 之類,其根爲紡錘形,少有子根,應該是"天雄"的另一個來源。

由此亦可理解"三建"之一的天雄從處方中淡化的原因。天雄本指獨根烏頭,這類品種變異本來就少,且嚴重影響附子的産量,故陳承專門説:"蜀人種之忌生此,以爲不利。"而如《賓退録》所見鐵棒錘一類的天雄,或因爲毒性過大的緣故也被淘汰。但畢竟天雄載於《本草經》,古方經常提到,故晚近好古的中醫偶然也有使用者,對此藥材行自有解決的辦法。在民國廿九年(1940年)陝西西京市(今西安市)國藥商業同業公會《藥材行規》中,天雄條説"詳烏頭條",而烏頭條隻字不提天雄事,其實暗示天雄的處方應付即是川烏。此外,謝宗萬先生提到鹽附子有三等,一等名大附、二等名超雄、三等名天雄,對此謝先生十分不理解:"古人稱天雄爲附而長者,但目前天雄實爲較小的附子。"這可能也是藥材商人應付那些好古醫生的一種手段,現代鹽附子已無此規格。其實,以附子冒充天雄在《僞藥條辨》中已有提及:"近今每有以厚附僞充(天雄),施之重證必不能奏效矣。"

注　釋

〔一〕天雄:《本草綱目》集解項説:"天雄乃種附子而生出或變出,其形長而不生子,故曰天雄。"此爲一説,但如果天雄主要指鐵棒錘 *Aconitum szechenyianum* 一類,其烏頭鹼含量更高,毒性更大,或許因此得名"天雄",表示作用猛烈。

〔二〕輕身健行:《名醫别録》補充:"令人武勇力作不倦。"

〔三〕一名白幕:不詳得名之由。《名醫别録》白薇亦别名白幕,又《本草拾遺》鬼目亦一名白幕,皆同名異物。

〔四〕生山谷:《證類本草》引《名醫别録》"生少室山谷",《本草經集注》云:"此與烏頭、附子三種,本並出建平,故謂之三建。今宜都佷山最好,謂爲西建,錢塘間者謂爲東建,氣力劣弱不相似,故曰西冰猶勝東白也。”

267 **半夏**〔一〕　**味辛,平。主傷寒,寒熱,心下堅,下氣,喉咽腫痛,頭眩,胷張,欬逆,腸鳴,止汗。一名地文**〔二〕**,一名水玉**〔三〕**。**已上八字原本黑。**生川谷**〔四〕**。**

《吴普》曰:半夏,一名和姑。生微邱,或生野中。葉三三相偶,二月始生,白華員上。《御覽》。

《名醫》曰:一名示姑[①]。生槐里。五月、八月采根,暴乾。

【案】《月令》云:“二[②]月半夏生。”《范子計然》云:“半夏出三輔,色白者善。”《列仙傳》云:“赤松子服水玉,以教神農。”疑即半夏别名。

箋　疏

半夏之名始見於《禮記·月令》:“仲夏之月,鹿角解,蟬始鳴,半夏生,木堇榮。”《吕氏春秋》《淮南子》皆同,《急就篇》“半夏皂莢艾橐吾”句,顔師古注:“半夏,五月苗始生,居夏之半,故爲名也。”顯然,這種半夏是因爲生於夏曆五月而得名,這與後世所用天南星科植物半夏的生物學特性不符。對此,孫星衍、森立之皆在著作中含蓄地表達了他們的疑惑。二孫按語引《月令》作“二月半夏生”,黄奭輯本亦如此。改“五月”爲“二月”不應視爲版本訛誤,而是有意爲之。

① 一名示姑:據《證類本草》,尚有“一名守田”爲《名醫别録》所記别名,循例應補入。

② 二:《月令》作“五”,《周氏醫學叢書》光緒本、《四部備要》本作“五”。

半夏《本草經》一名水玉，二孫按語説："《列仙傳》云'赤松子服水玉以教神農'，即半夏别名。"按，赤松子事見《列仙傳》卷上，如果赤松子所服的這種"水玉"是半夏的話，的確與該藥在《本草經》下品的地位不相吻合。森立之則從另一個角度對"五月生半夏"作了解釋，《本草經考注》按語云："葉有細闊二種，花有紫白二樣，五月葉莖際生實，與百合實、零餘子等同。此實即是嫩根落地而生芽也。《月令》所云'五月半夏生'，此之謂也。"森立之將五月生半夏解釋爲葉柄下部的珠芽。其實，不論如何曲爲解説，直到漢代，藥用半夏恐怕都不是今用品種。

魏晉文獻中的半夏應與今種接近，《名醫别録》提到"生令人吐，熟令人下，用之湯洗令滑淨"。陶弘景也説："用之皆先湯洗十許過，令滑盡，不爾戟人咽喉。"現代研究提示，生半夏所含2,4-二羥基苯甲醛葡萄糖苷對黏膜有刺激作用，可以催吐，受熱後此成分破壞，其他耐熱成分則有止嘔作用。至於兩書提到的洗令"滑"盡，這當是形容半夏塊莖中所含黏液細胞之黏液質。此外，《吴普本草》則在植物特徵上對半夏有所描述："一名和姑，生微丘，或生野中。葉三三相偶，二月始生，白華圓上。"這基本符合今用天南星科半夏 *Pinellia ternata* 特徵。

注　釋

〔一〕半夏：《本草綱目》釋名説："《禮記·月令》'五月半夏生'，蓋當夏之半也，故名。"

〔二〕一名地文：《本草經考注》云："隨地生之，三三五五方成文章，故名。”

〔三〕一名水玉：《本草綱目》謂“水玉因形”，《本草經考注》闡釋説：“生水濕地中，其根魁如白玉，故名。”按，二孫本此處注釋“已上八字原本黑”，查“一名地文一名水玉”八字，晦明軒本《政和本草》、劉甲本《大觀本草》皆爲白字，少數《政和本草》系列則爲黑字。

〔四〕生川谷：《證類本草》引《名醫别録》“生槐里川谷”，《本草經集注》云：“槐里屬扶風，今第一出青州，吴中亦有。”

268 虎掌〔一〕 味苦，温。主心痛，寒熱，結氣，積聚，伏梁〔二〕，傷筋，痿，拘緩，利水道。生山谷〔三〕。

《吴普》曰：虎掌，神農、雷公：苦，無毒；岐伯、桐君：辛，有毒。立秋九月采之。《御覽》引云“或生太山，或宛朐”。

《名醫》曰：生漢中及冤句。二月、八月采，陰乾。

【案】《廣雅》云：“虎掌，瓜屬也。”

箋　疏

大約從唐代開始，幾種來源於天南星科的藥物，虎掌、由跋、天南星與半夏之間的關係變得含混不清，這爲後世半夏的品種混亂埋下了伏筆。《新修本草》半夏條云：“半夏所在皆有，生平澤中者名羊眼半夏，圓白爲勝，然江南者大乃徑寸，南人特重之，頃來互用，功狀殊異。問南人，説苗乃是由跋，陶注云虎掌極似半夏，注由跋乃説鳶尾，於此注中似説由跋。三事混淆，陶終不識。”蘇敬這段話揭示了唐代半夏、由跋、虎掌相混淆的情況，但將混亂的原因歸咎於陶弘景似非合理。

虎掌與半夏皆載於《本草經》，陶弘景與蘇敬意見分歧。《本草經集注》謂虎掌“形似半夏，但皆大，四邊有子如虎掌”，此當是天南星科掌葉半夏 *Pinellia pedatisecta*。《新修本草》則説：“此藥是由跋宿者。其苗一莖，莖頭一葉，枝丫脥莖。根大者如拳，小者如雞卵，都似扁柿，四畔有圓牙，看如虎掌，故有此名。”蘇敬提到虎掌的塊莖“大者如拳，小者如雞卵”，則遠遠超過半夏屬塊莖的標準，或許是同科魔芋 *Amorphophallus rivieri* 一類。

宋代一度撥亂反正，《蜀本草》《本草圖經》對虎掌植物的描述，以及《本草圖經》所繪冀州虎掌藥圖，皆與陶弘景一様，直接指向掌葉半夏，其中尤以蘇頌的叙述最爲確切：“初生根如豆大，漸長大似半夏而扁，累年者其根圓及寸，大者如雞卵，周匝生圓牙二三枚，或五六枚。三四月生苗，高尺餘，獨莖，上有葉如爪，五六出分布，尖而圓。一窠生七八莖，時出一莖作穗，直上如鼠尾，中生一葉如匙，裹莖作房，傍開一口，上下尖，中有花，微青褐色，結實如麻子大，熟即白色，自落布地。一子生一窠。九月苗殘取根，以湯入器中漬五七日，湯冷乃易，日換三四遍，洗去涎，暴乾用之，或再火炮。今冀州人菜園中種之，亦呼爲天南星。”看來宋代開始已有將掌葉半夏用作天南星的趨勢，正因爲此，《本草綱目》誤將本品與天南星併爲一條，更導致後世稱此植物爲“虎掌南星”,作天南星藥材的混淆品。

至於二孫按語引《廣雅·釋草》“虎掌,瓜屬”,則是瓜類,大約也是因葉形得名。王念孫《疏證》引陸機《瓜賦》“狸首虎蹯”,謂“虎蹯即虎掌也”,所見甚是,與《本草經》虎掌顯然無關。

注 釋

〔一〕虎掌:《本草經集注》云:“形似半夏,但皆大,四邊有子如虎掌。”《本草綱目》釋名則説:“虎掌因葉形似之,非根也。”按,掌葉半夏的葉片掌狀分裂,或因此以“虎掌”名之,以後説爲接近。

〔二〕伏梁:中醫古病名,指因穢濁之邪結伏腸道,阻滯氣血運行,穢濁與氣血搏結日久而成。《黄帝内經素問·腹中論》黄帝問:“病有少腹盛,上下左右皆有根,此爲何病,可治不?”岐伯曰:“病名曰伏梁。”又問:“伏梁何因而得之?”答:“裹大膿血,居腸胃之外。”

〔三〕生山谷:《證類本草》引《名醫别録》“生漢中山谷及冤句”,《本草經集注》云:“近道亦有。”

269 鳶尾〔一〕 **味苦,平。主蠱毒,邪氣,鬼注,諸毒,破癥瘕積聚,去水,下三蟲。生山谷**〔二〕**。**

《吴普》曰:鳶尾,治蠱毒。《御覽》。

《名醫》曰:一名烏園。生九疑山。五月采。

【案】《廣雅》云:“鳶尾、烏萐,射干也。”疑當作“鳶尾,烏園也;烏翣,射干也”。是二物。《唐本》注云:“與射干全别。”

箋　疏

《本草經》鳶尾與射干各是一條，而《廣雅·釋草》“鳶尾、烏萐，射干也”，則是以鳶尾與射干爲一物。從本草記載來看，射干名烏扇、烏蒲、烏翣，鳶尾名烏園，名稱存在一定聯繫，《本草經考注》謂“射干之急呼爲鳶”“烏園急呼亦爲鳶”，似有道理。所以，二孫按語擬修訂《廣雅》此句作“鳶尾，烏園也；烏翣，射干也”，屬多餘之舉。

按，鳶尾科幾種常見植物如鳶尾、射干之類，形態接近，所以《本草經集注》説：“方家云是射干苗，無鳶尾之名，主療亦異，當别一種物。”射干條説：“人言其葉是鳶尾，而復又有鳶頭，此蓋相似爾，恐非。”言下之意，當時確有將二者混淆者。《新修本草》乃澄清之云：“此草葉似射干而闊短，不抽長莖，花紫碧色，根似高良薑，皮黄肉白。有小毒，嚼之戟人咽喉，與射干全别。人家亦種，所在有之。射干花紅，抽莖長，根黄有臼。”蘇敬説鳶尾“花紫碧色”，其原植物遂被考訂爲鳶尾屬鳶尾 *Iris tectorum*，《本草圖經》説射干花“黄紅色”，乃是射干屬射干 *Belamcanda chinensis*。

注　釋

〔一〕鳶尾：鳶尾、射干相似，《本草拾遺》云：“本草射干即人間所種爲花卉，亦名鳳翼，葉如鳥翅，秋生紅花，赤點；鳶尾亦人間多種，苗低下於射干，如鳶尾，春夏生紫碧花者是也。”則鳶尾似以葉形如鳶鳥之尾而得名。

〔二〕生山谷：《證類本草》引《名醫别録》"生九疑山谷"。

270 大黄〔一〕　**味苦，寒。主下瘀血，血閉，寒熱，破癥瘕積聚，留飲宿食**〔二〕**，蕩滌腸胃，推陳致新**〔三〕**，通利水穀，**《御覽》此下有"道"字。**調中化食，安和五藏。生山谷**〔四〕。

《吴普》曰：大黄，一名黄良，一名火參，一名膚如。神農、雷公：苦，有毒；扁鵲：苦，無毒；李氏：小寒。爲中將軍。或生蜀郡北部，或隴西。二月花[①]生，生黄赤葉，四四相當，黄莖，高三尺許；三月華黄；五月實黑。三月采根，根有黄汁，切，陰乾。《御覽》。

《名醫》曰：一名黄良。生河西及隴西。二月、八月采根，火乾。

【案】《廣雅》云："黄良，大黄也。"

箋　疏

大黄以色得名，《名醫别録》《吴普本草》皆有别名"黄良"，《廣雅・釋草》云："黄良，大黄也。"《本草經》謂其有"蕩滌腸胃，推陳致新"之功，又名"將軍"，《吴普本草》名"中將軍"，陶弘景解釋説："此藥至勁利，粗者便不中服，最爲俗方所重，道家時用以去痰疾，非養性所須也。將軍之號，當取其駿快矣。"

① 花：《太平御覽》卷九九二引《吴氏本草》作"卷"。

《吴普本草》對大黄的植物形態描述甚詳,已見按語。《本草圖經》云:"正月内生青葉,似蓖麻,大者如扇。根如芋,大者如碗,長一二尺,傍生細根如牛蒡,小者亦如芋。四月開黄花,亦有青紅似蕎麥花者。莖青紫色,形如竹。二月、八月採根,去黑皮,火乾。"陶弘景談到大黄藥材"好者猶作紫地錦色",再結合《本草經》以來歷代醫方本草對大黄瀉下作用的强調,可以毫無疑問地肯定此種大黄是蓼科大黄屬(*Rheum*)掌葉組植物,所含結合型蒽醌口服後具有接觸性瀉下作用。至於早期藥用大黄的具體來源,難於確指,但根據產地分析,今用三個主要品種,即掌葉大黄 *Rheum palmatum*、唐古特大黄 *Rheum tanguticum*、藥用大黄 *Rheum officinale* 應該都包括在内。

注　釋

〔一〕大黄:如《本草圖經》説,大黄葉"似蓖麻大者如扇",其根色黄,因此得名。

〔二〕留飲宿食:指水飲留滯胸膈間,脾胃不能消穀運化。《諸病源候論》卷二〇"留飲宿食候"云:"留飲宿食者,由飲酒後飲水多,水氣停留於脾胃之間,脾得濕氣則不能消食,令人噫氣酸臭,腹脹滿,吞酸,所以謂之留飲宿食也。"

〔三〕蕩滌腸胃推陳致新:形容大黄瀉下作用,亦參消石、茈胡條注釋。

〔四〕生山谷:《證類本草》引《名醫别録》"生河西山谷及隴西",《本草經集注》云:"今採益州北部汶山及西山者,雖非河西、隴西，好者猶爲紫地錦色，味甚苦澀，色至濃黑。"

271 **亭歷**〔一〕舊作"葶藶"，《御覽》作"亭歷"。 **味辛，寒。主癥瘕積聚，結氣，飲食寒熱，破堅。一名大室**〔二〕**，一名大適。生平澤及田野**〔三〕**。**

《名醫》曰：一名丁[①]歷，一名蕇蒿。生藁城。立夏後采實，陰乾。得酒，良。

【案】《説文》云："蕇，亭歷也。"《廣雅》云："狗薺、大室，亭藶也。"《爾雅》云"蕇，亭歷"，郭璞云："實、葉皆似芥。"《淮南子·繆稱訓》云："亭歷愈張。"《西京雜記》云："亭歷死於盛夏。"

箋　疏

葶藶是常見植物，故《月令》用來作爲物候標誌，即所謂"孟夏之月靡草死"者，鄭玄注："舊説云靡草，薺、葶藶之屬。"孔穎達疏："以其枝葉靡細，故云靡草。"《急就篇》"亭歷桔梗龜骨枯"，顔師古注："亭歷，一名丁歷，一名蕇，一名狗薺。"《爾雅·釋草》"蕇，亭歷"，郭璞注："實、葉皆似芥，一名狗薺。"《本草經集注》謂"母則公薺"，不詳其意，據《經典釋文》云："今江東人呼爲公薺。"郝懿行《爾雅義疏》認爲，公薺"即'狗薺'聲之轉也"。

《本草經》謂葶藶"主癥瘕積聚結氣，飲食寒熱，破堅

① 丁：底本作"下"，據《證類本草》改。黄奭輯本亦作"丁"。

逐邪,通利水道",此即《淮南子·繆稱訓》説"亭歷愈脹"之意。《本經疏證》引申説:"於此可見腫而不脹,非上氣喘逆者,非葶藶所宜矣。"宋代開始,葶藶子分作苦甜兩種,其中苦葶藶子主要是十字花科植物獨行菜 *Lepidium apetalum*,甜葶藶子則爲同科印度蔊菜 *Rorippa indica* 之類。《韓非子·難勢篇》云:"味非飴蜜也,必苦菜亭歷也。"張祜《雜曲歌辭》云:"自君之出矣,萬物看成古。千尋葶藶枝,争奈長長苦。"也以苦葶藶作比興,由此知葶藶子古以苦味者爲正品。

本條正文"破堅"以後,《證類本草》各種版本皆有"逐邪通利水道"六字爲白字《本草經》文,二孫脱漏,應補完。黄奭輯本注意及此,"破堅"後添注釋説:"按徐本'破堅'下有'逐邪通利水道'六字,蓋從《證類本草》。"

注　釋

〔一〕亭歷:《證類本草》作"葶藶",二孫據《太平御覽》改作"亭歷"。按,《五十二病方》《爾雅》《急就篇》《説文》皆寫作"亭歷",從艸爲後起字。

〔二〕一名大室:《廣雅·釋草》云:"狗薺、大室,亭藶也。"

〔三〕生平澤及田野:《證類本草》引《名醫别録》"生藳城平澤及田野",《本草經集注》云:"出彭城者最勝,今近道亦有。"

272 桔梗〔一〕　味辛,微温。主胷脅痛如刀刺,腹滿,腸鳴幽幽,驚恐悸氣。《御覽》引云"一名利如",《大觀本》作黑字。

生山谷〔二〕。

《吴普》曰：桔梗，一名符扈，一名白藥，一名利如，一名梗艸，一名盧如。神農、醫和：苦，無毒；扁鵲、黄帝：鹹；岐伯、雷公：甘，無毒；李氏：大寒。葉如薺苨，莖如筆管，紫赤。二月生。《御覽》。

《名醫》曰：一名利如，一名房圖，一名白藥，一名梗艸，一名薺苨。生嵩高及冤句。二、八月采根，暴乾。

【案】《説文》云："桔，桔梗，藥名。"《廣雅》云："犁如，桔梗也。"《戰國策》云："今求柴胡，及之睪黍、梁父之陰，則郄車而載耳；桔梗於沮澤，則累世不得一焉[①]。"《爾雅》云"苨，菧苨"，郭璞云："薺苨。"據《名醫》云是此别名，下又出薺苨條，非，然陶宏景亦别爲二矣。

箋　疏

桔梗作爲藥物的淵源甚古，《莊子》《戰國策》中皆用來舉例。《莊子·徐無鬼》説："藥也，其實堇也，桔梗也，雞壅也，豕零也，是時爲帝者也。"注："藥有君臣，此數者，視時所宜，迭相爲君。"意思是説，藥無貴賤，根據情况，都可以成爲處方中的君藥。這與《素問·至真要大論》"主

① 此句《戰國策·齊策》作："今求柴胡、桔梗於沮澤，則累世不得一焉；及之睪黍、梁父之陰，則郄車而載耳。"二孫按語有誤。

病之謂君”的意見相合,而非《本草經》僵硬地强調“上藥爲君”。蘇軾詩《周教授索枸杞因以詩贈録呈廣倅蕭大夫》“雞壅桔梗一稱帝,堇也雖尊等臣僕”,即用此典故。《戰國策·齊策》云:“今求柴胡、桔梗於沮澤,則累世不得一焉;及之睪黍、梁父之陰,則郄車而載耳。”此則言桔梗、柴胡的生境爲山谷而非川澤,與《本草經》所記一致。

《説文》云:“桔,桔梗。”針對“桔”字從木,段玉裁解釋:“桔梗艸類,《本艸經》在艸部,而字從木者,艸亦木也。”《名醫别録》記桔梗一名薺苨,陶弘景專門解釋云:“桔梗療蠱毒甚驗,俗方用此,乃名薺苨。今别有薺苨,能解藥毒,所謂亂人參者便是。非此桔梗,而葉甚相似,但薺苨葉下光明、滑澤、無毛爲異,葉生又不如人參相對者爾。”《新修本草》補充説:“薺苨、桔梗,又有葉差互者,亦有葉三四對者,皆一莖直上;葉既相亂,惟以根有心、無心爲别爾。”按,桔梗爲桔梗科植物桔梗 *Platycodon grandiflorum*,薺苨爲同科沙參屬植物薺苨 *Adenophora trachelioides*。《本草綱目》集解項李時珍説:“桔梗、薺苨乃一類,有甜苦二種,故《本經》桔梗一名薺苨,而今俗呼薺苨爲甜桔梗也。”薺苨長於解毒,故《名醫别録》又言桔梗一名白藥,恐是專門指甜桔梗一名薺苨、一名白藥。

注　釋

〔一〕桔梗:據《説文》,“桔”是桔梗的專名,《武威醫簡》用之,亦寫作“桔梗”。《本草綱目》釋名説:“此草之根結實而梗直,故名。”《廣雅疏證》亦用此説而發揮云:

"《説文》云'桔,直木也',《爾雅》云'梗,直也',桔梗之名,或取義於直與?"

〔二〕生山谷:《證類本草》引《名醫别録》"生嵩高山谷及冤句",《本草經集注》云:"近道處處有。"

273 莨蕩子〔一〕 味苦,寒。主齒痛,出蟲,肉痹〔二〕拘急,使人健行,見鬼。多食令人狂走〔三〕;久服輕身,走及奔馬,强志,益力,通神〔四〕。一名横唐。生川谷〔五〕。

《名醫》曰:一名行唐。生海濱及雍州。五月采子。

【案】《廣雅》云:"葱、萍,藺蒚也。"陶宏景云:"今方家多作狼蓎。"舊作"菪",案《説文》無菪、蓎字。《史記·淳于意傳》云:"菑川王美人懷子而不乳,飲以莨蒚藥一撮。"《本艸圖經》引作"浪蕩",是。

箋疏

莨菪兩字異寫甚多,如莨蒚、藺蒚、莨蓎、浪蕩,以及陶弘景説"今方家多作'狼蓎'",甚至包括别名横唐、行唐在内,這些異寫和别名應該都是記音,今則以"莨菪"爲規範寫法。《本草綱目》釋名項解釋説"其子服之,令人狂浪放宕,故名",應該是正確的;莨菪的中樞神經系統活性,可能也是表示行爲放浪詞彙"浪蕩"的語源。

《本草圖經》云:"苗莖高二三尺,葉似地黄、王不留行、紅藍等,而三指闊,四月開花,紫色,苗、莢、莖有白毛。五月結實,有殼作罌子狀,如小石榴,房中子至細,青白色,如米粒。一名天仙子。五月採子,陰乾。"此即茄科植物莨菪 *Hyoscyamus niger*,所含莨菪鹼類生物鹼具明顯中樞活性,《本草經》以來談論莨菪見鬼"令人狂走"等,即是藥物引起的致幻作用。

注 釋

〔一〕莨蕩子:《證類本草》作"莨菪子",後世亦以此爲通用名。敦煌出《新修本草》卷一〇作"莨蔣",後一字與陶弘景所言相合。二孫以《説文》無"菪"字,因據《本草圖經》引《史記》改。

〔二〕肉痹:"肉"即"肉"。肉痹即肌痹,痺症之一。《黄帝内經素問·長刺節論》云:"病在肌膚,肌膚盡痛,名曰肌痺。"

〔三〕多食令人狂走:指過量出現精神錯亂症狀,《藥性論》謂"生能瀉人,見鬼,拾針狂亂",並屬此類。可參麻蕡條"見鬼狂走"注釋。《本草經集注》云:"尋此乃不可多食過劑爾,久服自無嫌。"

〔四〕久服輕身……通神:《本草經集注》云:"通神健行,足爲大益,而仙經不見用。"

〔五〕生川谷:《證類本草》引《名醫别録》"生海濱川谷及雍州",《本草經集注》云:"今處處有。"循《本草經》體例,"海濱"合是地名,然地名無此,疑有訛誤。

274 艸蒿〔一〕 味苦,寒。主疥搔痂痒,惡創,殺蝨,留熱在骨節間〔二〕,明目。一名青蒿〔三〕,一名方潰。生川澤〔四〕。

《名醫》曰:生華陰。

【案】《説文》云："蒿，菣也。""菣，香蒿也，或作䕅。"《爾雅》云"蒿，菣"，郭璞云："今人呼青蒿香中炙啖者爲菣。"《史記·司馬相如傳》"菴藺"注："《漢書音義》曰：菴藺，蒿也。"陶宏景云："即今青蒿。"

箋　疏

"蒿"在古代是一大類草本植物的泛稱，《詩經·鹿鳴》"呦呦鹿鳴，食野之蒿"，注家引《晏子》云："蒿，草之高者也。"區别言之則有白蒿（《詩經》稱"蘩"）、蔞蒿（《詩經》名"蔞"）、牛尾蒿（《詩經》名"蕭"）、牡蒿（《詩經》稱"蔚"），入藥則有艾蒿、茵陳蒿、馬先蒿等，這些大都是菊科蒿屬（*Artemisia*）植物，本條草蒿亦其中之一。

《本草經》草蒿一名青蒿，陶弘景説："即今青蒿，人亦取雜香菜食之。"其與今天青蒿物種之間是何關係，難於定論。客觀而言，從《神農本草經》直至宋代本草中的青蒿品種都不很固定，且各種證據間頗有抵牾之處，未必能輕易與植物學家眼中的黄花蒿 *Artemisia annua* 或者青蒿 *Artemisia apiacea* 相對應。我們只能籠統地説，此階段文獻指稱的"青蒿"，主要是菊科蒿屬的某些植物種，大約包括 *Artemisia apiacea* 和 *Artemisia annua* 在内。

注　釋

〔一〕艸蒿：《證類本草》作"草蒿"。按，《本草經》青葙子"一名草蒿、一名萋蒿"，陶弘景注釋説："後又有草蒿，别本亦作'草藁'，今即主療殊相類，形名又相似極多，足爲疑,而實兩種也。”

〔二〕留熱在骨節間:應即後世醫所言“骨蒸勞熱”,爲虚勞發熱之一種。

〔三〕一名青蒿:《本草綱目》以青蒿爲正名,以草蒿爲别名。釋名項説:“按《爾雅》諸蒿,獨菣得單稱爲蒿,豈以諸蒿葉背皆白,而此蒿獨青,異於諸蒿故耶?”

〔四〕生川澤:《證類本草》引《名醫别録》“生華陰川澤”,《本草經集注》云:“處處有之。”

275 旋復花〔一〕 味鹹,温。主結氣,脇下滿〔二〕,驚悸,除水,去五藏間寒熱,補中,下氣。一名金沸艸〔三〕,一名盛椹。生川谷〔四〕。

《名醫》曰:一名戴椹。生平澤。五月采花,日乾,二十日成。

【案】《説文》云:“蕧,盜庚也。”《爾雅》云“蕧,盜庚”,郭璞云:“旋復似菊。”

箋疏

《説文》“蕧,盜庚也”,《爾雅·釋草》“蕧,盜庚”,郭璞注:“旋蕧似菊。”《本草綱目》釋名説:“蓋庚者金也,謂其夏開黄花,盜竊金氣也。”《蜀本草·圖經》云:“旋覆花葉似水蘇,花黄如菊,今所在皆有,六月至九月采花。”《本草圖經》描述更詳:“旋復花生平澤川谷,今所在有之。二月已後生苗,多近水傍,大似紅藍而無刺,長一二尺已來,葉如柳,莖細。六月開花如菊花,小銅錢大,深黄色。上党田野人呼爲金錢花，七月、八月採花，暴乾，二十日成。今近都人家園圃所蒔金錢花，花葉並如上説，極易繁盛，恐即《經》旋復也。”此即菊科植物旋覆花 *Inula japonica*。

注　釋

〔一〕旋復花：《證類本草》作“旋覆花”，今亦以此爲通用名。按，《説文》“葍”爲本植物的專名，《爾雅》同。故當以“旋葍花”爲正，二孫改用本字“復”亦妥。“覆”爲覆蓋義，疑“旋葍花”字傳寫中“艸”訛變成“襾”，遂有“旋覆”之名。至於《本草綱目》引寇宗奭説：“花緣繁茂，圓而覆下，故曰旋覆。”乃望文生義者。

〔二〕結氣脇下滿：《名醫别録》補充：“消胸上痰結，唾如膠漆。”《本草經考注》云：“結氣脇下滿者，即《傷寒論》所云‘結胸’也。併驚悸共是爲水飲之所作耳。”

〔三〕一名金沸艸：《本草綱目》釋名説：“諸名皆因花狀而命也。”此當是形容其花色金黄。

〔四〕生川谷：《證類本草》引《名醫别録》“生平澤川谷”，《本草經集注》云：“出近道。”按，“生平澤川谷”爲不辭，可能與莨菪子“生海濱川谷”一樣，傳寫訛誤。

276 藜蘆〔一〕《御覽》作“梨蘆”。　**味辛，寒。主蠱毒，欬逆，洩利，腸澼，頭瘍，疥搔，惡創，殺諸蠱毒，去死肌。一名葱苒**〔二〕**。生山谷**〔三〕**。**

《吴普》曰：藜蘆，一名葱葵，一名豐蘆，一名蕙葵。《御覽》引云“一名山葱，一名公苒”。神農、雷公：辛，有毒；《御覽》引云“黄帝：有毒”。岐伯：鹹，有毒；李氏：大[①]寒，大毒；扁鵲：苦，有毒。大[②]葉，根小相連。《御覽》引云“二月采根”。

《名醫》曰：一名葱荚，一名山葱。生太山。三月采根，陰乾。

【案】《廣雅》云：“藜蘆，葱蒴也。”《范子計然》云：“藜蘆出河東，黄白者善。”《爾雅》云“茖，山葱”，疑非此。

箋　疏

《本草圖經》云：“藜蘆生泰山山谷，今陝西、山南東西州郡皆有之。三月生苗，葉青，似初出椶心，又似車前。莖似葱白，青紫色，高五六寸，上有黑皮裹莖，似椶皮。其花肉紅色，根似馬腸根，長四五寸許，黄白色。二月、三月採根，陰乾。”此即百合科藜蘆 *Veratrum nigrum* 及同屬近緣植物。

《急就篇》“牡蒙甘草菀藜蘆”，顔師古依本草爲注：“藜蘆，一名葱荚、一名山葱。”《廣雅》“藜蘆，蔥蒴也”，與《本草經》作“葱苒”稍異。按，藜蘆根莖似葱可層層剥離，故别名多與葱有關，除葱苒、葱荚、山葱以外，《吴普本草》還名葱葵，陶弘景也説，“根下極似葱而多毛”。據《玉篇》“蒴，葱也”，故似當依《廣雅》以作“蔥蒴”爲正。

---

① 大：底本作“太”，據《太平御覽》卷九九〇引《吴氏本草》改。《周氏醫學叢書》光緒本、《周氏醫學叢書》宣統本、《四部備要》本皆作“大”。

② 大：底本作“大寒”，據《太平御覽》卷九九〇引《吴氏本草》、《嘉祐本草》引吴氏，此前後數句皆作：“扁鵲：苦，有毒。大葉，根小相連。”故確定“寒”爲衍文，删。

二孫按語引《爾雅·釋草》"茖,山葱",此爲百合科葱屬植物茖葱 *Allium victorialis*,如所判斷,與藜蘆無關。但有一個問題需要特別討論。百合科藜蘆屬(*Veratrum*)植物多含藜蘆鹼(veratrine),具有較强刺激性,服用後可出現咽喉部及舌有針刺樣感覺,上腹部及胸骨後燒灼感,劇烈嘔吐。隋唐以來的醫方多用作涌吐劑,如《本草圖經》説:"此藥大吐上膈風涎,暗風癇病,小兒鰕齁,用錢匕一字,則惡吐。人又用通頂,令人嚏。"而《本草經》隻字不提嘔吐功效,《名醫别録》甚至謂藜蘆"療噦逆"。本草家亦覺費解,《本草圖經》説:"古經本草云療嘔逆,其效未詳。"《本草綱目》謂"噦逆用吐藥,亦反胃用吐法去痰積之義",總嫌牽强附會。藜蘆生物鹼催吐作用客觀而顯明,古本草無一語及此,其所指代的物種未必出自藜蘆屬,或許可能是某些葱屬植物。且存疑問,待詳考。

注　釋

〔一〕藜蘆:《本草綱目》釋名説:"黑色曰黎,其蘆有黑皮裹之,故名。"

〔二〕一名葱苒:《本草經集注》云:"根下極似葱而多毛。"《説文》"冄,毛冄冄也",葱苒之名或 由此而來。

〔三〕生山谷:《證類本草》引《名醫别録》"生太山山谷",《本草經集注》云:"近道處處有。"

277 **鉤吻**〔一〕《御覽》作"朐"。　**味辛,温。主金創,乳痓,中惡風,欬逆上氣,水腫,殺鬼注,**舊作"疰",《御覽》作"注",

是。**蠱毒。一名野葛**〔二〕。**生山谷**〔三〕。

《吴普》曰：秦鉤肳，一名毒根，一名野葛。神農：辛；雷公：有毒，殺人。生南越山，或益州。葉如葛，赤莖，大如箭，方，根黄。或生會稽東治，正月采。《御覽》。

《名醫》曰：生傅高山及會稽東野。

【案】《廣雅》云："莨[①]，鉤吻也。"《淮南子·説林訓》云"蝮蛇螫人，傅以和堇則愈"，高誘云："和堇，野葛，毒藥。"《博物志》云："鉤吻毒，桂心、葱葉洟[②]解之。"陶宏景云："或云鉤吻是毛莨[③]。"沈括《補筆談》云："閩中人呼爲吻莽，亦謂之野葛；嶺南人謂之胡蔓；俗謂之斷腸艸。此艸人間至毒之物，不入藥用，恐本艸所出别是一物，非此鉤吻也。"

箋　疏

鉤吻的得名，如陶弘景所推測："言其入口則鉤人喉吻。"由此，下咽即能斃命，或者服用後令咽喉部產生强烈不适感的物質，都有可能被稱爲"鉤吻"。而"鉤吻"急呼爲"莨"，《廣雅·釋草》"莨，鉤吻也"即由此而來。

漢代以來，鉤吻便是典型的毒藥，《本草經》謂其有大毒，《論衡·言毒》也説："草木之中有巴豆、野葛，食之湊

① 莨：底本作"莨"，據《廣雅疏證》改。

② 洟：底本作"沸"，據《證類本草》引《博物志》改。

③ 莨：底本作"莨"，據《證類本草》改。

藫，頗多殺人。”但漢代文獻有關鉤吻的記載甚爲簡略，僅《金匱要略》“果實菜穀禁忌”篇云：“鉤吻與芹菜相似，誤食之殺人。”又《證類本草》引“葛洪方”云：“鉤吻與食芹相似，而生處無他草，其莖有毛，誤食之殺人。”從形態特徵推測，這種鉤吻當是毛茛科毛茛 *Ranunculus japonicus* 一類植物。陶弘景言“或云鉤吻是毛茛”，亦印證此説。

漢代鉤吻以兩爲計量單位，如魏伯陽《周易參同契》云：“冶葛、巴豆一兩入喉，雖周文兆著，孔丘占相，扁鵲操鍼，巫咸叩鼓，安能蘇之。”魏晉則以尺寸計量，如《博物志》云：“魏武習啖野葛，至一尺。”《南州異物志》説：“取冶葛一名鉤吻數寸。”在古方書中，全草、果實的劑量多以重量計算，而較長的根及根莖、木質藤本、樹皮類藥材則以長度計量。計量單位的不同，提示魏晉時期藥用鉤吻除毛茛科鉤吻外，還包括其他科屬植物，而藥用部位則以藤莖或根爲主。

魏晉文獻對鉤吻植物的記載相當含混，且多牴牾之處，即以各家對其葉形的描述爲例。《博物志》載魏文帝所記諸物相似亂真者，據《新修本草》引文作“鉤吻葉似鳧葵”，《太平御覽》引文卻作“鉤吻草與堇菜相似”，《四庫全書》本又作“與荇華相似”，三説難辨是非。《吳普本草》則謂鉤吻葉似葛，《肘後方》又云似食芹，《雷公炮炙方》卻説：“鉤吻葉似黄精而尖頭處有兩毛若鉤。”異説紛呈，陶弘景亦不能辨，故《本草經集注》云：“本經及後説皆參錯不同，未詳定云何。”

其中葉似葛的鉤吻，《吳普本草》稱作秦鉤吻，有云：

"秦鉤吻,一名毒根,一名野葛,生南越山或益州,葉如葛,赤莖,大如箭,方根黄色。"其原植物似爲漆樹科毒漆藤 *Toxicodendron radicans*,這種植物的乳液可以引起漆瘡。《本草經》鉤吻一名野葛,或許也包括此類植物在内。

另有一種與黄精相似而"善惡"相反的鉤吻,文獻記載較多,如《博物志》引《神農經》説:"藥物有大毒不可入口鼻耳目者,即殺人,凡六物焉,一曰鉤吻,似黄精不相連,根苗獨生者是也。"又引黄帝問天老:"太陽之草名曰黄精,餌而食之,可以長生。太陰之草名曰鉤吻,不可食,入口立死。"陶弘景亦云:"鉤吻葉似黄精而莖紫,當心抽花,黄色,初生既極類黄精,故以爲殺生之對也。"《本草圖經》説:"江南人説黄精苗葉稍類鉤吻,但鉤吻葉頭極尖而根細。"這種葉似黄精的鉤吻,據《中國高等植物圖鑒》記載,當爲百部科金剛大 *Croomia japonica*,亦稱黄精葉鉤吻。

最有名的鉤吻品種爲胡蔓草,《南方草木狀》云:"冶葛,毒草也。蔓生,葉如羅勒,光而厚,一名胡蔓草,置毒者多雜以生蔬進之,悟者速以藥解,不爾半日輒死。"胡蔓草的原植物爲馬錢科胡蔓藤 *Gelsemium elegans*。《太平御覽》俚條引《南州異物志》云:"廣州南有賊曰俚,此賊在廣州之南蒼梧、鬱林、合浦、寧浦、高涼五郡中央,地方數千里……其處多野葛爲鉤吻。"這與胡蔓藤主要分佈兩廣、福建相符。兩廣地區至今仍有胡蔓藤誤食或投毒的報告,這是各種鉤吻中毒性最强烈的一種,亦是二孫按語引《補筆談》所言之斷腸草,從分佈來看,確實不是《本草經》的鉤吻物種。

注　釋

〔一〕鉤吻：《本草經集注》云："言其入口則鉤人喉吻。或言'吻'作'挽'字，牽挽人腸而絶之。"二孫注釋説《太平御覽》作"肳"，此則"吻"之異體字。按，《説文》吻或從肉從昏，寫作"脗"，俗體作"肳"。

〔二〕一名野葛：又諧音寫作"冶葛"。《本草經集注》謂"《五符》中亦云鉤吻是野葛"，但認爲鉤吻與野葛"覈事而言，乃是兩物"。别名野葛的鉤吻更像是《吴普本草》所言秦鉤吻，"一名毒根，一名野葛"，因葉如葛得名，原植物爲漆樹科毒漆藤 *Toxicodendron radicans* 一類。至於《新修本草》所言："野葛生桂州以南，村墟閭巷間皆有，彼人通名鉤吻，亦謂苗名鉤吻，根名野葛，蔓生。"則是馬錢科胡蔓藤 *Gelsemium elegans*。

〔三〕生山谷：《證類本草》引《名醫别録》"生傅高山谷及會稽東野"。

278 射干〔一〕　味苦，平。主欬逆上氣，喉痹，咽[①]痛，不得消息〔二〕，散結[②]氣，腹中邪逆，食飲，大熱。一名烏扇〔三〕，一名烏蒲〔四〕。生川谷〔五〕。

《吴普》曰：射干，一名黄遠也。《御覽》。

① 咽：底本作"烟"，據《證類本草》改。《周氏醫學叢書》光緒本、《周氏醫學叢書》宣統本、《四部備要》本、黄奭輯本皆作"咽"。

② 結：底本作"急"，據《證類本草》改。黄奭輯本亦作"結"。

《名醫》曰：一名烏翣，一名烏吹，一名艸蕾。生南陽田野。三月三日采根，陰乾。

【案】《廣雅》云："鳶尾、烏萐，射干也。"《荀子·勸學篇》云："西方有木焉，名曰射干，莖長四寸。"《范子計然》云："射干根如□□□安定。"

箋疏

射干一名烏扇，一名烏翣，一名烏萐，翣、萐都有扇子的意思，其原植物爲鳶尾科射干 *Belamcanda chinensis*。鳶尾科植物葉片寬劍形，葉子基部鞘狀，互相嵌迭，通常排列成扇狀，因此有諸名。故陶弘景說"烏翣者即其葉名矣"，《本草拾遺》說"葉如烏翅"，《本草圖經》進一步解釋，"葉似蠻薑，而狹長橫張，疏如翅羽狀，故一名烏翣，謂其葉耳"。鳶尾爲同科植物鳶尾 *Iris tectorum*，葉形與射干接近，略似鳶隼尾部羽毛的樣子，鳶尾之名可能就是因此而得。烏與鳶都是鳥，《本草經考注》說："烏扇、烏蒲等之'烏'字，與鳶尾、鳶頭之'鳶'字同，其葉似烏羽、烏尾，故或云'鳶'，或云'烏'，蓋因地異名。"其說甚是。

"射"有兩種讀音，《廣韻》"神夜切"，此爲常見義，指射箭及相關動作；又"羊謝切"，如職官僕射。陶弘景認爲"射干"也用後一種讀音，故言"今射亦作夜音"。陳藏器《本草拾遺》因此說射（夜）干乃有三種："射干總有三物。佛經云'夜干貂獄'，此是惡獸，似青黄狗，食人，郭云能緣木。又阮公詩云'夜干臨層城'，此即是樹，今之射干殊高大者。本草射干，即人間所種爲花卉，亦名鳳翼，葉如烏翅，秋生紅花，赤點。”

第一種是佛書中説到的“夜干”，《法華經》寫作“野干”，是一種動物，《本草衍義》説“佛經所説火宅喻之獸”，即指此。《翻譯名義集》云：“悉伽羅，此云野（音夜）干。似狐而小，形色青黄如狗，群行夜鳴如狼。郭璞云：射（音夜）干能緣木。”第二種是阮籍《詠懷詩》“幽蘭不可佩，朱草爲誰榮，修竹隱山陰，射干臨增城”提到的“射干”。此不知是何物，陶弘景説：“又别有射干，相似而花白莖長，似射人之執竿者，故阮公詩云‘射干臨層城’。”按此理解，似指鳶尾科蝴蝶花 *Iris japonica*，而據陳藏器的意見，這種射干是木本植物，或即《荀子》所説的“西方有木焉名曰射干”者。再一種則是本條的草本植物射干 *Belamcanda chinensis*。

注　釋

〔一〕射干：《本草圖經》云：“今觀射干之形，其莖梗疏長，正如長竿狀，得名由此耳。”

〔二〕不得消息：《本草經考注》云：“不得消息者，謂咽喉閉塞不得通氣也。《醫心方》奔豘門引《千金》云：‘治氣上下否塞，不能休息，破氣丸方。’所謂‘休息’，蓋是與‘消息’同義。”

〔三〕一名烏扇：《本草經考注》云：“烏扇與烏翣同義，謂其葉似扇也。”按，《廣雅·釋草》又名“烏蓮”，“蓮”亦有扇之義。

〔四〕一名烏蒲：《本草經考注》云：“烏蒲者，謂其苗似蒲也。

與旱蒲、昌蒲同例。"

〔五〕生川谷:《證類本草》引《名醫别録》"生南陽川谷田野",《本草經集注》云:"此即是烏翣根,庭臺多種之。"

279 蛇合〔一〕原注云"合是含字"。 **味苦,微寒。主驚癇,寒熱邪氣,除熱,金創,疽痔,鼠瘻,惡創,頭瘍。一名蛇銜**〔二〕**。生山谷**〔三〕**。**

《名醫》曰:生益州。八月采,陰乾。

【案①】《本艸圖經》云:"或云是雀瓢,即是蘿摩之别名。"據陸璣云"芄蘭,一名蘿摩,幽州謂之雀瓢",則即《爾雅》"雚,芄蘭也"。《唐本艸》别出蘿摩條,非。又見女青。

箋　疏

本條絶大多數《證類本草》目録及正文都作"蛇全",其後有小字注釋:"合是含字。"敦煌出《新修本草》卷一〇寫本恰好止於此條以前,故無法判斷"合是含字"爲蘇敬所加,還是宋人添注。但據《證類本草》中《唐本》注説:"'全'字乃是'含'字,陶見誤本,宜改爲'含'。含、銜義同,見古本草也。"至少表明,《新修本草》也是以"蛇全"爲標題。所以,《本草經》輯本或採納《新修本草》"陶見誤本"的意見,將藥名恢復爲"蛇含",如尚志鈞、王筠默、馬繼興輯本;或維持"蛇全"不變,如森立之、曹元宇輯本;至

① 案:底本作"按",循輯本體例改。《周氏醫學叢書》光緒本、《周氏醫學叢書》宣統本、《四部備要》本、黄奭輯本皆作"案"。

於二孫改爲“蛇合”,則緣於對本條文獻信息的錯誤理解。

結合前引《唐本》注,小字注釋“合是含字”,顯然是指藥名中“全”字合當爲“含”字。將“合是”理解爲“合當是”,内證見《證類本草》卷二“髮禿落”通用藥下有荆子,《嘉祐本草》按語説:“本經有蔓荆、牡荆,此只言荆子,據朱字,合是蔓荆子。”二孫則可能將此句理解爲“合”字是“含”字之義,於是認爲“蛇合”乃是本條原貌,遂作爲標題。更兼部分年代較晚的《證類本草》確實也有作“蛇合”者,如商務影印本《政和本草》,目録作“蛇全”,正文則作“蛇合”,且將《唐本》注修訂爲“‘合’字乃是‘含’字”。由此更增加二孫改爲“蛇合”的信心。但本條晦明軒本《政和本草》、劉甲本《大觀本草》目録及正文都作“蛇全”,這應該是宋本的原貌,故《本草經》輯本作“蛇含”“蛇全”皆可,作“蛇合”則誤。

“含”與“銜”都是口中含物的意思,可以通用,所以蛇含一名蛇銜。但仔細體會,“含”强調的是物在口中的狀態,“銜”稍偏向於含物的動作,比如《周禮·夏官》“徒銜枚而進”,陶淵明《讀山海經》“精衛銜微木”。《異苑》卷三云:“昔有田父耕地,值見傷蛇在焉。有一蛇銜草著瘡上,經日,傷蛇走。田父取其草餘葉以治瘡,皆驗。本不知草名,因以蛇銜爲名。《抱朴子》云‘蛇銜能續已斷之指如故’是也。”此材料雖較《本草經》爲晚,亦體現該藥得名緣由,藥名似當以表示動作的“銜”爲正。

至於《本草經》蛇含的名實,二孫節引《本草圖經》云云,然後加以發揮,其意見亦不正確。《本草圖經》繪有興州蛇含圖例,蘇頌説:"蛇含生益州山谷,今近處亦有之。生土石上,或下濕地,蜀中人家亦種之。一莖五葉或七葉。此有兩種,當用細葉黄色花者爲佳。八月採根,陰乾。"《本草綱目》又將《本草圖經》之"紫背龍牙"併入蛇含條,釋名項李時珍先引《異苑》云云,然後説:"其葉似龍牙而小,背紫色,故俗名小龍牙,又名紫背龍牙。蘇頌《圖經》重出紫背龍牙,今併爲一。"其説有理,結合興州蛇含圖例,可確定其爲薔薇科植物蛇含委陵菜 *Potentilla kleiniana*。

《本草圖經》在描述蛇含之後,又順便討論了女青條出現的蛇含根,蘇頌説:"又下有女青條云'蛇銜根也,生朱崖',陶隱居、蘇恭皆以爲若是蛇銜根,不應獨生朱崖。或云是雀瓢,即蘿摩之别名;或云二物同名,以相類故也。醫家鮮用,亦稀識别,故但附著於此。"

按,女青亦是《本草經》藥,一名雀瓢,《名醫别録》補充:"蛇銜根也。"對此,陶弘景、蘇敬皆不以爲然,陶弘景説:"若是蛇銜根,不應獨生朱崖。俗用是草葉,别是一物,未詳孰是。"蘇敬説:"此草即雀瓢也。葉似蘿摩,兩葉相對,子似瓢形,大如棗許,故名雀瓢。根似白薇。生平澤。莖葉並臭。其蛇銜根,都非其類。又《别録》云'葉嫩時似蘿摩,圓端大莖,實黑,莖葉汁黄白',亦與前説相似。若是蛇銜根,何得苗生益州,根在朱崖,相去萬里餘也?"此雀瓢當是蘿藦科植物地梢瓜 *Cynanchum thesioides* 之類,與本條之蛇含無關,二孫裁割歪曲蘇頌的言論,責備《新修本草》

重出蘿藦條,爲不妥當。

注　釋

〔一〕蛇合:《證類本草》作“蛇全”,《本草圖經》及插圖皆作“蛇含”。二孫對原注“合是含字”的理解有誤。

〔二〕一名蛇銜:《本草經集注》謂蛇含“即是蛇銜”。《本草經考注》云:“唐以上方書皆作‘銜’,不作‘含’。”

〔三〕生山谷:《證類本草》引《名醫别録》“生益州山谷”。

280 **恒山**〔一〕舊作“常山”,《御覽》作“恒山”,是。 **味苦,寒。主傷寒寒熱,熱發,温瘧,鬼毒,胷中痰結,吐逆。一名互艸**〔二〕。**生川谷**〔三〕。

《吴普》曰:恒山,一名漆[①]葉。神農、岐伯:苦;李氏:大寒;桐君:辛,有毒。二月、八月采。

《名醫》曰:生益州及漢中。八月采根,陰乾。

【案】《後漢書·華陀傳》云:“陀授以漆葉青黏散:漆葉屑一斗,青黏十四兩,以是爲率。言久服去三蟲,利五藏,輕體,使人頭不白。”

箋　疏

《證類本草》名“常山”,二孫據《太平御覽》改爲“恒山”,《本草經考異》同此,並指出“常山”乃宋人避諱所改。如森立之所説,《醫心方》《本草和名》等皆作“恒山”,檢《本草經集注·序録》殘卷、《新修本草》卷一〇殘卷亦寫

① 漆:據《太平御覽》卷九九二引《吴氏本草》作“七”。

作“恒山”，故孫、森的意見合理。按，所謂“宋人避諱”，指避宋真宗趙恒（997—1022 年在位）的諱，則改“恒山”爲“常山”始於《嘉祐本草》。

《本草經》恒山一名互草，《本草經考注》據《太平御覽》卷九九二引《本草經》作“玄草”，認爲“玄”避諱缺末筆，訛寫成“互”。《神農本草經輯注》亦取“玄草”爲正，此則未必然。按，“互”更像是“亘”的誤字，所謂“亘草”，乃是因“恒山”而來的别名，傳寫中由“亘草”誤寫成“互草”。

從陶弘景開始，有關恒山原植物的描述就混亂不已，今天通常以虎耳草科植物常山 *Dichroa febrifuga* 爲正品，主要是因爲此植物含有喹唑酮型生物鹼黄常山鹼甲、乙、丙，具有抗瘧活性，與《本草經》説恒山主治“温瘧鬼毒”相符合的緣故。常山鹼有很强的催吐活性，《藥名譜》將常山稱爲“翻胃木”，《藥性論》説常山“不可進多，令人大吐”，亦能吻合，則説明 *Dichroa febrifuga* 應該是藥用主流。黄常山鹼抗瘧效價高於奎寧，但毒性極大，現代臨床價值較差。

《吴普本草》謂恒山一名七葉，輯本改爲“漆葉”，按語引《後漢書·華佗傳》華佗傳授弟子樊阿服食方“漆葉青黏散”事。因爲蜀漆條《名醫别録》明説其爲“常（恒）山苗也”，且吴普也是華佗弟子，兩重間接證據疊加，謂“七葉”爲“（蜀）漆葉”，可以成立一家之言。至於漆葉青黏散中的漆葉是否即是今用虎耳草科常山 *Dichroa febrifuga* 之葉，則難定論。

注　釋

〔一〕恒山：《證類本草》作“常山”，二孫據《太平御覽》改字。《本草綱目》釋名項説：“恒亦常也。恒山乃北嶽名，在今定州。常山乃郡名，亦今真定。豈此藥始産於此得名歟？”按，常山並非産於五嶽之恒山得名。《漢書·地理志》武陵郡有“佷山”，孟康注：“音恒，出藥草恒山。”這一藥草“恒山”産於今湖南長陽。在《本草經》的時代，藥草常山（恒山）的産地已變化爲“益州川谷”，即今四川。

〔二〕一名互艸：《證類本草》作“互草”。《太平御覽》卷九九二引《本草經》作“玄草”，《本草經考注》云：“蜀漆陰乾則其色黑，故名玄草也。《證類》作‘互’者，蓋宋本缺筆作‘玄’，再訛爲‘互’也。”按，此説不妥，敦煌出土《新修本草》卷一〇寫本已寫作“互草”，則“玄草”更像是“互”之訛字，而非相反。

〔三〕生川谷：《證類本草》引《名醫别録》“生益州川谷及漢中”，《本草經集注》云：“出宜都、建平。”

281 蜀漆〔一〕　味辛，平。主瘧及欬逆，寒熱，腹中癥堅，痞結〔二〕，積聚，邪氣，蠱毒，鬼注。舊作“疰”，《御覽》作“蛀”。**生川谷〔三〕。**

《吴普》曰：蜀漆葉，一名恒山。神農、岐伯、雷公：辛，有毒；黄帝：辛；一經：酸。如漆葉，藍菁相似。五月采。《御覽》。

《名醫》曰：生江陵山及蜀漢中。常山苗也。五月采葉，陰乾。

【案】《廣雅》云："恒山，蜀漆也。"《范子計然》云："蜀漆出蜀郡。"

箋　疏

蜀漆與恒山的關係，就跟芎藭與蘼蕪關係一樣，《名醫别録》謂芎藭"其葉名蘼蕪"，蘼蕪爲"芎藭苗也"；謂蜀漆"常（恒）山苗也"，《本草衍義》補充常（恒）山乃"蜀漆根也"。但《本草經》芎藭、蘼蕪，蜀漆、恒山，各自立條，産地也不完全相同，是否同物，尚難定論。也與芎藭、蘼蕪的情況類似，魏晉以後，恒山與蜀漆被視爲同一植物的不同部位，恒山爲根，蜀漆是其葉。

至於《後漢書》提到華佗傳授給弟子樊阿漆葉青黏散中的"漆葉"，二孫將文獻引在恒山條按語中，暗示漆葉即是恒山之葉蜀漆，確可以成立一家之言。需説明者，此故事《本草圖經》引在乾漆條，其略云："漆葉中藥，見《華佗傳》。彭城樊阿，少師事佗，求服食法。佗授以漆葉青黏散方，云服之去三蟲，利五藏，輕身益氣，使人頭不白。阿從其言，年五百餘歲。漆葉所在有之。"蘇頌則以漆樹科漆樹 *Toxicodendron vernicifluum* 之樹葉爲"漆葉"。兩説皆可存。

注　釋

〔一〕蜀漆：不詳得名緣由。從《范子計然》謂"蜀漆出蜀郡"來看，藥名中的"蜀"指産地；"漆"或許原植物與漆樹有相關聯之處得名。

〔二〕痞結：即痞病，《釋名·釋疾病》云："脴，否也，氣否結也。"《諸病源候論》卷二〇"諸痞候"云："諸痞者，榮衛不和，陰陽隔絶，腑臟痞塞而不宣通，故謂之痞。"

〔三〕生川谷：《證類本草》引《名醫别録》"生江林山川谷及蜀漢中"，《本草經集注》云："是常山苗，而所出又異者，江林山即益州江陽山名，故是同處爾。"

282 甘遂〔一〕 **味苦，寒。主大腹，疝瘕，腹滿，面目浮腫，留飲宿食，破癥堅積聚，利水穀道**〔二〕**。一名主田。生川谷**〔三〕**。**

《吴普》曰：甘遂，一名主田，一名曰[①]澤，一名重澤，一名鬼醜，一名陵藁，一名甘槀[②]，一名甘[③]澤。神農、桐君：苦，有毒；岐伯、雷公：有毒。須二月、八月采。《御覽》。

《名醫》曰：一名甘藁，一名陵藁，一名陵澤，一名重澤。生中山。二月采根，陰乾。

【案】《廣雅》云："陵澤，甘遂也。"《范子計然》云："甘遂出三輔。"

① 曰：《太平御覽》卷九九三引《吴氏本草經》作"日"，《本草綱目》作"白"。《周氏醫學叢書》光緒本、《周氏醫學叢書》宣統本、《四部備要》本皆作"白"。

② 槀：《太平御覽》卷九九三引《吴氏本草經》作"藁"。《周氏醫學叢書》光緒本、《周氏醫學叢書》宣統本、《四部備要》本皆作"藁"。

③ 甘：《太平御覽》卷九九三引《吴氏本草經》作"苦"。黄奭輯本作"苦"。

箋　疏

《廣雅·釋草》云："陵澤，甘遂也。"《本草圖經》説："苗似澤漆，莖短小而葉有汁，根皮赤肉白，作連珠，又似和皮甘草。二月採根，節切之，陰乾。以實重者爲勝。"特徵明確，此即大戟科植物甘遂 *Euphorbia kansui*。

另據《本草經集注》説："江東比來用京口者，大不相似。赤皮者勝，白皮者都下亦有，名草甘遂，殊惡。蓋謂贋僞之草，非言草石之草也。"這種"草甘遂"，《新修本草》補充説："所謂草甘遂者，乃蚤休也，療體全别。真甘遂苗似澤漆；草甘遂苗一莖，莖六七葉，如蓖麻、鬼臼葉，生食一升亦不能利，大療癰疽蛇毒。且真甘遂皆以皮赤肉白，作連珠，實重者良。亦無皮白者，皮白乃是蚤休，俗名重臺也。"此則爲百合科蚤休 *Paris polyphylla* 一類。其可注意者，陶弘景對"草甘遂"之"草"字專門解釋説："蓋謂贋僞之草，非言草石之草也。"使用贋僞品的後果，《本草圖經》説得非常清楚："用之殊惡，生食一升，亦不能下。"這是"草"字的新義項，應該收入辭書者。

注　釋

〔一〕甘遂：甘遂别名甚多，《本草綱目》表示："諸名義多未詳。"《傷寒論》大陷胸湯用甘遂，成無己注："夫間有遂，以通水也。甘遂若夫間之遂，其氣可以直達透結。"按，"夫間有遂"出《周禮·地官》，鄭玄注："所以通水於川也。遂，廣深各二尺。"《本草經考注》注意及此，有云：

"此物利水尤峻，如夫間之遂，則蓋古原唯名遂，以味甘，俗名甘遂。"

〔二〕利水穀道：利水道且能利穀道，即兼具利尿與瀉下作用。

〔三〕生川谷：《證類本草》引《名醫别録》"生中山川谷"，《本草經集注》云："中山在代郡，先第一本出太山，江東比來用京口者，大不相似。"

283 白斂〔一〕　味苦，平。主癰腫，疽創，散結氣，止痛，除熱，目中赤，小兒驚癇，温瘧，女子陰中腫痛。一名兔[①]核〔二〕，一名白艸〔三〕。生山谷〔四〕。

《名醫》曰：一名白根，一名崑崙。生衡山。二月、八月采根，暴乾。

【案】《説文》云："蘞，白蘞也，或作薟。"《毛詩》云"薟蔓于野"，陸璣《疏》云："薟似栝樓，葉盛而細，其子正黑，如燕薁，不可食也。幽人謂之烏服，其莖葉煮[②]以哺牛，除熱。"《爾雅》云"萰，菟荄"，郭璞云："未詳。"據《玉篇》云："萰，白薟也。"《經》云"一名菟核"，"核"與"荄"聲相近，即此矣。

箋　疏

《説文》"蘞，白蘞也"，或體作"薟"。段玉裁注："《本

① 兔：底本作"免"，據《證類本草》作"菟"，循輯本改"菟絲子"爲"兔絲子"例，改爲"兔"。黄奭輯本亦作"兔"。

② 煮：底本作"鬻"，據《毛詩鳥獸草木蟲魚疏》改。《周氏醫學叢書》光緒本、《周氏醫學叢書》宣統本、《四部備要》本皆作"煮"。

艸經》作‘白斂’。《唐風》‘蘞蔓于野’,陸璣云:‘似栝樓,葉盛而細,其子正黑,如燕薁,不可食。’《陸疏廣要》曰:‘本艸蘞有赤白黑三種,疑此是黑蘞也。’”

按,“蘞”爲葡萄科藤本植物的泛稱,《詩經·葛生》“葛生蒙楚,蘞蔓于野”,陸璣疏云云,按其描述,這種“蘞”較接近烏蘞莓 *Cayratia japonica*。而入藥的白蘞,據《本草圖經》説:“二月生苗,多在林中作蔓,赤莖,葉如小桑。五月開花,七月結實。根如雞鴨卵,三五枚同窠,皮赤黑,肉白。”白蘞相對於烏蘞果實稍帶白色,塊根肥大,皮赤黑,肉白,原植物當爲白蘞 *Ampelopsis japonica*。《本草圖經》又提到赤蘞:“濠州有一種赤蘞,功用與白蘞同,花實亦相類,但表裏俱赤耳。”則似同屬植物三裂葉蛇葡萄 *Ampelopsis delavayana*。

注　釋

〔一〕白斂:《證類本草》作“白蘞”,二孫改字。按,據《説文》“薟,白薟也”,正是本品的專名,改字似嫌多餘。

〔二〕一名兔核:《證類本草》作“菟核”。如二孫按語引《爾雅·釋草》“萰,菟荄”,郭璞云未詳,《玉篇》“萰,白蘞也”,與本草正合。故《爾雅義疏》云:“今驗白蘞根形似核,故以‘核’名。‘萰’與‘蘞’,‘菟’與‘兔’,‘荄’與‘核’,並古字通借。”

〔三〕一名白艸:《證類本草》作“白草”。《名醫别録》名白根。按,白草、白根,應該都是相對於烏蘞而來。

〔四〕生山谷:《證類本草》引《名醫别録》“生衡山山谷”,《本草經集注》云："近道處處有之。"

284 青葙子〔一〕 味苦，微寒。主邪氣，皮膚中熱，風搔身痒，殺三蟲。子名艸決明〔二〕，療脣口青〔三〕。一名艸蒿，一名萋蒿。生平谷〔四〕。

《名醫》曰：生道傍。三月三日①采莖葉，陰乾；五月六日②采子。

【案】《魏略》云："初平中，有青牛先生常服青葙子。""葙"當作"箱"字。

箋　疏

從《本草經》青葙一名草蒿、一名萋蒿來看，本品似乎是"蒿"類植物，《本草經集注》說："似麥栅花，其子甚細。後又有草蒿，别本亦作草藁，今即主療殊相類，形名又相似極多，足爲疑，而實兩種也。"大致也有類似的看法。《新修本草》描述說："此草苗高尺許，葉細軟，花紫白色，實作角，子黑而扁光，似莧實而大，生下濕地，四月、五月採。荆襄人名爲崑崙草。"則另是一種植物，與後世所用莧科青葙 *Celosia argentea* 的特徵也不太一致。《齊民要術》卷一〇菜茹條引《廣志》曰："葙，根以爲菹，香辛。"據《玉篇》"葙，青葙子"，莧科青葙子也没有香辛之味。《三國志・管寧傳》裴松之注引《魏略》云："（青牛先生）常食青葙、芫華，年似如五六十者，人或親識之，謂其已百餘歲矣。"這位青

① 三日：《證類本草》無此兩字。

② 日：《證類本草》作"月"。

牛先生所服食的青葙,恐怕也不是今種。

莧科青葙 *Celosia argentea* 最早見於《本草圖經》的描述:"二月内生青苗,長三四尺,葉闊似柳細軟,莖似蒿,青紅色。六月、七月内生花,上紅下白。子黑光而扁,有似莨菪。根似蒿根而白,直下,獨莖生根。六月、八月採子。"所繪滁州青葙子即是本種。

注　釋

〔一〕青葙子:《證類本草》亦用此名,但從後文"子名草決明"來看,《本草經》似應以"青葙"立條,"子"爲衍文。但從《新修本草》寫本亦作"青葙子"來看,此誤已久。至於二孫按語説"'葙'當作'箱'字",則是因"葙"不見於《説文》的緣故。

〔二〕子名艸決明:《證類本草》作"草決明"。此則針對中品決明子立言,故決明子條陶弘景注釋説:"又别有草決明,是萋蒿子,在下品中也。"按,《本草綱目》釋名云:"其子明目,與決明子同功,故有草決明之名。"其説則非。這個"草"字,或許如陶弘景在甘遂條所説:"蓋謂贋僞之草,非言草石之草也。"若是如此,則青葙子之别名"草決明",也可以理解爲決明的僞品,並不能夠治療眼疾,此所以《本草衍義》有議論説:"青葙子《經》中並不言治眼,《藥性論》始言之'能治肝臟熱毒衝眼,赤障、青盲',蕭炳亦云'理眼',《日華子》云'益腦髓、明耳目,鎮肝'。今人多用治眼,殊不與《經》意相當。"

〔三〕療脣口青:檢決明子條《名醫别録》文亦説"療脣口青",

兩處恐有一誤。

〔四〕生平谷:《證類本草》引《名醫别録》"生平谷道傍",《本草經集注》云:"處處有。"按,此言"平谷道旁","平谷"當是地名,或即漁陽郡平谷縣。循輯本體例,當取"道旁"爲經文,二孫訛誤。

285 雚菌〔一〕 味鹹,平。主心痛,温中,去長蟲①,白㾺②〔二〕,蟯蟲,蛇螫毒,癥瘕,諸蟲。一名雚蘆。生池澤〔三〕。

《名醫》曰:生東海及渤海章武。八月采,陰乾。

【案】《爾雅》云:"滇灌,茵芝。"《文選》注引作"菌"。《聲類》云:"滇灌,茵芝也。"疑即此灌菌,或一名滇,一名芝,未敢定之。

箋 疏

《急就篇》"雷矢雚菌蓋兔盧",顔師古注:"雚菌一名雚蘆,生東海池澤及渤海章武。此雚蘆之地所生菌也。舊云是鸛矢所化,故其爲藥毒烈,而去腹中瘺病焉。"雚菌在漢代應該也是常見之物,不僅《急就篇》有此,《茶經》引《凡將篇》也有"蜚廉雚菌荈詫"之句,但除了簡單的畏惡資料,醫方幾乎没有留下使用的實例。

---

① 蟲:底本作"患",據《證類本草》改。《周氏醫學叢書》光緒本、《周氏醫學叢書》宣統本、《四部備要》本、黄奭輯本皆作"蟲"。

② 㾺:底本作"瘲",據《證類本草》改。《周氏醫學叢書》光緒本、《周氏醫學叢書》宣統本、《四部備要》本皆作"㾺"。

《新修本草》云："藋菌今出渤海蘆葦澤中，鹹鹵地自然有此菌爾，亦非是鸛屎所化生也。其菌色白輕虚，表裏相似，與衆菌不同。"按此説法，藋菌乃是生長在鹽鹼環境的某種菌類。

注　釋

〔一〕藋菌：《本草經集注》云："形狀似菌，云鸛屎所化生，一名鸛菌。"按，《本草綱目》釋名説："'藋'當作'萑'，乃蘆葦之屬，此菌生於其下，故名也。若'藋'音觀，乃鳥名，與萑蘆無關。"其説可存，古人傳説此菌乃是"鸛屎所化生"，其實是因"藋"字望文生義。

〔二〕白瘲："瘲"即"癬"。《釋名・釋疾病》云："癬，徙也。浸淫移徙處日廣也，故青、徐謂癬爲徙也。"通常是真菌引起的皮膚感染，外觀色白者爲白癬。《諸病源候論》卷三五"癬候"云："癬病之狀，皮肉隱疹如錢文，漸漸增長，或圓或斜，癢痛，有匡郭，裹生蟲，搔之有汁。"

〔三〕生池澤：《證類本草》引《名醫别録》"生東海池澤及渤海章武"，《本草經集注》云："出北來此亦無有。"

286 白及〔一〕《御覽》作"芨"。　**味苦，平。主癰腫，惡創，敗疽，傷陰，死肌，胃中邪氣，賊風，鬼擊**〔二〕**，痱緩不收**〔三〕**。一名甘根**〔四〕**，一名連及艸**〔五〕**。生川谷**〔六〕**。**

《吴普》曰：神農：苦；黄帝：辛；李氏：大寒；雷公：辛，無毒。莖葉似生薑、藜蘆。十月華，直上，紫赤，根白連。二月、八月、九月采。

《名醫》曰：生北山及冤句及越山。

【案】隋羊公《服黄精法》云“黄精一名白及”，亦爲黄精别名，今《名醫》别出黄精條。

箋　疏

《本草經集注》云：“葉似杜若，根形似菱米，節間有毛。方用亦稀，可以作糊。”《蜀本草·圖經》説：“葉似初生栟櫚及藜蘆。莖端生一臺，四月開生紫花，七月實熟，黄黑色，冬凋。根似菱，三角，白色，角頭生芽。今出申州。二月、八月採根用。”此即蘭科植物白及 *Bletilla striata*，其假鱗莖三角狀，肥厚，富黏性，數個相連，因爲富含黏液質和澱粉，可以調成糊，作粘合劑使用，故陶弘景説“可以作糊”。

《本草圖經》黄精條引隋羊公《服黄精法》云：“黄精是芝草之精也，一名萎蕤，一名仙人餘糧，一名苟格，一名菟竹，一名垂珠，一名馬箭，一名白及。”此二孫按語所出。按，《列仙傳》云：“修羊公者，魏人也。在華陰山上石室中，有懸石榻，卧其上，石盡穿陷。略不食，時取黄精食之。”各書皆言“修羊公”，此云“隋羊公”者，當是訛字。黄精爲百合科黄精 *Polygonatum sibiricum* 及同屬近緣植物，雖别名“白及”，與蘭科白及 *Bletilla striata* 屬同名異物，二孫議論“《名醫》别出黄精條”，屬多餘。

注　釋

〔一〕白及：《證類本草》亦作此名，《太平御覽》則作“白芨”。

《本草綱目》釋名云:"其根白色,連及而生,故曰白及。"其説甚是。草部藥名在傳寫中通常會添加草頭作爲形符,故"白及"亦寫作"白芨",如謝靈運《山居賦》"慕椹高林,剥芨岩椒",自注:"芨音及,采以爲紙。"但據《説文》"芨,堇草也",《爾雅·釋草》亦同,此是蒴藋的專名,竟被白及佔用。

〔二〕鬼擊:屬中惡之一種。《諸病源候論》卷二三"鬼擊候"云:"鬼擊者,謂鬼厲之氣擊著於人也。得之無漸,卒著如人以刀矛刺狀,胸脅腹内絞急切痛,不可抑按,或吐血,或鼻中出血,或下血。一名爲鬼排,言鬼排觸於人也。"

〔三〕痱緩不收:《説文》:"痱,風病也。"類似於中風後肢體失能。《諸病源候論》卷一"風痱候"云:"風痱之狀,身體無痛,四肢不收,神智不亂,一臂不隨者,風痱也。時能言者可治,不能言者不可治。"

〔四〕一名甘根:《本草綱目》釋名説:"其味苦而曰甘根,反言也。"

〔五〕一名連及艸:《證類本草》作"連及草"。《本草經考注》云:"此物根塊横引相連及,故名。'白及'同義。"

〔六〕生川谷:《證類本草》引《名醫别録》"生北山川谷,又冤句及越山",《本草經集注》云:"近道處處有之。"

287 大戟〔一〕 味苦,寒。主蠱毒,十二水〔二〕,腫①滿急

① 腫:《證類本草》多數版本作"腹",《新修本草》寫本亦作"腹"。

痛,積聚,中風,皮膚疼痛,吐逆。一名卬鉅〔三〕。案,此無"生川澤"三字者,古或與澤漆爲一條。

《名醫》曰:生常山〔四〕。十二月采根,陰乾。

【案】《爾雅》云"蕎,卬鉅",郭璞云:"今藥艸大戟也。"《淮南子·繆稱訓》云:"大戟去水。"

箋　疏

《爾雅·釋草》"蕎,邛鉅",郭璞注:"今藥草大戟也,本草云。"與《本草經》大戟一名邛鉅合。按照李時珍的説法,大戟之得名,乃是因爲"其根辛苦,戟人咽喉"的緣故。次條澤漆據《名醫别録》説爲大戟苗,"生時摘葉有白汁",且"能齧人肉",這與所含二萜醇酯類刺激性有關。結合《蜀本草·圖經》云:"苗似甘遂高大,葉有白汁,花黄。根似細苦參,皮黄黑,肉黄白。"《本草綱目》集解項説:"大戟生平澤甚多。直莖高二三尺,中空,折之有白漿。葉長狹如柳葉而不團,其梢葉密攢而上。"確定大戟科植物大戟 *Euphorbia pekinensis* 應該是大戟的正品來源。

注　釋

〔一〕大戟:《本草綱目》釋名説:"其根辛苦,戟人咽喉,故名。"

〔二〕十二水:《淮南子·繆稱訓》云:"大戟去水,亭歷愈張,用之不節,乃反爲病。"所言"十二水",當與海藻條"下十二水腫"同。詳該條注釋。

〔三〕一名卬鉅:"卬"正寫當作"邛"。《爾雅·釋草》云:"蕎,邛鉅。"

〔四〕生常山：本條無“山谷”“川澤”字樣，二孫因疑“古或與澤漆爲一條”。按，此更像是傳寫脱文，檢《新修本草》寫本亦無此，則缺脱尚在唐代以前。《本草經考注》乃據澤漆條補“生川澤”三字，可具一説也。《本草經集注》云：“近道處處皆有。”

288 澤漆〔一〕　**味苦，微寒。主皮膚熱，大腹水氣，四肢面目浮腫，丈夫陰氣不足。生川澤**〔二〕。

《名醫》曰：一名漆莖。大戟苗也。生太山。三月三日、七月七日采莖葉，陰乾。

【案】《廣雅》云：“桼莖，澤漆也。”

箋　疏

《廣雅·釋草》“桼莖，澤漆也”，桼爲漆之本字，與《名醫别録》澤漆一名漆莖同。按照《名醫别録》的意見，大戟、澤漆是一種植物的兩個部分，大戟用根，澤漆是苗（即地上部分）。這種情況在《本草經》中並非孤例，常山與蜀漆也是類似關係，而且與大戟、澤漆的情況一樣，可以各有産地，常山“生益州川谷及漢中”，蜀漆“生江林山川谷及蜀漢中”。因此，澤漆的原植物應該與大戟一樣，都是大戟科大戟 *Euphorbia pekinensis*。

但李時珍不同意此意見，《本草綱目》集解項説：“《别録》、陶氏皆言澤漆是大戟苗，《日華子》又言是大戟花，其苗可食。然大戟苗泄人，不可爲菜。今考《土宿本草》及《寶藏論》諸書，並云澤漆是猫兒眼睛草，一名緑葉緑花草，一名五鳳草。江湖原澤平陸多有之。春生苗,一科分枝成叢,柔莖如馬齒莧,緑葉如苜蓿葉,葉圓而黄緑,頗似猫睛,故名猫兒眼。莖頭凡五葉中分,中抽小莖五枝,每枝開細花青緑色,復有小葉承之,齊整如一,故又名五鳳草、緑葉緑花。掐莖有白汁粘人,其根白色有硬骨。或以此爲大戟苗者,誤也。五月采汁,煮雄黄,伏鍾乳,結草砂。據此,則澤漆是猫兒眼睛草,非大戟苗也。今方家用治水蠱、脚氣有效。尤與《神農》本文相合。自漢人集《别録》,誤以爲大戟苗,故諸家襲之爾,用者宜審。"後世皆用《本草綱目》之説,以《本草經》澤漆爲大戟科植物澤漆 *Euphorbia helioscopia*,與大戟 *Euphorbia pekinensis* 不同種。

注 釋

〔一〕澤漆:《本草經集注》云:"此是大戟苗,生時摘葉有白汁,故名澤漆,亦能嚙人肉。"此言分泌的汁液如生漆,具有刺激性,又生川澤地,遂名"澤漆"。

〔二〕生川澤:《證類本草》引《名醫别録》"生太山川澤"。

289 茵芋〔一〕 味苦,温。主五藏邪氣,心腹寒熱,羸瘦,如瘧狀,發作有時,諸關節風濕痹痛。生川谷〔二〕。

《吴普》曰:茵芋,一名卑共。微温,有毒。狀如莽艸而細軟。《御覽》。

《名醫》曰:一名莞艸,一名卑共。生太山。三月三日采葉,陰乾。

箋疏

《本草經集注》云："莖葉狀如莽草而細軟，取用之皆連細莖。"《本草圖經》云："春生苗，高三四尺，莖赤。葉似石榴而短厚，又似石南葉。四月開細白花，五月結實。三月、四月、七月採葉連細莖，陰乾用。"此即芸香科植物茵芋 *Skimmia reevesiana*，爲常見物種。唐代醫方中茵芋頗爲常用，有茵芋丸、茵芋酒等，明代以後則罕爲人知，故李時珍在《本草綱目》發明項感歎説："茵芋、石南、莽草皆古人治風妙品，而近世罕知，亦醫家疏缺也。"

注釋

〔一〕茵芋：《本草綱目》釋名説："茵芋本作'因預'，未詳其義。"

〔二〕生川谷：《證類本草》引《名醫別録》"生太山川谷"，《本草經集注》云："好者出彭城，今近道亦有。"

290 貫衆〔一〕 **味苦，微寒。主腹中邪熱氣，諸毒，殺三蟲。一名貫節**〔二〕**，一名貫渠**〔三〕**，一名百頭，**《御覽》作"白"。**一名虎卷，一名扁符**①**。生山谷**〔四〕。

《吴普》曰：貫衆，一名貫來，一名貫中，一名渠母，一名貫鍾，一名伯芹，一名藥藻，一名扁符，一名黄鍾。神農、岐伯：苦，有毒；桐君、扁鵲：苦；一經：

① 符：《證類本草》作"苻"，《新修本草》寫本亦作"苻"。按校勘體例當改，因按語引《爾雅》及考據《爾雅》句讀皆作"符"，此或二孫別有考慮，因予保留。

甘，有毒；黄帝：鹹、酸；一經：苦，無毒。葉黄[1]，兩兩相對，莖黑毛聚生。冬夏不老。四月花[2]，八[3]月實黑，聚相連卷旁行生。三月、八月采根，五月采葉[4]。《御覽》。

《名醫》曰：一名伯萍，一名藥藻。此謂艸鴟頭。生元山及冤句、少室山。二月、八月采根，陰乾。

【案】《説文》云："茾，艸也。"《廣雅》云："貫節，貫衆也。"《爾雅》云"濼，貫衆"，郭璞云："葉圓鋭，莖毛黑，布地，冬夏[5]不死。一名貫渠。"又上云"扁符[6]，止"，郭璞云："未詳。"據《經》云"一名篇符"，即此也。《爾雅》當云："篇符、止濼，貫衆。"

箋疏

《爾雅·釋草》"萹苻止濼，貫衆"，郭璞注以"萹苻，止"爲一句，注"未詳"；以"濼，貫衆"爲一句，注"葉員鋭，莖毛黑，布地，冬不死，一名貫渠，《廣雅》云貫節"。《爾雅

① 黄：《太平御覽》卷九九〇引《吴氏本草》作"青黄"。

② 花：《太平御覽》卷九九〇引《吴氏本草》作"華白"。

③ 八：《太平御覽》卷九九〇引《吴氏本草》作"七"。

④ 葉：底本作"藥"，據《太平御覽》卷九九〇引《吴氏本草》改。《周氏醫學叢書》光緒本、《四部備要》本亦作"葉"。

⑤ 夏：《爾雅義疏》無此字。《嘉祐本草》及《圖經》引《爾雅》郭璞注亦無此字。

⑥ 扁符：《爾雅義疏》作"萹苻"。《周氏醫學叢書》光緒本、《周氏醫學叢書》宣統本、《四部備要》本皆作"篇符"。

釋文》云:“《爾雅》‘萹苻,止’,郭云‘未詳’,本草乃是貫衆。”又引本草云:“貫衆一名貫節,一名貫渠,一名百頭,一名虎卷,一名萹苻,一名伯藥,一名藥藻。此謂草鴟頭也。”與《證類本草》中《本草經》《名醫别録》文對勘,只有“伯藥”與“伯萍”小有出入,應該是傳寫之訛誤。若以本草爲據,《爾雅》萹苻就是貫衆,那就不應該在“止”字後斷句;而“止濼”很可能就是一個詞,所以二孫按語説:“《爾雅》當云‘篇符、止濼,貫衆’。”郝懿行《爾雅義疏》認可此説,並進一步推測“止濼”乃是“伯藥”的訛寫,謂“若讀‘止濼’爲句,即伯藥矣”。

據《本草經》貫衆一名虎卷,《本草經考注》認爲:“‘卷’即‘拳’假借,初生葉似屈手形而毛茸聳然,故名曰虎卷也。”按,《爾雅翼》云:“蕨生如小兒拳,紫色而肥。”《埤雅》云:“蕨狀如大雀拳足,又如人足之蹶也。”與“虎卷”一樣,都是在描述蕨類植物幼葉捲曲的特殊形態,由此確定《本草經》貫衆爲蕨類植物應無問題。不僅如此,在《本草經》中,貫衆又有别名“百頭”,這與另一味可以肯定爲蕨類植物的狗脊在《本草經》中别名“百枝”一樣,也是形容其葉簇生的狀態,此即如李時珍所言:“其根一本而衆枝貫之,故草名鳳尾,根名貫衆、貫節、貫渠。”但其品種無法確考。

但奇怪的是,魏晉文獻所稱的“貫衆”似爲一種種子植物,《名醫别録》特别提到:“(貫衆)花,療惡瘡,令人泄。”《吴普本草》也説:“貫衆,葉青黄,兩兩相對,莖黑毛聚生,冬夏不死，四月華白，七月實黑，聚相連卷旁行生。三月、八月采根，五月采葉。”以上兩書皆言貫衆有花，《吴普本草》並謂結實黑色，此顯然爲種子植物而非蕨類。至於郭璞注《爾雅》，雖未明言花實，但其描述的植物特徵如莖有黑毛、常緑小草本、布地生等，基本與《吴普本草》類似，應同指一物。不過據陶弘景描述，貫衆“葉如大蕨，其根形色毛芒，全似老鴟頭，故呼爲草鴟頭”，仍指向蕨類植物。自兹以後，儘管來源複雜，但蕨類植物一直是貫衆的藥用主流，所以《本草圖經》説“（貫衆）少有花者”，乃是針對《名醫别録》《吴普本草》立言。

至於按語引《説文》“苪”，歷代字書皆依《説文》釋爲草名，不言是貫衆。二孫或是因《吴普本草》記别名有“貫中”牽連而來，證據畢竟未足，存疑爲佳。

注　釋

〔一〕貫衆：《本草綱目》釋名説：“此草葉莖如鳳尾，其根一本而衆枝貫之。故草名鳳尾，根名貫衆、貫節、貫渠。渠者，魁也。《吴普本草》作‘貫中’，俗作‘貫仲’‘管仲’者，皆謬稱也。”

〔二〕一名貫節：《廣雅·釋草》云：“貫節，貫衆也。”

〔三〕一名貫渠：《太平御覽》卷九九〇引《爾雅》孫炎注亦云：“一名貫渠。”

〔四〕生山谷：《證類本草》引《名醫别録》“生玄山山谷及冤句、少室山”，《本草經集注》云：“近道亦有。”

291 蕘花〔一〕 **味苦,平**〔二〕**、寒。主傷寒,温瘧,下十二水,破積聚大堅,癥瘕,蕩滌腸胃中留癖飲食,寒熱邪氣,利水道。生川谷**〔三〕**。**

《名醫》曰:生咸陽及河南中牟。六月采花,陰乾。

箋　疏

《本草經集注》謂蕘花"形似芫花而極細,白色",《新修本草》不同意此説,有云:"此藥苗似胡荽,莖無刺,花細,黄色,四月、五月收,與芫花全不相似也。"《蜀本草·圖經》云:"苗高二尺許,生崗原上,今所在有之,見用雍州者好。"《本草圖經》付闕,則蘇頌應不識此物。

《本草綱目》集解項李時珍説:"按蘇頌《圖經》言:絳州所出芫花黄色,謂之黄芫花。其圖小株,花成簇生,恐即此蕘花也。生時色黄,乾則如白,故陶氏言細白也。"從《本草圖經》所繪絳州芫花圖例來看,原植物當是瑞香科河朔蕘花 *Wikstroemia chamaedaphne* 或蕘花 *Wikstroemia canescens* 一類,後世遂以此爲蕘花。

注　釋

〔一〕蕘花:《説文》"蕘,薪也",指柴草。《本草經考注》解釋蕘花之得名:"此物小木多枝,故名蕘,與艸薪同義。"森立之因此認爲,蕘花應該音"饒",而不應讀若"堯"。

〔二〕平:《證類本草》蕘花性味僅"苦寒"爲白字,兩字之間有"辛"爲黑字《名醫别録》文。疑二孫既將"辛"錯看爲

“平”,又誤黑字爲白字。

〔三〕生川谷:《證類本草》引《名醫别録》“生咸陽川谷及河南中牟”,《本草經集注》云:“中牟者平時惟從河上來。”

292 牙子〔一〕 **味苦,寒。主邪氣,熱氣,疥搔,惡瘍,創,痔,去白蟲。一名狼牙。生川谷**〔二〕。

《吴普》曰:狼牙,一名支蘭,一名狼齒,一名犬牙,一名抱子。神農、黄帝:苦,有毒;桐君:或鹹;岐伯、雷公、扁鵲:苦,無毒。生冤句。葉青,根黄赤,六月、七月華,八月實黑。正月、八月采根。《御覽》。

《名醫》曰:一名狼齒,一名狼子,一名犬牙。生淮南及冤句。八月采根,暴乾。

【案】《范子計然》云:“狼牙出三輔,色白者善。”

箋疏

牙子亦稱狼牙,以根芽象形得名。《蜀本草·圖經》説:“苗似蛇莓而厚大,深緑色,根萌芽若獸之牙。今所在有之。”結合《本草圖經》所繪江寧府牙子圖例,確定其原植物爲薔薇科仙鶴草(龍牙草)*Agrimonia pilosa*,其根狀莖色白而尖,形狀如獸牙。仙鶴草含有鶴草酚(Agrimophol),具有祛絛蟲的作用,與《本草經》謂牙子“去白蟲”,《日華子本草》説“殺腹藏一切蟲”相合。

注　釋

〔一〕牙子:《本草經集注》云:“其根牙亦似獸之牙齒也。”因此有狼牙、狼齒、犬牙等名。

〔二〕生川谷:《證類本草》引《名醫别録》“生淮南川谷及冤句”,《本草經集注》云:“近道處處有之。”

293 羊躑躅〔一〕　味辛,温。主賊風在皮膚中淫淫〔二〕痛,温瘧,惡毒,諸痹。生川谷〔三〕。

《吴普》曰:羊躑躅花,神農、雷公:辛,有毒。生淮南。治賊風,惡毒,諸邪氣。《御覽》。

《名醫》曰:一名玉支。生太行山及淮南山。三月采花,陰乾。

【案】《廣雅》云:“羊躑躅,英光也。”《古今注》云:“羊躑躅花黄,羊食之則死;羊見之則躑躅分散,故名羊躑躅。”陶宏景云:“花苗似鹿葱。”

箋　疏

“躑躅”與“浪蕩”一樣,都表示一種特殊精神狀態下的軀體行爲,作爲藥名,則是對服藥以後産生效應的刻畫,此即《古今注》所言:“羊躑躅花黄,羊食之則死;羊見之則躑躅分散,故名羊躑躅。”《本草經集注》亦云:“羊誤食其葉,躑躅而死。”

羊躑躅是杜鵑花科杜鵑屬(*Rhododendron*)的物種,所含杜鵑花素有較强的中樞活性,《本草經集注》描述的毒性反應皆指向本類物質，但説“花苗似鹿葱”，卻令人費解。按，鹿葱爲石蒜科鹿葱 *Lycoris squamigera*，與杜鵑差别甚大，故《新修本草》專門説：“花亦不似鹿葱，正似旋葍花，色黄者也。”這可能是陶弘景未見過原植物，爲傳聞所誤。後來《本草圖經》附和陶説“春生苗似鹿葱”，也非正確。

《本草綱目》集解項李時珍綜述諸家意見後指出：“韓保昇所説似桃葉者最的。其花五出，蕊瓣皆黄，氣味皆惡。蘇頌所謂深紅色者，即山石榴名紅躑躅者，無毒，與此别類。張揖《廣雅》謂躑躅一名决光者，誤矣。决光，决明也。按，唐《李紳文集》言：駱谷多山枇杷，毒能殺人，其花明豔，與杜鵑花相似，樵者識之。其説似羊躑躅，未知是否，要亦其類耳。”現代植物學依據此説，將鬧羊花 *Rhododendron molle* 確定爲羊躑躅的對應物種。需説明者，杜鵑屬其他植物，如映山紅 *Rhododendron pulchrum* 之類，也含有杜鵑花素，並不如《本草綱目》所言“無毒”。

注　釋

〔一〕羊蹢躅：《證類本草》作“羊躑躅”，《説文》“躅，蹢躅也”，二孫據此改字。《本草經集注》説：“羊誤食其葉，躑躅而死，故以爲名。”

〔二〕淫淫：流動貌。《楚辭·哀郢》“涕淫淫其若霰”句，王逸注：“淫淫，流貌也。”《諸病源候論》卷八“脚氣緩弱候”云：“其狀，從膝至脚有不仁，或若痺，或淫淫如蟲所緣。”此言“皮膚中淫淫痛”，指若蟲行樣隱隱作痛。

〔三〕生川谷:《證類本草》引《名醫别録》"生太行山川谷及淮南山",《本草經集注》云:"近道諸山皆有之。"

294 商陸〔一〕 味辛,平。主水張〔二〕,疝瘕,痹。熨〔三〕除癰腫。殺鬼精物。一名募根,一名夜呼。生川谷〔四〕。

《名醫》曰:如人形者有神。生咸陽。

【案】《説文》:"募,艸,枝枝相值,葉葉相當。"《廣雅》云:"常蓼、馬尾,蔏陸也。"《爾雅》云"蓫薚,馬尾",郭璞云:"今關西亦呼爲薚,江東爲當陸。"《周易·夬》云"莧陸夬夬",鄭元云:"莧陸,商陸也。"蓋"薚"即"募"俗字,"商"即"募"假音。

箋 疏

《爾雅·釋草》"蓫薚,馬尾",郭璞注:"《廣雅》曰'馬尾,商陸'。本草云'别名薚'。今關西亦呼爲薚,江東呼爲當陸。"關於藥名文字演變,《爾雅義疏》結合字書與本草詮解,較二孫按語尤詳,録出備參:"薚,《説文》作募,云'艸,枝枝相值,葉葉相當'。《釋文》'蓫,他六反''薚,吕、郭他羊反'。然則蓫、薚合聲爲當,以其枝葉相當,因謂之當陸矣。《易》之'莧陸夬夬',陸即當陸。《廣雅》作蔏陸,云'常蓼、馬尾,蔏陸也'。《説文》'蓳,艸也'。《玉篇》'蓳柳,當陸别名',又云:'薚,蓳陸也。'蓳、蔏、當,薚、柳、陸,音俱相近。商與常、蓼與陸,古音又同也。"

《本草圖經》云:"商陸俗名章柳根。生咸陽山谷,今處處有之,多生於人家園圃中。春生苗,高三四尺,葉青如牛舌而長，莖青赤，至柔脆。夏秋開紅紫花，作朵，根如蘆菔而長，八月、九月内採根，暴乾。”此即商陸科植物商陸 *Phytolacca acinosa*，爲常見物種。商陸可能有一定的致幻作用，《本草經》謂“殺鬼精物”，《名醫别録》説“如人形者有神”，陶弘景亦説“見鬼神”。《本草圖經》乃説：“取花陰乾百日，擣末，日暮水服方寸匕，卧思念所欲事，即於眼中自覺。”

注 釋

〔一〕商陸：《説文》名“募”，段玉裁注云：“《玉篇》募下引《説文》，謂即蓫募、馬尾，蔏陸也。薚同募。考《本草經》曰‘商陸一名募，根一名夜呼’。陶隱居曰：‘其花名募。’是則累呼曰蓫募，單呼曰募。或謂其花募，或謂其莖葉募也。”《本草綱目》釋名説：“此物能逐蕩水氣，故曰蓫募，訛爲商陸，又訛爲當陸，北音訛爲章柳。或云枝枝相值，葉葉相當，故曰當陸。或云多當陸路而生也。”此則據功效與植物特徵釋名，異説備參。

〔二〕水張：《證類本草》作“水脹”，即水腫。《黄帝内經靈樞・五癃津液别》云：“水溢則爲水脹。”

〔三〕熨：外治法之一。《神農本草經輯注》云：“《通俗文》‘火斗曰熨’，但在古醫書中則用作以温熱器物（如巾絮之類）外敷皮膚患所的外治法。如《靈樞・經筋》‘在内者熨、引、飲藥’。”

〔四〕生川谷：《證類本草》引《名醫别録》“生咸陽川谷”，《本草經集注》云：“近道處處有。”

295 羊蹄〔一〕 **味苦，寒。主頭秃，疥搔，除熱，女子陰蝕。**《御覽》此四字作"無子①"。**一名東方宿**〔二〕**，一名連蟲陸，一名鬼目。生川澤**〔三〕。

《名醫》曰：一②名蓄。生陳留。

【案】《説文》云："堇，艸也，讀若釐。""藋，釐艸也。""芨，堇③艸也。"《廣雅》云："堇，羊蹄也。"《毛詩》云"言采其蓫"，《箋》云："蓫，牛蘈也。"陸德明云："本又作蓄。"陸璣云："今人謂之羊蹄。"陶宏景云："今人呼秃菜，即是蓄音之譌。《詩》云'言采其蓄'。"案，陸英疑即此艸之花；此艸一名連蟲陸。又，陸英即蒴藋，一名堇也，亦苦寒。

箋 疏

蓼科酸模屬（*Rumex*）的多種植物古代都作菜茹，羊蹄是其中主要者。羊蹄一名蓄，《詩經·小雅》"我行其野，言采其蓫"，陸璣疏云："今人謂之羊蹄。"《齊民要術》卷一〇引《詩義疏》説："今羊蹄，似蘆菔，莖赤，煮爲茹，滑而不美，多噉令人下痢。幽、揚謂之蓫，一名蓨，亦食之。"羊

① 子：底本作"字"，文義不通。據《太平御覽》卷九九五引《本草經》云："治頭秃，疥瘙，陰熱，無子。"與《證類本草》白字對勘，則無"女子陰蝕"，多"無子"二字，因據改。《周氏醫學叢書》光緒本、《周氏醫學叢書》宣統本、《四部備要》本將此句改作"《御覽》此四字作黑字"，爲誤甚深。

② 一：底本缺，據《證類本草》补。

③ 堇：《説文》作"堇"，諸家訓釋亦不言"堇艸"，二孫不僅此處引《説文》作"堇"，後陸英條再引《説文》，仍作"堇"，故知非版刻錯誤。

蹄類植物根及根莖中含有結合及游離蒽醌衍生物,有瀉下作用,故言"多噉令人下痢";這類成分可能也少量存在於苗葉中,因此《救荒本草》在救飢項下説"微破腹"。羊蹄與酸模皆是酸模屬植物,一般以其葉味稍酢者爲酸模,《本草拾遺》云:"酸模葉酸美,小兒折食其英。"近代植物學家依據《本草綱目》及《植物名實圖考》之圖文,分别將酸模訂爲 *Rumex acetosa*,羊蹄爲 *Rumex japonicus*。

二孫按語引《説文·艸部》堇、藋、芨三字,訓釋與今本不同,頗有需要討論者。先説"堇"。《説文》"堇,艸也,從艸里聲,讀若釐",段玉裁注:"下文之'苗'也。《本艸經》曰羊蹄,《小雅》謂之'蓫'。蓫即'苗'字,亦作'蓄'。""堇"爲羊蹄正字,諸家無異辭。至於段玉裁提到的"苗",《説文》"苗,蓨也,從艸由聲",與"蓨"互訓,《爾雅·釋草》"苗,蓨",郭璞注:"未詳。"又"蓧,蓨",郭璞注亦言"未詳"。《玉篇》蓧、蓨、苗三字互訓,前引《詩義疏》提到"蓫,一名蓨",《集韻》云:"苗,艸名,羊蹄也,或作苗,通作蓫。"所以"堇""苗"都指羊蹄。

再説"藋"。《説文》"藋,釐艸也,一曰拜商藋,從艸翟聲",段玉裁將"釐艸"校訂爲"堇艸",注釋説:"《名醫别録》蒴藋'一名堇草,一名芨'。按,下籀文内有'堇'字,云'根如薺,葉如細柳',未知是一否。"又説:"凡物有異名同實者,《釋艸》曰'芨,堇艸',陸德明謂即本艸之蒴藋,按郭釋以烏頭。烏頭名堇,見《國語》,而芨名無見,陸説爲長。"按,《名醫别録》言蒴藋一名堇草,一名芨。此即《爾雅·釋草》之“芨,堇草”,郭璞注:“即烏頭也,江東呼爲堇。”如郝懿行所注意,烏頭不名芨,而芨一名藋。據《説文》“芨,堇草也”,《廣雅》“堇,藋也”,故《爾雅義疏》説:“藋一名堇,堇一名芨,芨、堇聲轉,與烏頭别。”郝懿行因此認爲,《爾雅》“芨,堇草”,即是本草之蒴藋,其説可信。根據《名醫别録》,這種蒴藋“主風瘙癮疹,身癢濕痹,可作浴湯”,陶弘景也强調“多用薄洗,不堪入服”。又根據郭璞所説其與烏頭的瓜葛,推測原植物爲毛茛科石龍芮 *Ranunculus sceleratus* 之類,形態與烏頭相似,全株含原白頭翁素,有明顯刺激性,難於入口。因此,《説文》“藋”的第一義,應該以段玉裁、郝懿行所言之蒴藋爲是,原植物或許是石龍芮一類;至於第二義“拜商藋”,段玉裁推測爲灰藋,即藜科植物藜 *Chenopodium album* 之類,其説可存。《説文》藋字兩義皆與羊蹄無關,二孫引此爲不當。

最後是“芨”。《説文》“芨,堇艸也”,包括孫星衍平津館重刊宋本《説文》皆無異文,而按語卻引作“芨,堇艸也”。此非輯本版刻訛誤,當是二孫誤看《説文》所致。

如上所論,《名醫别録》蒴藋一名堇草,一名芨,正可與《説文》“芨,堇艸也”對應,魏晉以前指代的物種,大約是毛茛科石龍芮 *Ranunculus sceleratus* 之類。但唐代開始,蒴藋的物種開始混亂,《藥性論》“陸英,一名蒴藋”,《新修本草》遂認爲《名醫别録》之蒴藋就是《本草經》的陸英,乃説:“此陸英也,剩出此條。”陸英條也説:“此即蒴藋是也,後人不識,浪出蒴藋條。”其實《名醫别録》中一名堇草的蒴藋，與一名蒴藋的陸英屬於同名異物，但蒴藋有毒，且“不堪入服”，而陸英無毒，主療“骨間諸痹，四肢拘攣疼酸，膝寒痛，陰痿，短氣不足，脚腫”等，二者顯非一物。

《新修本草》的意見影響甚大，後來《本草圖經》亦遵循其説，引《爾雅》“華，荂也；華、荂，榮也；木謂之華，草謂之榮；不榮而實者爲之秀，榮而不實者謂之英”，説：“然則此物既有英名，當是其花耳。故本經云‘陸英立秋採’。立秋正是其花時也。又《葛氏方》有用蒴藋者，有用蒴藋根者，有用葉者，三用各别，正與經載三時所採者相會，謂陸英爲花無疑也。”由此坐實陸英爲蒴藋之花，至於陸英的原植物，則根據《本草圖經》所繪蜀州陸英圖例，將其指認爲忍冬科陸英 *Sambucus chinensis*。

至於二孫按語説：“陸英疑即此艸之花；此艸一名連蟲陸。又，陸英即蒴藋，一名堇也，亦苦寒。”其誤看《説文》在先，不審名實於後，爲誤深矣。

注　釋

〔一〕羊蹄：《本草綱目》釋名説：“羊蹄以根名。”

〔二〕一名東方宿：《本草經考注》云：“東方宿急呼之爲‘蓄’。‘蓄’，《詩》作‘蓫’，陶引《詩》作‘蓄’。《釋文》‘蓫本作蓄’。”

〔三〕生川澤：《證類本草》引《名醫别録》“生陳留川澤”。

296 萹蓄〔一〕 **味辛**①**，平。主浸淫，疥搔，疽痔，殺三蟲**〔二〕。《御覽》引云“一名篇②竹”，《大觀本》無文。**生山谷**〔三〕。

《吴普》曰：萹蓄，一名蓄③辯，一名萹蔓。《御覽》。

《名醫》曰：生東萊。五月采，陰乾。

【案】《説文》云：“萹，萹茿也。”“茿，萹茿也。”“薄，水萹茿，讀若督。”《爾雅》云“竹，萹蓄”，郭璞云：“似小藜，赤莖節，好生道旁。可食，又殺蟲。”《毛詩》云“緑竹猗猗”，《傳》云：“竹，萹竹也。”《韓詩》“薄”，云：“薄，萹茿也。”《石經》同。

箋　疏

《説文》“萹，萹茿也”，段玉裁注：“茿、蓄疊韻，通用。《本艸經》亦作萹蓄。”按，《爾雅·釋草》“竹，萹蓄”，郭璞注：“似小藜，赤莖節，好生道傍，可食，又殺蟲。”《齊民要術》引《爾雅》則作“茿，萹蓄”。此即蓼科植物萹蓄 *Polygonum aviculare*，因其“葉細緑如竹”，因此有竹之名。

《太平御覽》卷九九八茿條引《本草經》云：“萹蓄，一名萹竹。”此名不見於《證類本草》白字、黑字，陶弘景注則提到“人亦呼爲萹竹”，並不言“萹竹”出自《本草經》。此或《太平御覽》將《本草經集注》内容視爲《本草經》者。

---

① 辛：《證類本草》作“苦”。《神農本草經校證》云：“‘味苦平’，孫本誤作‘味辛平’，查《證類本草》諸版本及《千金翼》，無一作‘辛’字者。《周學海醫學叢書》本沿誤未正，中華聚珍版孫本亦作‘辛平’。”

② 篇：《太平御覽》卷九九八引《本草經》作“萹”。

③ 蓄：《太平御覽》卷九九八引《吴氏本草》作“畜”。

又按,《詩經·淇奥》"緑竹猗猗",陸璣云:"緑、竹一,草名。其莖葉似竹,青緑色,高數尺。今淇隩傍生此,人謂此爲緑竹。"《詩疏》説"緑、竹一",乃是以緑竹爲詞的意思,多數注釋家則認爲分指兩物,《本草圖經》亦云:"緑,王芻也;竹,萹竹也。"按,王芻爲禾本科植物藎草 *Arthraxon hispidus*。

注　釋

〔一〕萹蓄:《説文》名"萹茿",《爾雅》稱"萹蓄"。

〔二〕殺三蟲:《本草經集注》云:"煮汁與小兒飲,療蚘蟲有驗。"《爾雅》郭注謂萹蓄"殺蟲"即此。

〔三〕生山谷:《證類本草》引《名醫别録》"生東萊山谷",《本草經集注》云:"處處有。"

297 狼毒〔一〕　**味辛,平。主欬逆上氣,破積聚,飲食寒熱,水氣,惡創,鼠瘻,疽蝕,鬼精,蠱毒,殺飛鳥走獸**〔二〕**。一名續毒**〔三〕**。生山谷**〔四〕**。**

《名醫》曰:生秦亭及奉高。二月、八月采根,陰乾。

【案】《廣雅》云:"狼毒也。"疑上脱"續毒"二字。《中山經》云:"大騩之山有艸焉,其狀如蓍而毛,青華而白實,其名曰蒗,服之不夭,可以爲腹病。"

箋　疏

狼毒品種複雜,主流品種有瑞香狼毒和狼毒大戟兩類,前者原植物是瑞香科狼毒 *Stellera chamaejasme*,後者主要來源於大戟科狼毒大戟 *Euphorbia fischeriana* 和月腺大戟 *Euphorbia ebracteolata*。

狼毒生秦亭山谷,陶弘景説"亦出宕昌",經謝宗萬先生調查,甘肅武威、宕昌所産狼毒爲瑞香科 *Stellera chamaejasme*,今稱"瑞香狼毒",或"紅狼毒"。陶弘景在描述狼毒的時候,專門提到"蝮蛇食其根,故爲難得",後世本草皆不以爲然。《新修本草》嘲笑説:"秦隴寒地,原無蝮蛇。復云數畝地生,蝮蛇食其根,謬矣。"而現代動物學證實,棕色田鼠 *Microtus mandarinus* 喜食瑞香狼毒的塊根,而田鼠又是蝮蛇的食物,於是有"蝮蛇食其根"的傳説。此更證明瑞香狼毒確係古用狼毒品種。

至於大戟科狼毒大戟之類則另有來源。蔄茹亦載《本草經》,陶弘景描述其形態:"色黄,初斷時汁出凝黑如漆,故云漆頭。次出近道,名草蔄茹,色白,皆燒鐵爍頭令黑以當漆頭,非真也。葉似大戟,花黄,二月便生。"如其所説,此當是大戟科狼毒大戟 *Euphorbia fischeriana* 或月腺大戟 *Euphorbia ebracteolata* 之類。

蔄茹後世罕用,《本草綱目》狼毒條説:"狼毒出秦晉地,今人往往以草蔄茹爲之,誤矣。"以蔄茹冒充狼毒,並不開始於明代,據《正倉院藥物》報告,日本正倉院所藏唐代狼毒藥材,經鑒定即爲大戟科大戟屬植物,由此見蔄茹混狼毒由來已久。這種狼毒後來稱爲"狼毒大戟",或"白狼毒"。

注　釋

〔一〕狼毒：《本草經》謂狼毒有大毒，能"殺飛鳥走獸"，故《本草綱目》釋名説："觀其名，知其毒矣。"《五雜組》亦説："預知子、不留行、骨碎補、益母、狼毒，以性名者也。"

〔二〕殺飛鳥走獸：《博物志》卷四引《神農經》記五種毒藥，其中"一曰狼毒，占斯解之"。

〔三〕一名續毒：《廣雅·釋草》"狼毒也"，二孫疑今本前奪"續毒"二字。《廣雅疏義》《廣雅疏證》皆同此看法。

〔四〕生山谷：《證類本草》引《名醫别録》"生秦亭山谷及奉高"，《本草經集注》云："秦亭在隴西，亦出宕昌，乃言止有數畝地生，蝮蛇食其根，故爲難得。亦用太山者，今用出漢中及建平。"

298 白頭翁〔一〕　味苦，温〔二〕。主温瘧，狂易〔三〕，寒熱，癥瘕積聚，癭氣，逐血，止痛，療金瘡。一名野丈人〔四〕，一名胡王使者〔五〕。生山谷〔六〕。

《吴普》曰：白頭翁，一名野丈人，一名奈河艸。神農、扁鵲：苦，無毒。生嵩①山川谷。破氣狂，寒熱，止痛。《御覽》。

《名醫》曰：一名奈河艸。生高山及田野。四月采。

---

① 嵩：底本作"蒿"，據《太平御覽》卷九九〇引《吴氏本草》改。《周氏醫學叢書》光緒本、《周氏醫學叢書》宣統本、《四部備要》本皆作"嵩"。

【案】陶宏景云："近根處有白茸，狀似人白頭，故以爲名。"

箋疏

白頭翁是因象形而得的藥名，但究竟是植物的哪一部分狀似"白頭老翁"，《本草經集注》與《新修本草》有不同看法。陶弘景説白頭翁"近根處有白茸，狀似人白頭，故以爲名"，而蘇敬謂白頭翁的果實"大者如雞子，白毛寸餘，皆披下以纛頭，正似白頭老翁"，二者顯然不同。陶弘景所言，乃是以莖基部有白色毛茸而得名，這一描述特徵性不强，毛茛科白頭翁 *Pulsatilla chinensis*、薔薇科委陵菜 *Potentilla chinensis*、翻白草 *Potentilla discolor*、菊科毛大丁草 *Gerbera piloselloides*、祁州漏盧 *Rhaponticum uniflorum* 等，基本都能符合，由此爲後世白頭翁品種混亂埋下伏筆。蘇敬强調果實被白毛，結合"莖頭一花紫色，似木堇花"的特徵，基本可以確定爲毛茛科的白頭翁 *Pulsatilla chinensis*。白頭翁果實爲瘦果，多數聚合成頭狀，密被長柔毛，瘦果頂端有宿存白色羽毛狀細長花柱，外形與白頭老翁相似，完全可以肯定爲此種。《證類本草》引《外臺秘要》説用白頭翁根搗爛治陰癩，"一宿當作瘡"。這應該是毛茛科白頭翁所含白頭翁素的致炎作用，由此也爲品種推定提供旁證。

本條《證類本草》白字"無毒"，黑字"有毒"，此可證明《本草經》有藥物毒性有無的記載，只是在傳寫過程中，當《名醫别録》毒性意見與《本草經》一致時，被混寫成了黑字，後世輯本皆作爲《名醫别録》文處理；此條因爲兩書意見不統一，遂留下朱墨分書的痕跡。森立之、尚志鈞、王筠默、曹元宇輯本皆取"無毒"爲《本草經》文，二孫本此條仍放棄將毒性輯録入爲欠妥當，至於馬繼興輯本取"有毒"爲《本草經》文，爲誤甚深。

注 釋

〔一〕白頭翁：白頭翁因形態特徵得名，別名野丈人、胡王使者、奈何草，如《本草綱目》釋名説"丈人、胡使、奈何，皆狀老翁之意"。

〔二〕味苦温：此後《證類本草》有白字"無毒"，黑字"有毒"，此與乾漆條同例，《本草經》記載無毒，名醫認爲有毒，故"無毒"肯定爲《本草經》文。二孫在乾漆條取"無毒"入輯本正文，此條亦應添入。

〔三〕狂易：《證類本草》及《太平御覽》卷九九〇皆作"昜"，又都有注："音羊。"則此字當作"昜"，即"陽"。《説文解字注》云："此'陰陽'正字也，'陰陽'行而'侌昜'廢矣。"《神農本草經輯注》謂："狂昜即'狂陽'，或'陽狂'，與'氣狂'意同，皆古病名。"

〔四〕一名野丈人：《本草經考注》云："野丈人謂如白髮不梳之狀也，亦與白頭公同義。"

〔五〕一名胡王使者：《本草經考注》云："《本草和名》引《雜藥訣》'一名羌胡使者'，亦謂白毛披下，似胡人不加剃梳之狀也。"

〔六〕生山谷：《證類本草》引《名醫別録》"生高山山谷及田野"，《本草經集注》云："處處有。"按，"高山"顯然不是地名，但據《本草圖經》云："白頭翁生嵩山山谷，今近京州郡皆有之。"乃知"高山"爲"嵩山"之訛，《吴普本草》亦云"生嵩山川谷"。

299 鬼臼〔一〕 味辛，温。主殺蠱毒，鬼注，精物，辟惡氣不祥，逐邪，解百毒。一名爵犀〔二〕，一名馬目毒公〔三〕，一名九臼〔四〕。生山谷〔五〕。

《吴普》曰：一名九臼，一名天臼，一名雀犀，一名馬目公，一名解毒。生九真山谷及冤句。二月、八月采根。《御覽》。

《名醫》曰：一名天臼，一名解毒。生九真及冤句。二月、八月采根。

箋 疏

鬼臼乃是植物根狀莖每年生一節，凹陷呈臼狀，數枚相連，因此得名，臼甚多，乃有别名"九臼"。能形成如此凹臼的植物很多，遂有同名異物現象。如《本草圖經》所繪舒州鬼臼，當是小檗科植物八角蓮 *Dysosma versipellis* 或六角蓮 *Dysosma pleiantha* 之類；而齊州鬼臼則似爲鳶尾科射干屬（*Belamcanda*）或鳶尾屬（*Iris*）植物。

因爲鬼臼名字中有"鬼"字，道書用來殺鬼。如六朝道經《洞神八帝元變經》"餌藥通神"篇用到六種藥名帶"鬼"字的藥物，其中有鬼臼，注云："鬼扇根是此藥，世間常用易識，故不復委細注之。"鬼扇項下又説："又名方扇，是苗處山澤中，偏饒此藥，故不復言。"雖未明言，也可以推想，其地上部分一定如《本草圖經》所繪舒州鬼臼一樣，莖生葉盾狀著生，才會有“鬼扇”這樣的名字。由此也確定其原植物爲八角蓮 *Dysosma versipellis* 之類。

注　釋

〔一〕鬼臼：《本草圖經》謂其“初生一莖，莖端一葉，亦有兩歧者，年長一莖，莖枯爲一臼，二十年則二十臼也”，又“古方治五尸，鬼疰，百毒，惡氣方用之”，因此得名。

〔二〕一名爵犀：《吴普本草》别名雀犀。“爵”與“雀”同，“犀”則如《本草綱目》釋名説“殺蠱解毒，故有犀名”。

〔三〕一名馬目毒公：《本草經集注》云：“馬目毒公如黄精，根臼處似馬眼而柔潤。”《本草綱目》釋名也説：“此物有毒，而臼如馬眼，故名馬目毒公。”但仔細分析陶弘景注釋，又似主張鬼臼與馬目毒公爲兩物，故説：“今方家多用鬼臼，少用毒公，不知此那復頓爾乖越也。”檢《外臺秘要》卷一三療“疰病相染易”之“赤丸方”，有馬目毒公，注云：“鬼臼也。”但同卷“深師五邪丸”，則以馬目毒公與鬼臼同用。兩説並存可耳。

〔四〕一名九臼：《本草經集注》云：“九臼相連，有毛者良，一名九臼。”《本草圖經》云：“一年生一葉，既枯則爲一臼，及八九年，則八九臼矣。”

〔五〕生山谷：《證類本草》引《名醫别録》“生九真山谷及冤句”，《本草經集注》云：“有兩種：出錢塘、近道者味甘，上有叢毛，最勝；出會稽、吴興者乃大，味苦，無叢毛，不如。”

300 羊桃〔一〕　味苦，寒。主熛熱〔二〕，身暴赤色，風水〔三〕，積聚，惡瘍，除小兒熱。一名鬼桃〔四〕，一名羊腸。生川谷〔五〕。

《名醫》曰：一名萇楚，一名御弋，一名銚弋。生山林及田野。二月采，陰乾。

【案】《説文》云："萇，萇楚，銚弋，一名羊桃。"《廣雅》云："鬼桃、銚弋，羊桃也。"《中山經》云："豐山多羊桃，狀如桃而方莖，可以爲皮張。"《爾雅》云："長楚，姚芅"，郭璞云："今羊桃也，或曰鬼桃。葉似桃，華白，子如小麥，亦似桃。"《毛詩》云"隰有萇楚"，《傳》云："萇楚，銚弋也。"陸璣云："今羊桃是也。葉長而狹，華紫赤色，其枝莖弱，過一尺，引蔓於艸上。今人以爲汲灌，重而善没，不如楊柳也。近下根，刀切其皮，著熱灰中脱之，可韜筆管。"

箋　疏

《詩經》"隰有萇楚，猗儺其實"，陸璣疏："今羊桃是也。"《爾雅·釋草》"長楚，銚芅"，郭璞注："今羊桃也，或曰鬼桃。葉似桃，華白，子如小麥，亦似桃。"郝懿行《爾雅義疏》謂羊桃即是夾竹桃。按，夾竹桃是夾竹桃科植物夾竹桃 *Nerium indicum*，原産印度、伊朗，宋代或者稍早傳入中土，當然不會是《詩經》裏面提到的物種。今人將此羊桃釋爲獼猴桃科植物獼猴桃 *Actinidia chinensis*，乃是緣於《本草綱目》集解項李時珍的意見:"羊桃莖大如指,似樹而弱如蔓,春長嫩條柔軟。葉大如掌,上緑下白,有毛,狀似苧麻而團。其條浸水有涎滑。"但很少被注意到的是,在李時珍以前,陸璣、郭璞以及本草諸家都説羊桃葉長且狹小如桃葉,而獼猴桃的葉子倒闊卵形至倒卵形或闊卵形至近圓形,與桃葉全不相似。且按照陶弘景的意見,羊桃"苦不堪啖",而獼猴桃富含維生素C,酸而不苦;又説果實"甚似家桃",獼猴桃爲漿果,桃爲核果;又説"花甚赤",獼猴桃花乳黄色。《詩經》萇楚的名實可置而不論,至少陶弘景所説的羊桃,肯定不是獼猴桃。另有楊桃,或寫作"羊桃""陽桃",一名五斂子,爲酢漿草科植物陽桃 *Averrhoa carambola*,爲小喬木,與本條羊桃爲柔弱藤本也完全不同。

注　釋

〔一〕羊桃:《本草經考注》云:"羊桃、鬼桃共爲俗呼,乃謂花葉似桃而實非桃類也。"

〔二〕熛熱:疑指赤熛所致發熱,赤熛或丹毒一類,參積雪草條注釋。下句"身暴赤色",亦可能是丹毒的症狀描述,如《諸病源候論》卷四九"丹候"云:"其皮上熱而赤,如丹之塗。"

〔三〕風水:古病名,爲水腫病之一種。《諸病源候論》卷二一"風水候"云:"風水病者,由脾腎氣虚弱所爲也。腎勞則虚,虚則汗出,汗出逢風,風氣内入,還客於腎,脾虚又不能制於水,故水散溢皮膚,又與風濕相搏,故云風水也。令人身浮腫,如裹水之狀,頸脈動,時欬,按腫上凹而不起也,骨節疼痛而惡風是也。脈浮大者,名曰風水也。"《山海經·中山經》謂羊桃"可以爲皮張",郭璞注:"治皮腫起。"亦屬水腫。

〔四〕一名鬼桃:《廣雅·釋草》云:"鬼桃、銚弋,羊桃也。"

〔五〕生川谷:《證類本草》引《名醫别録》"生山林川谷及生田野",《本草經集注》云:"山野多有。"按,"山林"非地名,疑誤。

301 女青〔一〗 **味辛,平。主蠱毒,逐邪惡氣,殺鬼,温瘧,辟不祥。一名雀瓢**〔二〗。《御覽》作"翾"。

《吴普》曰:女青,一名霍由祇。神農、黄帝:辛。《御覽》。

《名醫》曰:蛇銜根也。生朱崖〔三〗。八月采,陰乾。

【案】《廣雅》云:"女青,烏葛也。"《爾雅》云"雚,芄蘭",郭璞云:"雚芄蔓生,斷之有白汁,可啖。"《毛詩》云"芄蘭之支",《傳》云:"芄蘭,艸也。"陸璣云:"一名蘿摩,幽州人謂之雀瓢。"《别録》云:"雀瓢白汁,注蟲蛇毒。即女青苗汁也。"《唐本艸》别出蘿摩條,非。

箋疏

"女青"一詞主要見於道教,正一派經典《女青鬼律》稱"大道垂律,女青所傳,三五七九,長生之本"。女青作爲掌管地下諸鬼的神祇也出現在魏晉以來鎮墓文中。道教女青與《本草經》藥物女青有無聯繫，不得而詳，但觀察《本草經》女青"主蠱毒，逐邪惡氣，殺鬼，温瘧，辟不祥"，似乎也有關聯。

女青"辟不祥"的具體使用實例，如《證類本草》引《紫靈南君南岳夫人内傳》治卒死方云："擣女青屑一錢，安喉中。以水或酒送下，立活也。"又引《肘後方》也用女青辟瘟疫："正月上寅日，搗女青末，三角絳囊盛，系前帳中，大吉。"陶弘景也説："術云，帶此屑一兩，則疫癘不犯。"

至於女青的具體物種，《名醫别録》説是蛇銜根，陶弘景不以爲然，但也提不出更多的物種信息，《本草經集注》云："若是蛇銜根，不應獨生朱崖。俗用是草葉，别是一物，未詳孰是。"《新修本草》則説："此草即雀瓢也。葉似蘿摩，兩葉相對，子似瓢形，大如棗許，故名雀瓢。根似白薇。生平澤。莖葉並臭。其蛇銜根，都非其類。又《别録》云'葉嫩時似蘿摩，圓端大莖，實黑，莖葉汁黄白'，亦與前説相似。若是蛇銜根，何得苗生益州，根在朱崖，相去萬里餘也？《别録》云'雀瓢白汁，主蟲蛇毒'，即女青苗汁也。"從此記載來看，《新修本草》提到的女青應該是蘿摩科植物地梢瓜 *Cynanchum thesioides* 之類。至於蘿摩，爲《新修本草》新增，並引陸璣"幽州謂之雀瓢"。但蘇敬明確説："雀瓢是女青别名。葉蓋相似，以葉似女青，故兼名雀瓢。"其原植物爲蘿摩科蘿摩 *Metaplexis japonica*，與女青小别，不應視爲重出。

注　釋

〔一〕女青：不詳得名緣由。《廣韻》青字條云："男青、女青皆木名，出《羅浮山記》。"據《太平御覽》卷九九三引《羅浮山記》云："又有男青，似女青。"按，此晚出文獻，聊作參考耳。

〔二〕一名雀瓢：陸璣《詩疏》謂蘿藦"幽州人謂之雀瓢"，女青若是地梢瓜 *Cynanchum thesioides*，形態亦與蘿藦接近，遂亦名雀瓢。

〔三〕生朱崖：《證類本草》引《名醫别録》"生朱崖"，無"山谷""川澤"字樣，循《本草經》例當有之。森立之輯本據《太平御覽》卷九九三引《本草經》有"生山谷"三字，因據補。曹元宇、馬繼興輯本亦補"生山谷"。

302 連翹〔一〕　味苦，平。主寒熱，鼠瘻，瘰癧，癰腫，惡創，癭瘤，結熱，蠱毒。一名異翹〔二〕，一名蘭華〔三〕，一名軹，一名三廉。生山谷〔四〕。

《名醫》曰：一名折根〔五〕。生太山。八月采，陰乾。

【案】《爾雅》云"連，異翹"，郭璞云："一名連苕，又名連艸①，本艸云。"

箋　疏

連翹之得名，按照《新修本草》的說法，乃是其果實

① 艸：底本缺，據《爾雅義疏》補。《周氏醫學叢書》光緒本、《周氏醫學叢書》宣統本此句作"又名連草"，删去"本艸云"三字。

“似椿實之未開者，作房翹出衆草”，但如何算“翹出衆草”，則含混不明；《本草衍義》否認説，“連翹亦不至翹出衆草”，只是“其子折之，其間片片相比如翹”，是否符合連翹命名之本意，亦不能斷言。

從《新修本草》對連翹的描述來看，“大翹葉狹長如水蘇，花黄可愛，生下濕地，著子似椿實之未開者，作房翹出衆草”，頗接近金絲桃科植物長柱金絲桃 *Hypericum ascyron*，《本草圖經》所繪鼎州連翹也接近此種。《救荒本草》連翹條云：“今密縣梁家衝山谷中亦有。科苗高三四尺，莖稈赤色，葉如榆葉大，面光，色青黄，邊微細鋸齒，又似金銀花葉，微尖艄。開花黄色可愛，結房狀似梔子，蒴微匾而無稜瓣，蒴中有子如雀舌樣，極小，其子折之，間片片相比如翹，以此得名。”由所繪圖例看，顯然就是長柱金絲桃。由此看來，唐宋直到明初，長柱金絲桃 *Hypericum ascyron* 一直是連翹藥用的主流品種。

《本草圖經》除了附和《新修本草》的議論以外，還提到：“今南中醫家説云，連翹蓋有兩種，一種似椿實之未開者，殼小堅而外完，無附萼，剖之則中解，氣甚芬馥，其實才乾，振之皆落，不著莖也。”所繪澤州連翹圖例，所表現的似乎就是木犀科連翹 *Forsythia suspensa*，這一品種從明代後期開始，成爲藥用連翹的主流。

注　釋

〔一〕連翹：《本草圖經》云：“秋結實，似蓮作房，翹出衆草，以此得名。”

〔二〕一名異翹:《爾雅·釋草》云:"連,異翹。"郭璞注:"一名連苕,又名連草。本草云。"《玉篇》"蕻,連翹草",似即因"異翹"之名而來。按,《説文》"蕻,芓也",本義爲麻母,即大麻的雌株。桂馥《義證》云:"《玉篇》'蕻,連翹艸',《釋艸》'連,異翹',《本艸》蘇恭注云'子作房翹出衆艸'。據此則連翹名'蕻',以其房也。因蕻爲麻房,借作藥名。"

〔三〕一名蘭華:郭璞謂一名連草,《爾雅義疏》云:"'連''蘭'聲近,'華''草'通名耳。"

〔四〕生山谷:《證類本草》引《名醫别録》"生太山山谷",《本草經集注》云:"處處有。"

〔五〕一名折根:《證類本草》作白字《本草經》文,諸家輯本同,二孫誤爲《名醫别録》文。

303 蘭茹〔一〕《御覽》作"閭",是。 **味辛,寒。主蝕惡肉,敗創**〔二〕**,死肌**〔三〕**,殺疥蟲,排膿惡血**〔四〕**,除大風,熱氣,善忘,不樂**〔五〕**。生川谷**〔六〕**。**

《吴普》曰:閭茹,一名離樓,一名屈居。神農:辛;岐伯:酸、鹹,有毒;李氏:大寒。二月采①,葉員黄,高四五尺,葉四四相當,四月華黄,五月實黑,根黄有汁,亦同黄。三月、五月采根。黑頭者良。《御覽》。

---

① 采:此言"二月采",與後文"三月五月采根"矛盾,故《吴普本草》尚志鈞輯本疑爲"生"字之訛。

《名醫》曰：一名屈据，一名離婁。生代郡。五月采[①]，陰乾。

【案】《廣雅》云："屈居，蘆茹也。"《范子計然》云："閭茹出武都，黄色者善。"

箋　疏

藺茹藥用歷史悠久，《素問・腹中論》寫作"藘茹"，王冰注引本草"主散惡血"，當即此物。或説藘茹爲茜草，而茜草名"茹藘"，顯然不同。且《本草經》云藺茹"排膿惡血"，正與王冰注相合；此外，《證類本草》將《素問》王冰注釋附録於本條，皆可作爲佐證。

狼毒與藺茹在記載中頗多糾結。陶弘景描述藺茹説："色黄，初斷時汁出凝黑如漆，故云漆頭；次出近道，名草藺茹，色白，皆燒鐵爍頭令黑以當漆頭，非真也。葉似大戟，花黄，二月便生。"按其所説，當是大戟科狼毒大戟 *Euphorbia fischeriana* 或同屬植物。

藺茹後世罕用，《本草綱目》狼毒條説："狼毒出秦晉地，今人往往以草藺茹爲之，誤矣。"以藺茹冒充狼毒，並不開始於明代，據《正倉院藥物》記載，日本正倉院所藏唐代狼毒藥材，經鑒定即爲大戟科大戟屬植物，由此見藺茹混狼毒，由來已久。這種狼毒後來稱爲"狼毒大戟"，或"白狼毒"。

---

① 采：此字後，《證類本草》有"根"字。

注 釋

〔一〕藺茹:《證類本草》作"蔄茹",二孫誤作"藺"字。《本草綱目》釋名説:"蔄茹本作藘蕠,其根牽引之貌。"

〔二〕蝕惡肉敗創:《本草經考注》云:"蝕惡肉敗瘡者,謂久敗瘡腐爛尤甚也。礜石條所云'蝕瘡'是也。"

〔三〕死肌:《本草經考注》云:"《本經》'死肌'有二義:雲母、菊華、皂莢條所載,謂中風麻痺之類也;雄黄、藜蘆、蔄茹、白及、盤蝥、地膽條所載,謂惡血頑肉之類也。"

〔四〕排膿惡血:《黄帝内經素問·腹中論》云:"有病胸脇支滿者,妨於食,病至則先聞腥臊臭,出清液,先唾血,四支清,目眩,時時前後血。"此病名血枯,治之以四烏鰂骨一藘茹丸,王冰注引古本草曰:"(藘茹)主散惡血。"

〔五〕不樂:情緒鬱悶不舒。《黄帝内經靈樞·癲狂》云:"癲疾始生,先不樂,頭重痛,視舉目赤,甚作極,已而煩心。"

〔六〕生川谷:《證類本草》引《名醫别録》"生代郡川谷",《本草經集注》云:"今第一出高麗,色黄,初斷時汁出凝黑如漆,故云漆頭;次出近道,名草蔄茹,色白,皆燒鐵爍頭令黑以當漆頭,非真也。"

304 烏韭〔一〕 味甘,寒。主皮膚往來寒熱〔二〕,利小腸旁光氣。生山谷石上。

【案】《廣雅》云:"昔邪,烏韭也。在屋曰昔邪,在牆曰垣衣。"《西山經》云:"萆荔狀如烏韭。"《唐本》注云:"即石衣也,亦名石苔,又名石髮。"按,

《廣雅》又云"石髮,石衣也",未知是一否。

箋疏

烏韭見於《山海經·西山經》,謂小華之山"其草有萆荔,狀如烏韭,而生於石上,亦緣木而生,食之已心痛",郭璞即用《廣雅》"在屋者曰昔邪,在牆者曰垣衣"注烏韭。但《本草經集注》則以烏韭與垣衣爲兩物,陶弘景説:"垣衣亦名烏韭,而爲療異,非是此種類也。"《新修本草》云:"此物即石衣也,亦曰石苔,又名石髮。生巖石陰不見日處,與卷柏相類也。"

可注意者,《名醫别録》屋遊條云:"屋遊,味甘,寒。主浮熱在皮膚,往來寒熱,利小腸膀胱氣。生屋上陰處。八月、九月採。"性味功效與《本草經》烏韭全同,只是烏韭"生山谷石上",而屋遊"生屋上陰處"。據陶弘景注,屋遊爲"瓦屋上青苔衣,剥取煮服之",《蜀本草·圖經》亦説:"古瓦屋北陰青苔衣也。"《本草綱目》集解項李時珍説:"此乃磚牆城垣上苔衣也。生屋瓦上者,即爲屋遊。"屋遊與垣衣應該都是真蘚科植物銀葉真蘚 *Bryum argenteum* 之類。而烏韭則可根據《日華子本草》的説法,"此即是陰濕處山石上苔,長者可四五寸,又名烏韭",爲鳳尾蘚科卷葉鳳尾蘚 *Fissidens cristatus*。

至於二孫按語引《廣雅·釋草》"石髮,石衣也",據《開寶本草》陟釐條引别本注謂其"即石髮也"。陟釐爲雙星藻科水綿屬(*Spirogyra*)多種藻類,可作造紙原料,既不同於烏韭,也不同於垣衣、屋遊。

注　釋

〔一〕烏韭:《證類本草》作"烏韮",二孫改字。不詳得名之緣由。

〔二〕往來寒熱:發熱惡寒交替出現,亦稱"寒熱往來"。《傷寒論》云:"傷寒五六日中風,往來寒熱,胸脇苦滿,嘿嘿不欲飲食。"此言"皮膚往來寒熱"爲費解,《名醫别録》屋遊條功效與烏韭幾乎相同,但"皮膚"前多"浮熱在"三字,疑本條亦作"浮熱在皮膚"也。

305 鹿藿〔一〕　**味苦,平。主蠱毒,女子要腹痛,不樂,腸癰**〔二〕**,瘰癧,**《御覽》作"歷"。**瘍氣**〔三〕**。生山谷**〔四〕**。**

《名醫》曰:生汶山。

【案】《説文》云:"蔗,鹿藿也,讀若剽。"《廣雅》云:"蔗,鹿藿也。"《爾雅》云"蔨,鹿藿,其實莥",郭璞云:"今鹿豆也。葉似大豆,根黄而香,蔓延生。"

箋　疏

《爾雅·釋草》:"蔨,鹿藿。其實莥。"郭璞注:"鹿豆也。葉似大豆,根黄而香,蔓延生。"按,《廣雅·釋草》云:"豆角謂之莢,其葉謂之藿。"陶弘景已不識,表示:"方藥不復用,人亦罕識。"《新修本草》則説:"此草所在有之,苗似豌豆,有蔓而長大,人取以爲菜,亦微有豆氣,名爲鹿豆也。"此應爲豆科植物,具體物種不詳。

《本草綱目》認爲是野緑豆，集解項説："鹿豆即野緑豆，又名薆豆，多生麥地田野中。苗葉似緑豆而小，引蔓生，生熟皆可食。三月開淡粉紫花，結小莢。其子大如椒子，黑色。可煮食，或磨麵作餅蒸食。"按此説即是《救荒本草》之𧿹豆，原植物爲豆科野大豆 *Glycine soja*。至於現代植物學家則根據《植物名實圖考》所繪圖例，以豆科 *Rhynchosia volubilis* 爲鹿藿。

注　釋

〔一〕鹿藿：《本草綱目》釋名説："豆葉曰藿，鹿喜食之，故名。"

〔二〕腸癰：癰疽發於腸者，近似現代醫學之急腹症。《金匱要略·瘡癰腸癰浸淫病脉證并治》云："腸癰之爲病，其身甲錯，腹皮急，按之濡，如腫狀，腹無積聚，身無熱，脉數，此爲腹内有癰膿。"

〔三〕瘍氣：癰瘍之氣。

〔四〕生山谷：《證類本草》引《名醫别録》"生汶山山谷"。

306 蚤休〔一〕　**味苦，微寒。主驚癇，摇頭弄舌**〔二〕**，熱氣在腹中，瘨疾，癰創，陰蝕，下三蟲，去蛇毒。一名蚩休**〔三〕**。生川谷**〔四〕**。**

《名醫》曰：生山陽及宛句。

【案】鄭樵云："蚤休，曰螫休，曰重樓金線，曰重臺，曰艸甘遂，今人謂之紫河車，服食家所用，而莖葉亦可愛，多植庭院間。"

箋　疏

《新修本草》云："今謂重樓者是也。一名重臺，南人名草甘遂。苗似王孫、鬼臼等。有二三層。根如肥大菖蒲，細肌脆白。"結合《本草圖經》所繪滁州蚤休圖例，此即百合科植物七葉一枝花 *Paris polyphylla*，此植物形態特徵較爲突出，古今品種變化不大。

二孫按語引《通志・昆蟲草木略》謂蚤休一名紫河車。按，河車本是道教詞彙，内丹術以河車爲搬運，《鍾吕傳道集》説："車則取意於搬運，河乃主象於多陰。昇天則上入昆侖，既濟則下奔鳳闕。運載元陽，直入於離宫；搬負真氣，曲歸於壽府。"以小河車、大河車、紫河車爲"三車"。外丹術多數以河車影射丹砂，如《雲笈七籤》卷六三《玄辨元君辨金虎鉛汞造鼎入金秘真肘後方上篇》説："河車者，火赤色之名，朱砂也。"道教服食方則用紫河車指代胎盤，如《太上肘後玉經方》艮卦之"王君河車方"用紫河車一具，注釋説："紫河車者，首女是也。"中醫書多取後一種説法。至於蚤休之得名紫河車，《本草綱目》釋名説"因其功用也"，集解項解釋："外丹家採製三黄、砂、汞。入藥洗切焙用。"檢外丹書未見以蚤休爲紫河車者，其醫藥功效也看不出類似丹經描述紫河車的神奇特性，恐是李時珍想當然之説。蚤休根莖肥大，略紫色，或是因象形得名紫河車者。

注　釋

〔一〕蚤休：《本草綱目》釋名説："蟲蛇之毒，得此治之即休，故有蚤休、螫休諸名。”

〔二〕搖頭弄舌：癲癇或抽動症出現的不自主活動。《諸病源候論》卷四五“欲發癇候”云：“夫小兒未發癇欲發之候，或温壯連滯，或搖頭弄舌，或睡裏驚掣，數齧齒，如此是欲發。”

〔三〕一名蚩休：《本草經考注》據《本草和名》作“螫”，此爲“螫”的俗體，謂《本草經》“蚩休”乃是“螫休”的訛寫。《日華子本草》《通志》皆作“螫休”。

〔四〕生川谷：《證類本草》引《名醫别録》“生山陽川谷及冤句”。

307 石長生〔一〕　**味鹹，微寒。主寒熱，惡創，大**①**熱，辟鬼氣不祥。**《御覽》作“辟惡氣、不祥、鬼毒”。**一名丹艸**〔二〕。《御覽》引云“丹沙艸”。**生山谷**〔三〕。

《吴普》曰：石長生，神農：苦；雷公：辛；一經：甘。生咸陽②。《御覽》。

《名醫》曰：生咸陽。

箋　疏

《本草經集注》云：“近道亦有，是細細草葉，花紫色爾。南中多生石巖下，葉似蕨，而細如龍鬚草，大黑如光漆，高尺餘，不與餘草雜也。”從“葉似蕨”來看，似爲一種蕨類植物，所言“花紫色”，大約是指蕨類捲曲未展時的嫩

① 大：底本作“火”，據《證類本草》改。

② 其後《太平御覽》卷九九一引《吴氏本草》尚有“或同陽”三字。

芽。此或爲鐵線蕨科單蓋鐵線蕨 *Adiantum monochlamys*，葉背有紅褐色孢子囊，故有别名"丹草""丹沙草"。

注　釋

〔一〕石長生：《本草綱目》釋名説："四時不凋，故曰長生。"

〔二〕一名丹艸：《證類本草》作"丹草"，《太平御覽》卷九九一引《本草經》作"丹沙草"。此形容蕨類植物葉背赤色孢子囊。《太平御覽》卷九八六引《抱朴子》"朱草芝九曲，有三葉，葉有實也"，《本草經考注》注意及此，認爲與本條石長生或許同類。

〔三〕生山谷：《證類本草》引《名醫别録》"生咸陽山谷"，《本草經集注》云："近道亦有。"

308 陸英〔一〕　味苦，寒。主骨間諸痹，四肢拘攣，疼酸，厀寒痛，陰痿，短氣不足，脚腫。生川谷〔二〕。

《名醫》曰：生熊耳及冤句。立秋采。又曰：蒴藋，味酸，温，有毒。一名堇，今本誤作"菫"。一名芨。生田野。春夏采葉，秋冬采莖根。

【案】《説文》云："堇，艸也，讀若釐。""芨，堇[①]艸也，讀若急。""藋，釐艸也。"《廣雅》云："𦷡盆、陸英，苺也。"《爾雅》云："芨，堇[②]艸。"《唐本》注陸英云："此物蒴藋是也，後人不識，浪出蒴藋條。"今

---

① 堇：《説文》作"堇"，諸家訓釋亦不言"堇艸"，應是二孫誤讀《説文》。

② 堇：《爾雅》諸本皆作"堇"，諸家注疏亦不言"堇艸"，應是二孫誤讀。

注云："陸英，味苦，寒，無毒；蒴藋，味酸，温，有毒。既此不同，難謂一種，蓋其類爾。"

箋　疏

《本草經》陸英的名實不可解，陶弘景無注，應是不識。《新修本草》堅持陸英與蒴藋爲一物，有云："此即蒴藋是也，後人不識，浪出蒴藋條。此葉似芹及接骨花，亦一類，故芹名水英，此名陸英，接骨樹名木英，此三英也，花葉並相似。"此聊備一家之言者。《本草圖經》循此意見，將陸英坐實爲蒴藋的花。《本草綱目》亦認同此説，集解項云："陶、蘇《本草》、甄權《藥性論》，皆言陸英即蒴藋，必有所據；馬志、寇宗奭雖破其説，而無的據。仍當是一物，分根莖花葉用，如蘇頌所云也。"後世乃根據《本草圖經》所繪蜀州陸英圖例，將此植物指認爲忍冬科陸英 *Sambucus chinensis*。

二孫按語不僅繼續羊蹄條引《説文》"芨，堇艸"的錯誤，又將《爾雅·釋草》"芨，堇艸"改爲"堇艸"。更大的問題則在於，即使認可《新修本草》以陸英、蒴藋爲一物的意見，《説文》之"堇"所指代的也是另一種植物，即蓼科羊蹄，與陸英無關。二孫又引《廣雅·釋草》"蕻盆、陸英，苺也"，其中"蕻"字，王念孫校訂爲"葐"。從"葐盆"與"苺"來看，應該是蓬蘽、覆盆一類薔薇科懸鉤子屬（*Rubus*）植物，與本條之陸英爲同名異物。另據《太平御覽》卷九九八引《甄氏本草》謂覆盆子"一名陸荆"，更疑《廣雅》此條之"陸英"乃是"陸荆"之訛。總之，本條按語所引《説文》《爾雅》《廣雅》信息皆無關於陸英,徒增混淆。

注　釋

〔一〕陸英:不詳得名之緣由。

〔二〕生川谷:《證類本草》引《名醫别録》"生熊耳川谷及冤句"。

309 藎艸〔一〕　味苦,平。主久欬上氣,喘逆,久寒,驚悸,痂疥,白秃,瘍氣,殺皮膚小蟲〔二〕。生川谷〔三〕。

《吴普》曰:王芻,一名黄艸。神農、雷公□。生太山山谷。治身熱,邪氣,小兒身熱氣。《御覽》。

《名醫》曰:可以染黄,作金色。生青衣。九月、十月采。

【案】《説文》云:"藎,艸也。""菉,王芻也。"《爾雅》云"菉,王芻",郭璞云:"菉,蓐也,今呼鴟脚莎。"《毛詩》云"緑竹猗猗",《傳》云:"菉,王芻也。"《唐本》注云:"藎艸俗名菉蓐艸,《爾雅》所謂王芻。"

箋　疏

《新修本草》云:"此草葉似竹而細薄,莖亦圓小。生平澤溪澗之側,荆襄人煮以染黄,色極鮮好。洗瘡有效。俗名菉蓐草,《爾雅》所謂王芻者也。"此即禾本科植物藎草 *Arthraxon hispidus*,名實没有争議。藎草有黄草、緑竹、緑蓐、莀草、盭草諸别名,《本草綱目》解釋甚詳:"此草緑色，可染黄，故曰黄、曰緑也。菮、盭乃北人呼緑字音轉也。古者貢草入染人，故謂之王芻，而進忠者謂之藎臣也。《詩》云‘終朝采緑，不盈一掬’。許慎《説文》云‘菮草可以染黄’。《漢書》云‘諸侯盭綬’，晉灼注云：‘盭草出瑯琊，似艾可染，因以名綬。’皆謂此草也。”《名醫别録》謂藎草“染黄作金色”，此草含木犀草素，可以媒染出帶緑光的亮黄色。

注　釋

〔一〕藎艸：《説文》“藎，艸也”，段玉裁注：“蘇恭、掌禹錫皆云俗名菉蓐艸，《爾雅》所謂‘王芻’，《詩·淇澳》之‘菉’也。按《説文》有‘藎’，又别有‘菉’，則許意藎非菉矣。”《本草經考注》解釋説：“蓋以‘藎’爲正名，又可以染緑，故謂之‘菉’，又作‘緑’，猶茈、紫之例。”

〔二〕殺皮膚小蟲：牛扁條謂“殺牛蝨小蟲”，故《本草經考注》認爲：“此云‘殺皮膚小蟲’，蓋亦謂殺蝨也。”

〔三〕生川谷：《證類本草》引《名醫别録》“生青衣川谷”，《本草經集注》云：“青衣在益州西。”

310 牛扁〔一〕　**味苦，微寒。主身皮創熱氣，可作浴湯。殺牛蝨小蟲，又療牛病。生川谷**〔二〕。

《名醫》曰：生桂陽。

【案】陶宏景云：“太常貯名扁特，或名扁毒。”

箋　疏

陶弘景不識此物，《本草經集注》云：“今人不復識此，牛疫代代不無用之,既要牛醫家應用,而亦無知者。"《新修本草》云:"此藥葉似三堇、石龍芮等,根如秦艽而細。生平澤下濕地,田野人名爲牛扁。療牛蝨甚效,太常貯名扁特,或名扁毒。"三堇即是三建,爲毛茛科烏頭屬植物川烏之類,結合《本草圖經》所繪潞州牛扁圖例,其原植物爲毛茛科牛扁 *Aconitum barbatum* var. *puberulum*,所含二萜類生物鹼有殺蟲作用。

二孫按語將《新修本草》的意見誤注爲陶弘景。

注 釋

〔一〕牛扁:《新修本草》云:"田野人名爲牛扁,療牛蝨甚效。"

〔二〕生川谷:《證類本草》引《名醫別録》"生桂陽川谷"。

311 夏枯艸〔一〕 味苦、辛,寒〔二〕。主①寒熱瘰癧,鼠瘻,頭創,破癥,散癭結氣,脚腫,濕痹。輕身。一名夕句,一名乃東〔三〕。生川谷〔四〕。

《名醫》曰:一名燕面。生蜀郡。四月采。

箋 疏

《新修本草》云:"此草生平澤,葉似旋復,首春即生,四月穗出,其花紫白似丹參花,五月便枯。處處有之。"結合《本草圖經》所繪滁州夏枯草圖例,此即唇形科夏枯草 *Prunella vulgaris* 及同屬近緣物種,古今品種變化不大。

---

① 寒主:底本缺,據《證類本草》補。黄奭輯本亦有此兩字。

注 釋

〔一〕夏枯艸:《證類本草》作"夏枯草"。《本草綱目》釋名引朱震亨云:"此草夏至後即枯,蓋禀純陽之氣,得陰氣則枯,故有是名。"

〔二〕味苦辛寒:《證類本草》白字如此,循《本草經》一藥一味一性之例,宜取"苦寒"爲《本草經》文,"辛"爲《名醫别録》文。

〔三〕一名乃東:夏枯草别名夕句、乃東,皆不詳緣由。丹竈家亦用此,《純陽吕真人藥石製》隱名"耐凍龍牙",恐即"乃東"之音轉。

〔四〕生川谷:《證類本草》引《名醫别録》"生蜀郡川谷"。

312 芫華〔一〕 **味辛,温。主欬逆上氣,喉鳴喘**〔二〕**,咽腫,短氣,蠱毒,鬼瘧,疝瘕,癰腫。殺蟲魚**〔三〕**。一名去水**〔四〕**。生川谷**〔五〕**。**舊在木部,非。

《吴普》曰:芫華,一名去水,一名敗華,一名兒艸根,一名黄大戟。神農、黄帝:有毒;扁鵲、岐伯:苦;李氏:大寒。二月生。葉青,加厚則黑,華有紫、赤、白者,三月實落盡,葉乃生。三月、五月采華。芫花根,一名赤芫根。神農、雷公:苦,有毒。生邯鄲。九月、八月采,陰乾。久服令人洩。可用毒魚。《御覽》,亦見《圖經》節文。

《名醫》曰:一名毒魚,一名杜芫。其根名蜀桑,可用毒魚。生淮源。三月三日采花,陰乾。

【案】《説文》云："芫，魚毒也。"《爾雅》云"杬，魚毒"，郭璞云："杬，大木，子似栗，生南方，皮厚汁赤，中藏卵果。"《范子計然》云："芫華出三輔。"《史記·倉公傳》："臨菑女子病蟯瘕，飲以芫花一撮，出蟯可數升，病已。"顔師古注《急就篇》云："郭景純説誤耳。其生南方用藏卵果，自别一杬木，乃左思所云'緜杬杶櫨'者耳，非毒魚之杬。"

箋　疏

《爾雅·釋木》"杬，魚毒"，與《名醫别録》芫花一名毒魚相合，應該同是一物。《本草圖經》描述説："今在處有之。宿根舊枝，莖紫，長一二尺。根入土深三五寸，白色，似榆根。春生苗葉，小而尖，似楊柳枝葉。二月開紫花，頗似紫荆而作穗，又似藤花而細。三月三日採，陰乾。其花須未成蕊，蒂細小，未生葉時收之。葉生花落，即不堪用。"結合所繪滁州芫花、綿州芫花圖例，其原植物爲瑞香科芫花 *Daphne genkwa*，古今没有變化。芫花所含二萜原酸酯類毒性强烈，芫花酯甲據報導有毒魚作用，此亦《本草經》所言"殺魚蟲"。

芫花是小灌木，而《爾雅》此條郭璞注："杬，大木，子似栗，生南方。皮厚汁赤，中藏卵果。"郭稱爲"大木"的"杬"則另是一種喬木，《吴都賦》"緜杬杶櫨"句，劉逵注引《異物志》云："杬，大樹也。其皮厚，味近苦澀，剥乾之，正赤，煎訖以藏衆果，使不爛敗，以增其味。豫章有之。"《齊民要術》卷六“作杬子法”，取杬木皮煮汁，和鹽，用漬鴨卵。繆啓愉《齊民要術校釋》認爲這種杬是山毛櫸科櫟屬植物，與瑞香科芫花無涉，其説可參。二孫按語引顔師古《急就篇》注云云，正是此意。

《證類本草》芫花在卷一四木部下品，目録下有小字注釋説：“本在草部，今移。”此爲《開寶本草》所作的調整，二孫輯本將其調整回草部，處理正確。

注　釋

〔一〕芫華：《證類本草》作“芫花”，未詳得名緣由。從“毒魚”來看，《本草經》芫花與《爾雅》“杬”，可能同指一物，因爲是小灌木，《爾雅》安排在《釋木》中，本草書也一度將芫花調整到木部。但郭璞注《爾雅》所言杬木，則另是一種喬木，與本草芫花無關。

〔二〕喉鳴喘：即喘鳴。《本草經考注》云：“喉鳴與喘相類，而喘專言呼吸迫促，《説文》‘喘，疾息也’是也；喉鳴者，痰喘湧盛，呼吸有聲也。”

〔三〕殺蟲魚：《名醫别録》謂其一名毒魚，“可用毒魚”。《史記·倉公列傳》淳于意用芫花一撮療臨菑女子蟯瘕，即作殺蟲之用。

〔四〕一名去水：《本草綱目》釋名説：“去水言其功，毒魚言其性。”

〔五〕生川谷：《證類本草》引《名醫别録》“生淮源川谷”，《本草經集注》云：“近道處處有。”

右艸下品四十九種，舊四十八種。考木部芫華宜入此。

313 **巴豆**〔一〕 **味辛，温。主傷寒，温瘧，寒熱，破癥瘕，結聚堅積，留飲淡癖**〔二〕**，大腹水張，蕩練五藏六府，開通閉塞，利水穀道，去惡肉**①**，除鬼毒蠱注邪物，**《御覽》作"鬼毒邪注"。**殺蟲魚。一名巴叔**〔三〕。舊作"椒"，《御覽》作"菽"。**生川谷**〔四〕。

《吴普》曰：巴豆，一名巴菽。神農、岐伯、桐君：辛，有毒；黄帝：甘，有毒；李氏：主温熱②寒。葉如大豆。八月采。《御覽》。

《名醫》曰：生巴郡。八月采，陰乾。用之去心、皮。

【案】《廣雅》云："巴尗，巴豆也。"《列僊傳》云："元俗餌巴豆。"《淮南子・説林訓》云："魚食巴菽而死，人③食之而肥。"

箋　疏

巴豆因産地得名，《范子計然》云："巴菽出巴郡。"蜀地亦有産出，故《五十二病方》寫作"蜀菽"。至於《本草

---

① 肉：底本作"内"，據《證類本草》改。《周氏醫學叢書》光緒本、《周氏醫學叢書》宣統本、《四部備要》本、黄奭輯本皆作"肉"。

② 熱：據《名醫别録》巴豆"生温熟寒"，故《吴普本草》尚志鈞輯本改爲"熟"，於義爲長。

③ 人：《淮南子・説林訓》作"鼠"。

經》别名"巴椒",次條蜀椒亦名"巴椒",陶弘景覺得費解,有云:"巴椒有毒不可服,而此爲一名,恐不爾。"按,巴豆條的"巴椒"應是"巴菽"或"巴叔"之訛。馬王堆醫書《雜療方》寫作"巴叔",《淮南子》作"巴菽",《廣雅》云:"巴尗,巴豆也。"

《本草經》極强調巴豆的瀉下作用,謂"蕩練五臟六腑,開通閉塞,利水穀道",這與芒硝、大黄條所言之"推陳致新",顯然更上一層樓,如果借助現代藥理學概念,意味著巴豆瀉下的效能(efficacy)遠在芒硝、大黄之上。陶弘景也説:"似大豆,最能瀉人。"《本草圖經》對植株形態描述亦非常具體:"巴豆出巴郡川谷,今嘉、眉、戎州皆有之。木高一二丈,葉如櫻桃而厚大,初生青,後漸黄赤,至十二月葉漸凋,二月復漸生,至四月舊葉落盡,新葉齊生,即花發成穗,微黄色。五六月結實作房,生青,至八月熟而黄,類白豆蔻,漸漸自落,即收之。一房共有三瓣,一瓣有實一粒,一房共實三粒也。戎州出者,殼上有縱文,隱起如線,一道至兩三道,彼土人呼爲金線巴豆,最爲上等,它處亦稀有。"巴豆作爲强效能的瀉劑,原植物爲大戟科巴豆 *Croton tiglium*,古今品種應該没有多大的變化。

二孫按語引《淮南子·説林訓》云:"魚食巴菽而死,人食之而肥。"檢核原文,乃是"鼠食之而肥"。按,古代巴豆肥鼠傳説甚多,如《博物志》云:"鼠食巴豆三年,重三十斤。"《南方草木狀》也説:"鼠食巴豆,其大如㹠。"陶弘景亦相信此説,引《博物志》云云,並感歎説:"物性乃有相耐如此爾。”這如果不是誤傳的話,恐别有原因。巴豆油(croton oil)中所含巴豆醇二酯(phorbol diester)有致癌或促癌作用,可誘發小鼠和大鼠胃癌、肝癌。所謂巴豆肥鼠,或許是鼠類荷瘤後體態畸形,古人錯誤觀察,以訛傳訛。至於礜石條按語引《淮南子·説林訓》説“人食礜石而死,蠶食之而肥”,恐怕也是因爲巴豆之錯誤觀察,附會出來的“經驗之談”。

按語又引《列仙傳》“玄俗餌巴豆”。按,《名醫别録》云:“可練餌之,益血脉,令人色好,變化與鬼神通。”《本草經集注》亦説:“道方亦有練餌法,服之乃言神仙。”此則服食家毒藥養生法術,如《三國志·管寧傳》注引《魏略》謂青牛先生“常食青葙、芫華”,亦屬此類。

注 釋

〔一〕巴豆:《本草經集注》云:“出巴郡,似大豆。”《本草綱目》釋名説:“此物出巴蜀,而形如菽豆,故以名之。”

〔二〕淡癖:《證類本草》作“痰癖”。痰飲痞結於胸脅。《諸病源候論》卷二〇“痰癖候”云:“痰癖者,由飲水未散,在於胸腑之間,因遇寒熱之氣相搏,沉滯而成痰也。痰又停聚流移於脅肋之間,有時而痛,即謂之痰癖。”

〔三〕一名巴叔:《證類本草》作“巴椒”,二孫改字。《本草綱目》説:“宋本草一名巴椒,乃‘菽’字傳訛也。”

〔四〕生川谷:《證類本草》引《名醫别録》“生巴郡川谷”,《本草經集注》云:“出巴郡。”

314 蜀茮〔一〕 味辛，温。主邪氣，欬逆，温中，逐骨節皮膚死肌，寒濕痹痛，下氣。久服之頭不白，輕身、增年〔二〕。生川谷〔三〕。

《名醫》曰：一名巴椒，一名蓎藙。生武都及巴郡。八月采實，陰乾。

【案】《范子計然》云："蜀椒出武都，赤色者善。"陸璣云："蜀人作茶。"又見秦椒，即《爾雅》"菉"。陶宏景云："俗呼爲椤。"

箋　疏

秦椒、蜀椒本是一種，皆爲芸香科花椒 *Zanthoxylum bungeanum*，産地不同而稍有區别，相關討論參見輯本秦茮條箋疏。

二孫按語除引《范子計然》外，其餘數條皆有可議。先説"菉"，《説文解字注》校訂爲"菉，榝茮實裹如裘也"，段玉裁説："依《爾雅音義》正誤。裘、菉同音也。郭云：'菉，萸子聚生成房皃。'《詩箋》作'捄'。《釋木》'櫟，其實梂'。皆即'菉'字也。"《爾雅·釋木》"椒榝醜，菉"，郭璞云："菉，萸子聚生成房貌。今江東亦呼菉。榝似茱萸而小，赤色。"據郝懿行《義疏》云："菉之言裘也，芒刺鋒攢如裘自裹，故謂之菉也。"因此，《漢語大字典》將菉釋爲"果實外皮密生疣狀突起的腺體"，頗爲合理。無論如何，"菉"絶非花椒類果實的專名，二孫言"又見秦椒，即《爾雅》'菉'"爲不妥。

按語又引陸璣《詩疏》,截斷前後文,僅存"蜀人作荼"四字,極易令人誤解。按,《詩經》"椒聊之實",陸璣云:"椒樹似茱萸,有鍼刺,葉堅而滑澤。蜀人作荼,吴人作茗,皆合煮其葉以爲香。"此言蜀人、吴人作茗飲時,添椒葉以增香氣也。又引陶弘景"俗呼爲樛",乃是蔓椒條注釋,不當在此。

注　釋

〔一〕蜀茮:《證類本草》作"蜀椒",二孫據《説文》改字,參秦茮條注釋。

〔二〕久服之頭不白輕身增年:《孝經援神契》云:"椒薑禦濕,補益聰明。"

〔三〕生川谷:《證類本草》引《名醫别録》"生武都川谷及巴郡",《本草經集注》云:"出蜀都北部,人家種之,皮肉厚,腹裏白,氣味濃。江陽、晉原及建平間亦有而細赤,辛而不香,力勢不如巴郡。"

315 皁莢〔一〕　**味辛、鹹**〔二〕**,温。主風痹,死肌,邪氣,風頭,淚出,利九竅,殺精物。生川谷**〔三〕。

《名醫》曰:生雍州及魯鄒縣。如豬牙者良。九月、十月采,陰乾。

【案】《説文》云:"莢,艸實。"《范子計然》云:"皁莢出三輔。上價一枚一錢。"《廣志》曰:"雞棲子,皁莢也。"《御覽》。"皁"即"草"[①]省文。

① 草:底本作"艸",據文義改。

箋　疏

《説文》“草，草斗，櫟實也，一曰象斗子”，此即今“皂”的本字，徐鉉云：“今俗以此爲艸木之艸，别作皁字，爲黑色之皁。案，櫟實可以染帛，爲黑色，故曰草，通用爲草棧字。今俗書皁或從白從十，或從白從七，皆無意義，無以下筆。”此所以二孫按語説“皁即草省文”。又按，輯本所有“草”字，皆用《説文》正寫作“艸”，此處亦寫作“艸”則謬，因予校訂。

皂莢是皂樹的果實，含皂莢皂苷具表面活性作用，能夠浣洗去污，其原植物是豆科皂莢 *Gleditsia sinensis*。有意思的是，《名醫别録》在皂莢條補充説“如豬牙者良”；陶弘景則有不同意見，説“長尺二者良”；《新修本草》折衝之，既言“豬牙皂莢最下”，又説尺二寸者“粗大長虚而無潤”，而取“長六七寸圓厚節促直者”爲優。《本草綱目》乃説皂莢有三：“皂樹高大，葉如槐葉，瘦長而尖，枝間多刺，夏開細黄花。結實有三種：一種小如豬牙；一種長而肥厚，多脂而粘；一種長而瘦薄，枯燥不粘。以多脂者爲佳。”受此影響，早期植物學家在豆科皂莢 *Gleditsia sinensis* 物種之外，另立一個新物種，即豬牙皂 *Gleditsia officinalis*。晚近經過實地調查，才發現同一株皂莢樹上，可以結出大中小三種類型的莢果。其中豬牙皂是普通皂莢樹因衰老、受傷等原因，結出發育不正常的果實，原植物都是皂莢 *Gleditsia sinensis*。

注　釋

〔一〕皁莢:《本草綱目》釋名説:"莢之樹皂,故名。"

〔二〕味辛鹹:《證類本草》皆作白字《本草經》文,循一藥一味一性之例,應取"辛"爲《本草經》文,"鹹"爲《名醫别録》文。

〔三〕生川谷:《證類本草》引《名醫别録》"生雍州川谷及魯鄒縣",《本草經集注》云:"今處處有。"

316 柳華〔一〕 **味苦,寒。主風水,黄疸,面熱黑。一名柳絮**〔二〕**。葉**〔三〕**,主馬疥**〔四〕**,痂創。實**〔五〕**,主潰癰,逐膿血。子汁**〔六〕**,療渴。生川澤**〔七〕**。**

《名醫》曰:生琅邪。

【案】《説文》云:"柳,小楊也。""桱,河柳也。""楊,木也。"《爾雅》"桱,河柳",郭璞云:"今河旁赤莖小楊。"又,"旄,澤柳",郭璞云:"生澤中者。"又,"楊,蒲柳",郭璞云:"可以爲箭,《左傳》所謂'董澤之蒲'。"《毛詩》云"無折我樹杞",《傳》云:"杞,木名也。"陸璣云:"杞,柳屬也。"

箋　疏

楊與柳都是楊柳科植物,楊爲楊屬多種植物,柳多指柳屬之垂柳 *Salix babylonica*,枝條細弱下垂。《説文》謂"楊,蒲柳也",又"柳,小楊也"。通常也將柳稱作"楊柳",《本草綱目》李時珍釋名説:"楊枝硬而揚起,故謂之楊;柳枝弱而垂流,故謂之柳,蓋一類二種也。”又説:“楊可稱柳,柳亦可稱楊,故今南人猶並稱楊柳。俞宗本《種樹書》言‘順插爲柳,倒插爲楊’,其説牽强,且失揚起之意。”集解項李時珍進一步解釋:“楊柳,縱横倒順插之皆生。春初生柔荑,即開黄蕊花,至春晚葉長成後,花中結細黑子,蕊落而絮出,如白絨,因風而飛。子著衣物能生蟲,入池沼即化爲浮萍。古者春取榆、柳之火。陶朱公言種柳千樹,可足柴炭。其嫩芽可作飲湯。”

注　釋

〔一〕柳華:《本草經》柳華一名柳絮,此非花而是種子。《本草拾遺》説:“柳絮《本經》以絮爲花,花即初發時黄蕊,子爲飛絮,以絮爲花,其誤甚矣。”

〔二〕一名柳絮:柳絮其實是柳樹的種子,上面被白色茸毛隨風飄散如絮。《本草經集注》説:“花熟隨風狀如飛雪,陳元方以爲譬。”

〔三〕葉:柳樹葉。《新修本草》説:“柳葉狹長,青緑,枝條長軟。”

〔四〕馬疥:《名醫别録》補充:“取煎煮以洗馬疥,立愈。”馬疥爲疥瘡之一種,《諸病源候論》卷三五“疥候”云:“馬疥者,皮肉隱嶙起,作根,搔之不知痛。”

〔五〕實:種子。《本草綱目》發明項説:“子與絮連,難以分别,惟可貼瘡止血裹痹之用。”

〔六〕子汁:《本草經集注》説:“子亦隨花飛,正應水漬汁爾。”《本草綱目》發明項説:“所謂子汁療渴者,則連絮浸漬,研汁服之爾。”但“實”與“子汁”似有重複,《本草衍義》云:“經中有實及子汁,諸家不解,今人亦不見用。”按,“子汁療渴”四字晦明軒本《政和本草》、劉甲本《大觀本草》皆作黑字《名醫别録》文,似較合理。

〔七〕生川澤:《證類本草》引《名醫别録》“生琅邪川澤”。

317 楝實〔一〕 **味苦,寒。主温疾,傷寒,大熱煩狂,殺三蟲、疥瘍,利小便水道。生山谷**〔二〕。

《名醫》曰:生荆山。

【案】《説文》云:“楝,木也。”《中山經》云“其實如楝”,郭璞云:“楝,木名。子如指頭,白而黏,可以浣衣也。”《淮南子·時則訓》云“七月,其樹楝”,高誘云:“楝實鳳皇所食,今雒城旁有楝樹,實秋熟。”

箋疏

《山海經·中山經》説櫔木“其實如楝”,郭璞注:“楝,木名。子如指頭,白而黏,可以浣衣也。”從浣洗衣物而言,郭璞説的這種“楝”,更像是無患子科植物無患子 *Sapindus mukorossi*,果實含有大量無患子皂苷,具表面活性劑作用,可以作浣洗清潔劑。《玉篇》:“槵,木名。”《集韻》:“無患也,皮子可浣。”

《本草經集注》説:“俗人五月五日皆取葉佩之,云辟惡。”又説:“其根以苦酒摩塗疥,甚良。煮汁作糜食之,去蚘蟲。”皆不言楝實可以供浣洗。《本草圖經》云:“楝實即金鈴子也。生荆山山谷,今處處有之,以蜀川者爲佳。木高丈餘,葉密如槐而長。三四月開花,紅紫色,芬香滿庭間。實如彈丸,生青熟黄。十二月採實,其根採無時。"所繪圖例爲楝科川楝 *Melia toosendan*,或苦楝 *Melia azedarach*。《本草經》謂楝實"殺三蟲",也與川楝、苦楝所含苦楝素的殺蟲作用吻合。此究竟郭璞是誤注,還是本草楝實别是一物,不得而知。

注　釋

〔一〕楝實:《新修本草》寫本作"練實"。《爾雅翼》卷九楝條云:"可以練,故名楝。"此亦從洗滌立言,且備一説。

〔二〕生山谷:《證類本草》引《名醫别録》"生荆山山谷",《本草經集注》云:"處處有。"

318 郁李仁〔一〕　味酸,平。主大腹水腫,面目四肢浮腫,利小便水道。根,主齒齗腫,齲齒,堅齒。一名爵李〔二〕。生川谷〔三〕。

《吴普》曰:郁李,一名雀李,一名車下李,一名棣。《御覽》。

《名醫》曰:一名車下李,一名棣。生高山及邱陵上。五月、六月采根。

【案】《説文》云:"棣,白棣也。"《廣雅》云:"山李、雀其,鬱也[①]。"《爾雅》云"常棣,棣",郭璞云:

① 山李雀其鬱也:《廣雅疏證》校訂爲"山李、[爵]某、爵[李],[鬱]也"。

"今關西有棣樹,子如櫻桃,可食。"《毛詩》云"六月食鬱",《傳》云:"鬱,棣屬。"劉稹《毛詩義問》云:"其樹高五六尺,其實大如李,正赤,食之甜。"又,《詩》云"常棣之華",《傳》云:"常棣,棣也。"陸璣云:"奥李,一名雀李,一曰車下李,所在山中皆有。其花或白或赤,六月中熟,大[1]如李子,可食。"沈括《補筆談》云:"晉《宫閣銘》曰:華林園中有車下李三百一十四株,薁李一株。"

箋　疏

《爾雅·釋木》:"唐棣,栘;常棣,棣。"郭璞注"唐棣":"似白楊,江東呼爲夫栘。"注"常棣":"今山中有棣樹,子如櫻桃,可食。"但《説文》云:"栘,棠棣也。"與《爾雅》明顯不同。段玉裁注:"唐與常音同,蓋謂其花赤者爲唐棣,花白者爲棣,一類而錯舉。故許云'栘,棠棣也''棣,白棣也'。改唐爲棠,改常爲白。以棠對白,則棠爲赤可知。皆即今郁李之類,有子可食者。《小雅》常棣、《論語》逸詩唐棣,實一物也。"按,段説可參,唐棣、常棣、棠棣,所描述的應該都是薔薇科櫻屬某些植物的果實,但具體細節,仍有許多含混。

《詩經·七月》"六月食鬱及薁",其中"鬱"與"薁"注釋家衆説不一。《毛傳》云:"鬱,棣屬;薁,蘡薁也。"棣是

① 大:底本作"大子",據《毛詩草木鳥獸蟲魚疏》改。《周氏醫學叢書》光緒本、《四部備要》本皆作"大"。

唐棣之類，諸家無異辭，蘡薁乃是葡萄科植物山葡萄 *Vitis bryoniifolia* 之類。《毛詩正義》看法則不同：“晉《宮閣銘》云‘華林園中有車下李三百一十四株，薁李一株’。車下李即鬱，薁李即薁，二者相類而同時熟。”按照孔穎達的意思，鬱與薁都是薔薇科植物的果實，只是具體品種不同。

本草較《詩經》《爾雅》年代爲晚，郁李一名爵李，一名車下李，一名棣。《廣雅・釋木》云：“山李、爵某、爵李，鬱也。”對比兩書所言，應該同是一物，但其名稱之正寫，究竟是郁李還是鬱李，實在無法確定。

《詩經・何彼襛矣》“唐棣之華”句，陸璣疏：“唐棣，奥李也，一名雀梅，亦曰車下李。所在山中皆有，其花或白或赤，六月中成實，大如李，子可食。”此與陶弘景説郁李“山野處處有，子熟赤色，亦可噉之”相合，結合本草家的描述，郁李當爲薔薇科櫻屬中矮生櫻亞屬的植物，如郁李 *Prunus japonica*、歐李 *Prunus humilis* 之類，晚近將榆葉梅 *Prunus triloba*、長梗扁桃 *Prunus pedunculata* 也作爲郁李，後兩種植株較高大，則有失車下李的本意。

注　釋

〔一〕郁李仁：《本草綱目》釋名説：“郁，《山海經》作栯，馥郁也。花、實俱香，故以名之。”《證類本草》作“郁李人”，《新修本草》寫本作“郁核”。二孫改“人”爲“仁”。按，《説文解字注》“人”字條段玉裁有專門議論：“果人之字，自宋元以前本艸方書、詩歌紀載無不作‘人’字，自明成化重刊本艸乃盡改爲‘仁’字，於理不通，學者所當知也。仁者,人之德也,不可謂人曰仁,其可謂'果人'曰'果仁'哉。金泰和間所刊本艸皆作'人'。"其説甚是,二孫改字爲謬。

〔二〕一名爵李:《廣雅·釋木》云:"山李、爵某、爵李,鬱也。"《本草經考注》云:"此物酸苦,似李又似梅,故有此諸名也。"

〔三〕生川谷:《證類本草》引《名醫别録》"生高山川谷及丘陵上",《本草經集注》云:"山野處處有。"按,"高山"非郡縣地名,或傳寫訛誤。

319 莽艸〔一〕 **味辛,温。主風頭,癰腫,乳癰,疝瘕,除結氣,疥搔。**《御覽》有"疽瘡"二字。**殺蟲魚**〔二〕。**生山谷**〔三〕。

《吴普》曰:莽艸,一名春艸。神農:辛;雷公、桐君:苦,有毒。生上谷山谷中或冤句。五月采。治風。《御覽》。

《名醫》曰:一名葞,一名春艸。生上谷及冤句。五月采葉,陰乾。

【案】《中山經》云:"朝歌之山有艸焉,名曰莽艸,可以毒魚。"又,"葌山有木焉,其狀如棠而赤,葉可以毒魚"。《爾雅》云"葞,春艸",郭璞云:"一名芒艸,本艸云。"《周禮》云:"翦氏掌除蠹物,以莽艸薰之。"《范子計然》云:"莽艸出三輔者善。"陶宏景云:"字亦作岗。"

箋 疏

《爾雅·釋草》"葞,春草",郭璞注:"一名芒草,本草云。"莽草是一種有毒植物,和芫花一樣,也可以毒殺蟲魚,如二孫按語所引文獻,《山海經》謂其"可以毒魚",《周禮》用之熏殺蠹物。

莽草名實争論甚大,如果按照《本草衍義》説"如石南,枝梗乾則縐,揉之,其嗅如椒",似即木蘭科窄葉紅茴香 *Illicium lanceolatum*。全株尤其是果實、根皮等含有中樞毒性物質,可引起驚厥、震顫、幻覺等,中毒者常死於呼吸衰竭。《本草圖經》所繪福州莽草,所表現的或許是窄葉紅茴香的葉片。但令人費解者,"葞"字從艸,莽草、芒草、春草,皆以"草"爲名,《山海經》也專門説"有草焉",本草卻在木部。通常認定的莽草原植物木蘭科窄葉紅茴香也是灌木至小喬木,與"草"相去甚遠,或許早期文獻所言莽草另有其物。

《本草綱目》乃將莽草從木部移到草部,集解項引《范子計然》云:"莽草出三輔,青色者善。"其他則無所發明。《植物名實圖考》云:"江西、湖南極多,通呼爲水莽子。根尤毒,長至尺餘。俗曰水莽兜,亦曰黄藤。浸水如雄黄色,氣極臭。園圃中漬以殺蟲,用之頗亟。其葉亦毒,南贛呼爲大茶葉,與斷腸草無異。《夢溪筆談》所述甚詳,宋《圖經》云無花實,未之深考。"《植物名實圖考》繪有莽草圖例,或認爲其原植物爲衛矛科雷公藤 *Tripterygium wilfordii* 一類。

注　釋

〔一〕莽艸:《證類本草》作"莽草"。

〔二〕殺蟲魚:《太平御覽》卷九九三引《淮南萬畢術》云:"莽草浮魚。"原注:"取莽草葉並陳粟米合擣之,以内水,魚皆死。"《本草經集注》也説:"葉青新烈者良,人用擣以和米,内水中,魚吞即死浮出,人取食之無妨。"

〔三〕生山谷:《證類本草》引《名醫别録》"生上谷山谷及冤句",《本草經集注》云:"今東間處處皆有。"

320 **雷丸**〔一〕《御覽》作"雷公丸"。　**味苦,寒。主殺三蟲,逐毒氣,胃中熱,利丈夫**〔二〕**,不利女子。作摩膏**〔三〕**,除小兒百病。**《御覽》引云"一名雷矢",《大觀本》作黑字。**生山谷**〔四〕。

《吴普》曰:雷丸,神農:苦;黄帝、岐伯、桐君:甘,有毒;扁鵲:甘,無毒;李氏:大寒。《御覽》引云"一名雷實,或生漢中,八月采"。

《名醫》曰:一名雷矢,一名雷實。生石城及漢中土中。八月采根,暴乾。

【案】《范子計然》云:"雷矢出漢中,色白者善。"

箋　疏

雷丸與茯苓、豬苓類似,爲白蘑科雷丸 *Polyporus mylittae* 的菌核,多生竹林下,寄生在病竹的根部,所以《新修本草》説"雷丸竹之苓也,無有苗蔓,皆零無相連者"。

注　釋

〔一〕雷丸:《本草綱目》釋名説:"此物生土中,無苗葉而殺蟲逐邪,猶雷之丸也。"

〔二〕利丈夫:《本草經集注》説:"《本經》云'利丈夫',《别録》云'久服陰痿',於事相反。"《開寶本草》按語解釋説:"此則疏利男子元氣,不疏利女子藏氣,其義顯矣。"

〔三〕摩膏:膏摩療法所用膏劑。《本草經集注·序録》云:"凡合膏,初以苦酒漬令淹浹,不用多汁,密覆勿洩。"又云:"可摩之膏,膏滓則宜以傅病上,此蓋欲兼盡其藥力故也。"

〔四〕生山谷:《證類本草》引《名醫别録》"生石城山谷及漢中土中",《本草經集注》云:"今出建平、宜都間。"

321 桐葉〔一〕　**味苦,寒。主惡蝕創著陰**〔二〕**。皮,主五痔,殺三蟲。華**①**,主傅**②**豬創。飼豬肥大三倍**〔三〕**。生山谷**〔四〕**。**

《名醫》曰:生桐柏山。

【案】《説文》云:"桐,榮也。""梧,梧桐木,一名櫬。"《爾雅》云"櫬,梧",郭璞云:"今梧桐。"又,"榮,桐木",郭璞云:"即梧桐。"《毛詩》云"梧桐生矣",《傳》云:"梧桐,柔木也。"

---

① 華:《證類本草》作"花"。

② 傅:底本作"傅",據《證類本草》改。《周氏醫學叢書》光緒本、《周氏醫學叢書》宣統本、《四部備要》本、黄奭輯本皆作"傅"。

箋　疏

桐的種類甚多,《本草經集注》説:“桐樹有四種:青桐葉皮青,似梧而無子;梧桐色白,葉似青桐而有子,子肥亦可食;白桐與崗桐無異,惟有花、子爾,花二月舒,黄紫色,《禮》云‘桐始華’者也;崗桐無子,是作琴瑟者。今此云花,便應是白桐。白桐堪作琴瑟,一名椅桐,人家多植之。”

《本草綱目》同意此説,認爲《本草經》桐葉、桐花是指白桐而言,釋名項説:“《本經》桐葉,即白桐也。桐華成筒,故謂之桐。其材輕虚,色白而有綺文,故俗謂之白桐、泡桐,古謂之椅桐也。先花後葉,故《爾雅》謂之榮桐。或言其花而不實者,未之察也。”據李時珍的描述,白桐爲玄參科植物白花泡桐 *Paulownia fortunei*;紫花桐即岡桐,爲同屬毛泡桐 *Paulownia tomentosa*;油桐是大戟科植物油桐 *Vernicia fordii*,爲油料作物;梧桐爲梧桐科植物梧桐 *Firmiana platanifolia*。

注　釋

〔一〕桐葉:桐是一類樹木的總名,按照陶弘景的意見,《本草經》桐葉爲白桐,《本草圖經》云:“白桐,有華與子,其華二月舒,黄紫色,一名椅桐,又名黄桐,則藥中所用華葉者是也。”

〔二〕惡蝕創著陰:《證類本草》“創”作“瘡”。《神農本草經輯注》謂此指“婦女陰部潰瘍的重症”。

〔三〕飼豬肥大三倍:《新修本草》云:“古本草‘桐花飼豬,肥大三倍’,今云傅瘡。恐誤矣。”檢梓白皮條亦言其葉“飼豬肥大三倍”,陶弘景注釋説:“桐葉及此以肥豬之法未見,應在商丘子《養豬經》中。”則似以桐葉飼豬,而非指桐花。兩説不同,故“傅豬創”後用句號隔開。又按,《新修本草》寫本此句無“飼豬”二字。

〔四〕生山谷:《證類本草》引《名醫别録》“生桐柏山谷”。

322 梓白皮〔一〗 **味苦,寒。主熱,去三蟲。葉,擣傅豬創,飼豬肥大三倍**〔二〗。**生山谷**〔三〗。

《名醫》曰:生河内。

【案】《説文》云:“梓,楸也,或作梓。”“椅,梓也。”“楸,梓也。”“檟,楸也。”《爾雅》云“槐,小葉曰榎”,郭璞云:“槐當爲楸,楸細葉者爲榎。”又,“大而皵,楸”,郭璞云:“老乃皮粗皵者爲楸。”又“椅,梓”,郭璞云:“即楸。”《毛詩》云“椅桐梓漆”,《傳》云:“椅,梓屬。”陸璣云:“梓者,楸之疏理白色而生子者曰梓,梓實桐皮曰椅。”

箋疏

梓爲常見樹種,《詩經·鄘風》云:“樹之榛栗,椅桐梓漆,爰伐琴瑟。”鄭玄箋:“樹此六木於宫者,曰其長大可伐以爲琴瑟,言豫備也。”陸璣《詩疏》云:“梓者,楸之疏理白色而生子者爲梓,梓實桐皮曰椅,大同而小别也。”《爾雅·釋木》“椅,梓”,郭璞注:“即楸。”梓與楸不易區分,《説文》“梓”與“楸”互訓,一般據《本草綱目》集解項李時珍説:

"梓木處處有之。有三種:木理白者爲梓,赤者爲楸,梓之美文者爲椅,楸之小者爲榎。"將梓訂爲紫葳科植物梓 *Catalpa ovata*,楸訂爲同屬 *Catalpa bungei*。

注 釋

〔一〕梓白皮:《本草經集注》云:"此即梓樹之皮。"

〔二〕飼豬肥大三倍:《新修本草》云:"此二樹花葉,取以飼豬,並能肥大且易養。今見《李氏本草》《博物志》,但云'飼豬使肥',今云'傅豬瘡',並訛矣。"又按,《新修本草》寫本此句作"肥大易養三倍"。

〔三〕生山谷:《證類本草》引《名醫别録》"生河内山谷"。

323 石南〔一〕 味辛、苦〔二〕。主養腎氣,内傷陰衰,利筋骨皮毛。實,殺蠱毒,破積聚,逐風痹。一名鬼目。生山谷〔三〕。

《名醫》曰:生華陰。二月、四月采實,陰乾。

箋 疏

石南名實争論甚大,《本草經集注》説"葉狀如枇杷葉",《新修本草》則説"葉似菵草,淩冬不凋,以葉細者爲良",還特别指出"其江山已南者,長大如枇杷葉,無氣味,殊不任用"。《蜀本草》則説:"今市人多以瓦韋爲石韋,以石韋爲石南,不可不審之。"石韋爲蕨類植物,可謂衆説紛紜。

宋代開始,關於石南的描述漸漸統一,《本草衍義》云:"石南葉狀如枇杷葉之小者,但背無毛,光而不皺。正、二月間開花。冬有二葉爲花苞，苞既開，中有十五餘花，大小如椿花，甚細碎。每一苞約彈許大，成一毬。一花六葉，一朵有七八毬，淡白緑色，葉末微淡赤色。花既開，蕊滿花，但見蕊，不見花。花纔罷，去年緑葉盡脱落，漸生新葉。”此即薔薇科石南 *Photinia serrulata*，應該没有問題，這一物種甚至有可能就是《本草經》記載的原種。白居易詩：“可憐顔色好陰涼，葉翦紅箋花撲霜。傘蓋低垂金翡翠，熏籠亂搭繡衣裳。春芽細炷千燈焰，夏蕊濃焚百和香。見説上林無此樹，只教桃柳占年芳。”通常題作“石榴樹”，據《全唐詩》卷四三九“一作石楠樹”。薔薇科石南幼葉微紅，初夏開花，傘房花序頂生，小花白色，有特殊氣味，果實紅色，與詩歌描述者基本吻合；而石榴葉緑色，花紅豔，完全没有香味，顯然不符。

更有意思的是，石南花的氣味被描述爲“有一種精液的味道”，據解釋是與石南花的揮發成分中可能含有的三甲胺（trimethylamine），與精液中所含精胺（spermine）等胺類物質結構類似所引起的。而這一現象又正好與《名醫别録》説石南“女子不可久服，令思男”吻合。石南果實頂端有花脱落的痕跡，略似眼睛，《本草經》别名“鬼目”，或許由此而來。

注　釋

〔一〕石南：不詳得名緣由。《本草綱目》釋名云：“生於石間向陽之處，故名石南。”聊備一説。

〔二〕味辛苦：《證類本草》“辛苦”爲白字《本草經》文，“平”

爲黑字《名醫别録》文，循《本草經》一藥一味一性之例，應取"味辛平"爲《本草經》文。

〔三〕生山谷：《證類本草》引《名醫别録》"生華陰山谷"，《本草經集注》云："今廬江及東間皆有之。"

324 黄環〔一〕 **味苦，平。主蠱毒，鬼注，鬼魅，邪氣在藏中，除欬逆，寒熱。一名凌泉，一名大就**〔二〕。**生山谷**〔三〕。

《吴普》曰：蜀黄環，一名生芻①，一名根韭。神農、黄帝、岐伯、桐君、扁鵲：辛；一經：味苦，有毒。二月生，初出正赤，高二尺，葉黄員端大，莖葉有汁②，黄白。五月實員，三月采根。根黄，從理，如車輻解。治蠱毒。《御覽》。

《名醫》曰：生蜀郡。三月采根，陰乾。

【案】《蜀都賦》有"黄環"，劉逵云："黄環出蜀郡。"沈括《補筆談》云："黄環即今朱藤也，天下皆有。葉如槐，其花穗懸紫色如葛，花可作菜食。火不熟，亦有小毒。京師人家園圃中作大架種之，謂之紫藤花者是也。"

箋　疏

《蜀都賦》形容蜀中物産"異類衆夥，于何不育"，具體

① 芻：《太平御覽》卷九九三引《吴氏本草經》作"蒭"。

② 汁：底本作"汙"，據《太平御覽》卷九九三引《吴氏本草經》改。《周氏醫學叢書》光緒本、《四部備要》本、黄奭輯本皆作"汁"。

則有“青珠黄環，碧砮芒消”之類。陶弘景認爲“青珠”即是《本草經》之青琅玕，因爲青珠是礦物，而黄環屬草木，故陶弘景批評左思説：“黄環乃是草，苟取名類而種族爲乖。”但黄環究竟是何物，歷代説法不一。

陶弘景説黄環“似防己，亦作車輻理解”，《新修本草》補充説：“此物襄陽、巴西人謂之就葛，作藤生，根亦葛類。所云‘似防己，作車輻解’者近之。人取葛根，誤得食之，吐痢不止，用土漿解乃差，此真黄環也。”狼跋子條《新修本草》云：“此今京下呼黄環子爲之，亦謂度谷，一名就葛。陶云出交廣，今交廣送入太常正是黄環子，非餘物爾。”此則近於防己科千金藤 *Stephania japonica* 之類。至於二孫按語引《夢溪筆談·補筆談》謂黄環是紫藤，其説已先見於《新修本草》，謂：“其子作角生，似皂莢。花實與葛同時矣。今園庭種之，大者莖徑六七寸，所在有之，謂其子名狼跋子。今太常科劍南來者，乃雞屎葛根，非也。”這種“雞屎葛根”即是豆科紫藤 *Wisteria sinensis*。但如吴其濬在《植物名實圖考》中所言：“據《唐本草》注及沈括《補筆談》，即今之朱藤也。南北園庭多種之，山中有紅紫者，色更嬌豔。其花作苞，有微毛。作蔬案酒極鮮香。《救荒本草》藤花菜即此。李時珍以爲唐宋本草不收，殆未深考。又，陶隱居云狼跋子能毒魚。今朱藤角經霜迸裂，聲厲甚，子往往墜入園池，未見魚有死者。”紫藤並非大毒之物，恐非是。

注　釋

〔一〕黄環：不詳得名緣由。《本草綱目》釋名説：“此物葉黄而圓，故名黄環，如蘿摩呼白環之義。”姑備一説。

〔二〕一名大就：不詳其意。《新修本草》謂“此物襄陽、巴西人謂之就葛”，或許有關。

〔三〕生山谷：《證類本草》引《名醫别録》“生蜀郡山谷”。

325 溲疏〔一〕 味辛，寒。主身皮膚中熱，除邪氣，止遺溺。可作浴湯。生川①谷及田野故邱虚地〔二〕。

《名醫》曰：一名巨骨。生熊耳山。四月采。

【案】李當之云：“溲疏，一名楊櫨，一名牡荆，一名空疏。皮白，中空，時時有節。子似枸杞子。冬日熟，色赤，味甘苦。”

箋疏

溲疏名實無考，自古與枸杞、楊櫨、牡荆等相混淆。陶弘景在牡荆實條注釋中引李當之云：“溲疏一名陽櫨，一名牡荆，一名空疏，皮白中空，時有節。子似枸杞子，赤色，味甘苦，冬月熟。俗仍無識者，當此實是真，非人籬域陽櫨也。”意思是溲疏與做園圃圍籬的楊（陽）櫨不是一物。陶弘景進一步説：“按如此説，溲疏主療與牡荆都不同，其形類乖異，恐乖實理。”溲疏條陶弘景再次引李當之此文，卻説：“李當之此説，於論牡荆，乃不爲大乖，而濫引溲疏，恐斯誤矣。”這是針對引文中“俗仍無識者，當此實是真”立言，即陶弘景不認爲李當之所描述的植物就是《本草經》之

① 川：底本作“山”，據《證類本草》改。

溲疏。但陶亦未指明溲疏的性狀特徵。

《新修本草》則説溲疏與空疏爲兩物："溲疏形似空疏,樹高丈許,白皮。其子八九月熟,色赤,似枸杞子,味苦,必兩兩相並,與空疏不同。空疏一名楊櫨,子爲莢,不似溲疏。"這種一名楊櫨的空疏,後人根據《植物名實圖考》的描述,考訂爲忍冬科植物半邊月 *Weigela japonica* var. *sinica*。至於溲疏,也採用《植物名實圖考》的意見:"溲疏,前人無確解。蘇恭云'子八九月熟,色似枸杞,必兩兩相對',今江西山野中亦有之,葉似枸杞,有微齒,圖以備考。"將其指爲虎耳草科植物溲疏 *Deutzia scabra*。

注　釋

〔一〕洩疏:《證類本草》作"溲疏",二孫據《説文》隸定。不詳得名緣由,《本草經考注》的解釋可供一説。森立之云:"蓋溲疏者,利尿之謂。此物利水道(黑字),故亦能止遺溺(白字)。故凡利尿之物,或得名溲疏。猶鉤吻之例,李氏以楊櫨、牡荆共爲溲疏一名,蓋依同效也。"

〔二〕生川谷及田野故邱虚地:《證類本草》引《名醫别録》"生熊耳川谷及田野故丘墟地",《本草經集注》云:"'掘耳'疑應作'熊耳';熊耳,山名,都無掘耳之號。"故知《本草經》原文爲"生掘耳川谷",所以陶弘景注釋云云,後人據此改爲"熊耳"。

326 鼠李〔一〕　主寒熱,瘰癧創。生田野。

《吴普》曰:鼠李,一名牛李。《御覽》。

《名醫》曰：一名牛李，一名鼠梓，一名椑。采無時。

【案】《説文》云："楰，鼠梓木。"《爾雅》云"楰，鼠梓"，郭璞云："楸屬也，今江東有虎梓。"《毛詩》云"北山有楰"，《傳》云："楰，鼠梓。"據《名醫》名鼠梓，未知是此否？《唐本》注云："一名趙李，一名皁李，一名烏槎。"

箋　疏

《爾雅·釋木》"楰，鼠梓"，郭璞注："楸屬也，今江東有虎梓。"又云"休，無實李"，郭璞注："一名趙李。"與本草鼠李皆是一類。《本草圖經》云："鼠李即烏巢子也。本經不載所出州土，但云生田野，今蜀川多有之。枝葉如李，子實若五味子，色㲉黑，其汁紫色，味甘苦，實熟時採，日乾。九蒸，酒漬服，能下血。其皮採無時。"《本草衍義》云："鼠李即牛李子也。木高七八尺，葉如李，但狹而不澤。子於條上四邊生，熟則紫黑色，生則青。葉至秋則落，子尚在枝。是處皆有，故經不言所出處。今關陝及湖南、江南北甚多。"此即鼠李科植物鼠李 *Rhamnus utilis* 及同屬近緣物種。

據《新修本草》寫本，鼠李接在郁核（即郁李人）之後，作兩條《本草經》藥計數，其後有陶弘景注："此條又附見，今亦在副品限也。"因爲是副品，所以本條無性味，亦無産地信息。根據陶注知《本草經集注》將鼠李作爲郁核（郁李人)的副品,不單獨計數,故森立之、王筠默、曹元宇輯本皆將鼠李合併入郁核條内,尚志鈞、馬繼興輯本仍作兩條爲不妥當。又因爲陶弘景此注被宋人删除,不見於《證類本草》,二孫將郁李人與鼠李分列爲兩條,尚屬情有可原。

注　釋

〔一〕鼠李:《本草綱目》釋名説:"鼠李方音亦作楮李,未詳名義。可以染緑,故俗稱皂李及烏巢。巢、槎、趙,皆皂子之音訛也。"

327 欒實根〔一〕　味辛,温。主邪氣,諸痹疼酸,續絶傷,補骨髓。一名連木。生山谷〔二〕。

《名醫》曰:生蜀郡。采無時。

【案】《廣雅》云:"貝父,欒實也。"

箋　疏

本條陶弘景無注釋,應是不識。《新修本草》云:"此欒子也,當今盛用,胡名那綻,出通州、渝州。本經用根,恐誤載根字。子,味辛,平,無毒。主破血,止痢,消腫,除蠱疰蛇毒。樹生,葉似杏,花紅白色,子肉味酸甘,用其核人。"《本草圖經》疑此即黄欒之實。《本草綱目》殊不以此爲然,黄欒子條集解項説:"唐蘇恭言欒實根即欒子,宋蘇頌遂以爲黄欒之實。然今黄欒冬枯春生,開碎花無實。蘇恭所謂欒子,亦不專指黄欒,則蘇頌所言亦未可憑信也。"諸家異説紛紜,不能確指,總以闕疑爲妥。

至於《廣雅·釋草》"貝父,欒實也",諸家皆以"貝父"

爲"貝母",且與《名醫别録》"貝母一名藥實"相契,二孫既已引在貝母條按語下,本條藥實屬同名異物,不當再引,以免糾葛。

注 釋

〔一〕藥實根:不詳得名緣由,不識其物,醫方亦無用者。

〔二〕生山谷:《證類本草》引《名醫别録》"生蜀郡山谷"。

328 欒華〔一〕 **味苦,寒。主目痛,淚出,傷眥,消目腫。生川谷**〔二〕。

《名醫》曰:生漢中。五月采。

【案】《説文》云:"欒,木似欄。"《山海經》云:"雲雨之山有木名欒,黄木赤枝青葉,群帝焉取藥。"《白虎通》云:"諸侯墓樹柏,大夫欒,士槐。"沈括《補筆談》云:"欒有一種樹生,其實可作數珠者,謂之木欒,即本艸欒花是也。"

箋 疏

《説文》"欒,木似欄",段玉裁注:"欄者今之楝字,《本艸經》有欒華,未知是不。"按,《新修本草》云:"此樹葉似木槿而薄細,花黄似槐而小長大,子殼似酸漿,其中有實如熟豌豆,圓黑堅硬,堪爲數珠者是也。五月、六月花可收,南人取合黄連作煎,療目赤爛,大效。花以染黄,色甚鮮好。"《救荒本草》描述尤詳:"木欒樹,生密縣山谷中。樹高丈餘,葉似楝葉而寬大,稍薄,開淡黄花,結薄殼,中有子，大如豌豆，烏黑色，人多摘取串作數珠。葉味淡甜。”此即無患子科植物欒 *Koelreuteria paniculata*，其種子稱爲木欒子，可以串成念珠。

注　釋

〔一〕欒華：《證類本草》作“欒華”，二孫改用《説文》本字。此即木欒樹的花。

〔二〕生川谷：《證類本草》引《名醫别録》“生漢中川谷”。

329 蔓茮①〔一〕　味苦，温。主風寒濕痹，癧節疼，除四肢厥氣〔二〕，膝痛。一名豕②椒〔三〕。生川谷〔四〕及邱冢間。

《名醫》曰：一名豬椒，一名彘椒，一名狗椒。生雲中。采莖根煮釀酒。

【案】陶宏景云：“俗呼爲樛，以椒、薰，小不香爾。一名豨③椒。可以蒸病出汗也。”

箋　疏

“蔓椒”即是蔓生的椒類，《本草綱目》集解項李時珍説：“蔓椒野生林箐間，枝軟如蔓，子葉皆似椒，山人亦食之。《爾雅》云‘椒、樧醜，梂’，謂其子叢生也。陶氏所謂

① 茮：底本作“椒”，據本卷目録改，以與“秦茮”“蜀茮”統一。

② 豕：底本作“家”，據《證類本草》改。《周氏醫學叢書》光緒本、《四部備要》本皆作“豕”。

③ 豨：底本作“稀”，據《證類本草》改。《周氏醫學叢書》光緒本、《四部備要》本皆作“豨”。

樛子，當作梂子，諸椒之通稱，非獨蔓椒也。”按其所言，蔓椒應是與花椒等同科屬的木質藤本，比如枝葉披散狀若藤蔓的竹葉椒 *Zanthoxylum armatum*，今天通常稱作“藤椒”之類。但植物學家多根據《植物名實圖考》説蔓椒“枝軟如蔓，葉上有刺”，並結合其所繪蔓椒圖例，確定其爲芸香科植物兩面針 *Zanthoxylum nitidum*。但兩面針不僅莖枝有刺，其小葉中脉上下兩面均有鉤狀皮刺，特徵非常顯著，按理説不會被古人忽略，瞭解原植物的圖繪者也不會無視這一特徵，而關於蔓椒的文獻和圖例，除了《植物名實圖考》以外，都没有提到葉兩面具鉤刺。

注　釋

〔一〕蔓茮：《證類本草》作“蔓椒”，二孫據《説文》改字，參秦茮條注釋。《本草綱目》釋名説：“此椒蔓生，氣臭如狗、彘，故得諸名。”

〔二〕四肢厥氣：《黄帝内經素問·五臟生成篇》“凝於足者爲厥”句，王冰注：“厥，謂足逆冷也。”此言四肢逆冷。《諸病源候論》卷一三“厥逆氣候”云：“厥者，逆也。謂陰氣乘於陽。陰氣居於下，陽氣處於上，陽虚則陰實，實則陰盛，陰盛則上乘於陽，衛氣爲之厥逆，失於常度，故寒從背起，手足冷逆，陰盛故也。”

〔三〕一名豕椒：與《名醫别録》“一名豬椒，一名彘椒，一名狗椒”，《本草經集注》“一名豨椒”，皆形容果實的特殊氣味。

〔四〕生川谷：《證類本草》引《名醫别録》“生雲中川谷”。

右木下品一十七種，舊十八種，今移芫華入艸。

330 **豚卵〔一〕 味甘①，温。主驚癇，瘨疾，鬼注，蠱毒，除寒熱，賁豚，五癃，邪氣，攣縮。一名豚顛〔二〕。懸蹄〔三〕，主五痔，伏熱在腸〔四〕，腸癰内蝕。**

【案】《説文》云："豚，小豕也。從彖省，象形，从又持肉以給祭祀。篆文作豚。"《方言》云："豬，其子或謂之豚，或謂之貕。吴揚之間謂之豬子。"

箋　疏

豬爲家畜，《本草經》唯取豚卵與懸蹄入藥，《名醫别録》兼用豬肉、内臟等。《説文》云："豕，彘也。竭其尾，故謂之豕。象毛足而後有尾。讀與豨同。"《急就篇》"六畜蕃息豚豕豬"句，顔師古注："豕者，彘之總名。"小豬爲豚，所謂"豚卵"，《本草圖經》云："今云豚卵，當是豬子也。"二孫亦持此意見，故按語皆引《説文》《方言》關於小豬的字詞。《本草綱目》則有不同看法，釋名項説："豚卵，即牡豬外腎也。牡豬小者多犗去卵，故曰豚卵。"按，"卵"可指睾丸，如《黄帝内經素問·診要經終論》云："厥陰終者，中熱、嗌乾、善溺、心煩，甚則舌卷、卵上縮而終矣。"《名醫别録》言"陰乾藏之勿令敗"，豚卵若是小豬，現用現殺即可，似不必專門貯藏，故當以李時珍所言爲是。《本草經考注》注意到，《外臺秘要》卷一五"療五癲方"引《古今録驗》莨

① 甘：底本作"苦"，據《證類本草》改。

若子散,用豬卵一具,陰乾百日。豬卵即是豚卵,亦即豬的外腎。

注　釋

〔一〕豚卵:小豬的睾丸。

〔二〕豚顛:《本草乘雅半偈》云:"然則豚卵,即豭豚卵囊之卵,豭豚去卵,斯外肉内好,否則顛亂耽群,一名豚顛者以此。"

〔三〕懸蹄:指豬懸蹄,參白馬莖條注釋。

〔四〕伏熱在腸:《本草經考注》認爲即是"伏腸",謂:"蓋痔瘡伏在腸中之謂,後世所云内痔是也。又謂之腸痔。"並參粉錫條注釋。

331 麋脂〔一〕　**味辛,温。主癰腫,惡創,死肌,寒風濕痹**〔二〕**,四肢拘緩不收,風頭,腫氣,通湊理。一名官脂**〔三〕**。生山谷**〔四〕**。**

《名醫》曰:生南山及淮海邊。十月取。

【案】《説文》云:"麋,鹿屬,冬至解其角。"《漢書》云:"劉向以爲麋之爲言迷也,蓋牝獸之淫者也。"

箋　疏

《本草綱目》集解項李時珍説:"麋,鹿屬也。牡者有角。鹿喜山而屬陽,故夏至解角;麋喜澤而屬陰,故冬至解角。麋似鹿而色青黑,大如小牛,肉蹄,目下有二竅爲夜目。故《淮南子》云:孕女見麋而子四目也。《博物志》云:南方麋千百爲群,食澤草,踐處成泥,名曰麋畯,人因耕獲之。其鹿所息處,謂之鹿場也。今獵人多不分别,往往以麋爲鹿。牡者猶可以角退爲辨,牝者通目爲麀鹿矣。"此即鹿科動物麋鹿 *Elaphurus davidianus*。

本條陶弘景注釋説:"今海陵間最多,千百爲群,多牝少牡。人言一牡輒交十餘牝,交畢即死。其脂墮土中經年,人得之方好,名曰遁脂,酒服至良。"從文義看,陶弘景似以牡麋的精液爲"脂",與肉蓯蓉條説此物"野馬精落地所生"同例。此恐是陶弘景誤解,麋脂如熊脂,應該就是麋鹿的脂肪油,如《本草綱目》説:"《别録》言十月取脂,煉過收用。"

二孫按語引《漢書》云云,出自《漢書・五行志》,劉向解《春秋》"嚴(莊)公十七年冬多麋"云:"麋色青,近青祥也。麋之爲言迷也,蓋牝獸之淫者也。"此以麋鹿爲淫獸,故陶弘景對《名醫别録》説"不可近陰令痿"提出疑惑,有云:"尋麋性乃爾淫快,不應痿人陰。"

注　釋

〔一〕麋脂:即麋鹿的脂肪油。《本草綱目》釋名説:"陸佃云:麋喜音聲。班固云:麋性淫迷。則麋之名義取乎此。"

〔二〕寒風濕痹:與"風寒濕痺"同義,恐傳寫筆誤,《神農本草經輯注》即作"風寒濕痺"。

〔三〕一名官脂:晦明軒本《政和本草》作"官脂",劉甲本《大觀本草》作"宫脂",《新修本草》寫本作"宫脂",似當以

"宫脂"爲正。《本草經考注》謂:"此脂令陰痿,若以此脂傅陰,則可爲閹人,故名宫脂。"按,"宫"可指宫刑,《尚書·吕行》"宫辟疑赦"句,孔穎達疏:"宫,淫刑也。男子割勢,婦人幽閉。次死之刑。"故森立之解説爲合理。

〔四〕生山谷:《證類本草》引《名醫别録》"生南山山谷及淮海邊",《本草經集注》云:"今海陵間最多。"

332 鼺鼠〔一〕 主墮胎,令[①]産易〔二〕。生平谷〔三〕。

《名醫》曰:生山都。

【案】《説文》云:"䴎,鼠形,飛走且乳之鳥也。籀文作䴎。"《廣雅》云:"鷃鸓,飛鸓也。"陶宏景云:"是鼯鼠,一名飛生[②]。"《爾雅》云:"鼯鼠,夷由也。"舊作"鼺",非。

箋 疏

"鼺"依《説文》正寫作"䴎",亦作"鸓"。《玉篇》云:"鸓,鼯鼠,又名飛生。"《史記·司馬相如列傳》"蜼玃飛鸓",裴駰《集解》引《漢書音義》云:"飛鸓,飛鼠也。其狀如兔而鼠首,以其顊飛。"《本草經集注》云:"鼺是鼯鼠。一名飛生。狀如蝙蝠,大如鴟鳶,毛紫色闇,夜行飛生。"《本草衍義》云:"(鼺鼠)毛赤黑色,長尾,人捕得,取皮爲煖帽。但向下飛則可,亦不能致遠。今關西山中甚有,毛

---

① 令:底本作"令人",據《證類本草》删。

② 生:底本此後衍"見"字,據《證類本草》删。

極密，人謂之飛生者是也。”《本草綱目》集解項補充説：“案郭氏注《爾雅》云：鼯鼠狀如小狐，似蝙蝠，肉翅四足。翅、尾、項、脅毛皆紫赤色，背上蒼艾色，腹下黄色，喙、頷雜白色。脚短爪長，尾長三尺許。飛而乳子，子即隨母後。聲如人呼，食火煙。能從高赴下，不能從下上高。性喜夜鳴。《山海經》云：耳鼠狀如鼠，兔首麋身，以其尾飛。食之不眯，可禦百毒，即此也。其形，翅聯四足及尾，與蝠同，故曰以尾飛。生嶺南者，好食龍眼。”此即鼯鼠科動物鼯鼠 *Petaurista petaurista* 之類，前後肢之間有飛膜，可滑行，故名飛鼠。

據《新修本草》寫本，“鼺鼠”接在“六畜毛蹄甲”之後，陶弘景注釋説：“此鼺鼠別類而同一條中，當以其是皮毛之物也，今亦在副品限也。”意即鼺鼠是六畜毛蹄甲的副品，不單獨計數。宋人删去此句，故《證類本草》無，二孫遂以鼺鼠與六畜毛蹄甲各自一條。

注　釋

〔一〕 鸓鼠：《證類本草》作“鼺鼠”，二孫據《説文》改字。按，此字當隸定作“鸓”，或形符“鳥”置右側作“鸓”，“鸓”則不見於字書，疑是二孫根據“鼺”字類推生造者。《本草綱目》釋名説：“許慎《説文》云‘鸓，鼠形，飛走且乳之鳥也’，故字從鳥，又名飛生。《本經》從鼠，以形似也。”

〔二〕 令産易：《新修本草》寫本作“生乳易”，皆是使分娩順利之義。《本草經集注》云：“人取其皮毛以與産婦持之，令兒易生。”

〔三〕生平谷:《證類本草》引《名醫别録》“生山都平谷”。

333 六畜毛蹄甲〔一〕 **味鹹,平。主鬼注,蠱毒,寒熱,驚癇,瘨痓,狂走。駱駝毛尤良**〔二〕。

【案】陶宏景云:“六畜謂馬、牛、羊、豬、狗、雞也。”“蹄”即“蹢”省文。

箋 疏

六畜爲六種家畜,《左傳·昭公二十五年》“爲六畜、五牲、三犧,以奉五味”。杜預注:“馬、牛、羊、雞、犬、豕。”陶弘景所説亦同,又云:“且馬、牛、羊、雞、豬、狗毛蹄,亦已各出其身之品類中,所主療不必同此矣。”則對本條内容之合理性提出懷疑。《本草綱目》同此意見,集解項李時珍説:“此係《本經》一品,姑存以見古跡。”

注 釋

〔一〕六畜毛蹄甲:《本草經集注》云:“六畜謂馬、牛、羊、豬、狗、雞也。騾、驢亦其類。駱駝,方家並少用。”據《詩經·小雅》云:“有豕白蹢”,《傳》云:“蹢,蹄也。”故二孫言“蹄”爲“蹢”省文。

〔二〕駱駝毛尤良:駱駝不在六畜之内,劉甲本《大觀本草》作《名醫别録》文,或可從。

右獸下品四種,舊同。

334 蝦蟇〔一〕 **味辛,寒。主邪氣,破癥堅血,癰腫,陰**

創〔二〕。服之不患熱病〔三〕。生池澤〔四〕。

《名醫》曰：一名蟾蜍，一名䵶，一名去甫，一名苦蠪。生江湖。五月五日取，陰乾。東行者良。

【案】《説文》云："蝦，蝦蟇也。""蟆，蝦蟆也。""鼀，蝦蟆也。""𪓰，先𪓰，詹諸也，其鳴詹諸，其皮𪓰𪓰，其行圥圥，或作䵶。""黿，䵶黿，詹諸也。"《夏小正傳》云："蜮也者，長股也，或曰屈造之屬也。"《詩》曰"得此䵶黿"，言其行黿黿。"蝌𪓰，詹諸，以脰鳴者。"《廣雅》云："蚥、苦蠪、胡鼀，蝦蟆也。"《爾雅》云"𪓰䵶，蟾諸"，郭璞云："似蝦蟆，居陸地。《淮南》謂之去蚥。"又，"鼃，蟆"，郭璞云："蛙類。"《周禮》云"蟈氏"，鄭司農云："蟈，讀爲蜮。蜮，蝦蟇也。"元謂："蟈，今御所食蛙也。"《月令》云"仲夏之月，反舌無聲"，蔡邕云："今謂之蝦蟇。"薛君《韓詩注》云："戚施，蟾蜍。"高誘注《淮南子》云："蟾蠩，蛩也。"又，"蟈，蝦蟇也"。又，"蟾蜍，蝦蟇"。又，"鼓造，一曰蝦蟇"。《抱朴子内篇》云："或問魏武帝曾收左元放而桎梏之，而得自然解脱，以何法乎？抱朴子曰：以自解去父血。"

箋　疏

據《説文》"蝦，蝦蟇"，故以作"蝦蟇"爲正，今則寫作"蛤蟇"。《本草經》蝦蟇，《名醫别録》一名蟾蜍，按照陶弘景注“此是腹大、皮上多痱磊者，其皮汁甚有毒，犬嚙之，口皆腫”，此應是常見之蟾蜍品種如蟾蜍科中華大蟾蜍 *Bufo gargarizans*、黑眶蟾蜍 *Bufo melanostictus* 之類。《本草圖經》所繪之蝦蟇，全身佈滿圜形瘰疣，也是蟾蜍之類，其耳後腺、皮膚腺分泌液的乾燥品即是蟾酥。此即《本草衍義》所言“取眉間有白汁，謂之蟾酥”者。

按，《爾雅·釋魚》“鼁䶂，蟾諸”，郭璞注：“似蝦蟇，居陸地。”此即蟾蜍。《爾雅》除此條外，《釋魚》還有“在水者黽”，郭璞注：“耿黽也，似青蛙，大腹，一名土鴨。”《釋蟲》有“蟼蟇”，郭璞注：“蛙類。”此條郝懿行《義疏》云：“《説文》：蟇，蝦蟇也。《急就篇》云‘水蟲科斗鼃蝦蟇’，顔師古注：‘蛙，一名螻蟈，色青，小形而長股。蝦蟇一名蟼，大腹而短脚。’今按，蝦蟇居陸，蛙居水。此是蟇非蛙也。郭注失之。”古人認識的蛙類頗爲不少，多有專門之名，加上別稱，爲數更多。“蟾蜍”爲蟾蜍科的動物應該没有問題，但“蛙”與“蛤蟇”各自代表哪些物種，則不太好結論。不妨從“蛙”入手，《本草圖經》説：“今處處有之。似蝦蟇而背青緑色，俗謂之青蛙。亦有背作黄文者，人謂之金線蛙。”背青緑色常見的應該是蛙科黑斑蛙 *Rana nigromaculata*，背有黄文爲金線蛙 *Rana plancyi*，一般説的青蛙主要是前者。或許可以這樣説，除了標準的“青蛙”“蟾蜍”以外的無尾兩栖類，都可以稱爲“蛤蟇”。《中華本草》將蛤蟇確定爲蛙科澤蛙 *Rana limnocharis*，似有些狹隘。

二孫按語引録文獻甚繁，有需説明者。“《詩》曰‘得此䵷鼀’，言其行鼀鼀”句，仍是《説文》“鼀”字條的正文；次句“𧍪鼁，詹諸，以脰鳴者”，則是《説文》“𧍪”字條的正文；此前插入《夏小正傳》云云，疑成書時錯亂所致。至於引《夏小正傳》“蜮也者，長股也，或曰屈造之屬也”。今本《夏小正》“四月鳴蜮”，《傳》云：“蜮也者，或曰屈造之屬也。”又，“二月有鳴倉庚”，《傳》云：“倉庚者，商庚也；商庚也者，長股也。”據王念孫《廣雅疏證》“鼀、蟈，長股也”句引莊述祖的意見：“倉庚不名長股。‘長股也’三字當在‘鳴蜮’《傳》‘蜮也者’下。‘蜮’與‘蟈’同，《廣雅》‘蟈，長股也’本此。”二孫亦用此意見，故引文如此。

又引《廣雅·釋魚》云：“蚥、苦蠪、胡鼀，蝦蟆也。”據《廣雅疏證》作“去蚥、苦蠪、胡蜢、鼀，蝦蟆也”，其中“蜢”爲二孫脱漏，“去”字爲王念孫增補。所謂“去蚥”，即《爾雅》郭注“《淮南》謂之去蚥”者。

按語引《抱朴子内篇·雜應》左元放自然解脱之術，其中一法即是“以自解去父血”，然語焉不詳。“去父”即“去蚥”，亦即《名醫别録》所記别名“去甫”，具體解釋可參《本草經集注》，陶弘景云：“五月五日取東行者五枚，反縛著密室中閉之，明旦視自解者，取爲術用，能使人縛亦自解。”

注　釋

〔一〕蝦蟇：《本草綱目》釋名説：“按王荆公《字説》云：俗言蝦蟇懷土，取置遠處，一夕復還其所。雖或遐之，常慕而返，故名蝦蟇。或作蛤蟆，蛤言其聲，蟆言其斑也。《爾雅》作螫蟇。”

〔二〕陰創:《證類本草》作“陰瘡”。婦女外生殖器瘡瘍。《諸病源候論》卷四〇“陰瘡候”云:“陰瘡者,由三蟲、九蟲動作,侵食所爲也。諸蟲在人腸胃之間,若腑臟調和,血氣充實,不能爲害。若勞傷經絡,腸胃虛損,則動作侵食於陰,輕者或癢或痛,重者生瘡也。”

〔三〕服之不患熱病:《本草經集注》云:“人得温病斑出困者,生食一兩枚,無不差者。”

〔四〕生池澤:《證類本草》引《名醫别録》“生江湖池澤”。

335 馬刀〔一〕 **味辛,微寒。**《御覽》有“補中”二字,《大觀本》黑字。**主漏下赤白,寒熱,破石淋。殺禽獸、賊鼠**〔二〕。**生池澤**〔三〕。

《吴普》曰:馬刀,一名齊蛤。神農、岐伯、桐君:鹹,有毒;扁鵲:小寒,大毒。生池澤、江海。采無時也。《御覽》。

《名醫》曰:一名馬蛤。生江湖及東海。采無時。

【案】《范子計然》云:“馬刀出河東。”《藝文類聚》引《本經》云:“文蛤,表有文。”又曰:“馬刀,一曰名蛤。”則豈古本與文蛤爲一邪?

箋疏

《爾雅·釋魚》“蜌,螷”,郭璞注:“今江東呼蚌長而狹者爲螷。”從生境來看,除《名醫别録》提到馬刀生東海外,多數文獻都謂其生江湖池澤,故當爲淡水生物。《本草綱目》集解項李時珍説："馬刀似蚌而小，形狹而長。其類甚多，長短大小，厚薄斜正，雖有不同，而性味功用，大抵則一。"如此，馬刀來源之主流應該是蚌科矛蚌類、楔蚌類，如短褶矛蚌 *Lanceolaria glayana*、劍狀矛蚌 *Lanceolaria gladiola*、矛形楔蚌 *Cuneopsis celtiformis* 等蚌殼長寬比較大的蚌類；而本草記載生東海的馬刀，則有可能是竹蟶科的長竹蟶 *Solen gouldi* 之類。但這些物種皆無毒，與本草記載有毒，且能"殺禽獸、賊鼠"，並告誡"用之當煉，得水爛人腸"不太吻合，原因尚待探求。

注　釋

〔一〕馬刀：此物因形得名，《本草綱目》釋名説："俗稱大爲馬，其形象刀，故名。"

〔二〕殺禽獸賊鼠：烏頭條亦言"殺禽獸"，屬毒性作用。"賊鼠"恐與"禽獸"一樣是偏義複詞，指鼠類。《名醫别録》謂馬刀主"肌中鼠鼷"，《本草經考注》云："肌中鼠鼷者，蓋謂肌肉墳起如鼠形。"又云："馬刀主之者，亦以類相攻之理，與豚卵治賁豚同理。"

〔三〕生池澤：《證類本草》引《名醫别録》"生江湖池澤及東海"，《本草經集注》云："李云生江漢中，長六七寸，江漢間人名爲單姥，亦食其肉，肉似蚌。"

336 蛇蜕〔一〕　**味鹹，平。主小兒百二十種驚癎**〔二〕**，瘈瘲，瘨疾，寒熱，腸痔，蟲毒，蛇癎**〔三〕**。火熬之良。一名龍子衣，一名蛇符，一名龍子單衣，一名弓皮**〔四〕**。生川**

谷及田野〔五〕。

《吴普》曰：蛇蜕，一名龍子單衣，一名弓皮，一名蛇附，一名蛇筋，一名龍皮，一名龍單衣。《御覽》。

《名醫》曰：一名龍子皮。生荆州。五月五日、十五日取之良。

【案】《説文》云："它，蟲也。从虫而長，象冤曲𠂹尾形，或作蛇。""蜕，蛇、蟬所解皮也。"《廣雅》云："蝮蛸，蜕也。"《中山經》云"來山多空奪"，郭璞云："即蛇皮脱也。"

箋　疏

《説文》云："蜕，蛇、蟬所解皮也。"有龍子衣、弓皮諸别名。《本草經集注》説："草中不甚見虺蝮蜕，惟有長者，多是赤練、黄頷輩，其皮不可復識。今往往得爾，皆須完全，石上者彌佳，燒之甚療諸惡瘡也。"《本草拾遺》云："凡使，勿用青、黄、蒼色者，要用白如銀色者。"可見蛇蜕爲多種蛇蜕下的皮膜，並無特别之品種要求。

注　釋

〔一〕蛇蜕：《本草綱目》釋名説："蛇字，古文象其宛轉有盤曲之形。蜕音脱，又音退，退脱之義也。"

〔二〕小兒百二十種驚癇：《千金要方》卷五云："《神農本草經》説小兒驚癇有一百二十種，其證候微異於常，便是癇候也。"具體明目則不詳。

〔三〕蛇癇：《五十二病方》有"人病蛇不癇"，不詳與此有關否。《名醫别録》釣藤"主小兒寒熱,十二驚癇",《本草經考注》疑"十二驚癇"對應十二地支,認爲"蛇癇即十二癇中之一"。其説可存。又,《幼幼新書》卷一一引《童嬰寶鑒》云:"蛇癇,身軟、頭舉、吐舌、視人。"雖晚出文獻,亦可參考。

〔四〕一名龍子衣……一名弓皮:《本草綱目》釋名説:"龍、弓、符、筋,並後世廋隱之名耳。"

〔五〕生川谷及田野:《證類本草》引《名醫别録》"生荆州川谷及田野"。

337 邱蚓〔一〕 **味鹹,寒。主蛇瘕**〔二〕**,去三蟲,伏尸,鬼注,蠱毒,殺長蟲。仍自化作水**〔三〕。**生平土**〔四〕。

《吴普》曰:蚯蚓,一名白頸螳螾,一名附引。《御覽》。

《名醫》曰:一名土龍。二月取,陰乾。

【案】《説文》云:"螾,側行者,或作蚓。""蜸,螾也。"《廣雅》云:"蚯蚓、蜿蟺,引無也。"《爾雅》云"蜸蚓,蜸蠶",郭璞云:"即蛩蟺也,江東呼寒蚓。"舊作"蚯",非。《吕氏春秋》《淮南子》"邱蚓出",不从虫。又,《説山訓》云"螾無筋骨之强",高誘注:"螾,一名蜷端也。"舊又有"白頸"二字,據《吴普》古本當無也。

箋　疏

《説文》"螾,側行者",段玉裁注:"《考工記》'卻行、仄行'，鄭曰：'卻行，螾衍屬；仄行，蟹屬。'與許異。今觀丘蚓實卻行，非側行，鄭説長也。丘蚓俗曰曲蟮，漢巴郡有朐忍縣，以此蟲得名。丘、朐、曲一語之轉也。"蚯蚓别名甚多，《本草綱目》記有螼螾、朐䏰、堅蠶、䖤蟺、曲蟺、土蟺、土龍、地龍子、寒蟪、寒蚓、附蚓、歌女等。按，蚯蚓是環節動物門寡毛綱動物的總稱，所謂"白頸蚯蚓"，陶弘景注釋説"白頸是其老者爾"，應該是指巨蚓科環毛蚓屬性成熟個體出現的白色指環狀生殖環帶，一般以參環毛蚓 *Pheretima aspergillum* 爲常見。

注　釋

〔一〕邱蚓：《證類本草》作"白頸蚯蚓"，二孫以《説文》無"蚯"字，《吕氏春秋》《淮南子》皆作"丘蚓"，遂去形符，又因避諱作"邱"。又據《太平御覽》卷九四七引《吴氏本草經》以"蚯蚓"立條，故删去"白頸"。按，"白頸"爲特指，不當删，説見箋疏。《本草綱目》釋名説："蚓之行也，引而後申，其螻如丘，故名蚯蚓。"

〔二〕蛇瘕：《諸病源候論》卷一九"蛇瘕候"云："人有食蛇不消，因腹内生蛇瘕也。亦有蛇之精液誤入飲食内，亦令病之。其狀常苦飢，而食則不下，喉噎塞，食至胸内即吐出。其病在腹，摸揣亦有蛇狀，謂蛇瘕也。"

〔三〕仍自化作水：《本草經集注》云："取破去土，鹽之，日暴，須臾成水，道術多用之。"

〔四〕生平土：《太平御覽》卷九四七引陶弘景《集注本草經》曰："白頸蚯蚓，一名土龍，生蜚谷平土。"其"蜚谷"當是地名，然《證類本草》引文無此，遂無從考索矣。

338 蠮螉〔一〕 味辛，平。主久聾，欬逆，毒氣，出刺，出汗。生川谷〔二〕。

《名醫》曰：一名土蜂。生熊耳及牂柯①，或人屋間。

【案】《説文》云："蠣，蠣蠃，蒲盧，細要土蜂也，或作蜾。""蠃，蜾蠃也。"《廣雅》云："土蜂，蠮螉也。"《爾雅》"土蜂"。《毛詩》云"螟蛉有子，蜾蠃負之"，《傳》云："蜾蠃，蒲盧也。"《禮記》云"夫政也者，蒲盧也"，鄭云："蒲盧，果蠃，謂土蜂也。"《方言》云："蠭，其小者謂之蠮螉，或謂之蚴蜕。"《説文》無"蠮"字，或當爲"醫"。

箋　疏

《詩經・小雅》"螟蛉有子，蜾蠃負之"，《毛傳》曰："螟蛉，桑蟲也。蜾蠃，蒲盧也。負，持也。"《鄭箋》云："蒲盧取桑蟲之子負持而去，煦嫗養之，以成其子；喻有萬民不能治，則能治者將得之。"《爾雅・釋蟲》"果蠃，蒲盧"，郭璞注："即細腰蜂也，俗呼爲蠮螉。"《説文》云："蠣，蠣蠃，蒲盧，細要土蠭也。天地之性，細要，純雄，無子。"既然蜾蠃純雄無子，遂傳説其以螟蛉之子爲子，"螟蛉子"一詞即由此而來。相關文獻甚多，如《法言・學行》云："螟蛉之子

---

① 柯：《證類本草》作"舸"。

殪，而逢蜾蠃，祝之曰：類我，類我。久則肖之矣。"陸璣《詩疏》也説："（蜾蠃）取桑蟲負之於木空中，或書簡筆筒中，七日而化爲其子。"

陶弘景獨不以此爲然，《本草經集注》説："此類甚多，雖名土蜂，不就土中爲窟，謂摙土作房爾。今一種黑色，腰甚細，銜泥於人室及器物邊作房，如併竹管者是也。其生子如粟米大，置中，乃捕取草上青蜘蛛十餘枚滿中，仍塞口，以擬其子大爲糧也。其一種入蘆竹管中者，亦取草上青蟲，一名蜾蠃。詩人云'螟蛉有子，蜾蠃負之'，言細腰物無雌，皆取青蟲，教祝便變成己子，斯爲謬矣。造詩者乃可不詳，未審夫子何爲因其僻邪。聖人有闕，多皆類此。"這是觀察所得的意見，《蜀本草》讚同並補充説："按《爾雅》'果蠃，蒲盧'，注云：'即細腰蜂也，俗呼爲蠮螉。'《詩》云'螟蛉之子，蜾蠃負之'，注曰：'螟蛉，桑蟲也。蜾蠃，蒲盧也。言蒲盧負持桑蟲，以成其子。'乃知蠮螉即蒲盧也，蒲盧即細腰蜂也。據此，不獨負持桑蟲，以他蟲入穴，摙泥封之，數日則成蜂飛去。陶云是先生子如粟在穴，然捕他蟲以爲之食。今人有候其封穴了，壞而看之，果見有卵如粟在死蟲之上，則如陶説矣。而詩人以爲喻者，蓋知其大而不知其細也。陶又説此蜂黑色，腰甚細，能摙泥在屋壁間作房，如併竹管者是也。亦有入竹管中、器物間作穴者，但以泥封其穴口而已。"《本草衍義》對此也加以肯定云："蠮螉諸家所論備矣，然終不敢捨《詩》之意。嘗析窠而視之，果有子，如半粟米大，其色白而微黄，所負蟲亦在其中，乃青菜蟲,卻在子下,不與蟲相著。又非葉蟲及草上青蟲,應是諸蟲皆可也。陶隱居所説近之矣。"

按,《詩經》蜾蠃即本條蠮螉,爲蜾蠃科黄緣蜾蠃 *Anterhynchium flavomarginatum* 之類,多利用空竹管做巢,每巢産一卵,以絲懸於巢内側,並外出捕捉鱗翅目幼蟲等,經螫刺麻醉後貯於巢室内,以供其幼蟲孵化後食用。前代詩人觀察不仔細,遂生誤會,然雖經陶弘景糾正,經學家仍拒絶接受,堅守"螟蛉子"之説,二孫按語即如此。

注 釋

〔一〕蠮螉:《本草綱目》釋名説:"蠮螉,象其聲也。"《説文》無"蠮"字,故二孫按語謂"或當爲'醫'"。

〔二〕生川谷:《證類本草》引《名醫别録》"生熊耳川谷及牂牱,或人屋間"。

339 吴蚣〔一〕 味辛,温。主鬼注,蠱毒,噉諸蛇蟲魚毒〔二〕,殺鬼物老精,温瘧,去三蟲。《御覽》引云"一名至掌"①,《大觀本》在水蛭下。**生川谷〔三〕。**

《名醫》曰:生大吴、江南。赤頭足者良。

【案】《爾雅》云:"蝍蛆,吴公也。"

箋 疏

《爾雅·釋蟲》"蒺蔾,蝍蛆",郭璞注:"似蝗而大腹,長角,能食蛇腦。"《莊子·齊物論》"蝍蛆甘帶",司馬彪

① 此注有誤,詳水蛭條注釋。

注："帶，小蛇也，蝍蛆喜食其眼。"《廣雅・釋蟲》云："蝍蛆，吴公也。"後世皆以蝍蛆爲蜈蚣的别名，文獻亦不斷複製蜈蚣食蛇的記載。本草家多數讚成此説，如《本草經集注》云："（蜈蚣）一名蝍蛆，莊周云'蝍蛆甘帶'，《淮南子》云'騰蛇游霧，而殆於蝍蛆'。其性能制蛇，忽見大蛇，便緣而噉其腦。"《新修本草》云："山東人呼蜘蛛一名蝍蛆，亦能制蛇，而蜘蛛條無制蛇語。莊周云'蝍蛆甘帶'，《淮南》云'騰蛇殆於蝍蛆'，並言蜈蚣矣。"

蜈蚣或許可以食蛇，但《爾雅》所稱的"蝍蛆"，按照郭璞的描述，則不太像是蜈蚣，對此《本草圖經》已有所懷疑："陶隱居及蘇恭皆以爲《莊子》稱蝍蛆甘帶，《淮南子》云騰蛇殆於蝍蛆，並言蝍蛆是此蜈蚣也。而郭注《爾雅》'蒺藜、蝍蛆'云：似蝗而大腹長角，乃又似别種。"郝懿行《爾雅義疏》總結説："蜈蚣似蚰蜒而長大，尾末有岐。郭云似蝗而大腹長角，則必非蜈蚣矣。高誘《淮南》注以蝍蛆爲蟋蟀，但蟋蟀似蝗而小，亦非大腹。《唐本草》注：'山東人呼蜘蛛一名蝍蛆，亦能制蛇。'但蜘蛛雖大腹，而無長角，又不似蝗。此二物亦未聞能食蛇也。《初學記》十九引蔡邕《短人賦》云'蟄地蝗兮藺蝍蛆'，以蝍蛆與蝗爲類，又以譬況短人，決非蜈蚣之比。今有一種蚱蜢蟲，大腹長角，色紫緑而形麤短，俚人呼之山草驢，亦名蛆蛆，與蝍蛆聲近。蔡賦、郭注疑俱指此物。而食蛇之説，又所未聞。《淮南・説林篇》注：'蝍蛆、蟋蟀，《爾雅》謂之蜻蛚大腹也。上蛇，蛇不敢動。故曰殆於蝍蛆。'然則蝍蛆似蜻蛚而大腹。高注所説與郭義正合，但未識是今何物耳。姑存之，以俟知者。”

按，蘇頌、郝懿行的意見應該是正確的。這種“蝍蛆”很可能是螳螂目的昆蟲，不僅形狀上符合郭璞等的描述，其體内可以寄生鐵線蟲，細長，長度可達 30 釐米，因此俗稱“鐵線蛇”。當鐵線蛇發育成熟以後，會驅使螳螂尋找水源，在水中淹死，鐵線蟲則在水中產卵。如果螳螂没有及時找到水池之類，鐵線蟲也會破腹而出，乾死在陸地上，於是給人留下“螳螂食蛇”的印象，此即《莊子》所説“蝍蛆甘帶”。

排除蝍蛆的干擾，蜈蚣爲蜈蚣科蜈蚣屬的節肢動物毫無疑問。《名醫别録》説“生大吴川谷、江南，赤頭足者良”，此即少棘蜈蚣 *Scoropendra subspinipes*。其頭板和第一背板呈金紅色，與墨緑色或黑色的其餘背板顯著不同，步足爲黄色，但最末步足多呈赤褐色，故云“赤頭、足”。

注　釋

〔一〕吴蚣：《證類本草》作“蜈蚣”，《説文》無“蜈”字，故二孫改字。森立之輯本據《本草和名》《醫心方》改作“吴公”。此物本出大吴川谷，故名吴公。

〔二〕噉諸蛇蟲魚毒：指食用蛇、蟲、魚類中毒。

〔三〕生川谷：《證類本草》引《名醫别録》“生大吴川谷、江南”，《本草經集注》云：“今赤足者多出京口，長山、高麗山、茅山亦甚有。”

340 **水蛭**〔一〕 **味鹹,平。主逐惡血,瘀血,月閉,**《御覽》作"水閉"。**破血瘕積聚,無子,利水道。生池澤**〔二〕。

《名醫》曰:一名蚑,一名至掌〔三〕。生雷澤。五月、六月采,暴乾。

【案】《説文》云:"蛭,蟣也。""蝚,蛭蝚,至掌也。"《爾雅》云"蛭,蟣",郭璞云:"今江東呼水中蛭蟲入人肉者爲蟣。"又"蛭蝚,至掌",郭璞云:"未詳。"據《名醫》即蛭也。

箋 疏

《爾雅·釋魚》"蛭,蟣",郭璞注:"今江東呼水中蛭蟲入人肉者爲蟣。"《名醫别録》一名蚑,《説文》"蚑,行也",《文選·琴賦》"感天地以致和,況蚑行之衆類",李善注:"凡生之類,行皆曰蚑。"按照陶弘景所説:"此用馬蜞,得嚙人腹中有血者,仍乾爲佳。"水蛭爲水蛭科多種動物,常見者爲醫蛭屬日本醫蛭 *Hirudo nipponia*,和金線蛭屬寬體金線蛭 *Whitmania pigra* 之類。金線蛭顎小,無齒或通常二列鈍齒,不能割破宿主皮膚,不吸血,以螺類及其他無脊椎動物爲食,與本草所説吸血者不符,水蛭當以醫蛭爲藥用正品。

注 釋

〔一〕水蛭:《説文》"蛭,蟣也""蟣,蝨子也,一曰齊謂蛭曰蟣"。《本草圖經》云:"生水中者名水蛭,亦名馬蟥。"

〔二〕生池澤:《證類本草》引《名醫别録》"生雷澤池澤"。

〔三〕一名至掌：《證類本草》作黑字《名醫别録》文，《太平御覽》卷九五〇引《本草經》有"一名至掌"，循例應加小字注釋。按，二孫在吴蚣條注："《御覽》引云'一名至掌'，《大觀本》在水蛭下。"檢《太平御覽》卷九四六蝍蛆條兼録有關蜈蚣的文獻，未引用《本草經》，條内亦無"一名至掌"字樣；卷九五〇水蛭條引《本草經》則有之。此當是二孫誤看文獻所致。

341 班苗〔一〕 **味辛，寒。主寒熱，鬼注，蠱毒，鼠瘻，惡創，疽蝕，死肌，破石癃。一名龍尾。生川谷**〔二〕。

《吴普》曰：斑猫，一名斑蚝，一名龍蚝，一名斑苗，一名䐢①髮，一名盤蛩，一名晏青。神農：辛；岐伯：鹹；桐君：有毒；扁鵲：甘，有大毒。生河内川谷，或生水石。

《名醫》曰：生河東。八月取，陰②乾。

【案】《説文》云："盤，盤蝥，毒蟲也。"《廣雅》云："盤蝥，晏青也。"《名醫》别出芫青條，非。芫、晏，音相近也。舊作"猫"，俗字，據吴氏云"一名班苗"，是也。

箋　疏

《本草經集注》葛上亭長條陶弘景注釋説："此一蟲五

---

① 䐢：底本作"勝"，據《太平御覽》卷九五一引《吴氏本草經》、《證類本草》引吴氏皆作"䐢"改。黄奭輯本亦作"䐢"。

② 取陰：底本作"陰取"，據《證類本草》倒乙。《周氏醫學叢書》光緒本、《周氏醫學叢書》宣統本、《四部備要》本皆作"取陰"。

變，爲療皆相似。二月、三月在芫花上，即呼'芫青'；四月、五月在王不留行上，即呼'王不留行蟲'；六月、七月在葛花上，即呼爲'葛上亭長'；八月在豆花上，即呼'斑蝥'；九月、十月欲還地蟄，即呼爲'地膽'。此是僞地膽爾，爲療猶同其類。"其中斑蝥、地膽載《本草經》，葛上亭長、芫青是《名醫别録》藥。陶氏此説固然不準確，但仍提示這幾種蟲類藥物之間存在某種關聯性，故後世對此意見雖有不同看法，大體仍以爲然。除地膽需單獨討論外，斑蝥、芫青、葛上亭長，皆是芫青科甲殼昆蟲，確有很多共同之處。

陶弘景説斑猫"豆花時取之，甲上黄黑斑色如巴豆大者是也"。《雷公炮炙論》云："斑猫背上一畫黄，一畫黑，嘴尖處一小點赤，在豆葉上居，食豆葉汁。"按此説法，爲芫青科大斑芫青 *Mylabris phalerata*、眼斑芫青 *Mylabris cichorii* 等，其鞘翅上有黄色横帶，翅合攏即顯出"背上一畫黄一畫黑"的樣子，喜歡咬食豆類的葉片和花朵，應該是斑猫的正品來源。陶弘景説芫青"芫花時取之，青黑色"。《本草圖經》尤其提到芫青與斑蝥的區别："其形頗與斑猫相類，但純青緑色，背上一道黄文，尖喙。三四月芫花發時乃生，多就花上采之。"《本草綱目》增加别名"青娘子"，解釋説："居芫花上而色青，故名芫青。世俗諱之，呼爲青娘子，以配紅娘子也。"芫青科緑芫青 *Lytta caraganae* 通體緑色至藍緑色，有光澤，隱約可見三條縱脊紋，應即《本草圖經》所説"純青緑色，背上一道黄文"者；此外，縫紋緑芫青 *Lytla suturella*，也有近似特徵。由此知斑猫與芫青各是一種，二孫按語責備“《名醫》别出芫青條非”爲不妥。

至於葛上亭長，根據陶弘景説“身黑而頭赤，喻如人著玄衣赤幘，故名亭長”，當即芫青科鋸角豆芫青 *Epicauta gorhami*，頭紅色，體黑色，喜食豆科植物。

注　釋

〔一〕班苗：《證類本草》作“斑猫”，二孫據《吴普本草》“一名斑苗”，又改“斑”爲“班”。按，此物依《説文》正寫當作“盤蝥”，後作“斑蝥”，俗寫爲“斑猫”。《本草綱目》釋名説：“斑言其色，蝥刺言其毒，如矛刺也。亦作盤蝥，俗訛爲斑猫，又訛斑蚝爲斑尾也。”若按李時珍“斑言其色”的説法，“斑”字《説文》本字爲“辬”，改爲“班”則非。

〔二〕生川谷：《證類本草》引《名醫别録》“生河東川谷”。

342 貝子〔一〕　**味鹹，平。主目翳，鬼注，蠱①毒，腹痛，下血，五癃，利水道。燒用之良**〔二〕**。生池澤**〔三〕**。**

《名醫》曰：一名貝齒。生東海。

【案】《説文》云：“貝，海介蟲也。居陸名猋，在水名蜬，象形。”《爾雅》云“貝，小者鰿”，郭璞云：“今細貝，亦有紫色，出日南。”又，“蟦，小而橢”，郭璞云：“即上小貝。”

---

① 蠱：底本作“蟲”，據《證類本草》改。《周氏醫學叢書》光緒本、《周氏醫學叢書》宣統本、《四部備要》本、黄奭輯本皆作“蠱”。

箋　疏

《説文》云："貝，海介蟲也。居陸名猋，在水名蜬。象形。"段玉裁注："象其背穹窿而腹下岐。"其"猋"據《爾雅·釋魚》亦寫作"贆"。《本草圖經》説："貝子生東海池澤，今南海亦有之。貝類之最小者，又若蝸狀。"《本草綱目》釋名説："貝字象形，其中二點象其齒刻，其下二點象其垂尾。古者貨貝而寶龜，用爲交易，以二爲朋。"由此知貝子、貝齒，當爲寶貝科貨貝 *Monetaria moneta* 之類。

注　釋

〔一〕貝子：《本草衍義》云："貝子今謂之貝齒，亦如紫貝，但長寸餘，故曰貝子。"

〔二〕燒用之良：《本草經集注》云："燒作細屑末，以吹眼中，療翳良。"

〔三〕生池澤：《證類本草》引《名醫别録》"生東海池澤"，《本草經集注》云："此是今小小貝子，人以飾軍容服物者，乃出南海。"

343 石蠶〔一〕　味鹹，寒。主五癃，破石淋，墮胎。肉①，解結氣，利水道，除熱。一名沙蝨〔二〕。生池澤〔三〕。

《吴普》曰：石蠶，亦名沙蝨。神農、雷公：酸，無毒。生漢中。治五淋，破隨内結氣，利水道，除

① 肉：底本作"内"，據《證類本草》改，此言石蠶之肉的功效。黄奭輯本亦作"肉"。

熱[1]。《御覽》。

《名醫》曰：生江漢。

【案】《廣雅》云："沙蝨，蝡蜁[2]也。"《淮南萬畢術》云："沙蝨，一名蓬活，一名地脾。"《御覽》蟲豸部引李當之云："類蟲，形如老蠶，生附石。"《廣志》云："皆蝨，蝨色赤，大過蟣。在水中，入人皮中殺人。"與李似不同。

箋　疏

陶弘景不識此物，《本草經集注》引李當之云："江左無識此者，謂爲草根，其實類蟲，形如老蠶，生附石，傖人得而食之，味鹹而微辛。"認爲："李之所言有理，但江漢非傖地爾。大都應是生氣物，猶如海中蠣蛤輩，附石生不動，亦皆活物也。"又説："今俗用草根黑色多角節，亦似蠶，恐未是實，方家不用。沙蝨自是東間水中細蟲，人入水浴，著人略不可見，痛如針刺，挑亦得之。今此名或同爾，非其所稱也。"如《本草圖經》所論："石蠶生江漢池澤。舊注或以爲草根，生石上，似蠶者；或以爲生氣物，猶如海中蠣蛤輩。又，《本經》云'一名沙蝨'，沙蝨自是水中細蟲，都無定論。"有關石蠶的議論實涉及多種動物、植物、微生物。

① 《太平御覽》卷八二五引《(吕)[吴]氏本草》云："一名沙蜯，神農、雷公：鹹，無毒。生漢中。治五淋，破隨。肉，解結氣，利水道，除熱。"

② 蜁：底本作"蝂"，據《廣雅疏證》改。《周氏醫學叢書》光緒本、《四部備要》本亦作"蜁"。

《本草衍義》描述的石蠶是一種昆蟲："有附生水中石上，作絲繭如釵股，長寸許，以蔽其身，色如泥，蠶在其中，此所以謂之石蠶也。"按其所言，當爲石蛾科中華石蛾 *Phryganea japonica* 的幼蟲。幼蟲水棲，有腮，略似蠶，有胸足三對，腹部有原足一對。幼蟲孵化後入水中，用絲腺的分泌物綴合葉片、木片、砂石等造成各種管狀的棲管而藏身其中，露出頭、胸及足匍行於水底，食水草或小蟲，漸次化蛹而爲成蟲。《本草經》所言石蠶可能即是此物。李當之所言草根者，當是唇形科植物草石蠶 *Stachys sieboldii* 一類，地下塊莖具短節狀，形似蠶體，因此得名。至於《本草圖經》稱爲"水中細蟲"的沙蝨，更像是引起恙蟲病的病原微生物立克次體。二孫按語所引《廣雅》《廣志》云云，皆是此"水中細蟲"沙蝨，與石蠶無關者。

注　釋

〔一〕石蠶：如《本草經集注》説"其實類蟲，形如老蠶，生附石"，因此得名。

〔二〕一名沙蝨：《本草經集注》云："今此名或同爾，非其所稱也。"意即與"水中細蟲"沙蝨爲同名異物。

〔三〕生池澤：《證類本草》引《名醫别録》"生江漢池澤"。

344 雀甕〔一〕　味甘，平。主小兒驚癇，寒熱，結氣，蠱毒，鬼注。一名躁舍。

《名醫》曰：生漢中〔二〕。采蒸之。生樹枝間，蛅[①]蟖房也。八月取。

【案】《説文》云:"蛅,蛅斯,黑[②]也。"《爾雅》云"螺,蛅蟖",郭璞云:"蛓屬也。今青州人呼蛓爲蛅蟖。"按,《本經》名爲雀甕者,"甕"與"蛹"音相近,以其如雀子,又如繭蟲之蛹,因呼之。

箋 疏

《名醫别録》謂雀甕乃"蛅蟖房也"。《爾雅·釋蟲》"螺,蛅蟴",郭璞注:"蛓屬也。今青州人呼蛓爲蛅蟴。"據《説文》:"蛓,毛蟲也。"按,《本草圖經》説:"蛅蟴,蚝蟲也,亦曰蛓。毛蟲好在石榴木上,似蠶而短,背上有五色斑,刺螫人有毒,欲老者口吐白汁,凝聚漸堅硬,正如雀卵,故名之。"蛅蟴爲刺蛾科黄刺蛾 *Cnidocampa flavescens* 的幼蟲,有枝刺,刺上有黑色刺毛,體背有紫褐色大斑紋,前後寬大,體側中部有兩條藍色縱紋;雀甕即其繭,橢圓形,質堅硬,黑褐色,有灰白色不規則縱條紋,頗似雀卵,若蓖麻子大,有斑紋。

注 釋

〔一〕雀甕:《本草拾遺》稱爲雀癰,有云:"雀癰一名雀甕,爲其形似甕而名之,癰、甕聲近耳。"二孫按語云:"'甕'與'蛹'音相近,以其如雀子,又如繭蟲之蛹,因呼之。"後

---

① 蛅:底本作"蛅",據《證類本草》改。《周氏醫學叢書》光緒本、《周氏醫學叢書》宣統本、《四部備要》本皆作"蛅"。

② 黑:《説文》作"墨"。

一解釋似更確切。

〔二〕生漢中：本條無"山谷""川澤"字樣，恐是缺脱。森立之輯本取"生樹枝間"爲《本草經》文，與通例不符，恐非。

345 蜣蜋〔一〕 **味鹹，寒。主小兒驚癇，瘈瘲，腹張，寒熱，大人瘨疾，狂易①。一名蛣蜣**〔二〕**。火熬之良。生池澤**〔三〕**。**

《名醫》曰：生長沙。五月五日取，蒸藏之。

【案】《説文》云："蝍，渠蝍，一曰天杜。"《廣雅》云："天杜，蜣蜋也。"《爾雅》云"蛣蜣，蜣蜋"，郭璞云："黑甲蟲，噉糞土。"《玉篇》"蜣""蝍"同，《説文》無"蜣"字。"渠蝍"即"蛣蜣"，音之緩急。

箋　疏

蜣蜋是糞食性昆蟲，故《本草經集注》説："《莊子》云'蛣蜣之智，在於轉丸'。其喜入人糞中，取屎丸而卻推之，俗名爲推丸，當取大者。其類有三四種，以鼻頭扁者爲真。"《本草圖經》説："其類極多，取其大者。又鼻高目深者，名胡蜣蜋，用之最佳。"《本草綱目》觀察尤其仔細，集解項李時珍説："蜣蜋以土包糞，轉而成丸，雄曳雌推，置於坎中，覆之而去。數日有小蜣蜋出，蓋孚乳於中也。"蜣蜋包括金龜子科的多個品種，《本草圖經》謂鼻高目深之胡蜣蜋，當即神農蜣蜋 *Catharsius molossus*，俗稱屎殼郎，其雄蟲

① 狂易：應爲"狂昜"，詳白頭翁條注釋。

頭部有一基部粗大的後彎角突，角突基部後側有一對小突；陶弘景言鼻頭扁者，則似大蜣螂 *Scarabaeus sacer*。

注　釋

〔一〕蜣蜋：《本草綱目》釋名説："其蟲深目高鼻，狀如羌胡，背負黑甲，狀如武士，故有蜣蜋、將軍之稱。"

〔二〕一名蛣蜣：《爾雅·釋蟲》云："蛣蜣，蜣蜋。"

〔三〕生池澤：《證類本草》引《名醫别録》"生長沙池澤"。

346 **螻蛄**〔一〕　**味鹹，寒。主産難，出肉中刺，**《御覽》作"刺在肉中"。**潰癰腫，下哽噎，**《御覽》作"咽"。**解毒，除惡創。一名蟪蛄**〔二〕，《御覽》作"蟷蛄"。**一名天螻**〔三〕**，一名螜**〔四〕**。夜出者良**〔五〕**。生平澤**〔六〕**。**

《名醫》曰：生東城。夏至取，暴乾。

【案】《説文》云："蠹，螻蛄也。""螻，螻蛄也。""蛄，螻蛄也。"《廣雅》云："炙鼠、津姑、螻蜮、蟓蛉、蛞螻，螻蛄也。"《夏小正》云："三月螜則鳴。螜，天螻也。"《爾雅》云"螜，天螻"，郭璞云："螻蛄也。"《淮南子·時則訓》云"孟夏之月螻蟈鳴"，高誘云："螻，螻蛄也。"《方言》云："蛄詣謂之杜格①；螻蝗謂之螻蛞②，或謂之蟓蛉。南楚謂之杜狗，或謂之蛞螻。"陸璣《詩疏》云"本艸又謂螻蛄爲石鼠"，今無文。

---

① 格：《方言》作"蛒"。
② 蛞：《方言》作"蛄"。

箋　疏

螻蛄是常見的地下害蟲,《爾雅·釋蟲》"螜,天螻",郭璞注:"螻蛄也,《夏小正》曰'螜則鳴'。"《廣雅·釋蟲》云:"炙鼠、津姑、螻蜮、蟓蛉、蛞螻,螻蛄也。"《本草綱目》集解項李時珍説:"螻蛄穴土而居,有短翅四足。雄者善鳴而飛,雌者腹大羽小,不善飛翔,吸風食土,喜就燈光。入藥用雄。或云用火燒地赤,置螻於上,任其跳死,覆者雄,仰者雌也。"此即螻蛄科非洲螻蛄 *Gryllotalpa africana*、華北螻蛄 *Gryllotalpa unispina* 之類。

注　釋

〔一〕螻蛄:《説文》有"蠹"爲螻蛄專名,經傳無用之者,王筠《説文句讀》謂:"《方言》'南楚謂螻蛄爲蛞螻',蛞蓋即蠹。"《本草綱目》釋名説:"《周禮注》云:螻,臭也。此蟲氣臭,故得螻名。曰姑,曰婆,曰娘子,皆稱蟲之名。"

〔二〕一名蟪蛄:按,《方言》蛥蚗"楚謂之蟪蛄",此爲蟬之一種,《莊子》"蟪蛄不知春秋"者。螻蛄亦别名蟪蛄,如《本草綱目》説"名同物異也"。

〔三〕一名天螻:《説文》:"螻,螻蛄也。一曰螜,天螻。"

〔四〕一名螜:《爾雅·釋蟲》"螜,天螻",郭璞云:"螻蛄也。《夏小正》曰'螜則鳴'。"

〔五〕夜出者良:《本草經集注》云:"此物頗協神鬼,昔人獄中得其蟪力者;今人夜忽見出,多打殺之,言爲鬼所使也。"《本草圖經》云:"穴地糞壤中而生,夜則出求食。"

〔六〕生平澤:《證類本草》引《名醫别録》"生東城平澤"。

347 馬陸〔一〕 味辛,温。主腹中大堅癥,破積聚,息肉,惡創,白秃。一名百足〔二〕。生川谷〔三〕。

《吴普》曰:一名馬軸。《御覽》。

《名醫》曰:一名馬軸。生元菟。

【案】《説文》云:"蠲,馬蠲也。从虫、罒,益聲,勹象形。《明堂月令》曰:腐艸爲蠲。"《廣雅》云:"蛆蝶、馬蠲,馬蚿也。"又:"馬踐[①],蠽蛆也。"《爾雅》云"蛝,馬踐[②]",郭璞云:"馬蠲,蚼[③],俗呼馬蠲。"《淮南子·時則訓》云"季夏之月,腐艸化爲蚈",高誘云:"蚈,馬蚿也。幽冀謂之秦渠。"又,《氾論訓》云:"蚈足衆而走,不若蛇。"又,《兵略訓》云"若蚈之足",高誘云:"蚈,馬蠸也。"《方言》云:"馬蚿,北燕謂之蛆渠,其大者謂之馬蚰。"《博物志》云:"馬蚿一名百足,中斷成兩段,各行而去。"

箋疏

"蠲"是馬陸的專名,《説文》段玉裁訂正作:"馬蠲也。從虫,罒象形,益聲。《明堂月令》曰:腐艸爲蠲。"注釋説:

① 踐:《廣雅疏證》訂正爲"蝬"。

② 踐:《爾雅義疏》作"蝬"。

③ 蚼:底本作"勺",據《爾雅義疏》改。

"馬蠲亦名馬蚿,亦名馬蚈,亦名馬蠸,見《吕覽·仲夏紀》《淮南·時則訓》高注。而《爾雅·釋蟲》'蛝,馬蝬',郭注:'馬蠲,蚐。俗呼馬蠀。'《方言》曰:'馬蚿大者謂之馬蚰。'蚰、蠀同字也。《莊子》謂之蚿,多足蟲也。今巫山夔州人謂之艸鞵絆,亦曰百足蟲。茅茨陳朽則多生之,故《淮南》《吕覽》皆曰'腐艸化爲蚈',高注曰'蚈讀如蹊徑之蹊'是也。其注《淮南》云'一曰熒火',乃備異説。鄭注《戴記》'腐艸爲熒'曰:'熒,飛蟲,熒火也。'蓋非古文古説。"

《本草經集注》云:"今有一細黄蟲,狀如蜈蚣而甚長,俗名土蟲,雞食之醉悶亦至死。書云'百足之蟲,至死不殭',此蟲足甚多,寸寸斷便寸行,或欲相似。"《新修本草》説:"此蟲大如細筆管,長三四寸,斑色,一如蚰蜒,襄陽人名爲馬蚿,亦呼馬軸,亦名刀環蟲,以其死側卧,狀如刀環也。"此所描述的是倍足綱山蛩目昆蟲,具體種類難於確指,今天一般以圓馬陸科寬跗隴馬陸 *kronopolites svenhedini* 爲藥用正品。馬陸受刺激後會蜷縮成團,像死了一樣保持不動。故《新修本草》説:"以其死側卧,狀如刀環也。"《本草綱目》集解項糾正説:"馬蚿處處有之。形大如蚯蚓,紫黑色,其足比比至百,而皮極硬,節節有横文如金線,首尾一般大。觸之即側卧局縮如環,不必死也。"

注釋

〔一〕馬陸:此物雅名甚多,"馬陸"罕見於經傳。《廣雅疏證》云:"馬陸猶言馬蠀也。草名蓫薚,一名商陸;蟲名馬蠀,一名馬陸,皆聲近而轉耳。"所言甚是,《名醫别録》

一名馬軸，亦是“馬蚰”之轉，“蝂”同“蚰”。

〔二〕一名百足：《本草衍義》云：“馬陸即今百節蟲也，身如槎節，節有細蹙紋起，紫黑色，光潤，百足。”按，馬陸的步足多達數十近百對，因此得名。

〔三〕生川谷：《證類本草》引《名醫别録》“生玄菟川谷”。

348 地膽〔一〕 味辛，寒。主鬼注，寒熱，鼠瘻，惡創，死肌，破癥瘕，墮胎。一名蚖青〔二〕。生川谷〔三〕。

《吴普》曰：地膽，一名元青，一名杜龍，一名青虹。《御覽》。

《名醫》曰：一名青蛙[①]。生汶山。八月取。

【案】《廣雅》云：“地膽、虵要、青蠢，青蠵也。”陶宏景云：“狀如大馬蟻，有翼。僞者即班猫所化，狀如大豆。”

箋　疏

按照陶弘景的意見，地膽存在同名異物現象，《本草經集注》云：“真者出梁州，狀如大馬蟻，有翼；僞者即斑猫所化，狀如大豆。”《新修本草》表示：“形如大馬蟻者，今見出邠州者是也。狀如大豆者，未見也。”《本草綱目》集解項李時珍説：“今處處有之，在地中或牆石内，蓋芫青、亭長之類，冬月入蟄者，狀如斑蝥。蘇恭未見，反非陶説，非也。《本經》别名芫青，尤爲可證。既曰地膽，不應復在草菜上

① 蛙：底本作“跬”，據《證類本草》改。

矣。蓋芫青，青緑色；斑蝥，黄斑色；亭長，黑身赤頭；地膽，黑頭赤尾。色雖不同，功亦相近。”今以芫菁科地膽 *Meloe coarctatus*、長地膽 *Meloe violcews*、圓胸地膽芫菁 *Meloe corvinus* 之類作爲地膽的原動物，這類昆蟲鞘翅極短，葉片狀，確實符合陶弘景説“狀如大馬蟻，有翼”的樣子。芫青科的昆蟲多數含有斑蝥素，有强烈刺激性，陶説“僞者即斑猫所化”，又承認“大都療體略同”，當指同科其他物種。

注釋

〔一〕地膽：《本草綱目》釋名説：“地膽者，居地中，其色如膽也。”

〔二〕一名蚖青：《本草經集注》認爲，地膽之僞品“即斑猫所化”，但“大都療體略同，必不能得真爾，此亦可用”，因爲斑猫與芫青同屬一類，“故有蚖青之名”。又説：“蚖字乃異，恐是相承誤矣。”意即“蚖”爲誤字，《本草經考注》因此懷疑白字原文是“元青”，傳寫誤作“蚖青”者。

〔三〕生川谷：《證類本草》引《名醫别録》“生汶山川谷”，《本草經集注》云：“真者出梁州。”

349 鼠婦〔一〕　味酸，温。主氣癃不得小便〔二〕，婦人月閉，血瘕，癇痓，寒熱，利水道。一名負蟠〔三〕，一名蛜威〔四〕。生平谷〔五〕。

《名醫》曰：一名蜲蝚。生魏郡及人家地上。五月五日取。

【案】《説文》云：“蛜，蛜威，委黍。委黍，鼠婦也。”“蟠，鼠負也。”《爾雅》云“蟠，鼠負”，郭璞云：“瓮[①]器底蟲。”又，“蛜威，委黍”，郭璞云：“舊説鼠婦別名。”《毛詩》云“伊威在室”，《傳》云：“伊威，委黍也。”陸璣云：“在壁根下、甕底中生，似白魚。”

箋　疏

《爾雅·釋蟲》“蟠，鼠負”，郭璞注：“瓮器底蟲。”《説文》云：“蟠，鼠婦也。”寫法與《本草經》一致。《詩經·豳風》“伊威在室”，陸璣《詩疏》云：“伊威，一名委黍，一名鼠婦，在壁根下甕底土中生，似白魚者是也。”《本草衍義》云：“鼠婦，此濕生蟲也，多足，其色如蚓，背有橫紋蹙起，大者長三四分，在處有之，磚甃及下濕處多，用處絶少。”《本草綱目》集解項補充説：“形似衣魚稍大，灰色。”鼠婦的原動物爲潮蟲科鼠婦 *Porcellio scaber* 之類。此外，卷甲蟲科普通卷甲蟲 *Armadillidium vulgare*，形態與鼠婦相近，也被作爲鼠婦藥用。

注　釋

〔一〕鼠婦：《本草經集注》云：“一名鼠負，言鼠多在坎中，背則負之，今作‘婦’字，如似乖理。又一名鼠姑。”如此説，似當以“鼠負”爲正。《蜀本草》進一步解釋説：“多在甕器底及土坎中，常惹著鼠背，故名之也。俗亦謂之鼠粘，猶如菒耳名羊負來也。”

---

① 瓮：底本作“瓫”，據《爾雅義疏》改。

〔二〕氣癃不得小便：氣癃致小便不通，亦參車前子條注釋。

〔三〕一名負蟠：《説文》"蟠，鼠婦"，《爾雅·釋蟲》"蟠，鼠負"，皆不言"負蟠"。郝懿行《爾雅義疏》認爲："此蟲名蟠，不名負蟠，本草'鼠婦一名負蟠'非也。"此可以備一説。

〔四〕一名蛜威：《證類本草》作"蛜蝛"，二孫以《説文》無"蝛"字改，《詩經》作"伊威"。

〔五〕生平谷：《證類本草》引《名醫别録》"生魏郡平谷及人家地上"。

350 熒火〔一〕 **味辛，微温。主明目，小兒火創傷，熱氣，蠱毒，鬼注。通神精**①。**一名夜光**〔二〕。《御覽》引云"一名熠耀，一名即炤"，《大觀本》作黑字。**生池澤**〔三〕。

《吴普》曰：螢火，一名夜照，一名熠燿，一名救火，一名景天，一名據火，一名挾火。《藝文類聚》。

《名醫》曰：一名放光，一名熠燿，一名即炤。生階地。七月七日收，陰乾。

【案】《説文》云："粦，兵死及牛馬之血爲粦。粦②，鬼火也，从炎、舛。"《爾雅》云"熒火，即炤"，郭璞云："夜飛，腹下有火。"《毛詩》云"熠燿宵行"，《傳》云："熠燿，燐也；燐，螢火也。"《月令》云

① 精：底本缺，據《證類本草》補。

② 粦：底本少一"粦"字，據《説文》補。又，底本作"粦"，其字頭既已作"粦"，此處不當用俗體，因予更正。

"季夏之月，腐艸化爲螢"，鄭元云："螢，飛蟲，螢火也。"據毛萇，以"螢"爲"𦾢"，是也。《説文》無"螢"字，當以"𦾢"爲之；《爾雅》作"熒"，亦是。舊作"螢"，非。又按，《月令》"腐艸爲螢"，當是"蠲"字假音。

箋 疏

《爾雅·釋蟲》"熒火，即炤"，郭璞注："夜飛，腹下有火。"熒火即螢科螢火蟲，種類繁多，因其尾部有發光細胞，可以發出螢光而得名。螢火蟲一般在水草叢中産卵，幼蟲多次蜕變，經過蛹的階段，最後成蟲。或因爲螢火蟲常見於草叢，故古人以爲螢火蟲是腐草所化，此即《禮記·月令》所言"腐草爲螢"，《本草經集注》亦云："此是腐草及爛竹根所化，初猶未如蟲，腹下已有光，數日便變而能飛。"

《本草綱目》將螢火蟲分爲三種，集解項李時珍説："螢有三種：一種小而宵飛，腹下光明，乃茅根所化也，《吕氏·月令》所謂腐草化爲螢者是也；一種長如蛆蠋，尾後有光，無翼不飛，乃竹根所化也，一名蠲，俗名螢蛆，《明堂月令》所謂'腐草化爲蠲'者是也，其名宵行，茅竹之根，夜視有光，復感濕熱之氣，遂變化成形爾；一種水螢，居水中，唐李子卿《水螢賦》所謂'彼何爲而化草，此何爲而居泉'是也。入藥用飛螢。"其中水螢爲水生螢火蟲，如黄緣螢 *Luciola ficta*、條背螢 *Luciola substriata* 之類；飛螢則是陸生的

螢火蟲 *Luciola vitticollis* 之類。多數螢火蟲僅雄蟲有鞘翅能飛,雌蟲鞘翅退化,不能飛行,但仍有發光細胞,能發光。《爾雅義疏》的觀察較《本草綱目》尤爲仔細,有云:"今驗螢火有二種:一種飛者,形小頭赤;一種無翼,形似大蛆,灰黑色,而腹下火光大於飛者,乃《詩》所謂宵行。《爾雅》之即炤,亦當兼此二種,但説者止見飛螢耳。"由此知李時珍所説飛螢,當是螢火蟲的雄蟲;"蠲"或稱"螢蛆",則是螢火蟲的雌蟲或幼蟲。

二孫按語將《説文》"粦,鬼火",與《爾雅·釋蟲》之"熒火"混爲一談,前者是動物屍體腐敗釋放磷化氫自燃所見火光,許慎"兵死及牛馬之血爲粦"爲正解,後者則是螢火蟲。至於《詩經·東山》"熠燿宵行",《傳》云:"熠燿,燐也;燐,熒火也。"雖然後世有不同意見,其本義恐怕還是指"鬼火",如段玉裁所言:"熒火謂其火熒熒閃暘,猶言鬼火也。"

注 釋

〔一〕熒火:《證類本草》作"螢火",二孫以《説文》無"螢",據《爾雅》改作"熒"。《本草綱目》釋名説:"螢從熒省。熒,小火也,會意。《豳風》'熠燿宵行',宵行乃蟲名,熠燿其光也。《詩》注及本草皆誤以熠燿爲螢名矣。"

〔二〕一名夜光:《本草經考注》云:"《詩疏》引舍人曰:'夜飛有光蟲也。'《月令》疏引李巡曰:'熒火夜飛,腹下如火光,故曰即炤。'共以'夜光'二字爲訓,爲其古名可知也。"

〔三〕生池澤:《證類本草》引《名醫别録》"生階地池澤"。階地非郡縣地名,不詳是傳寫訛誤,或泛指階梯狀地貌。

351 衣魚〔一〕 **味鹹,温,無毒。主婦人疝瘕,小便不利,**《御覽》作"泄利"。**小兒中風**《御覽》作"頭風"。**項强,**《御覽》作"彊"。**背起**①〔二〕**,摩之**〔三〕。**一名白魚**〔四〕。**生平澤**〔五〕。

《吴普》曰:衣中白魚。一名蟫。《御覽》。

《名醫》曰:一名蟫。生咸陽。

【案】《説文》云:"蟫,白魚也。"《廣雅》云:"白魚,蛃魚也。"《爾雅》云"蟫,白魚",郭璞云:"衣書中蟲,一名蛃魚。"

箋　疏

衣魚即是衣魚科衣魚 *Lepisma saccharina*、毛衣魚 *Ctenolepisma villosa* 之類。《爾雅·釋蟲》"蟫,白魚",郭璞注:"衣書中魚,一名蛃魚。"《酉陽雜俎》續集卷二云:"建中末,書生何諷常買得黄紙古書一卷。讀之,卷中得髮卷,規四寸,如環無端。何因絶之,斷處兩頭滴水升餘,燒之作髮氣。諷嘗言於道者,吁曰:'君固俗骨,遇此不能羽化,命也。據仙經曰,蠹魚三食神仙字,則化爲此物,名曰脈望。夜以規映當天中星,星使立降,可求還丹。取此水和而服之,即時换骨上賓。'因取古書閲之,數處蠹漏,尋義讀之,

① 背起:《太平御覽》卷九四六引《本草經》作"皆宜",循例異文應該小字注出。

皆‘神仙’字，諷方哭伏。”《本草綱目》集解項辯正説：“衣魚，其蠹衣帛書畫，始則黄色，老則有白粉，碎之如銀，可打紙箋。按段成式言：何諷於書中得一髮長四寸，卷之無端，用力絶之，兩端滴水。一方士云：此名脈望，乃衣魚三食神仙字，則化爲此。夜持向天，可以墜星求丹。又異於吞魚致仙之説。大抵謬妄，宜辯正之。”

注　釋

〔一〕衣魚：此即郭璞所言“衣書中魚”之省，《吴普本草》稱“衣中白魚”，故《本草經集注》説：“衣中乃有，而不可常得，多在書中，亦可用。”

〔二〕背起：《證類本草》各本及《千金翼方》引本草皆作此，或許可以理解爲“中風項强，從背而起”。檢《太平御覽》卷九四六引《本草經》則作“皆宜”，則與“摩之”連讀，文義較順，故森立之、王筠默、曹元宇、馬繼興輯本皆改作“皆宜”。

〔三〕摩之：此亦摩藥外用，如雷丸條之“摩膏”。《本草經集注》云：“小兒淋閉，以摩臍及小腹，即溺通也。”

〔四〕一名白魚：《説文》“蟫，白魚也”，《爾雅·釋蟲》同。《爾雅翼》云：“蟫，白魚。衣書中蟲也。始則黄色，既老則身有粉，視之如銀，故名白魚。”

〔五〕生平澤：《證類本草》引《名醫别録》“生咸陽平澤”。

右蟲魚下品一十八種，舊同。

352 **桃核仁**〔一〕 **味苦,平。主瘀血,血閉,瘕,邪氣**①**,殺小蟲。桃花,殺注惡鬼,令人好顔色**〔二〕**。桃梟**②〔三〕**,微温。主殺百鬼精物**〔四〕。《初學記》引云"梟桃在樹不落,殺百鬼"。**桃毛,主下血瘕,寒熱,積聚**③**,無子。桃蠹**〔五〕**,殺鬼,邪惡不祥。生川谷**〔六〕。

《名醫》曰:桃核,七月采取仁,陰乾;花,三月三日采,陰乾;桃梟④,一名桃奴,一名梟景,是實著樹不落,實中者,正月采之;桃蠹,食桃樹蟲也。生太山。

【案】《説文》云:"桃,果也。"《玉篇》云:"桃,毛果也。"《爾雅》云"桃李醜,核",郭璞云:"子中有核仁。"孫炎云:"桃李之實,類皆有核。"

箋 疏

桃是常見經濟作物,亦可觀賞,栽種歷史悠久。作爲水果種植者,主要爲薔薇科桃 *Prunus persica*,如《本草圖經》言:"大都佳果多是圃人以他木接根上栽之,遂至肥美,殊失本性,此等藥中不可用之,當以一生者爲佳。"此類少入藥用。《本草綱目》集解項説:"惟山中毛桃,即《爾雅》所謂褫桃者,小而多毛,核粘味惡,其仁充滿多脂,可入藥

① 氣:底本缺,據《證類本草》補。黄奭輯本亦有"氣"字。
② 梟:底本作"梟",據《證類本草》改。
③ 聚:底本作"寒",據《證類本草》改。
④ 梟:底本作"梟",據《證類本草》改。

用，蓋外不足者内有餘也。”此則指同屬植物山桃 *Prunus davidiana*。

注　釋

〔一〕桃核仁：《證類本草》作“桃核人”，二孫改“人”爲“仁”爲不妥，參郁李仁條注釋。《本草綱目》釋名説：“桃性早花，易植而子繁，故字從木、兆。十億曰兆，言其多也。或云從兆諧聲也。”

〔二〕令人好顔色：《本草經集注》云：“三月三日採花，亦供丹方所須。方言‘服三樹桃花盡，則面色如桃花’，人亦無試之者。”《本草圖經》引《太清卉木方》云：“酒漬桃花飲之，除百疾，益顔色。”

〔三〕桃梟：《名醫别録》謂“是實著樹不落，實中者”。《本草圖經》説：“其實已乾，著木上經冬不落者，名桃梟。正月採之，以中實者良。”

〔四〕殺百鬼精物：《名醫别録》補充：“殺精魅，五毒不祥。”

〔五〕桃蠹：《名醫别録》謂“食桃樹蟲也”。《本草圖經》云：“食桃木蟲名桃蠹，食之悦人顔色。”

〔六〕生川谷：《證類本草》引《名醫别録》“生太山川谷”，《本草經集注》云：“今處處有，京口者亦好。”

353 杏核仁〔一〕　味甘，温。主欬逆上氣，雷鳴〔二〕，喉痹，下氣，産乳，金創，寒心〔三〕，賁豚。生川谷〔四〕。

《名醫》曰：生晉山。

【案】《説文》云："杏，果也。"《管子·地員篇》云："五沃之土，其木宜杏。"高誘注《淮南子》云："杏，有覈[1]在中。"

箋　疏

《禮記·内則》云："桃李梅杏，楂梨薑桂。"杏是本土常見水果，爲薔薇科杏屬多種植物的果實，以杏 *Prunus armeniaca* 爲主流，栽培品種甚多。《本草綱目》集解項李時珍説："諸杏葉皆圓而有尖，二月開紅花，亦有千葉者，不結實。甘而有沙者爲沙杏，黄而帶酢者爲梅杏，青而帶黄者爲柰杏。其金杏大如梨，黄如橘。《西京雜記》載蓬萊杏花五色，蓋異種也。按王禎《農書》云：北方肉杏甚佳，赤大而扁，謂之金剛拳。"

《名醫别録》謂桃核人無毒，杏核人有毒，並説"其兩人者殺人，可以毒狗"。按，桃仁、杏仁中都含有氰苷，酶解後釋放出氫氰酸，過量攝入，都可以致死。

注　釋

〔一〕杏核仁：《證類本草》作"杏核人"，二孫改"人"爲"仁"爲不妥，參郁李仁條注釋。《本草綱目》釋名説："杏字篆文象子在木枝之形。或云從口及從可者，並非也。"

〔二〕雷鳴：形容呼吸喘鳴音。

〔三〕寒心：不詳其意。《本草經考注》云："蓋寒飲在心下之

① 覈：底本作"竅"，據《淮南子》改。

謂。”且備一説。

〔四〕生川谷：《證類本草》引《名醫别録》“生晉山川谷”，《本草經集注》云：“處處有。”

右果下品二種，舊同。

354 腐婢〔一〕 味辛，平。主痎瘧，寒熱、邪氣，洩利，陰不起，病酒頭痛。生漢中〔二〕。

《吴普》曰：小豆花①，一名腐婢②。舊作“付月”，誤。神農：甘，無③毒。七月采，陰乾四十日。治頭痛，止渴。《御覽》。

《名醫》曰：生漢中。即小豆花也。七月采，陰乾。

箋疏

腐婢的名實諸家意見不一，因爲《名醫别録》説其“即小豆花也”，所以列在米穀部中。陶弘景已不能明，《本草經集注》説：“花用異實，故其類不得同品，方家都不用之，今自可依其所主以爲療也。但未解何故有腐婢之名？本經不云是小豆花，後醫顯之爾，未知審是否？今海邊有小樹，狀似梔子，莖條多曲，氣作腐臭，土人呼爲腐婢，用療瘧

① 小豆花：《太平御覽》卷八四一引《吴氏本草》，此後有“一名應累”，二孫漏輯。

② 一名腐婢：《太平御覽》卷八四一引《吴氏本草》作“一名付月”，二孫或認爲是“腐婢”爛字故改。

③ 無：底本缺，據《太平御覽》卷八四一引《吴氏本草》補。

有效，亦酒漬皮療心腹。恐此當是真，若爾，此條應在木部下品卷中。"《新修本草》别立新説云："腐婢，山南相承以爲葛花，本經云小豆花，陶復稱海邊小樹，未知孰是？然葛花消酒，大勝豆花，葛根亦能消酒，小豆全無此效。校量葛、豆二花，葛爲真也。"但葛花已見於葛根條，所以後人亦不以此爲然，多傾向於小豆花。《本草綱目》集解項李時珍説："葛花已見本條。小豆能利小便，治熱中，下氣止渴，與腐婢主療相同，其爲豆花無疑。但小豆有數種，甄氏《藥性論》獨指爲赤小豆，今姑從之。"

注　釋

〔一〕腐婢：不詳得名緣由。

〔二〕生漢中：《證類本草》作黑字《名醫别録》文，其後缺"山谷""川澤"字樣，當是遺落。二孫取郡縣地名入《本草經》，與輯本體例不合，宜删去。

右米穀下品一種，舊同。

355 苦瓠〔一〕　味苦，寒。主大水，面目四肢浮腫，下水，令人吐。生川澤〔二〕。

《名醫》曰：生晉地。

【案】《説文》云："瓠，匏。""匏，瓠也。"。《廣雅》云："匏，瓠也。"《爾雅》云："瓠，棲瓣。"《毛詩》云"瓠有苦葉"，《傳》云："匏謂之瓠。"又，"九月斷壺"，《傳》云："壺，瓠也。"《古今注》云："瓠，壺蘆也。壺蘆，瓠之無柄者。瓠有柄者，懸匏[①]。"又云："瓢，瓠也。其揔曰匏，瓠則別名。"

箋 疏

《説文》"瓠"與"匏"爲轉注。《詩經》"七月食瓜，八月斷壺"，《傳》云："壺，瓠也。"《本草綱目》壺盧條釋名説："諸書所言，其字皆當與壺同音。而後世以長如越瓜首尾如一者爲瓠，音護；瓠之一頭有腹長柄者爲懸瓠，無柄而圓大形扁者爲匏，匏之有短柄大腹者爲壺，壺之細腰者爲蒲蘆，各分名色，迥異於古。以今參詳，其形狀雖各不同，而苗、葉、皮、子性味則一，故兹不復分條焉。懸瓠，今人所謂茶酒瓢者是也。蒲蘆，今之藥壺盧是也。郭義恭《廣志》謂之約腹壺，以其腹有約束也。亦有大小二種也。"其所指代的當是葫蘆科植物葫蘆 *Lagenaria siceraria* 及其若干變種，如瓠瓜 *Lagenaria siceraria* var. *hispida*、小葫蘆 *Lagenaria siceraria* var. *microcarpa* 等。其中小葫蘆或許就是苦瓠，味苦難食，因此得名。

需説明者，苦瓠與苦瓜不同，後者載《救荒本草》名"錦荔枝"，有云："又名癩葡萄。人家園籬邊多種之。苗引藤蔓，延附草木生，莖長七八尺，莖有毛澀，葉似野葡萄葉，而花叉多，葉間生細絲蔓，開五瓣黄碗子花，結實如雞子大，尖艄紋縐，狀似荔枝而大，生青熟黄，内有紅瓤。味甜。"此爲葫蘆科植物苦瓜 *Momordica charantia*，至今仍是

① 懸匏：底本缺，據《太平御覽》卷九七九引崔豹《古今注》補。

常見菜蔬。

注　釋

〔一〕苦瓠：瓠瓜之一種，味苦得名。

〔二〕生川澤：《證類本草》引《名醫别録》"生晉地川澤"。

356 水斳〔一〕　味甘，平。主女子赤沃，止血，養精，保血脈，益氣，令人肥健，嗜食。一名水英。生池澤〔二〕。

《名醫》曰：生南海。

【案】《説文》云："芹，楚葵也。""菦①，菜類也②。《周禮》有菦菹。"《爾雅》云"芹，楚葵"，郭璞云："今水中芹菜。"《字林》云："荸，艸，生水中。根可緣器。"又云："荶，菜，似蒜，生水中。"

箋　疏

《説文》有"芹，楚葵也"，徐鍇謂："今水芹也。"又有"菦，菜，類蒿，《周禮》有菦菹"，段玉裁認爲同是一字，"芹"乃"不知菦即芹者妄用《爾雅》增之"。按，從物種來看，此説亦未必然。

《本草綱目》集解項説："芹有水芹、旱芹。水芹生江湖陂澤之涯；旱芹生平地，有赤、白二種。二月生苗，其葉對節而生，似芎藭。其莖有節棱而中空，其氣芬芳。五月開細白花，如蛇床花。楚人採以濟饑，其利不小。《詩》云

① 菦：底本作"近"，據《説文》改。《周氏醫學叢書》光緒本、《四部備要》本亦作"菦"。

② 菜類也：《説文》作"菜，類蒿"。

‘觱沸檻泉，言採其芹’。杜甫詩云‘飯煮青泥坊底芹’，又云‘香芹碧澗羹’，皆美芹之功。而《列子》言‘鄉豪嘗芹，蜇口慘腹’，蓋未得食芹之法耳。”按，《救荒本草》水蘄條云：“水蘄俗作芹菜，一名水英。出南海池澤，今水邊多有之。根莖離地二三寸，分生莖叉，其莖方，窊面四楞，對生葉，似痢見菜葉而闊短，邊有大鋸齒，又似薄荷葉而短，開白花，似蛇床子花。”從圖文來看，原植物爲傘形科水芹 *Oenanthe javanica*，即《説文》之“芹”。至於李時珍所言旱芹，爲《説文》之“菦”，原植物是同科芹 *Apium graveolens*，爲常見菜蔬，故《説文》訓爲“菜”，即《周禮》作菦者。文字演變，“菦”漸廢，代之以筆畫較簡的“芹”；而水芹則寫作“水蘄”以别之。

注 釋

〔一〕水蘄：《本草綱目》釋名説：“蘄當作‘薪’，從艸、蘄，諧聲也。後省作‘芹’，從斤，亦諧聲也。”按，其説爲誤，《説文通訓定聲》云：“（芹）俗作蘄，即今水芹菜也。”

〔二〕生池澤：《證類本草》引《名醫别録》“生南海池澤”。

右菜下品二種，舊同。

357 彼子〔一〕 **味甘，温。主腹中邪氣，去三蟲，蛇螫，蠱毒，鬼注，伏尸。生山谷**〔二〕。舊在“《唐本》退”中。

《名醫》曰：生永昌。

【案】陶宏景云：“方家從來無用此者，古今諸醫及藥家了[1]不復識。又一名羆子,不知其形何類也。”掌禹錫云:“樹似杉,子如檳榔。《本經》蟲部云彼子,蘇注云:‘彼字合從木。’《爾雅》云:‘彼,一名棑。’”

箋　疏

彼子原在蟲部,陶弘景不識其物,表示“方家從來無用此者,古今諸醫及藥家了不復識”。《新修本草》懷疑“彼”字是“柀”字之訛,有云:“此‘彼’字,當木傍作皮。‘柀’仍音披,木實也,誤入蟲部。《爾雅》云‘柀,一名杉’。葉似杉,木如柏,肌軟,子名榧子。陶於木部出之,此條宜在果部中也。”榧實條注釋也説:“此物是蟲部中彼子也。《爾雅》云‘柀,杉也’,其樹大連抱,高數仞。葉似杉,其木如柏,作松理,肌細軟,堪爲器用也。”《開寶本草》不同意蘇敬的意見,但也不識彼子其物,於是將其由蟲魚部移到有名無用卷之最後,並注釋説:“陶隱居不識,《唐本》注以爲榧實。今據木部下品自有榧實一條,而彼子又在蟲魚部中,雖同出永昌,而主療稍别。古今未辨,兩注不明,今移入於此卷末,以俟識者。”因此,彼子在陶弘景校訂的《本草經》居蟲魚部,《開寶本草》始將其退入“有名未用”中,二孫小字注釋“舊在《唐本》退中”爲誤説,輯本置之卷末,更欠考慮。

---

① 了:底本作“子”,據《證類本草》改。《周氏醫學叢書》光緒本、《周氏醫學叢書》宣統本、《四部備要》本皆作“了”。

二孫按語引掌禹錫云云，乃是《名醫别録》榧華條《嘉祐本草》引《本草拾遺》的意見，録原文備參："榧樹似杉，子如檳榔，食之肥美。主痔，殺蟲。春華。並與本經相會。本經蟲部云彼子，蘇注云：'彼字合從木，《爾雅》云彼一名榧，陶復於果部重出榧。'此即是其華也。"

注　釋

〔一〕彼子：不詳其物。或説"彼子"是"柀子"之訛。

〔二〕生山谷：《證類本草》引《名醫别録》"生永昌山谷"。

右一種，未詳①。

上藥一百二十種〔一〕爲君〔二〕，主養命以應天〔三〕。無毒，多服、久服不傷人。欲輕身益氣，不老延年者本上經〔四〕。

中藥一百二十種〔五〕爲臣，主養性以應人〔六〕。無毒、有毒，斟酌其宜〔七〕，欲遏病補羸者本中經。

下藥一百二十五種〔八〕爲左②使，主治病以應地〔九〕。多毒，不可久服。欲除寒熱邪氣，破積聚，愈疾者本下經〔一〇〕。

三品③合三百六十五種，法三百六十五度，一度應一日，以成一歲〔一一〕。倍其數，合七百三十名也。

---

① 右一種未詳：底本缺，據目録"彼子"後有此，循輯本體例增。

② 左：《證類本草》作"佐"，二孫改字。

③ 品：底本作"合"，據《證類本草》改。《周氏醫學叢書》光緒本、《周氏醫學叢書》宣統本、《四部備要》本皆作"品"。

掌禹錫曰:本艸例,《神農本經》以朱書,《名醫别録》以墨書。《神農》藥三百六十五種,今此言"倍其數合七百三十名",是併《名醫别録》副品而言也。則此下節《别録》之文也,當作墨書矣。蓋傳寫浸久,朱墨錯亂之所致耳。

【案】禹錫説是也,改爲細字。

箋　疏

《本草經》序例從《本草經集注》以來即居全書之前,各家輯本亦以冠首,獨二孫本殿後,安排在卷三之末,緊接下品藥物彼子之後,中間亦無分隔。不僅如此,二孫將"上藥一百二十種爲君""中藥一百二十種爲臣""下藥一百二十五種爲左使"三條抽出,分别安排在上、中、下品藥物目録之前。二孫這樣處理自有其考慮,割裂經文終屬不妥,整理本盡量不改變底本結構,但爲了文本前後連貫,仍將"上藥一百二十種爲君"三條保留在此,並予箋注。

以上闡述《本草經》藥物分上、中、下三品之含義。《本草經》依天、人、地三才分三品,三百六十五種藥物應一年三百六十五日,方劑中君臣佐使各有位置,不令錯亂。這是一種帶政治寓意的理想化格局,如《黄帝内經素問·至真要大論》中黄帝問:"三品何謂?"岐伯答:"所以明善惡之殊貫也。"但臨證處方顯然難於嚴格遵守,故陶弘景注釋説:"凡合和之體,不必偏用之,自隨人患,參而共行。但君臣配隸,依後所説,若單服之者,所不論爾。"王冰也只好曲爲解釋説："上藥爲君，中藥爲臣，下藥爲佐使，所以異善惡之名位。服餌之道，當從此爲法；治病之道，不必皆然。以主病者爲君，佐君者爲臣，應臣之用者爲使，皆所以贊成方用也。"

可堪注意者，這段描述明確表示，毒性有無乃是確定藥物三品地位的關鍵因素，若進一步分析則能看出，《本草經》作者對毒性有確切的認識。按現代毒理學定義，藥物的毒性反應可分爲急性毒性和慢性毒性兩類，其中急性毒性多由單次用藥劑量過大造成，而慢性毒性則與用藥時間過久，藥物在體内蓄積有關。《本草經》已能區分這兩類毒性，序録説上藥無毒"多服久服不傷人"，"多服"與"久服"是兩個不同性質的概念，多服指單次劑量過大，久服指連續用藥時間過長。换言之，多服傷人屬急性毒性，久服傷人屬慢性毒性。其後又言下藥"多毒，不可久服"，表明《本草經》的作者已經認識到藥物的毒性。

多服、久服後果之不同，可以麻蕡、雲實、莨菪子三條爲例。麻蕡"多食令人見鬼狂走，久服通神明輕身"；雲實"多食令人狂走，久服輕身通神明"；莨菪子"多食令人狂走，久服輕身，走及奔馬，强志、益力、通神"。三藥多服皆"令人狂走"，這是大劑量出現的致幻作用，陶弘景在莨菪子條解釋説："尋此乃不可多食過劑爾，久服自無嫌。"由此理解"久服"，乃是常規劑量長期服用，此正如乾薑條陶弘景説："言可常噉，但勿過多爾。"

注　釋

〔一〕上藥一百二十種:《本草經集注》云:“一百二十種者,當謂寅、卯、辰、巳之月,法萬物生榮時也。”《新修本草》以來,對《本草經》藥物有分條合併,三品位置亦有調整,更兼朱書墨書傳寫混淆,故二孫輯本實有上品藥一百四十二種。

〔二〕爲君:在方劑中居主要地位的藥物,亦稱“君藥”。《莊子·徐無鬼》云:“藥也,其實堇也,桔梗也,雞壅也,豕零也,是時爲帝者也。”所言也是方劑組成原則,“爲帝”即“爲君”。但堇、桔梗等,在《本草經》中非上品藥,故成玄英疏云:“夫藥無貴賤,愈病則良,藥病相當,故便爲君主。”與《本草經》“上藥爲君”主張有所不同。

〔三〕養命以應天:《本草經集注》云:“今按上品藥性,亦皆能遣疾,但其勢力和厚,不爲倉卒之效,然而歲月常服,必獲大益。病既愈矣,命亦兼申。天道仁育,故云應天。”《博物志》引《神農經》云:“上藥養命,謂五石之練形,六芝之延年也。”

〔四〕欲輕身益氣不老延年者本上經:《抱朴子内篇·仙藥》引《神農四經》云:“上藥令人身安命延,昇爲天神,遨遊上下,使役萬靈,體生毛羽,行厨立至。”

〔五〕中藥一百二十種:《本草經集注》云:“一百二十種者,當謂午、未、申、酉之月,法萬物成熟時也。”二孫輯本實有中品藥一百一十二種。

〔六〕養性以應人:《本草經集注》云:“中品藥性,療病之辭漸深，輕身之説稍薄，於服之者，祛患當速，而延齡爲緩。人懷性情，故云應人。”《博物志》引《神農經》云：“中藥養性，合歡蠲忿，萱草忘憂。”

〔七〕無毒有毒斟酌其宜：《黄帝内經素問·至真要大論》王冰注：“但能破積愈疾，解急脱死，則爲良方。非必要以先毒爲是，後毒乃非，有毒爲是，無毒爲非，必量病輕重大小制之者也。”此即所謂“斟酌其宜”，白話言之，在安全性與有效性之間取一平衡點。

〔八〕下藥一百二十五種：《本草經集注》云：“一百二十五種者，當謂戌、亥、子、丑之月，法萬物枯藏時也，兼以閏之，盈數加之。”二孫輯本實有中品藥一百零四種。

〔九〕治病以應地：《本草經集注》云：“下品藥性，專主攻擊，毒烈之氣，傾損中和，不可常服，疾愈即止。地體收殺，故云應地。”《博物志》引《神農經》云：“下藥治病，謂大黄除濕，當歸止痛。”

〔一〇〕欲除寒熱邪氣破積聚愈疾者本下經：《抱朴子内篇·仙藥》引《神農四經》云：“中藥養性，下藥除病，能令毒蟲不加，猛獸不犯，惡氣不行，衆妖並辟。”

〔一一〕一度應一日以成一歲：陶弘景《藥總訣·序》還有進一步解釋：“上古神農作爲本草，凡著三百六十五種，以配一歲。歲有三百六十五日，日生一草，草治一病。上應天文，中應人道，下法地理。調和五味，製成醪醴，以備四氣。爲弗服，欲其本立道生者也。”

藥有君、臣、佐、使〔一〕，以相宣攝〔二〕，合和〔三〕宜用一

君、二臣、三佐、五使〔四〕,又可一君、三臣、九佐使〔五〕也。

箋　疏

此言方劑組成,“君”指方劑中針對主證起主要治療作用的藥物;“臣”指輔助君藥治療主證,或主要治療兼證的藥物;“佐”指配合君臣藥治療兼證,或抑制君臣藥的毒性,或起反佐作用的藥物。講究君臣有秩,尤其强調君藥的唯一性。這同樣是一種與現實政治相呼應的理想化格局,臨床處方未必能夠嚴格遵循。故陶弘景注釋説:“今按用藥,猶如立人之制,若多君少臣,多臣少佐,則氣力不周也。而檢仙經、世俗諸方,亦不必皆爾。”具體而言:“養命之藥則多君,養性之藥則多臣,療病之藥則多佐。”極言之,甚至“上品君中,復各有貴賤,譬如列國諸侯,雖並得稱制,而猶歸宗周;臣佐之中,亦當如此。所以門冬、遠志,别有君臣;甘草國老,大黄將軍,明其優劣,皆不同秩”。

注　釋

〔一〕藥有君臣佐使:《黄帝内經素問·至真要大論》黄帝問:“方制君臣,何謂也?”岐伯曰:“主病之謂君,佐君之謂臣,應臣之謂使,非上下三品之謂也。”

〔二〕宣攝:《本草經考注》云:“蓋宣攝者,君宣而臣攝,即下文所云‘陰陽配合’之義。如桂枝湯,桂枝是宣,芍藥是攝;承氣湯,大黄爲宣,芒消爲攝之類。”《神農本草經輯注》云:“宣攝,今引申爲促進與制約之義。”兩説皆通。

〔三〕合和:王筠默、曹元宇輯本皆將“合和”上讀,以“宣攝合和”成詞，亦能通，但《本草經集注·序録》“合和”後多“者”字，則作“合和者宜用”，文義更順。故森立之《本草經考注》和尚志鈞、馬繼興輯本以“合和”與下連讀較妥。合和，調劑配伍組方之義。《千金要方·序》云：“至於切脈診候，採藥合和，服餌節度，將息避慎，一事長於己者，不遠千里，服膺取決。”

〔四〕一君二臣三佐五使：《黄帝内經素問·至真要大論》云：“君一、臣二，制之小也。”

〔五〕一君三臣九佐使：《黄帝内經素問·至真要大論》云：“君一、臣三、佐九，制之大也。”

藥有陰陽配合〔一〕，子母兄弟〔二〕，根莖華實〔三〕，艸石骨肉〔四〕。有單行〔五〕者，有相須〔六〕者，有相使〔七〕者，有相畏〔八〕者，有相惡〔九〕者，有相反〔一〇〕者，有相殺〔一一〕者。凡此七情〔一二〕，合和視①之，當用相須、相使者良，勿用相惡、相反者；若有毒宜制，可用相畏、相殺者，不爾，勿合用也。

箋　疏

此言藥物配伍，以陰陽理論爲根基，處方中的藥物，子母兄弟之間，根莖華實之間，草石骨肉之間，皆存在陰陽配合。具體言之，則有七情。單行以外，相須、相使屬有益配伍，相惡、相反爲有害配伍，出於削弱毒性需要，可以使用

① 視：底本作“時”，據《證類本草》改。《周氏醫學叢書》光緒本、《周氏醫學叢書》宣統本、《四部備要》本、黄奭輯本皆作“視”。

相畏、相殺配伍。但古方未必完全遵循七情，陶弘景因此解釋説："今檢舊方用藥，亦有相惡、相反者，服之乃不爲害。或能有制持之者，猶如寇、賈輔漢，程、周佐吴，大體既正，不得以私情爲害。雖爾，恐不如不用。"

《本草經集注》不僅每條藥物之下有小字記録具體配伍關係，如丹砂"惡磁石，畏鹹水"，雲母"澤瀉爲之使，畏鮀甲及流水"等，同時又將其全部條例在《序録》中，通過《新修本草》《開寶本草》等依次傳遞，保留下來。二孫乃根據《證類本草》所載，將此部分内容也收入輯本，題作"諸藥制使"，放在卷末。

注釋

〔一〕陰陽配合：《蜀本草》云："凡天地萬物，皆有陰陽、大小，各有色類，尋究其理，並有法象。故毛羽之類，皆生於陽而屬於陰；鱗介之類，皆生於陰而屬於陽。所以空青法木，故色青而主肝；丹砂法火，故色赤而主心；雲母法金，故色白而主肺；雌黄法土，故色黄而主脾；磁石法水，故色黑而主腎。餘皆以此推之，例可知也。"按，此以晚起之法象藥理爲解説，恐非《本草經》原意。原文更像言藥物之間的陰陽配合，具體理論則不傳，《本草經》中亦無實例。外丹書《陰真君金石五相類》有云："金石用作，數有七十二石，石之出處、地厚、藏伏，各有陰陽性格。陰山出陰石，諸青之類也。陽山出陽石，是硫黄之類也。若解陰陽相配，即如夫唱婦隨。若高下不和，用藥乖謬，即何以配合。"此則本草"陰陽配合"之别解,存此備參。

〔二〕子母兄弟:《蜀本草》云:"若榆皮爲母、厚朴爲子之類是也。"恐亦非《本草經》原意,具體解説不詳。《陰真君金石五相類》"配合水銀相類門"云:"白虎腦别名天生芽,直下制汞,見火亦合本體,亦云子母相生,不離其本。"又,"配合硫黄相類門"云:"若三黄伏火,各令不奪其元色,並須得各用子母相承,若用别性,物難入内。"似亦"子母"之别解。

〔三〕根莖華實:泛言草木類藥物。《本草經考注》云:"根莖華實者,總草木而言之。凡藥有唯用根不用莖,唯用實不用華者,或有根莖華實並用者,故並舉之。"

〔四〕艸石骨肉:以此概括植物、動物、礦物三類。《本草經考注》云:"以上十二字,藥物悉具。言子母兄弟,根莖華實,草石骨肉,皆應以陰陽爲之配合也。"

〔五〕單行:單行通常認爲即是單用一藥,《聖濟經》吴禔注:"古方謂之單行,獨用一物,專達一病也。"《本草蒙筌》云:"七情有單行者,不與諸藥共劑,而獨能攻補也,如方書所載獨參湯、獨桔湯之類是爾。"森立之進一步認爲,單行即是古之"單方",《本草經考注》云:"單行者,即單方,謂一物獨行也。"舉《抱朴子内篇·仙藥》引《神農四經》説上藥如丹砂、雲母之類,"各可單服之,皆令人飛行長生";《舊唐書·許胤宗傳》説"夫病之於藥,有正相當者,唯須單用一味,直攻彼病,藥力既純,病即立愈";《千金方》宋臣凡例"凡諸篇類例之體,大方在前,單方次之"爲證。認爲隋唐書志著録之《王世榮單方》《四海類聚單要方》等,"並是古單方之書也"。晚近也有意見認爲,"單行"屬藥物配伍關係中的"無關"效應,即各自發揮作用,互不干擾。此説符合現代藥理學關於藥物相互作用的討論,但超過古人認知範圍,稍嫌勉强。

〔六〕相須:《聖濟經》吴禔注:"相須則相得而良者也。"《本草蒙筌》云:"有相須者,二藥相宜,可兼用之也。"相須藥物關係的具體表述通常爲"某藥得某物良",如乾地黄"得麥門冬、清酒良"。

〔七〕相使:"使"即佐使、先行之義。《本草蒙筌》云:"有相使者,能爲使卒,引達諸經也。"《本草綱目》云:"相使者,我之佐使也。"相使藥物關係的具體表述通常是"某物爲之使",如人參"茯苓爲之使"。相須、相使屬有益配伍,故後文説"當用相須、相使者良"。

〔八〕相畏:指一藥的作用能被另一藥所消滅,《本草綱目》説:"相畏者,受彼之制也。"相畏藥物關係的具體表述通常是"某藥畏某物",如天門冬"畏曾青",半夏"畏生薑"。相畏屬處方可利用的配伍關係,《本草經集注》説:"半夏有毒,用之必須生薑,此是取其所畏,以相制爾。"

〔九〕相惡:字面理解應該是某藥憎惡某藥,基本屬於不宜配伍,具體解釋則有不同意見。《本草蒙筌》説:"有相惡者,彼有毒而我惡之也。"《本草綱目》説:"相惡者,奪我之能也。”相惡具有單向性，故《本草經集注》説：“相惡者，謂彼雖惡我，我無忿心，猶如牛黄惡龍骨，而龍骨得牛黄更良，此有以制伏故也。”

〔一〇〕相反：《本草經集注》云：“相反者，則彼我交讎，必不宜合。今畫家用雌黄、胡粉相近，便自黯妬。粉得黄即黑，黄得粉亦變，此蓋相反之證也。”相反具有雙向性，如人參“反藜蘆”，藜蘆亦“反人參”。相反、相惡皆屬有害配伍，故後文説“勿用相惡、相反者”。

〔一一〕相殺：《本草綱目》説：“相殺者，制彼之毒也。”《本草蒙筌》云：“有相殺者，中彼藥毒，用此即能殺除也。如中蛇虺毒，必用雄黄；中雄黄毒，必用防己之類是爾。”相殺藥物關係的具體表述通常是“某藥殺某物毒”，如防風“殺附子毒”。相畏、相殺皆能減效，故後文説“若有毒宜制，可用相畏、相殺者，不爾，勿合用也”。

〔一二〕七情：此處“七情”似非專有名詞，僅指藥物在處方中配伍關係的六種情形，加上單行，共爲七種。大約宋代開始，“七情”才成爲特指配伍關係的專門詞彙，如《太平聖惠方》卷二云：“藥分三品七情，性有温平冷熱。”

藥有酸、鹹、甘、苦、辛五味〔一〕，又有寒、熱、温、涼四氣〔二〕，及有毒無毒，陰乾暴乾〔三〕，采造時月〔四〕，生熟〔五〕，土地所出〔六〕，真僞〔七〕陳新〔八〕，並各有法。

箋　疏

四氣五味、有毒無毒，屬於臨床藥學理論，沿用至今。

五味配合五行，對應五臟，如《本草經》説赤芝味苦益心氣，黑芝味鹹益腎氣，青芝味酸補肝氣，白芝味辛益肺氣，黄芝味甘益脾氣，正與《名醫别録》所言"五石脂各隨五色補五臟"同義。具體言之，則如《太平御覽》卷九八四引《養生略要》引《神農經》曰："五味養精神，强魂魄；五石養髓，肌肉肥澤。諸藥其味酸者，補肝養心除腎病；其味苦者，補心養脾除肝病；其味甘者，補脾養肺除心病；其味辛者，補肺養腎除脾病；其味鹹者，補腎養肺除肝病。故五味應五行，四體應四時。夫人性生於四時，然後命於五行。以一補身，不死命神；以母養子，長生延年；以子守母，除病究年。""四氣"指藥物之寒熱屬性，匹配陰陽理論，寒、涼屬陰，温、熱屬陽，介於二者之間者爲"平"；寒、涼之間，温、熱之間是程度差别。其具體應用則如《本草經》所言"療寒以熱藥，療熱以寒藥"。至於《本草經》所言"有毒無毒"，乃指客觀毒性。此三項臨床藥學理論，以四氣最爲切用，故《本草經集注·序録》説："其甘苦之味可略，有毒無毒易知，惟冷熱須明。"

陰乾暴乾、採造時月、生熟藥物、土地所出等，屬於藥材學範疇，《本草經》提出基本概念，後世有所闡釋發揮。《本草經集注》總結説："若用得其宜，與病相會，入口必愈，身安壽延；若冷熱乖衷，真假非類，分兩違舛，湯丸失度，當差反劇，以至殞命。"

注　釋

〔一〕五味：指酸、鹹、甘、苦、辛五種藥味。

〔二〕四氣：指寒、熱、温、涼四種藥性，後世亦稱“四性”。

〔三〕陰乾暴乾：指藥材乾燥方法。《本草經集注》説：“《經》説陰乾者，謂就六甲陰中乾之。又依遁甲法，甲子旬陰中在癸酉，以藥著酉地也。實謂不必然，正是不露日暴，於陰影處乾之爾。所以亦有云暴乾故也。若幸可兩用，益當爲善。”《開寶本草》補充説：“本草採藥陰乾者，皆多惡。至如鹿茸，經稱陰乾，皆悉爛令壞。今火乾易得且良。草木根苗，陰之皆惡。九月已前採者，悉宜日乾；十月已後採者，陰乾乃好。”

〔四〕采造時月：《本草經集注》云：“凡採藥時月，皆是建寅歲首，則從漢太初後所記也。其根物多以二月、八月採者，謂春初津潤始萌，未衝枝葉，勢力淳濃故也；至秋枝葉乾枯，津潤歸流於下。今即事驗之，春寧宜早，秋寧宜晚，華、實、莖、葉，乃各隨其成熟爾。歲月亦有早晏，不必都依本文也。”

〔五〕生熟：此可有兩解。一謂徑用生品或炮炙成熟品，如乾地黄、乾薑條皆有“生者尤良”之句，於是《名醫别録》另立生地黄、生薑條；露蜂房、蛇蜕、蜣螂並言“火熬之良”，貝子言“燒用之良”，則是專用熟品。再一種解釋，可能指藥性因生熟而改變，如《名醫别録》謂巴豆“生温熟寒”，礜石“生温熟熱”。

〔六〕土地所出：指藥物産地，後世依託於此，漸漸形成“道地藥材”概念。《本草經集注》説：“按諸藥所生，皆的有境界。”並特别感歎：“江東已來，小小雜藥，多出近道，氣力性理，不及本邦。假令荆、益不通，則全用歷陽當歸、錢塘三建，豈得相似。所以療病不及往人，亦當緣此故也。蜀藥及北藥，雖有去來，亦非復精者。且市人不解藥性，惟尚形飾。上黨人參，世不復售。華陰細辛，棄之如芥。且各隨俗相競，不能多備，諸族故往往遺漏，今之所存，二百許種爾。”

〔七〕真僞：本指真品、僞品，偏指僞劣之品。《本草經集注》感歎説：“衆醫都不識藥，惟聽市人；市人又不辨究，皆委採送之家；採送之家，傳習造作，真僞好惡，並皆莫測。所以鍾乳醋煮令白，細辛水漬使直，黄耆蜜蒸爲甜，當歸酒灑取潤，螵蛸膠著桑枝，蜈蚣朱足令赤。諸有此等，皆非事實，俗用既久，轉以成法，非復可改，末如之何！”

〔八〕陳新：貯存時間過長爲“陳”。多數藥物以新鮮爲佳，少數則以陳久者爲良。《本草經集注》云：“凡狼毒、枳實、橘皮、半夏、麻黄、吴茱萸，皆欲得陳久者良，其餘須精新也。”

藥性有宜丸〔一〕者，宜散〔二〕者，宜水煮〔三〕者，宜酒漬〔四〕者，宜膏煎〔五〕者；亦有一物兼宜者；亦有不可入湯酒〔六〕者。並隨藥性，不得違越。

箋　疏

處方宜丸、宜散，水煮、酒漬，乃至不宜入湯劑、酒劑等，皆屬於調劑學範疇。此言當根據各藥自身的特性來選擇劑型和調劑手段，陶弘景又補充説："病有宜服丸者、服散者、服湯者、服酒者、服膏煎者，亦兼參用，察病之源，以爲其制也。"意即還應該根據病情需要來選擇劑型。

注　釋

〔一〕丸：丸劑。《本草經考注》云："古云丸者，皆以蜜和，或棗肉和丸。仲景方、《千金》、《外臺》等所載皆然。"丸劑起效較慢，故《本草綱目》引李東垣云："丸者緩也，舒緩而治之也。"

〔二〕散：散劑。古方言散，皆是搗篩作細粉吞服，魏晉以後出現"煮散"，將藥物破成碎屑，水漬或水煮。《本草綱目》引李東垣云："散者散也，去急病用之。"

〔三〕水煮：湯劑，以水爲溶劑煎煮，取煎出液飲用，藥渣通常棄去。《本草經集注》解説云："凡煮湯，欲微火令小沸。其水數依方多少，大略二十兩藥，用水一斗，煮取四升，以此爲准。然則利湯欲生，少水而多取；補湯欲熟，多水而少取。好詳視之，不得令水多少。"《本草綱目》引李東垣云："湯者蕩也，去大病用之。"

〔四〕酒漬：以酒爲溶劑浸提，取酒飲用，藥渣亦可散服。《本草經集注》解説云："凡漬藥酒，皆須細切，生絹袋盛之，乃入酒密封，隨寒暑日數，視其濃烈，便可漉出，不必待至酒盡也。滓可暴燥微擣，更漬飲之；亦可散服。"

〔五〕膏煎：古言膏，包括膏摩外用與内服膏劑，《本草經集注》云："凡合膏，初以苦酒漬令淹浹，不用多汁，密覆勿泄。云晬時者，周時也，從今旦至明旦。亦有止一宿者。煮膏當三上三下，以泄其熱勢，令藥味得出。上之使匝匝沸，乃下之，使沸静良久乃止，寧欲小小生。其中有薤白者，以兩頭微焦黄爲候；有白芷、附子者，亦令小黄色爲度。豬肪皆勿令經水，臘月者彌佳。絞膏亦以新布絞之。若是可服之膏，膏滓亦可酒煮飲之。可摩之膏，膏滓則宜以傅病上，此蓋欲兼盡其藥力故也。"

〔六〕不可入湯酒：《本草經集注·序録》詳列有"凡藥不宜入湯酒者"清單。

欲療病，先察其原〔一〕，先候病機〔二〕。五藏未虚，六府未竭，血脈未亂，精神未散，服藥必活。若病已成，可得半愈；病埶〔三〕已過，命將難全。

箋疏

此段討論診療，不僅希望醫生對病因、病機有所瞭解，更强調在治療之前對疾病預後有基本判斷，暗含"聖人不治已病治未病，不治已亂治未亂"之意。《史記·扁鵲倉公列傳》云："使聖人預知微，能使良醫得蚤從事，則疾可已，身可活也。"話雖如此，做到則難，《本草經集注》因此感歎説："今自非明醫，聽聲察色，至乎診脈，孰能知未病之病乎？且未病之人，亦無肯自療。故桓侯怠於皮膚之微，以致骨髓之痼。今非但識悟之爲難，亦乃信受之弗易。"

注釋

〔一〕先察其原："原"《證類本草》作"源"，指病源。《傷寒論·序》云："雖未能盡愈諸病，庶可以見病知源。"

〔二〕先候病機:《黄帝内經素問·至真要大論》云:"審察病機,無失氣宜。"王冰注:"病機,病之機要也。得其機要,則動小而功大,用淺而功深。"

〔三〕病埶:《證類本草》作"病勢",指疾病的情勢。

若用毒藥療病,先起如黍粟〔一〕,病去即止,不去倍之,不去十之,取去爲度〔二〕。

箋　疏

這段涉及毒劇藥物使用原則。《本草經》説毒劇藥宜從極小劑量開始,逐漸增量,以痊癒爲度。這種毒藥劑量遞增的方法在《傷寒雜病論》中亦有應用實例,如治寒疝用烏頭桂枝湯,因烏頭大毒,故"初服二合,不知,即服三合,又不知,復加至五合,其知者如醉狀,得吐者爲中病"。雖未直接調整烏頭用量,但漸次增加服用量,事實上也相當於烏頭用量的逐漸增多。

《本草經》之所以提出毒劇藥物逐漸加量的給藥方案,是出於對秦漢以來流行的"藥弗瞑眩,厥疾弗瘳"治療思路的補救。秦漢時期,由於醫藥學家認識上的局限,療病多用毒劇之品。從《五十二病方》至《傷寒雜病論》,處方多用烏頭、附子、蜀椒等大毒或大熱之品,直到病人出現"如醉""如冒""如痹"等中毒或接近中毒症狀方爲中病。但正如《諸病源候論》卷二六"解諸藥毒候"所説:"凡藥物云有毒及有大毒者,皆能變亂,於人爲害,亦能殺人。"可以想見,由於濫用毒性藥物,醫療事故屢有發生,《本草經》發明的毒藥增量使用法，一定程度上避免中毒反應的發生。

儘管《本草經》對毒藥的使用持慎重態度，但其堅持“取去爲度”，即毒藥的最終用量，需至疾病痊癒爲止，仍是秉承《尚書》“藥弗瞑眩，厥疾弗瘳”理論而來。若按現代毒理學的觀點，這種做法依然是不可取的。在多數情况下，應用毒劇藥物的停藥指徵應該是出現中毒症狀，而非治癒，否則仍有可能產生嚴重不良反應或死亡。

相對而言，《黄帝内經素問·五常政大論》雖繼承《本草經》慎用毒藥的思想，但在具體論述上，較之《本草經》更加嚴謹。有云：“大毒治病，十去其六；常毒治病，十去其七；小毒治病，十去其八；無毒治病，十去其九。”又云：“能（耐）毒者以厚藥，不勝毒者以薄藥。”此論將藥物按其毒性程度分爲大毒、常毒、小毒和無毒四級，按其毒性程度區别對待；此論雖未能提出“以中毒爲度”的正確觀點，但“大毒治病（以）十去其六（爲度）”，不再追求《本草經》的“取去爲度”，或《傷寒雜病論》的“以知爲度”，至少安全係數更大；與《本草經》相比，此論已認識到“無毒”概念的相對性，故言“無毒治病，十去其九”；此論更重視個體差異的存在，主張“耐毒者以厚藥，不勝毒者以薄藥”。

注　釋

〔一〕先起如黍粟：《本草經集注》云：“按今藥中單行一兩種有毒物，只如巴豆、甘遂之輩，不可便令至劑爾。如經所言，一物一毒，服一丸如細麻；二物一毒，服二丸如大麻；三物一毒，服三丸如胡豆；四物一毒，服四丸如小豆;五物一毒,服五丸如大豆;六物一毒,服六丸如梧子;從此至十,皆如梧子,以數爲丸。”按此解釋殊爲僵化,故《本草衍義》批評説:“凡服藥多少,雖有所説‘一物一毒,服一丸如細麻’之例,今更合别論。緣人氣有虚實,年有老少,病有新久,藥有多毒少毒,更在逐事斟量,不可舉此爲例。但古人凡設例者,皆是假令,豈可執以爲定法。”故本文言“先起如黍粟”,並非確指,而是從極小劑量開始的意思。

〔二〕取去爲度:以疾病痊愈爲治療終點。

療寒以熱藥,療熱以寒藥,飲食不消以吐下藥,鬼注蠱毒以毒藥〔一〕,癰腫創瘤以創藥,風濕以風濕藥,各隨其所宜。

箋疏

此段討論治療法則,根據病症,“各隨其所宜”。陶弘景進一步補充説:“又按藥性,一物兼主十餘病者,取其偏長爲本;復應觀人之虚實、補瀉,男女老少,苦樂榮悴,鄉壤風俗,並各不同。”

飲食不消、鬼注蠱毒、癰腫創(瘡)瘤和風濕,似乎是隨手拈來的例證,“療寒以熱藥,療熱以寒藥”才是關鍵所在。疾病分陰陽,寒熱是表症,“寒者熱之,熱者寒之”是《黄帝内經》提出的藥物治療基本原則,與《本草經》的説法一脈相承。從此意義而言,《本草經》寒熱四氣的臨床價值遠遠超過酸甘五味,所以陶弘景説臨診處療時,“甘苦之味可略”，而“冷熱須明”。《漢書·藝文志》云：“經方者，本草石之寒温，量疾病之淺深，假藥味之滋，因氣感之宜，辯五苦六辛，致水火之齊，以通閉解結，反之於平。及失其宜者，以熱益熱，以寒增寒，精氣内傷，不見於外，是所獨失也。”也以藥物寒熱爲主要。

注　釋

〔一〕毒藥：《本草經考注》云：“毒藥者，鉤吻、鬼臼、蜀漆、鳶尾之屬（共主蠱毒）是也。鬼注蠱毒皆是陰邪至極者，故大毒猛厲之品以治之，蓋以毒制毒之理也。”

病在胷膈以上者，先食後服藥〔一〕；病在心腹以下者，先服藥而後食〔二〕；病在四肢血脈者，宜空腹而在旦；病在骨髓者，宜飽滿而在夜。

箋　疏

此討論服藥方案，亦屬於調劑學範疇。陶弘景補充説：“按其非但藥性之多方，其節適早晚，復須條理。今方家所云‘先食’‘後食’，蓋此義也。又有須酒服者、飲服者、冷服者、煖服者。服湯則有疏有數，煮湯則有生有熟，各有法用，並宜審詳爾。”

神仙家服食亦有此講究，《抱朴子内篇·仙藥》云：“或問：‘服食藥物，有前後之宜乎？’抱朴子答曰：‘按《中黄子服食節度》云：服治病之藥，以食前服之；養性之藥，以食後服之。吾以諮鄭君，何以如此。鄭君言：此易知耳。欲以藥攻病，既宜及未食，内虚，令藥力勢易行，若以食後服之，則藥但攻穀而力盡矣；若欲養性，而以食前服藥，則力未行，而被穀驅之下去不得止，無益也。'"

注 釋

〔一〕先食後服藥：餐後服藥，方書通常稱作"先食"。如《傷寒雜病論》桃核承氣湯要求"先食"，再"温服五合"；赤丸方亦"先食"，再"酒飲下三丸"。

〔二〕先服藥而後食：空腹服藥，方書通常稱作"後飯"。如《黄帝内經素問》之四烏鰂骨一藘茹丸、澤瀉飲皆要求"後飯"，王冰注："飯後藥先，謂之後飯。"

夫大病〔一〕之主，有中風〔二〕，傷寒〔三〕，寒熱〔四〕，温瘧〔五〕，中惡〔六〕，霍亂〔七〕，大腹水腫〔八〕，腸澼下利〔九〕，大小便不通〔一〇〕，賁豘①〔一一〕，上氣欬逆〔一二〕，嘔吐，黄疸，消渴，留飲癖食〔一三〕，堅積癥瘕〔一四〕，驚邪〔一五〕，瘨癇〔一六〕，鬼注〔一七〕；喉痺〔一八〕，齒痛〔一九〕，耳聾〔二〇〕，目盲〔二一〕；金創〔二二〕，踒折〔二三〕，癰腫〔二四〕，惡創〔二五〕，痔瘻〔二六〕，癭瘤〔二七〕；男子五勞七傷、虚乏、羸瘦〔二八〕，女子帶下崩中、血閉、陰蝕〔二九〕；蟲蛇蠱毒所傷〔三〇〕。此大略宗兆〔三一〕，其間變動枝葉〔三二〕，各宜依端緒〔三三〕以取之。

箋 疏

此段羅列常見疾病，大致按照内科疾病、五官科疾病、

① 豘：底本作"肫"，據《證類本草》改，輯本獨活、豚卵、杏核仁條作"豚"。黄奭輯本亦作"豘"。

外科疾病、男子、婦人、蟲蛇咬傷歸類。陶弘景注釋説："按今藥之所主，止説病之一名，假令中風，乃有數十種，傷寒證候，亦有二十餘條，更復就中求其類例，大體歸其始終，以本性爲根宗，然後配合諸證，以合藥爾。病之變狀，不可一概言之。所以醫方千卷，猶未盡其理。"

在《本草經集注·序録》中，陶弘景乃以疾病爲綱領，列出各病之主療藥物，即"諸病通用藥"，其疾病順序基本按此段，病名則更加分解細化。"諸病通用藥"前有小序云："謹按諸藥，一種雖主數病，而性理亦有偏著，立方之日，或致疑混；復恐單行經用，赴急抄撮，不必皆得研究；今宜指抄病源所主藥名，便可於此處療，若欲的尋，亦兼易解。"

注 釋

〔一〕大病：《諸病源候論》卷三"諸大病後虚不足候"云："大病者，中風、傷寒、熱勞、温瘧之類是也。"

〔二〕中風：循"大病"之義，此乃泛指爲風邪所中。《諸病源候論》卷二"風邪候"云："風邪者，謂風氣傷於人也。人以身内血氣爲正，外風氣爲邪。若其居處失宜，飲食不節，致腑臟内損，血氣外虚，則爲風邪所傷。"又云："故病有五邪：一曰中風，二曰傷暑，三曰飲食勞倦，四曰中寒，五曰中濕。其爲病不同。"故《本草經集注》"諸病通用藥"開篇之"療風通用""風眩""頭面風""中風脚弱""久風濕痹""賊風攣痛""暴風瘙痒"等七項，皆對應於《本草經》此處之"中風"。

〔三〕傷寒：此泛指爲寒邪所傷，正前注引《諸病源候論》所言“四曰中寒”。《本草經考注》亦説：“風、寒是邪中之最甚者，故先舉之，即非《傷寒論》所謂中風傷寒也。”諸病通用藥“暴風瘙痒”之後即是“傷寒”。

〔四〕寒熱：《本草經考注》云：“因考寒熱者，是外邪中之證候，最易明者，即惡寒發熱之略言也。”曹元宇輯本亦同此見解，謂“發熱惡寒之證也，多數疾病有寒熱證候，而常遇者，則爲感受風寒”。諸病通用藥“傷寒”之後“大熱”應對應此。

〔五〕温瘧：詳防葵條注釋。諸病通用藥“勞復”後爲“温瘧”。

〔六〕中惡：爲鬼物所侵害。《諸病源候論》卷二三“中惡候”云：“中惡者，是人精神衰弱，爲鬼神之氣卒中之也。”諸病通用藥“温瘧”後爲“中惡”。

〔七〕霍亂：詳女菀條注釋。諸病通用藥“中惡”後爲“霍亂”。

〔八〕大腹水腫：《本草經考注》云：“大腹者，彭脹䐜滿之總稱；水腫者，統言四肢諸部，乃對大腹而成語也。《藏氣法時論》所云‘腹大脛腫’是也。”大腹水腫見於澤蘭、郁李仁條，巴豆條言“大腹水脹”意思亦同。諸病通用藥“霍亂”後爲“大腹水腫”。

〔九〕腸澼下利：腸澼是瀉痢之重症，水樣便中通常兼夾膿血。諸病通用藥“大腹水腫”後爲“腸澼下利”。

〔一〇〕大小便不通：諸病通用藥“腸澼下利”之後依次爲“大便不通”“小便淋瀝”。

〔一一〕賁㹠：即“賁豚”，詳獨活條注釋。諸病通用藥無“賁豚”

條目。

〔一二〕上氣欬逆：尚志鈞、王筠默、馬繼興輯本及《本草經考注》皆將"賁豘上氣"連讀，亦通，但據諸病通用藥以"上氣欬嗽"立條，故應下讀。諸病通用藥順序爲"消渴""黄疸""上氣欬嗽""嘔吐"，與此稍有顛倒。

〔一三〕留飲癖食：蕘花條作"留癖飲食"，參大黄條"留飲宿食"注釋。諸病通用藥"嘔吐"後爲"痰飲""宿食"，與留飲癖食意思略有差别。

〔一四〕堅積癥瘕："癥瘕"參禹餘糧條注釋。諸病通用藥"心煩"後爲"積聚癥瘕"。

〔一五〕驚邪：詳防葵條注釋。諸病通用藥順序爲"鬼注尸注""驚邪""癲癇"，與此稍有顛倒。

〔一六〕瘨癇：《證類本草》作"癲癇"，詳蛇牀子條注釋。

〔一七〕鬼注：《證類本草》作"鬼疰"，詳藍實條"注鬼"注釋。

〔一八〕喉痺：詳疾藜子條注釋。諸病通用藥"癲癇"後爲"喉痺痛"，其後"噎""哽"，皆屬於喉科。

〔一九〕齒痛：《本草經》莨菪子主齒痛。諸病通用藥"哽"後爲"齒痛""口瘡"屬於此。

〔二〇〕耳聾：《本草經》空青、白青、慈石等主耳聾。諸病通用藥"鼻息肉"後爲"耳聾"。

〔二一〕目盲：諸病通用藥"耳聾"後爲"目熱痛""目膚翳"。

〔二二〕金創：《證類本草》作"金瘡"，二孫改字。諸病通用藥"滅瘢"後爲"金瘡"。

〔二三〕踒折：足脛骨折。諸病通用藥"金瘡"後爲"踒折"。

〔二四〕癰腫:諸病通用藥作"癰疽"。

〔二五〕惡創:《證類本草》作"惡瘡"。諸病通用藥"癰疽"後爲"惡瘡",隨其後的"漆瘡"亦屬此類。

〔二六〕痔瘻:諸病通用藥"癭瘤"後爲"瘻""痔""脱肛",皆屬於痔瘻。

〔二七〕癭瘤:詳海藻條注釋。諸病通用藥"癭瘤"在"瘻""痔"之前。

〔二八〕男子五勞七傷虛乏羸瘦:"五勞七傷"詳肉松容條注釋。諸病通用藥"寸白"後爲"虛勞(男女)""陰痿""陰㿗""囊濕""泄精"等,皆屬男科疾病。

〔二九〕女子帶下崩中血閉陰蝕:諸病通用藥"腰痛"後爲"婦人崩中""月閉""無子""安胎""墮胎""産難""産後病""下乳汁"等,皆屬婦産科疾病。

〔三〇〕蟲蛇蠱毒所傷:諸病通用藥"下乳汁"後爲"中蠱",其後是"解毒",條例"蛇虺百蟲毒""蜈蚣毒""蜘蛛毒""蜂毒"等,爲此句之細化。

〔三一〕宗兆:《神農本草經輯注》云:"泛指重要的綱領,或根本的大數。"

〔三二〕變動枝葉:《千金要方》卷一"治病略例"引録此段,闡釋説:"又有冷熱勞損,傷飽房勞,驚悸恐懼,憂恚怵惕,又有産乳落胎,墮下瘀血,又有貪餌五石,以求房中之樂。此皆病之根源,爲患生諸枝葉也,不可不知其本末。"

〔三三〕端緒:頭緒、始末。

右序例白字。

本艸經佚文

1. 上藥令人身安命延,昇天神仙,遨遊上下,役使萬靈,體生毛羽,行厨立至。《抱朴子内篇》引《神農經》,據《太平御覽》校。

2. 中藥養性,下藥除病,能令毒蟲不加,猛獸不犯,惡氣不行,衆妖併辟。《抱朴子内篇》引《神農經》。

3. 太一子曰:凡藥上者養命,中者養性,下者養病。《蓺文類聚》引《本艸經》。

4. 太一子曰:凡藥上者養命,中藥養性,下藥養病。神農乃作赭鞭鉤𨫼尺制切,從六陰陽,與太乙外[①]"巡"字。五岳、四瀆,土地所生,艸石骨肉,心皮[②]毛羽,萬千類皆鞭問之。得其所能主治[③],當其五味,一日二字舊誤作"百"。七十餘[④]毒。《太平御覽》引《本艸經》。

---

① 外:據《太平御覽》卷九八四引《本草經》作"升",文義通順,二孫誤認作"外",因疑爲"巡"字。

② 皮:底本作"灰皮",據《太平御覽》卷九八四引《本草經》删。

③ 主治:底本作"治主",據《太平御覽》卷九八四引《本草經》倒乙。

④ 餘:底本缺,據《太平御覽》卷九八四引《本草經》補。

5. 神農稽首再拜問於太乙小[①]子曰：曾聞古[②]之時壽過百歲而徂落之咎，獨何氣使然也[③]？太乙小子曰：天有九門，中道最良。神農乃從其嘗藥，以拯救人命。《太平御覽》引《神農本艸》。

【案[④]】此諸條，與今《本經》卷上文略相似，諸書所引，較《本經》文多。又云是太一子説，今無者，疑後節之。其云"赭鞭鉤鍘"，當是"煮辨候製"之假音；"鞭問之"，即"辨問之"，無怪説也。

6. 藥物有大毒，不可入口鼻耳目者，即殺人。一曰鉤吻，盧氏曰："陰地黄精，不相連，根苗獨生者是也。"二曰鴟，狀如雌雞，生山中。三曰陰命，赤色，著木縣其子，生海中。四曰内童，狀如鵝，亦生海中。五曰鴆羽，如雀，墨頭赤喙。六曰螭蟒。生海中，雄曰蟒，雌曰螭也。《博物志》引《神農經》。

7. 藥種有五物：一曰狼毒，占斯解之；二曰巴豆[⑤]，藿汁解之；三曰黎盧，湯解之；四曰天雄、烏頭，大豆解之；五曰班茅，戎鹽解之。毒菜害小兒，乳汁解，先食飲二升。《博物志》引《神農經》。

8. 五芝及餌丹砂、玉札、曾青、雄黄、雌黄、雲母、太乙禹餘糧，各可單服之，皆令人飛行長生。《抱朴子内篇》引

① 小：底本缺，據《太平御覽》卷七八引《神農本草》補。下一"太乙小子"同。

② 古：底本缺，據《太平御覽》卷七八引《神農本草》補。

③ 也：《太平御覽》卷七八引《神農本草》作"耶"。

④ 案：底本作"按"，據輯本體例改。

⑤ 豆：底本作"頭"，據《博物志》卷四《藥論》引《神農經》改。

《神農四經》。

9. 春夏爲陽，秋冬爲陰。《文選》注引《神農本艸》。

10. 春爲陽，陽温生萬物。同上。

11. 黄精與朮，餌之卻粒。或遇凶年，可以絶粒，謂之米脯。《太平御覽》引《抱朴子》①《神農經》。

12. 五味養精神，强魂魄。五石養髓，肌肉肥澤。諸藥其味酸者，補肝養心除腎病；其味苦者，補心養脾除肝病；其味甘者，補脾養肺除心病；其味辛者，補肺養腎除脾病；其味鹹者，補腎養②肺除肝病。故五味應五行，四體應四時。夫人性生於四時，然後③命於五行。以一補身，不死命神；以母養子，長生延年；以子守母，除病究年。《太平御覽》引《養生要略》引④《神農經》。

【案】此諸條，當是玉石艸木三品前總論，而後人節去。

① 抱朴子：引文見《太平御覽》卷六六九引《神農經》，與《抱朴子》無關，二孫誤注。

② 腎養：底本缺，據《太平御覽》卷九八四引《養生略要》補。

③ 後：底本作"后"，據《太平御覽》卷九八四引《養生略要》改。《周氏醫學叢書》光緒本、《周氏醫學叢書》宣統本、《四部備要》本皆作"後"。

④ 引：底本缺，此《太平御覽》卷九八四所引《養生略要》引《神農經》云云，因加"引"字。

附吴氏本艸十二條

1. 龍眼，一名益智，一名比目。《齊民要術》。

2. 鼠尾，一名葝，一名山陵翹。治痢也。《太平御覽》。

3. 滿[①]陰實，生平谷或圃中。延蔓如瓜，葉實如桃。七月采。止渴[②]，延年。《太平御覽》。

4. 千歲垣中膚皮，得薑、赤石脂治[③]。《太平御覽》。

5. 小華，一名結艸。《太平御覽》。

6. 木瓜，生夷陵。《太平御覽》。

7. 穀樹皮，治喉閉[④]。一名楮。《太平御覽》。

8. 櫻桃，味甘[⑤]。主調中，益氣[⑥]，令人好顔色，美志氣。一名朱桃[⑦]，一名麥英也。《蓺文類聚》[⑧]。

---

① 滿：《太平御覽》卷九九三引《吴氏本草》作“蒲”。

② 渴：《太平御覽》卷九九三引《吴氏本草》作“温”。

③ 治：《太平御覽》卷九九三引《吴氏本草》作“共治”。

④ 喉閉：《太平御覽》九六〇引《吴氏本草》作“喉閉痺”。

⑤ 甘：《藝文類聚》卷八六引《吴氏本草》作“甘酣”。

⑥ 益氣：《藝文類聚》卷八六、《太平御覽》卷九六九引《吴氏本草》皆作“益脾氣”。

⑦ 朱桃：《藝文類聚》卷八六引《吴氏本草》作“朱茱”，《太平御覽》卷九六九乃作“朱桃”。

⑧ 蓺文類聚：《藝文類聚》卷八六、《太平御覽》卷九六九皆引有《吴氏本草》此條，文字小異。輯本此條實據《太平御覽》引録。

9. 李核，治仆僵。花，令人好顔色。《太平御覽》。

10. 大麥，一名穬麥。五穀之盛。無毒。治消渴，除熱，益氣。食蜜[1]爲使。麥種，一名小麥。無毒。治利而不中□。《太平御覽》。

11. 豉，益人氣。《太平御覽》。

12. 暉[2]日，一名鴆羽[3]。《太平御覽》。

---

① 蜜：底本作“密”，據《太平御覽》卷八三八引《吴氏本草》改。

② 暉：《太平御覽》卷九二七引《吴氏本草》作“運”。

③ 鴆羽：《太平御覽》卷九二七引《吴氏本草》作“羽鴆”。

附諸藥制使

唐慎微[①]曰:《神農本經》相使正各一種,兼以《藥對》參之,乃有兩三。

玉石上部

玉泉　畏款冬花。

玉屑　惡鹿角。

丹砂　惡磁石,畏鹹水。

曾青　畏菟絲子。

石膽　水英爲使,畏牡桂、菌桂、芫花、辛夷、白薇[②]。

鍾乳　蛇牀子爲使,惡牡丹[③]、元石、牡蒙,畏紫石英、蘘艸。

雲母　澤瀉爲使,畏鮀甲及流水。

消石　□[④]爲使,惡苦參、苦菜,畏女菀。

---

① 唐慎微:"諸藥制使"前有小序,乃陶弘景所作,已見於《本草經集注》,二孫誤以爲《證類本草》新增,故謂"唐慎微"云云。

② 薇:底本缺,據《證類本草》補。《周氏醫學叢書》光緒本、《周氏醫學叢書》宣統本、《四部備要》本皆作"微"。

③ 牡丹:底本此後多"牡蒙"兩字,據《證類本草》删。

④ □:《證類本草》作"火",二孫或以爲不倫,因改爲"□",表示闕疑。

朴消　畏麥句薑。

芒消　石葦爲使,惡麥句薑。

礬石　甘艸爲使,畏牡[1]蠣。

滑石　石葦爲使,惡曾青。

紫石英　長石爲使,畏扁青、附子,不欲鮀甲、黄連、麥句薑。

白石英　惡馬目毒公。

赤石脂　惡大黄,畏芫花。

黄石脂[2]　曾青爲使,惡細辛,畏蜚蠊。

太一餘糧　杜仲爲使,畏鐵落、昌蒲、貝母。

玉石中部

水銀　畏磁石。

殷孼　惡防己,畏朮[3]。

孔公孼　木蘭爲使,惡細辛。

陽起石　桑螵蛸爲使,惡澤瀉、菌桂、雷丸、蛇蜕皮,畏菟絲子。

石膏　雞子爲使,惡莽艸、毒公。

凝水石　畏地榆,解巴豆毒。

① 牡:底本作"母",據《證類本草》改。

② 黄石脂:此條以後《證類本草》有"白石脂,鷰糞爲使,惡松脂,畏黄芩",輯本遺漏。

③ 朮:底本作"木",據《證類本草》改。《周氏醫學叢書》光緒本、《周氏醫學叢書》宣統本、《四部備要》本皆作"朮"。

磁石　柴胡爲使，畏黄石脂，惡牡丹、莽艸。

元石　惡松脂、柏子仁、菌桂。

理石　滑石爲使，畏[1]麻黄。

玉石下部

礜石　得火良，棘鍼爲使，惡虎掌、毒公、鶩屎、細辛，畏[2]水。

青琅玕　得水銀良，畏雞骨，殺錫毒。

特生礬石　得火良，畏水。

代赭　畏天雄。

方解石　惡巴豆。

大鹽　漏蘆爲使。

艸藥上部

六芝　薯預爲使，得髪良，惡常山，畏扁青、茵陳。

朮　防風、地榆爲使。

天門冬　垣衣、地黄爲使，畏曾青。

麥門冬　地黄、車前爲使，惡款冬、苦瓠，畏苦參、青蘘。

女萎萎蕤　畏鹵鹹[3]。

乾地黄　得麥門冬、清酒良，惡貝母，畏無夷。

① 畏：底本作“惡”，據《證類本草》改。

② 畏：底本缺，據《證類本草》補。

③ 女萎萎蕤畏鹵鹹：底本作“女萎蕤主畏鹵荄鹹”，據《證類本草》改。

昌蒲　秦艽[①]、秦皮爲使，惡地膽、麻黄。

澤瀉　畏海蛤、文蛤。

遠志　得茯苓、冬葵子、龍骨良，殺天雄、附子毒，畏珍珠、蜚廉、藜蘆、齊蛤。

薯預[②]　紫芝爲使，惡甘遂。

石斛　陸英爲使，惡凝水石、巴豆，畏白殭蠶、雷丸。

菊花　朮、枸杞根、桑根白皮爲使。

甘艸　朮、乾漆、苦參爲使，惡遠志，反甘遂、大戟、芫花、海藻。

人參　茯苓爲使，惡溲疏，反藜蘆。

牛膝　惡熒火、龜甲[③]、陸英，畏白前[④]。

細辛　曾青、棗[⑤]根爲使，惡野狼毒、山茱萸、黄耆，畏滑石、消石，反藜蘆。

獨活　蠡實[⑥]爲使。

柴胡　半夏爲使，惡皁莢，畏女苑、藜蘆。

菴藺子　荆子、薏苡仁爲使。

菥蓂子　得荆子、細辛良，惡乾薑、苦參。

① 艽：底本作"花"，據《證類本草》改。《周氏醫學叢書》光緒本、《周氏醫學叢書》宣統本、《四部備要》本皆作"艽"。

② 薯預：底本薯預與前句"齊蛤"相連，據《證類本草》分割。

③ 甲：底本缺，據《證類本草》補。

④ 前：底本缺，據《證類本草》補。《周氏醫學叢書》光緒本、《周氏醫學叢書》宣統本、《四部備要》本亦作"前"。

⑤ 棗：底本作"東"，據《證類本草》改。

⑥ 實：底本作"石"，據《證類本草》改。

龍膽　貫衆爲使，惡防葵、地黄。

菟絲子　得酒良，薯蕷、松脂爲使，惡雚菌[①]。

巴戟天　覆盆子爲使，惡朝生、雷丸、丹參。

蒺藜子　烏頭爲使。

沙參　惡防己，反藜蘆。

防風　惡乾薑、藜蘆、白斂、芫花，殺附子毒。

絡石　杜仲、牡丹爲使，惡鐵落，畏菖蒲、貝母。

黄連　黄芩[②]、龍骨、理石爲使，惡菊花、芫花、元參、白鮮[③]皮，畏款冬，勝烏頭，解巴豆毒。

丹參　畏[④]鹹水，反藜蘆。

天名精　垣衣爲使。

決明子　蓍實爲使，惡大麻子。

續斷　地黄爲使，惡雷丸。

芎藭　白芷爲使。

黄耆[⑤]　惡龜甲。

杜若　得辛夷、細辛良，惡柴胡、前胡。

---

① 菌：底本作“茵”，據《證類本草》改。《周氏醫學叢書》光緒本、《周氏醫學叢書》宣統本、《四部備要》本亦作“菌”。

② 芩：底本作“岑”，據《證類本草》改。《周氏醫學叢書》光緒本、《周氏醫學叢書》宣統本、《四部備要》本亦作“芩”。

③ 鮮：底本作“解”，據《證類本草》改。《周氏醫學叢書》光緒本、《周氏醫學叢書》宣統本、《四部備要》本亦作“鮮”。

④ 畏：底本作“味”，據《證類本草》改。《周氏醫學叢書》光緒本、《周氏醫學叢書》宣統本、《四部備要》本、黄奭輯本亦作“畏”。

⑤ 耆：底本作“蓍”，據《證類本草》改。《周氏醫學叢書》光緒本、《周氏醫學叢書》宣統本、《四部備要》本亦作“耆”。

蛇牀子　惡牡丹、巴豆、貝母。

茜根　畏鼠姑。

飛廉　得烏頭良，惡麻黄。

薇銜　得秦皮良。

五味子　蓯蓉爲使，惡委蕤，勝烏頭。

艸藥中部

當歸　惡藺茹，畏昌蒲、海藻、牡蒙。

秦艽　昌蒲爲使。

黄芩　山茱萸、龍骨爲使，惡蔥實，畏丹砂、牡丹、藜蘆。

芍藥　須丸爲使，惡石斛、芒消，畏消[①]石、鼈甲、小薊，反藜蘆。

乾薑　秦椒爲使，惡黄連、黄芩、天鼠屎，殺半夏、莨菪毒。

藁本　畏藺茹。

麻黄　厚朴爲使，惡辛夷、石韋。

葛根　殺野葛、巴豆、百藥毒。

前胡　半夏爲使，惡皁莢，畏藜蘆。

貝母　厚朴、白薇爲使，惡桃花，畏秦艽、礜石、莽艸，反烏頭。

---

① 消：底本缺，據《證類本草》補。《周氏醫學叢書》光緒本、《周氏醫學叢書》宣統本、《四部備要》本亦有“消”字。

栝樓　枸杞爲使，惡乾薑，畏牛膝、乾漆，反烏頭。

元參　惡黄耆、乾薑、大棗、山茱萸，反藜蘆。

苦參　元參爲使，惡貝母、漏蘆、菟絲子，反藜蘆。

石龍芮　大戟爲使，畏蛇蜕、吴茱萸。

萆薢　薏苡爲使，畏葵根、大黄、柴胡、牡蠣、前胡。

石韋　滑石、杏仁爲使，得菖蒲良。

狗脊　萆薢爲使，惡敗醬。

瞿麥　蘘艸、牡丹爲使，惡螵蛸。

白芷　當歸爲使，惡旋復花。

紫菀　款冬爲使，惡天雄、瞿麥、雷丸、遠志，畏茵蔯。

白鮮皮　惡螵蛸、桔梗、茯苓、萆薢。

白薇　惡黄耆、大黄、大戟、乾薑、乾漆、大棗、山茱萸。

紫參　畏辛夷。

淫羊藿　薯蕷爲使。

款冬花　杏仁爲使，得紫菀良，惡皁莢、消石、元參，畏貝母、辛夷、麻黄、黄芩、黄連、黄耆、青葙。

牡丹　畏菟絲子。

防己　殷孽爲使，惡細辛，畏萆薢，殺雄黄毒。

女苑　畏鹵鹹。

澤蘭　防己爲使。

地榆　得髮良，惡麥門冬。

海藻　反甘草。

草藥下部

大黄　黄芩爲使。

桔梗　節皮爲使，畏白及[①]、龍膽、龍眼。

甘遂　瓜蒂爲使，惡遠志，反甘草。

葶藶　榆皮爲使，得酒良，惡殭蠶、石龍芮。

芫花　決明爲使，反甘草。

澤漆　小豆爲使，惡薯蕷。

大戟　反甘草。

鉤吻　半夏爲使，惡黄芩。

藜蘆　黄連爲使，反細辛、芍藥、五參，惡大黄。

烏頭烏喙　莽草爲使，反半夏、栝樓、貝母、白斂、白及，惡藜蘆。

天雄　遠志爲使，惡腐婢。

附子　地膽爲使，惡蜈蚣，畏防風、甘草、黄耆、人參、烏韭、大豆。

貫衆　雚菌爲使。

半夏　射干爲使，惡皁莢，畏雄黄、生薑、乾薑、秦皮、龜甲，反烏頭。

蜀漆　栝樓爲使，惡貫衆。

---

① 及：此字後底本衍“反”字，據《證類本草》删。

虎掌　蜀漆爲使，畏莽艸。

狼牙　蕪荑爲使，惡棗肌、地榆。

常山　畏玉札。

白及　紫石英爲使，惡理石、李核仁、杏仁。

白斂　代赭爲使，反烏頭。

雚菌　得酒良，畏雞子。

䕡茹　甘艸爲使，惡麥門冬。

藎艸　畏鼠婦。

夏枯艸　土瓜爲使。

狼毒　大豆爲使，惡麥句薑。

鬼臼　畏垣[1]衣。

木藥上部

茯苓茯神　馬閒爲使，惡白斂，畏牡蒙、地榆、雄黃、秦艽、龜甲。

杜仲　惡蛇蜕、元參。

柏實　牡蠣、桂心、瓜子爲使，畏菊花、羊蹄、諸石、麪麴。

乾漆　半夏爲使，畏雞子。

蔓荆子　惡烏頭、石膏。

五加皮　遠志爲使，畏蛇皮、元參。

---

① 垣：底本缺，據《證類本草》補。《周氏醫學叢書》光緒本、《周氏醫學叢書》宣統本、《四部備要》本亦有"垣"字。

蘗木　惡乾漆。

辛夷　芎藭爲使，惡五石脂，畏昌蒲、蒲黄、黄連、石膏、黄環。

酸棗仁　惡防己。

槐子　景天爲使。

牡荆實　防風[①]爲使，惡石膏。

木藥中部

厚朴　乾薑爲使，惡澤瀉、寒水石、消石。

山茱萸　蓼實爲使，惡桔梗、防風、防己。

吴茱萸　蓼實爲使，惡丹參、消石、白堊，畏紫石英。

秦皮　大戟爲使，惡茱萸。

占斯　解狼毒毒。

梔子　解躑躅毒。

秦椒　惡栝樓、防葵，畏雌黄。

桑根白皮　續斷、桂心、麻子爲使。

木藥下部

黄環　鳶尾爲使，惡茯苓、防己。

石南　五加皮爲使。

巴豆　芫花爲使，惡蘘艸，畏大黄、黄連、藜蘆，殺班猫毒。

欒華　決明爲使。

---

① 風：底本作“己”，據《證類本草》改。

蜀椒　杏仁爲使，畏款冬。

溲疏　漏蘆爲使。

皁莢　柏實爲使，惡麥門冬，畏空青、人參、苦參。

雷丸　荔實、厚朴爲使，惡葛根。

獸上部

龍骨　得人參、牛黄良，畏石膏。

龍角　畏乾漆、蜀椒、理石。

牛黄　人參爲使，惡龍骨、地黄、龍膽、蜚蠊，畏牛膝。

白膠　得火良，畏大黄。

阿膠　得火良，畏大黄。

獸中部

犀角　松脂爲使，惡雚菌、雷丸。

羖羊角　菟絲子爲使。

鹿茸　麻勃爲使。

鹿角　杜仲爲使。

獸下部

麋脂　畏大黄。

伏翼　莧實、雲實爲使。

天鼠屎　惡白斂、白微。

蟲魚上部

蜜蠟　惡芫花、齊蛤。

蜂子　畏黄芩、芍藥、牡蠣。

牡蠣　貝母爲使，得甘艸、牛膝、遠志、蛇牀良，惡麻黄、吴茱萸、辛夷。

桑螵蛸　畏旋復花。

海蛤　蜀漆爲使，畏狗膽、甘遂、芫花。

龜甲　惡沙參、蜚蠊。

蟲魚中部

蝟皮　得酒良，畏桔梗、麥門冬。

蜥蜴　惡硫黄、班猫、蕪荑。

露蜂房　惡乾薑、丹參、黄芩、芍藥、牡蠣。

䗪蟲　畏皁莢、昌蒲。

蠐螬　蜚蠊爲使，惡附子。

鼈甲　惡礬石。

蟹　殺莨菪毒、漆毒。

鮀魚甲　蜀漆爲使，畏狗膽、甘遂、芫花。

烏賊魚骨　惡白斂、白及。

蟲魚下部

蜣蜋　畏羊角，石膏。

蛇蜕　畏磁石及酒。

班猫　馬刀爲使，畏巴豆、丹參、空青，惡膚青。

地膽　惡甘艸。

馬刀　得水良。

果上部

大棗　殺烏頭毒。

果下部

杏仁　得火良，惡黄耆、黄芩、葛根，解錫、胡粉毒，畏蘘艸。

菜上部

冬葵子　黄芩爲使。

葱實　解藜蘆毒。

米上部

麻蕡麻子　畏牡蠣、白微，惡茯苓。

米中部

大豆及黄卷　惡五參、龍膽，得前胡、烏喙、杏仁、牡蠣良，殺烏頭毒。

大麥　蜜爲使。

右二百三十一種有相制使，其餘皆無。三十四種續添。案，當云三十五種。

立冬之日，菊、卷柏先生時，爲陽起石、桑螵蛸凡十物使，主二百艸，爲之長。

立春之日，木蘭、射干先生，爲柴胡、半夏使，主頭痛四十五節。

立夏之日，蜚蠊先生，爲人參、茯苓使，主腹中七節，保神守中。

夏至之日，豕首、茱萸先生，爲牡蠣、烏喙[①]使。主四肢三十二節。

立秋之日，白芷、防風先生，爲細辛、蜀漆使。主胷背二十四節。原注：右此五條出《藥對》中，義旨淵深，非俗所究。雖莫可遵用，而是主統之本，故亦載之。

① 喙：底本作“啄”，據《證類本草》改。《周氏醫學叢書》光緒本、《周氏醫學叢書》宣統本、《四部備要》本、黄奭輯本皆作“喙”。

索　引

説明：索引按音序列本書正文中《本草經》《名醫别録》藥名以備檢索，藥名包括正名、别名，其中《本草經》正名用黑體以示區别；《吴普本草》中的别名多數罕用，不列入。《本草經》正名經二孫改字，與《證類本草》常用名不完全一樣，所幸多數字讀音未變，音序排列可便檢索，故不另作筆畫檢索。

M

N

O

S